心身医学整合诊疗中心是"以患者为中心、以心身疾病为链条"
建立的"单一疾病、多学科综合诊疗"的
全新服务模式单元。

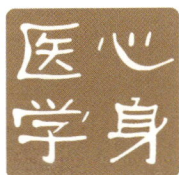

医心身学

Psychosomatic
Medicine

图书在版编目(CIP)数据

中国心身医学整合诊疗中心标准化建设规范 / 袁勇
贵主编. -- 南京：东南大学出版社，2025.8. -- ISBN
978-7-5766-1126-7

Ⅰ. R197.5-65

中国国家版本馆 CIP 数据核字第 2025CA0806 号

中国心身医学整合诊疗中心标准化建设规范

主　　编	袁勇贵
责任编辑	褚　蔚
责任校对	张万莹　**封面设计**　王　玥　**责任印制**　周荣虎
出版发行	东南大学出版社
出 版 人	白云飞
社　　址	南京市四牌楼 2 号(邮编：210096，电话：025-83793330)
经　　销	全国各地新华书店
印　　刷	南京艺中印务有限公司
开　　本	787mm×1092mm　1/16
印　　张	24.25
字　　数	581 千字
版　　次	2025 年 8 月第 1 版
印　　次	2025 年 8 月第 1 次印刷
书　　号	ISBN　978-7-5766-1126-7
定　　价	298.00 元

中国心身医学整合诊疗中心
标 准 化 建 设 规 范

主编·袁勇贵

主审·吴爱勤　王玉平

东南大学出版社
SOUTHEAST UNIVERSITY PRESS
·南京·

编 委 会

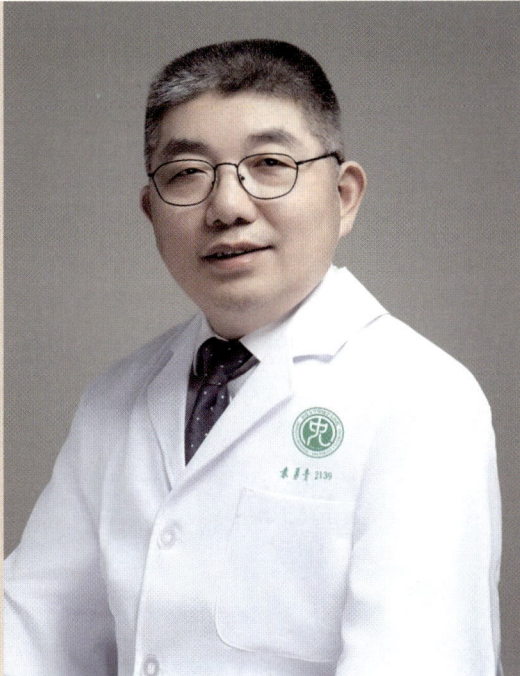

主编简介

　　袁勇贵，主任医师，博士生导师，江苏省优秀重点医学人才，江苏省第七期"333 工程"第一层次培养对象，东南大学附属中大医院心身医学科主任，国际心身医学会（ICPM）会员，国际ICPM 心身医学专家，江苏省临床重点学科和重点专科负责人，江苏省脑科学与脑医学重点实验室主任，*Journal of Clinical and Basic Psychosomatics*（JCBP）主编。中华医学会心身医学分会主任委员，江苏省医学会精神医学分会主任委员，江苏省医学会心身与行为医学分会候任主任委员，江苏省医师协会精神病学分会副会长，2019 年被中华医学会心身医学分会评为"心身医学突出贡献专家"称号，被江苏省医学会评为"优秀主任委员"称号，2021 年获得"十大医学影响力专家"称号，并被江苏省卫生健康委员会授予江苏省第六届"百名医德之星"荣誉，2022、2023 年荣登全球顶尖心理学家排行榜。

　　从事抑郁症临床诊治和发病机制、心身相关障碍的临床诊治和发病机制、心理评估与心理治疗的机制等研究三十余年。主持国家自然科学基金面上项目 7 项。获中华医学科技奖一等奖 1 项、三等奖 1 项，教育部自然科学奖一等奖 2 项，教育部科技进步奖二等奖 1 项，华夏医学科技奖二等奖 1 项，江苏省科学技术一等奖 1 项、三等奖 1 项，省卫生厅新技术引进奖一等奖 4 项、二等奖 1 项。从业以来，已发表论文 554 篇，其中 SCI 论文 235 篇。

前　言

心身医学(psychosomatic medicine)是现代新兴医学科学体系中重要学科之一,主要探讨由"心"与"身"之间的相互关系在健康保持和疾病发生、发展、康复中的作用。随着医学模式的转变,"生物－心理－社会"的综合诊疗更符合心身合一的整体医学模式。心身医学所倡导的"心身同治、整合诊疗"模式是医学发展的必由之路,将心身医学相关领域最先进的知识理论和临床各专科最有效的实践经验进行有机整合,最终形成更加符合人体健康、适合疾病治疗的新的医学诊疗体系。整合和同步躯体与精神心理治疗,可以促进患者早日康复,减轻疾病负担,提高医疗服务质量。

2020年,由七部委联合发布《关于印发加强和完善精神专科医疗服务意见的通知》,提出针对专科医院、综合医院的建设要求,加强心身医学科等精神类临床科室建设。心身医学整合诊疗中心就是"以患者为中心、以心身疾病为链条"建立的"单一疾病、多学科综合诊疗"的全新服务模式单元。为了提高我国医疗机构对心身相关障碍的诊疗水平,推动心身医学中心标准化建设进展,中华医学会心身医学分会对符合条件的单位授予"心身医学整合诊疗中心"等称号。各家单位依托专科联盟,指导各地区科学建立并推广心身医学多学科诊疗模式,促进心身医学服务体系更加优化和完善。心身医学整合诊疗中心的标准化建设和心身医学专业人才的培养是规范心身疾病诊疗、加强心身医学学科建设的重要措施。然而我国尚无心身医学整合诊疗中心建立的统一标准,各地心身医学整合诊疗中心建设的质量参差不齐。本书旨在弥补这一空白,为我国心身医学整合诊疗中心标准化建设提供重要参考。

本书分为上下两篇,共二十章。上篇为"中国心身医学整合诊疗中心标准化建设总体概况",详细介绍了心身医学整合诊疗中心场地建设、人员配备与工作制度、患者收治及其病程管理要求、常见心身疾病的药物治疗和心理治疗与行为干预原则、常用治疗设备及操作规范、多学科联合诊疗制度与流程、分级与双向转诊制度、紧急事件应急预案及处理流程、心身医学专业知识与技能培训等。下篇是"专科心身医学整合诊疗中心的建设与发展",涵盖了心血管系统疾病、消化系统疾病、神经系统疾病、疼痛、睡眠、皮肤疾病、肿瘤、内分泌疾病、心身重症、康复、老年、中医以及精神疾病心身医学整合诊疗中心的发展与建设相关方面。这些内容将为医院和业界同行进行心身医学整合诊疗中心建设提供指导,并促进我国心身医学诊疗标准化和人才培养专业化。

　　编写此书的人员有心身医学领域的权威专家,也有参与心身医学临床、科研与教学工作多年的青年医师和学者。他们结合我国心身医学的发展现状,充分调研国内外心身医学中心建设情况。成书过程中所面临的最大困难是国内外相关资料的缺乏,编者查阅了大量文献和资料,认真听取了有关专家的意见和建议,充分考虑我国心身医学发展的实际情况和需求,坚持严谨科学的治学态度和精益求精的职业精神,故此书得以与大家见面。感谢所有为此书作出努力和贡献的专家、医生、研究员及其他人员,没有他们的努力就没有此书的面世。

　　目前国内外尚无心身医学整合诊疗中心标准化建设的指南和书籍,我们的编写初衷是为我国心身医学整合诊疗中心标准化建设提供参考,以促进我国心身疾病标准化诊疗、专业化人才培养及基础与临床研究的开展,推动我国心身医学的发展。

　　由于编写时间较紧,本书难免挂一漏万,欢迎读者批评指正。

袁勇贵

2024 年 12 月

目录

CONTENTS

上篇　中国心身医学整合诊疗中心
标准化建设总体概况

第一章　场地建设

一、综合性医院的心身医学整合诊疗中心

（一）概述

心身医学是从心身相关的基本立场出发,研究心理因素与人类生理健康及疾病关系的学科,考察人类健康和疾病问题,不仅仅限于某一器官和系统的疾病本身,在此基础上提出了心身整合诊疗,心身同治的理念在中国已经得到越来越多的认可和接受。

为提高我国医疗机构对心身相关障碍的诊疗水平,推动心身医学中心标准化建设进展,中华医学会心身医学分会在全国范围内开启了第二批"心身医学整合诊疗中心"申报工作。在经历各医疗机构自由申报、形式筛选及多轮复合评审等环节,经由中华医学会心身医学分会心身医学整合诊疗中心认证工作委员会认证,对符合条件的单位,授予"心身医学整合诊疗中心"等称号,其中涵盖多家综合性医院以及精神专科医院。

规范的心身医学整合诊疗中心的建设对提高患者的治愈率、高效缩短就医程序、提升患者就医体验以及建立更佳的医患联盟发挥着重要作用。中心的建设不应只是提供诊疗的场所,而需要集治疗、随访、康复、科普、科研等多方面的功能,因此环境设施与布局设计时,应当充分考虑以上需求。为规范心身医学整合诊疗中心的建设,设计要在符合安全、卫生、经济、适用、环保等方面的基础上,满足医疗、科研、教学等功能需求。

1. 空间布局系统化

出于高效、便捷、安全方面的考虑,心身医学整合诊疗中心的建筑朝着规模适中、布局集中的方向发展,不论是医务人员还是患者,在工作、就医以及物料运输等方面形成简洁明快的流水线。

2. 空间构成多样化

满足心身医学整合诊疗中心建筑布局有机化的同时,积极开设若干节点,形成形态丰富灵活、构成清晰完整并具有较强场所感的公共空间,从而提升中心的整体形象。

3. 空间环境宜人化

心身医学整合诊疗中心可设置充满艺术文化气息的服务性空间,注重整体形象,拉近心身医学整合诊疗中心与使用者间的距离。设置灯箱式心理窗和发光天棚彩画,以缓解患者的心理压力。除采用标准化检查和治疗外,还要重视非医疗介质对患者的辅助治疗作用。如创造优美自然的医疗环境、有益的知觉环境,进行良好的视线设计,倡导文明的就医模式,应用天然建筑材料等。

4. 空间功能多元化

心身医学整合诊疗中心功能呈现出多样化发展的趋势,由单纯的医疗向医疗、保健、预

防、康复综合发展,应注重实用性、配套性、连续性、多方位的综合医疗服务。因此,满足心身医学整合诊疗中心人群差异化需求的休闲空间越来越多地出现在心身医学整合诊疗中心中,如工娱活动室等。

5. 空间实用功能与精神因素相结合

实用功能与精神因素对心身医学整合诊疗中心空间布局的设计各有意义。精神因素处于意识形态层面,由于各人审美不同,无法统一设定标准,只能在过往经验中以大众主流审美为依据;实用功能则不然,它能切实为人提供便利服务。二者相辅相成,缺一不可。心身医学整合诊疗中心的空间布局不仅需要为患者提供满足各种功能需求的场所,并且进一步希望能将功能与艺术完美结合,使其同时满足使用与审美的双重标准。

心身医学整合诊疗中心空间布局精神因素与实用功能结合的优化设计包含三方面内容:① 精神因素实用化:赋予空间中以艺术观赏为主要作用的装饰陈设、景观小品等以实用价值。② 实用功能艺术化:将空间中以实用功能为主的设施设备、建构筑物等进行艺术化处理,使其与空间环境交融协调。③ 艺术性与实用性并重:将心身医学整合诊疗中心的空间功能与视觉艺术有机地结合,共同营造观赏性与实用性并重的医学中心空间。

(二) 临床诊疗室

综合医院可以根据门诊量,设置高级专家门诊、专家门诊、普通门诊及专病门诊等多种形式的诊室。诊室主要用于临床医生与患者进行面诊和治疗晤谈,通常是患者接受诊疗的主要场所。多数患者容易紧张和对未知事件存在恐惧,因此临床诊疗室的设计要照顾到患者的心理感受,以减轻患者对医院的恐惧感和厌烦心理,将医疗与休闲完美结合,建立安全至上、舒适就医的诊疗环境。

在营造温馨专业的临床晤谈环境方面,装修材料和医用家具的作用是不可忽视的。临床晤谈区外的候诊区也应使用使人舒适的材料,如钢材加软垫、木材或比较柔和的装饰物等,切不可使用让患者感觉比较硬的、冷的、尖锐的材料。大理石等石材可能会使有些行动不便的患者在行走中摔倒,造成二次伤害,应尽量少用。

(三) 心理测评室

心理测评室主要用于进行个体和团体的心理测评,测评室应保证环境的安静独立,避免测评过程受到干扰,以保证测评结果的准确度;测评室内的专用电脑应预装拥有独立知识产权的心理测评软件,内含针对不同行业、不同人群和不同年龄层的尽可能全面的心理量表,满足不同人群及团体的测评需求。

房间格调要简洁明快,采用明亮、自然、大方的格局。要让被评估者感觉亲近平等、自然,没有压抑感。墙壁可粉饰为浅色偏明亮色系,颜色不宜过于跳跃或凝重。

1. 心理测评室的面积

心理测评室面积以达到 3 m×4 m(即总面积在 12 m²)或以上为宜。

2. 心理测评室的配置

硬件的配置一般主要配置若干计算机桌椅和计算机,其他的配件包括心理挂历图、打印机、测试笔、时间表、心理测验表等。软件的配置就是心理测评系统。软件系统不仅囊括大量专业的心理测评量表,还可以系统地收集信息,自动生成分析报告,方便随访和进行一定的统计分析。

(四) 心理治疗室

心理治疗室场地设置的一般要求为安静隔音、明亮舒适、便于来访者出入又不太显眼。房间内布置以简洁、温馨、舒适、安全,符合不同年龄来访者特点为原则。根据来访者数量及来访目的的不同,心理治疗室可分为个体治疗室和团体治疗室。

1. 个体心理治疗室

个体心理治疗室承接一对一的个别心理咨询及治疗,或者一对多的家庭心理治疗。个体心理治疗室在心身医学整合诊疗中心可用于进行精神科心理测量评估、睡眠日记分析、个体化认知行为治疗等。

2. 团体心理治疗室

团体心理治疗是团体情境下进行的一种心理咨询形式。心身医学整合诊疗中心的团体治疗室可作为开展团体认知行为治疗的场所,也可以作为心身医学健康宣教的场所,面积为 $50\sim60\ m^2$,配有可挪动的桌椅,提供蒲团或瑜伽垫,同时配有空调和多媒体影像设备,以及相关团体心理辅导活动器材。

(五) 物理治疗室

物理治疗室场地设置的一般要求为安静隔音、明亮舒适,用于进行重复经颅磁刺激治疗、光照治疗、非侵入式迷走神经刺激及脑电生物反馈治疗等。场地大小根据中心配备的设备和病床数决定,一般不小于 $6\ m^2$,至少配有治疗床位,各床位之间设置屏风或隔帘。

(六) 睡眠监测中心

睡眠监测中心应配备足够的安全的睡眠监测和治疗设备。

1. 标准多导睡眠监测设备

仪器的配置应不少于 2 台 必须满足《美国睡眠医学会睡眠及其相关事件判读手册:规则、术语和技术规范》的最低要求。

(1) 具有脑电图导联(至少 6 导)、眼动图导联、颏肌导联、下肢肌电图导联、呼吸气流信号检测装置、血氧饱和度检测仪、心电图导联。

(2) 脑电图的采样频率大于等于 500 Hz。

(3) 具有多导睡眠图显示和操作规则应用系统。

2. 便携式睡眠呼吸监测设备

(1) 满足:① FDA 认证的设备;② 各部件唯一的标识符;③ 必须达到 CPTcode95800、95801 或 95806 的最低标准;④ 能够记录血氧饱和度;⑤ 能够监测心率;⑥ 回放、人工判图或编辑自动分析结果时能够显示原始数据;⑦ 能够基于时间计算呼吸事件指数 (REI),替代 PSG 监测时的呼吸暂停低通气指数(AHI)。

(2) 满足 AASM 关于报告数据的推荐参数。

3. 压力滴定设备

该设备应当配置各种类型气道正压通气呼吸机以及遥控调压设备。

4. 睡眠障碍治疗设备

包括经颅磁刺激仪、经颅电刺激仪、失眠治疗仪等。

受检者最好于检查开始前2~3小时用热水洗头、淋浴,这样不但可以清洁皮肤而利于导联接触,而且有利于促进睡眠。受检者,特别是老人和儿童,通常有夜间如厕的需求,如果厕所过远,受检者将会感到十分不便,而且增加了电极线脱落的风险,所以睡眠检查室应该配备室内的卫生间,具备沐浴和如厕的功能。

(七)工娱活动室

条件允许的心身医学中心也可建立工娱活动室,其可对患者提供温馨、舒适的休养环境,营造心身医学中心特有的理解、接纳、关爱的人文氛围,配备多项综合康复设施。工娱活动室为患者提供的康复服务有工娱治疗、特殊工娱治疗及专项康复训练工娱治疗,目的是通过治疗改善患者与环境的接触,转移患者的病理体验,缓解患者紧张、焦虑、抑郁等情绪,同时可以丰富患者的住院生活,使患者能安心住院,为病区安全管理提供保障。治疗方法及技术包括室内外各项娱乐活动,如各种棋类、球类活动,图书报刊阅览,综合健身、广播操、健身操等简单户外运动。

特殊工娱治疗是在工娱治疗内容基础上的细化和延伸。在康复人员的指导下,通过对患者住院需求进行评估,开展放松训练、体育竞赛、娱乐活动等团体项目,帮助患者转变其对病态体验的注意力,减轻精神症状,减缓患者精神衰退,提高其社会适应能力。治疗方法及技术包括放松疗法、音乐和影视欣赏、手工、书法、绘画等,开展各种拓展游戏、各种比赛(球类、棋类)等,团体大型活动,如每月生日会、重大节日联谊会、季节性运动会等。

(八)医师值班室

医师值班室内放两张床单元,严禁堆放工作服及其他杂物,禁止穿工作服坐卧。被服及时清洗、晾晒、更换,保持冰箱的清洁,冰箱内的残余食品要及时丢弃。

医师值班室要求及时更换垃圾袋、整理床单元、保持地面及卫生间内清洁无水渍、桌面物品摆放有序无残留食品。工作人员的个人物品除晾晒、清洗外一律不允许随意放置,避免占用公共空间。

(九)办公室(示教室)

办公室是处理特定事务或提供服务的场所,由办公设备、办公人员及其他辅助设备组成。心身医学整合诊疗中心办公室的建设既要以临床为中心,满足交接班和病例讨论的需要,也要考虑承担科研、教学功能的需要。

1. 设计目标

(1)经济实用:一方面要满足实用要求,给办公人员的工作带来方便;另一方面要尽量降低费用,追求最佳的功能费用比。

(2)美观大方:其能够充分满足人的生理和心理需要,创造出一个赏心悦目的良好工作环境。

(3)独具品位:办公室是医院文化的物质载体,要努力体现医院的职业精神和文化温度。

2. 设计布局

(1)单间办公室:在走道的一面或者两面布置房间,沿房间的周边设置服务设施。这些房间以自然采光为主,辅以人工照明。这种办公室优点是:室内环境安静、干扰小,同室人员易于建立较为密切的人际关系。

(2)成组式办公室:适用于容纳20人以下的中等办公室。除服务用房为公共空间之外,成组式办公室具有相对独立的办公功能。通常办公室内部空间分隔为接待会客室、办公(高级管理人员的办公)会议室等空间。成组式办公室既充分利用了大楼的各项公共服务设施,又具有相对独立的办公空间。

(3)开放式办公室:也称大空间办公室或开敞式办公室。开放式布局有利于办公人员、办公组团之间的联系,可提高办公设施、设备的利用率,减少公共交通面积和结构面积,从而提高办公建筑的使用率。但是大空间办公室需处理好空调的隔声、吸声,对办公家具、隔断等设施设备进行优化设计,以克服开放式布局容易出现的室内嘈杂、混乱、相互干扰较大的缺点。

(4)公寓式办公室:该类办公用房同时具有类似住宅、公寓的盥洗、就寝、用餐等多功能多。

(十)无障碍设施

无障碍设施是指为保障残疾人、老年人、孕妇、儿童等社会成员的通行安全和使用便利,在建设工程中配套建设的服务设施。其包括无障碍通道(路)、电(楼)梯、平台、房间、洗手间、席位、盲文标识和音响提示以及通信,还包括无障碍扶手、沐浴凳等与生活相关的设施。

环境设施与布局方面,条件允许下,可修建方便乘轮椅残疾人和老年人从室外进入室内的坡道,以及方便使用的无障碍设施(楼梯、电梯、电话、洗手间、扶手、轮椅位、客房等)。但总的来看,设计规范没有得到较好执行,残疾人的需求与发达国家和地区的情况相比,我国的无障碍设施建设还较为落后,有较大差距。

(十一)储藏室

很多大型心身医学中心都具备储藏空间。储藏室一般情况下不需要像房屋装修一样进行复杂的设计装修,但是要进行一些相应的空间设计,让储藏室可以储存更多的物品,储藏效果达到最好的状态。并且做好防潮、防虫等措施,应设计合理,方便存放物品和进出等。

1. 设计目标

(1)无论储藏室的面积大小,我们应尽可能利用空间,完善设计规划。

(2)根据心身医学中心的杂物情况,把储藏室分隔若干个空间,轻巧、干燥的东西放在上面隔板上,不常用的东西放在里面,经常用的东西放在外面。储藏室的抽屉最好选用中密度板,这种板系用较为光滑干净、不易吸潮、不易染色的材料制作。

(3)增加储藏室和储藏柜的收纳能力。

(4)杂物储藏室还需考虑空气疏通,避免在潮湿季节时杂物发生虫蛀、发霉现象。可以把门设计成百叶格状,这样既保持空气通透,又节省空间。

2. 设计布局

一般来说,储藏室的面积比较小,合理的面积为 $1.5\sim2\ m^2$。储藏室中最重要的便是储藏柜的设置,储藏柜应充分依托房间的格局,尤其在一些凹角的地方或者不规则的角落,更应使用定制的储藏柜,弥补储藏室可能存在的不规整形状缺陷,使整个储藏室发挥最大的储藏物品的功能。为增加储藏室的储藏量,一般将房间中的储藏柜摆设成"T"形或"L"形,而且还可以根据储藏室面积的大小,将其设计成可进入式储藏室和不可进入式储藏室。这样便能充分利用储藏室的空间,达到最大的储藏效果。储藏室物品存放的关键是将同类型的物品摆放在一起,这样不仅方便整理,还方便查找。

(十二) 卫浴室

卫浴室是为心身医学中心患者提供便溺、洗浴、盥洗等日常卫生活动的空间。

(1)患者使用的卫生间隔不应小于 1.10 m×1.40 m,门应能里外开启。卫生间隔间内应设输液吊钩。

(2)患者使用的坐便器坐圈宜采用不易被污染、易消毒的类型,坐便器旁应装置安全抓杆。

(3)卫生间应设前室,并应设非手动开关的洗手设施。

(4)采用室外卫生间时,宜用连廊与门诊、病房楼相接。

(5)宜设置无性别、无障碍患者专用卫生间。

(十三) 综合医院住院病房

住院部应自成一区,设置单独或共用的出入口,并应设在医院环境安静、交通方便处,与医技部、手术部和急诊部应有便捷的联系。病房需环境整洁,宽敞,设施设备齐全,为患者提供一个较为安全舒适的住院空间。

病床的排列应平行于采光窗墙面。单排不宜超过 3 张床,双排不宜超过 6 张床,平行两床的净距不应小于 0.8 m,靠墙病床床沿与墙面的净距不应小于 0.6 m,单排病床通道净宽不应小于 1.1 m,双排病床通道净宽不应小于 1.4 m。病房门应直接开向走道,病房门净宽不应小于 1.1 m,门上宜设观察窗。

病房还需配备心理测验室、物理治疗室、多导睡眠呼吸监测室、心理咨询与治疗室等。检测设备需配备心身扫描仪、视频脑电检测仪、多导睡眠监测仪、事件相关诱发电位仪、眼动仪、近红外脑功能检测仪、压力分析仪等,进行认知功能、脑功能、睡眠、精神心理等方面的评估。配备经颅磁治疗仪、脑电治疗仪、脑反射治疗仪、电刺激仪、生物反馈治疗仪、虚拟现实治疗仪、沙盘治疗系统等,通过神经调控技术、心理治疗、正念冥想、音乐治疗、运动治疗等非药物治疗手段为患者提供系统化、人性化、科学化的治疗方案。

二、精神专科医院的心身医学整合诊疗中心

精神专科医院的心身医学整合诊疗中心,可包括心身科、心理科(含医学心理科、心理医学科、心理咨询科、心理康复科等)或精神科门诊及住院病房,是医疗机构对普通人群、心理行为问题人员及精神疾病患者(包括其他科室躯体疾病共患精神心理疾病的患者)提供心理咨询、心理治疗和其他精神卫生服务的场所。心身障碍患者因其突出的情绪症状,有相当一部分患者选择在精神专科医院寻求治疗。精神专科医院需要和综合医院内科、妇科、营养科、中医科、儿科等科室保持密切合作,形成双向会诊及双向转诊机制,共同对心身障碍患者提供全面综合的诊疗措施。故精神专科医院的心身医学整合诊疗中心场地建设,应和普通精神科有所区别,综合考虑诊治需要和患者的心理需求,力求打造一个安全、舒适、便捷的就医环境。

心身医学整合诊疗中心可包含门诊和病房,其布局和流程应当满足工作需要,具备相应

的工作区。门诊包括候诊区、接诊区、心理测量区、心理治疗区(含个别治疗、家庭治疗和团体治疗区)、储存室和污物处理区等基本功能区域,其中候诊区、储存室和污物处理区可与门诊其他部门共同使用。住院病房应包含病房、抢救室、护理工作站、治疗室、综合活动室、医生办公室、医护值班室、备餐室、储存室和污物处理室。心理测量室可和门诊共同使用。

(一)门诊

1. 候诊区

候诊区为患者挂号后等待就诊的区域,应设置导诊台、叫号系统以及供患者及陪诊人休息的座椅等。候诊区可和门诊其他部门共同使用。导诊台应设置于候诊区内各个位置都能便捷、快速到达的区域,可设立站立区(便于病人、家属与工作人员交流及填写相关资料)、座椅区(便于工作人员给患者进行咨询及测量,也便于轮椅人士的问询)。站立区可采用双层台面,台面外侧高度便于患者及家属填写相关资料,台面内侧可作为工作人员区域,台面较低,可放置电脑、文档等办公资料。

2. 诊室场地要求

门诊诊室的设置应方便患者就诊的同时兼顾病人隐私保护。心身医学整合诊疗中心门诊应至少设置 1 间专用诊室;至少设置 3 间专用心理治疗室,分别用于个别心理治疗、家庭治疗和团体治疗;至少设置 1 间心理测量室。因心身障碍患者症状的特殊性,建议诊室、治疗室及测量室选用通风、采光、隔音效果良好的房间,不建议选用无窗、通风不良的房间。诊室及治疗室不可过于狭窄拥挤。房间整体色调应柔和,尽量避免尖锐的金属用品和家具棱角,避免使用大理石等冷硬的材质,可使用布艺、皮质等柔软、温暖的材质,可在治疗室中放置小型绿植或手工艺品。其目的在于创造良好的就医环境,营造温馨的氛围,减轻压力与平复情绪。门口可设置醒目的"请勿打扰"的挂牌,以避免不必要的干扰。

(1)门诊专用诊室:为固定且独立的诊间,面积至少 9 m²,诊室需配备必要的办公和诊疗设施,如办公桌、电脑、电子病历诊疗系统、听诊器和血压计等查体工具、洗手台等;诊室内设有心身障碍及精神心理相关的科普宣传资料角。

(2)专用心理治疗室:应有至少 3 间固定心理治疗室,用于个别心理治疗、家庭治疗和团体治疗。诊室要求为独立单间,隔音效果良好。个别治疗室使用面积至少 10 m²,配备基本诊疗设施,如沙发、桌子、座椅/躺椅、时钟、纸巾、收纳柜等,可摆放小型绿植或手工艺品、艺术品等,以增加温馨氛围。如有条件,可配备沙盘(用于沙盘治疗)、乐器(用于音乐治疗)、绘画材料(用于绘画治疗)等。家庭及团体治疗室使用面积至少 15 m²,配备基本诊疗设施,如:沙发、座椅(多个,用于团体治疗)、时钟、纸巾等。至少 1 间治疗室应配备隔间和单面镜或录像/实时转播系统,以便心理治疗的督导和教学。如配备单面镜,隔间需保持低照明,观察人员保持安静,避免干扰治疗。如配备实时转播系统,观察室中成员也应注意避免干扰治疗。

(3)心理测量室:该区域应为独立、安静的房间,使用面积至少 10 m²。配备相关心理学测评量表及工具,包括:症状自评量表(SCL-90)、抑郁自评量表(SDS)、焦虑自评量表(SAS)、艾森克人格问卷(EPQ)、明尼苏达多项人格测试(MMPI)、卡特尔人格问卷(16PF)、气质类型量表、强迫症状量表、紧张性生活事件评定量表、日常生活能力评定量表、韦氏智力测验、韦氏记忆测验、图片词汇测验、注意广度测验、儿童行为量表、孤独症诊断观察量表等。

配备必要的办公及资料储存设施,如电脑、打印机、桌椅、资料柜等。如有条件,可备有录音笔、摄像机等专用设备。

(4)其他治疗室:医疗机构如开设以下心理治疗室,房屋设施还应当满足相应要求:

① 沙盘治疗室:至少 15 m^2。除心理治疗室常用配置外,还应配备沙箱、沙具、收纳架等。应有供来访者坐下来与治疗师交流的桌椅、沙发。室内治疗器具及家具的摆放位置应合理,让咨访双方感到轻松舒适。

② 生物反馈治疗室:至少 15 m^2。除心理治疗室常用配置外,还应配置生物反馈治疗仪。设备应摆放整齐,定期保养。

③ 团体治疗室:至少 40 m^2。除心理治疗室常用配置外,还应配备 8~14 把单人座椅,供团体成员及治疗师、辅助治疗师使用。

④ 催眠治疗室:使用面积至少 20 m^2。除心理治疗室常用配置外,还应配备长躺椅或单人床。床品应定期换洗,保持清洁卫生。

(二)住院病房

住院病房应包含病房、护理工作站、心理治疗室(用于个别治疗、家庭治疗和团体心理治疗室)、综合活动室、会诊联络中心、抢救室、治疗室、处置室、医生办公室、医护值班室、备餐室、储存室和污物处理室等。心理测量室可和门诊共同使用。病房的设计规范建议可以参考《综合医院建筑设计规范》的相关规定。

1. 病房

至少设置 3 间普通病房或特需病房,普通病房每间病房面积至少 40 m^2,6~10 人床位,包含独立卫生间。特需病房,每个房间至少 20 m^2,应包含独立卫生间,1~4 个床位不等。病房的数量应当与医疗机构的功能任务相适应。精神专科医院因就诊患者的特殊性,尤其应注意患者人身安全,窗户的打开形式应有利于通风并能保障患者安全。

普通/特需病房:病房门应直接开向走道,门扇宜设置观察窗。每床应均配备床头柜及收纳储物柜,床旁有呼叫系统,连通护理工作站,当患者有紧急情况时,能够及时呼叫护士。病房面积应与床位数相适应,不可过于拥挤。病房应通风、采光良好,每日有一定的阳光照射时间,有利患者身心健康。病房色调应温馨,隔音效果良好,窗帘遮光性好,房间保持适宜温度,有利于患者夜间睡眠。每个病房内应有独立卫生间,便于患者洗漱、淋浴。卫生间应配备洗漱台、淋浴间和坐便器,坐便器旁应设置安全抓杆,并应设紧急呼叫设施和输液吊钩。因心身障碍患者症状特殊性,病房卫生间门锁建议设置成无法从房间内反锁的形式,以保障患者安全。卫生间门口可设置"使用中/空闲"的标志牌,以保护患者隐私。病房门病房走道两侧墙面应设置靠墙扶手及防撞设施。走道墙面可粘贴悬挂病房及专家介绍、病房相关规则及科普宣传资料等。

2. 护理工作站

护理工作站不仅要满足医护工作人员的使用,还需对病患家属及无障碍人士在护理工作站进行登记问询,所以护理工作站一般设立在病房通道的中段位置,从病房各个位置都能快速到达护理站。护理站多采用开放式或半开放式设计,方便护士到病房走动。应自然通风、光照优良,视野畅通,便捷观察护理单元内各病房病人活动状况,根据国家现行有关标准的规定,护理站到最远病房门口的距离不宜超过 30 m。

护理单元内单独设置探视人员卫生间,医护人员卫生间应单独设置。

护士站台标准平面分为护士站内与站外两部分。护士站内活动区域可放置病历收纳柜、文件资料柜,墙面可悬挂相关工作规程。护士站外分为站立区、座位区、无障碍区、等候区。

站立区:站立区是便于病人、家属与护士交流填写的空间。应预留至少能容纳 2～3 人的站立空间。站台设计宜取用双层高度台面设计,下层台面可以放置电脑、文档等物品,和护理站内相连,作为护士的区域;上层台面和病房走廊相连,高度有利于护士与病人或家属沟通交流,方便填写等,又可挡住工作区的物品。

座椅区:座椅区是护士给病人咨询与测量的区域,预留不少于两个座位以上的空间。

无障碍区:护理工作站应做人性化设计,预留无障碍活动空间,便于轮椅人士的问询。无障碍区应预留至少一个人的座位空间。

等候区:护理站外等候区是病人与家属在咨询时提供的休息等候场所。一般设置在护理站对面,放置舒适的座椅。

3. 抢救室

抢救室宜靠近护理工作站,设置 1～2 张病床为宜。每床间距不小于 2 m,互相有围帘隔开,有条件的单位可设置一人一间。每个床位需备心电监护仪、吸氧装置及负压吸引装置。心电监护仪放置于床头。抢救室内必须备有抢救车,所有物品严格按照抢救车平面示意图摆放。所有物品应定位放置、定量配置、定人管理、定期维护。

4. 心理治疗室

至少设置 3 间专用心理治疗室,用于个别心理治疗、家庭治疗和团体心理治疗。治疗室的设置要求同门诊。

5. 综合活动室

综合活动室为住院患者的集体活动提供场所,如健身、娱乐、讲座、节日庆祝会等,也可作为舞动治疗、聚焦于运动的心理治疗(CMT)、饮食营养治疗、工娱治疗等的场所。房间至少 60 m²,可配备桌椅、电视、投影仪、音响设备、健身器材、收纳柜等。

6. 会诊联络中心(兼业务学习区)

精神专科医院的心身医学整合诊疗中心需要和综合医院内科、妇科、营养科、中医科、儿科等科室保持密切合作,应在病房设置会诊联络中心用于多学科联络会诊。该中心也可兼科室业务学习、教学查房等活动的场所。房间至少 20 m²,要求隔音效果良好,配备内外网电脑、投影仪、音响设备、会议桌及椅子。

7. 治疗室

用于医务人员为患者实施治疗前的准备工作,实施治疗操作,配制药液,存放无菌物品、清洁物品、药品。设施配置:操作台、物(药)品柜、冰箱、治疗车、抢救车、锐(利)器盒、医疗废物桶、非医疗废物桶、手卫生设施,如果配制化疗药物应配置生物安全柜,没有与室外直接通风条件的应配置紫外线灯。特定要求:仅允许本岗位医务人员佩戴口罩进入,空气和物体表面消毒应符合《医院消毒卫生标准》的规定。

8. 处置室

用于实施皮肤准备及清洁灌肠等操作,临时存放治疗产生的医疗废物及需要浸泡消毒的医疗物品。设施配置:处置台、医疗废物桶、非医疗废物桶、手卫生设施、水池、没有与室外直接通风条件的应配置紫外线灯。特定要求:空气和物体表面消毒应符合《医院消毒卫生标准》的规定。

9. 医生办公室

分为主任办公室及医生工作区。办公室面积和人员配置规模相适应。办公室需设置安全门,安装警铃,采光、通风及隔音效果应良好。办公室应配备基本办公设施,如内外网电脑、打印机、工作桌椅、书柜、收纳柜、沙发、饮水机、洗手台等。办公室应设置办公、储物等功能区域;各功能区分区布置,布局合理整洁,减少公共活动对办公的影响;应有充足的储物收纳空间,办公室桌面地面无明显的物资材料堆放;可配置绿色植物或景观小品或艺术品或人文宣传品。

10. 医护值班室

医护值班室内两张床单元,严禁堆放工作服及其他杂物,禁止穿工作服坐卧。被服及时更换、清洗、晾晒。可在值班室内配置微波炉、冰箱、收纳柜等设施,应保持冰箱及微波炉的清洁,冰箱内的残余食品要及时丢弃。医护值班室要求及时更换垃圾袋、整理床单元,保持地面及卫生间内清洁无水渍,桌面物品摆放有序无残留食品。工作人员的个人物品不可随意放置,避免占用公共空间。

11. 备餐室

精神科专科医院通常设置备餐室,为患者备餐时使用。心身医学整合诊疗中心的备餐室应考虑特殊患者(如需要提供饮食营养治疗的患者)的需求。备餐室面积不小于 $10 \ m^2$,通风采光良好。应配置水槽、工作台、收纳柜、收纳架、冰箱、微波炉、开水炉等设备。墙面可粘贴患者备餐要求。备餐室工作台面及地面应保持清洁、干燥,定期消毒;冰箱及微波炉定期清理打扫,保持清洁。

12. 污物处理室

主要用于分类收集、中转存放辖区收到的污染物品,包括使用后的医疗废物、生活垃圾等。应通风良好,布局合理,保持环境卫生,垃圾要分类收集。各类保洁用车标识明显,定位放置,整洁有序。可分为存放中转区(干区)和处理清洗区(湿区),有条件的宜将上述两区分室设置。

13. 储存室

一般用于储藏日用品、衣物、棉被、箱子、杂物等物品。无论储存室的面积大小,应尽可能利用空间、合理设计,以方便进出及存取物品等。为增加储存室的储藏量,一般将房间中的储藏柜摆设成"U"形或"L"形,分类摆放以方便整理和查找。做好防潮、防虫等措施。

(三)设备要求

除上文提到的基本办公及医疗设备,如电脑、打印机、电视、投影仪、呼叫系统、单面镜、催眠床等,心身医学整合诊疗中心需要配备的专业设备,包括但不限于以下种类:

第一章　场地建设

1. 心理测评系统

心身障碍的评估离不开心理测量问卷,可将问卷整合成一套软件系统,安装于电脑,提供自动化、标准化的报告,人工审核后出具报告,可极大提高工作效率,节约能源。心理测评系统可包含但不限于以下量表,可根据实际工作需要有所增减:症状自评量表(SCL-90)、抑郁自评量表(SDS)、焦虑自评量表(SAS)、艾森克人格问卷(EPQ)、明尼苏达多项人格测试(MMPI)、卡特尔人格问卷(16PF)、气质类型量表、强迫症状问卷、紧张性生活事件评定量表、日常生活能力评定量表、注意广度测验、韦氏智力测验、韦氏记忆测验、图片词汇测验、注意广度测验、儿童行为量表、孤独症诊断观察量表等。

2. 会议录播系统

门诊及病房的心理治疗室应至少配置一套会议录播系统,能够对心理治疗过程进行录制及实时转播,以便心理督导及教学中使用。会议录播系统应满足以下要求:

(1) 系统设备宜采用基于 IP 网络的分布式架构。信号采集和信号处理等硬件设备应采用非 PC 架构的专用硬件设备或嵌入式操作系统,应具备抗网络病毒攻击能力。

(2) 信号采集设备宜安装在控制室内。处理设备宜安装在能够保障连续和可靠供电的(网络)机房内。

(3) 系统宜具备液晶屏控制面板等控制方式,播放系统宜具有可视、交互、协同功能。

(4) 系统应具有对音频、视频和计算机信号录制、直播、点播的功能,对会议室内的各种信号(AV、RGB、VGA 等)进行采集、编码、传输、混合、存储的能力。

(5) 系统应具有多种控制方式及人机访问界面,方便管理者及用户的管理和使用。

3. 虚拟现实心理训练系统

虚拟现实(VR)心理训练系统是虚拟现实技术和专业心理学技术结合而成,能够让训练者身临其境,产生强烈的融入感和现实场景感。借助高科技展现技术,激发训练者更强的参与意识,以弥补现实训练中场景受限的不足。虚拟现实心理训练系统包含 VR 眼镜 1 部、基站 2 个、手柄控制器 2 个。控制器具有移动、模块选择、功能确认等功能。控制器可以与系统进行无线连接,在进行场景训练时,可以用控制器进行操作;可以进行模块的选择,点击控制器上的菜单进行选择后按下扳机键进行确认。可提供反馈型训练、自由心理训练、心理放松训练、放松训练学习等,可以为训练者提供全方位、强沉浸感的虚拟现实环境。适合各种类型的焦虑症、强迫症或存在焦虑症状的心身障碍患者。

4. 生物反馈和脑电生物反馈训练系统

生物反馈是运用电子仪器,通过视觉或听觉信号,揭示人体内部正常或异常活动的方法。其目的在于,通过操纵那些在其他情况下意识不到或感觉不到的生理活动,控制机体内部活动。通过中枢神经系统、内分泌系统、免疫系统的调节,在有意识的主导下,通过运用心理过程来影响生理过程。在放松的基础上训练控制自身生理活动,调整纠正各种自律性功能紊乱,帮助失去平衡状态的身体恢复到平衡状态。生物反馈对于心身障碍患者具有良好疗效。

脑电生物反馈是在生物反馈基础上发展起来的技术,通过专业脑电采集设备,采集脑电数据,从而客观反映测试者专注度水平与放松度水平。通过趣味性游戏训练的方式,对测试者的专注水平与放松度水平,以及两种能力水平的平衡性进行有效的训练。从而改善注意

013

力缺陷、多动、易怒等诸多问题。还能让躯体肌肉及精神状态放松，即顺其自然，解除焦虑患者习以为常的警觉过度与反应过度的身心状态。

5. 心理沙盘

心理沙盘游戏作为心理辅导与咨询的一种方式，可以帮助来访者完善自我性格，有效地宣泄消极情绪、释放压力，提高人际交往技巧，提高自信心等。沙盘治疗的基本设置有着国际统一的标准，心理沙盘用具基本配置包括：① 沙箱：内侧的尺寸为国际标准：57 cm×72 cm×7 cm。沙箱外侧涂深颜色，内侧涂蓝色。② 海沙：10 千克。③ 陈列架：2～3 个。④ 沙箱桌：1 个。⑤ 沙具：是箱庭用具配置中最为重要的组成部分。沙具有较为专业的配比，包含 10 大类和 57 小类，包括人物类、动物类、植物类、建筑类、家具与用品类、交通运输类、食物果实类、石头贝壳类和其他等。

6. 家庭格盘

家庭格盘是一种专门的可视化的、利于反馈的、降低复杂性的获得一种关系元沟通模式的媒介以及家庭治疗工具。家庭格盘由 2 块木板和 30 多个大小颜色不一、形状各异的小木头人组成，是体现家庭（或其他小群体）格局的、非常直观的投射工具。它能呈现家庭或团体的系统及关系模式，反馈语言无法表达的部分，推演各种假设；能将问题外化，分离人与症状，直观地呈现症状，并与症状对话，让有症状的人的内在力量逐渐增强；当家庭成员游离时，可让他们重新回到咨询中，快速绕开防御。家庭格盘操作简单，直观投射，将心理问题外化，促进反思与改变，应用十分广泛，可应用于心身障碍患者的家庭治疗、个人成长和自我梳理、团体辅导等。

7. 经颅磁刺激（TMS）治疗仪

TMS 是一种利用脉冲磁场，作用于大脑中枢神经系统，改变大脑皮层神经细胞的膜电位，使之产生感应电流，影响脑内代谢和神经电活动，从而引起的一系列生理、生化反应的磁刺激技术。TMS 是一种无疼痛、无创伤、安全有效的大脑皮层以及外周神物理经刺激方法。对于药物难治性抑郁症、焦虑症、强迫症、创伤后应激障碍、睡眠障碍等心身障碍具有良好疗效。但不同症状的患者，应采用不同的干预部位、治疗参数及疗程。根据 TMS 治疗形式的不同，选用的治疗仪器有所区别，常用的 TMS 仪器配置有：

（1）重复经颅磁刺激（rTMS）治疗仪：rTMS 治疗仪最为常用，能设置多种参数模式，对于抑郁症、焦虑症、强迫症、创伤后应激障碍、睡眠障碍等心身障碍具有良好疗效。仪器包含刺激主机、刺激线圈（圆形、8 字形、V 形）、冷却系统、控制系统（由主机端和 PC 端组成，主机端使用 Linux 平台，PC 端使用 windows 平台；主机端和 PC 端通过 TCP/IP 进行通信；主机端可单独进行输出控制，需要 PC 端完成患者、方案数据编辑）、MEP 模块。

（2）神经导航下 rTMS 治疗仪：基于神经导航的定位系统和 TMS 技术的结合，通过与功能核磁 /CT 等影像学结合，实现了 TMS 的可视化。在导航系统的指引下，操作者可以清楚地看到手中的线圈与被试者头脑内相对位置的变化。将被试者与其自身影像进行匹配，之后将配有定位跟踪感应器的线圈放置到被试者头上，这样可以在影像上清楚地看到目标功能区的位置与当前线圈刺激点的关系。图像中线圈刺激点将随着线圈的实际位置移动，操作者根据图像指示精确地将线圈定位到目标功能区，并调整好角度，开始实施刺激。整个刺激过程完全在可视化状态下进行,每一次刺激的详细参数都可以以图像的方式保存下来,大大提高了刺激位置和角度的精准性。神经导航系统包括跟踪器、头部定位器、点定位器、信息管理软件系统。

(3) 深部经颅磁刺激(dTMS)治疗仪:dTMS 治疗仪刺激深度能达到标准线圈的 2.5 倍,达颅骨下 6～8 cm。因情绪相关的脑回路与深层次的结果联系更加显著,因此深部磁刺激能产生更好的治疗效果。dTMS 对抑郁症、双相情感障碍抑郁发作、强迫症、创伤后应激障碍(PTSD)和尼古丁成瘾具有良好疗效。dTMS 治疗仪包括:刺激线圈、线圈支臂、冷却系统、刺激发生器、信息管理软件系统。

8. 脑电图(EEG)仪

EEG 是一种非侵入性记录脑电活动的电生理监测方法,电极沿着头皮放置,然后通过放置在头皮上的多个电极,记录大脑在一段时间内自发进行的电活动。在心身障碍诊疗中心,可运用于诊断睡眠障碍等心身障碍及相关疾病的鉴别,如癫痫等;也可和生物反馈仪搭配,用于脑电生物反馈治疗。脑电图仪的配置包括:放大器、脑电帽、双极通道适配器、辅助通道适配器、辅助通道传感器(体温、呼吸、加速度、GSR)、数据采集软件、数据分析软件、配套注意集中实验仪、同步装置、导电膏(或生理盐水)。

9. 多导睡眠监测仪(PSG)

PSG 是一种监测人体睡眠和觉醒时多种生理活动的技术,被广泛地应用于诊断睡眠障碍和警觉性的判断,可供了解人体睡眠各期和觉醒状态时多个器官系统的功能活动以及它们之间的相互关系,诊断发现一些与睡眠有关的疾病或病理生理异常。同时,PSG 是进行睡眠相关呼吸障碍和发作性睡病(联合 MSLT 检查)诊断、气道正压压力滴定、异态睡眠评估,及评价勃起功能障碍、手术及口腔矫治器(OA)治疗效果(佩戴 OA 时进行 PSG)的标准试验。设备包括:主机、显示器、放大器、采集盒、EEG/ECG/EOG/EMG 传感器、胸腹运动传感器、热敏气流传感器、血氧传感器、新声传感器、体位传感器、信号电缆、隔离电源等。

10. 近红外脑功能成像系统

此系统是一种通过检测脑内近红外光反射和散射信号的设备,用于研究脑功能和神经方面的信息。通常使用光电探测器捕获从头皮下发出的近红外光,然后利用像差成像技术将脑内活动映射成三维影像。该技术包括放射和检测两个步骤:在放射步骤中,光源在头皮的特定位置上放置,在大脑处和头部其他部分发射近红外光,这些光束被反射和散射,并在皮肤、头骨和大脑中传输;在检测步骤中,从头表面发出的近红外光被收集并用于确定头部不同区域的氧合水平。通过在时间上记录头部的近红外光谱变化,可以在大脑区域脱氧血红蛋白和氧合血红蛋白的比率变化的基础上分析脑功能活动,帮助研究大脑活动和认知过程,以及诊断神经功能紊乱和心理疾病。设备包括:光源、光电探测器阵列、数据采集设备、计算机系统和参与者头戴设备等。

[袁勇贵　王雪梅　陈珏　彭素芳　陈涵]

第二章　人员配备与制度建设

一、综合性医院的心身医学整合诊疗中心

（一）人员设置

为了提供高质量的诊疗服务,心身医学科的人员配备至关重要。人员主要由专业技术人员为主,管理人员常由科主任和护士长担任,科室依托综合医院,一般不需要专门的行政人员和后勤人员。

据中国国家卫生健康委员会发布的医疗机构人员配置相关标准,如果按照40张床位来计算,综合医院心身医学科应该配置以下人员:主任医师1人、副主任医师1人、主治医师2人、住院医师3人、主管护师1人、护士18人、心理治疗师3人、心理评估师1人。需要注意的是,以上只是一个标准配置,实际上人员的具体配置应该根据医院的实际情况和需求进行适当调整。根据专科检查设备多少(如事件相关诱发电位、近红外脑功能成像等)和神经调控的治疗设备(重复经颅磁刺激、经颅电刺激、生物反馈等)来配备医技检查人员和物理治疗师。科室设科主任和护士长各一名。如果仅有门诊,三级综合医院心身医学门诊配置医生3~5人、护士1人、心理治疗师2~3人、心理评估师1人,根据专科检查与治疗设备多少配置相应的人员。一级医院和二级医院的心身医学科人员配置可以参考三级医院,适当减少。

（二）制度建设

1. 科室主任的资质要求与职责

学科设一名科室主任,负责科室日常管理和未来发展、掌握最新动态,提高医疗质量、丰富本学科诊疗手段,培养专科人才,提升社会效益与经济效益。

（1）资质要求

① 临床医学本科及以上学历。

② 获得《中华人民共和国医师资格证书》。

③ 具有精神病与精神卫生执业资格。

④ 副高级及以上职称。

⑤ 系统完成了心身医学理论与临床技能课程的学习。

（2）科室主任职责

① 指导和管理科室的日常运营和服务提供,确保科室的正常运转和顺畅开展。

② 领导和协调心身医学科的医疗团队,制定和实施医疗服务方案和治疗计划,确保治疗效果。审核所有医疗技术人员的从业资格。监督和管理所有专业技术人员的职业规范。确保所有员工遵守医疗道德准则以及伦理规范。

③ 定期评估和监测科室的质量和安全标准,制定和执行改进计划。必须对诊疗流程和

质量进行直接、持续的监督,包括设备的正确操作和校准。

④ 拟定科室的发展计划和年度预算,安排和控制科室的资金、物资、人员等资源的使用和管理。

⑤ 建立和维护科室与其他部门和机构的合作关系,提升科室的影响力和声誉。

⑥ 宣传和推广心身医学科的服务和特色,提高公众对心身医学的认知和接受度。

⑦ 带领和培训科室的医务人员,提升他们的专业水平和技能,提高服务质量和患者满意度。

⑧ 协调和解决科室内部和外部的矛盾和问题,维护科室的稳定与和谐。

⑨ 科室主任必须参加医学继续教育,每年至少获得 10 个Ⅰ类及 15 个Ⅱ类医学继续教育学分。

总之,心身医学科的科室主任是非常重要的职位,需要具备卓越的管理能力、领导能力、医疗专业知识和沟通能力。

2. 执业医师的资质要求与职责

心身医学科科室执业医师是心身医学的临床实践者和管理者,需要具备卓越的医疗技术和专业能力,同时还需要具备较强的人际交往和团队协作能力。

(1) 资质要求

① 临床医学大专及以上学历。

② 获得《中华人民共和国医师资格证书》。

③ 具有精神病与精神卫生执业资格。

④ 系统完成了心身医学理论与临床技能课程的学习。

(2) 执业医师职责

① 心身医学科执业医师是该科室的核心医疗团队成员,执业医师负责门诊患者的收治与住院患者的临床管理;具体职责包括以下方面:

② 为患者进行全面的心身医学评估和诊断,确定患者的心身健康状况,作出诊断与鉴别诊断,并制定个性化的治疗计划和方案。

③ 与心理组和物理治疗组密切配合,综合运用心理治疗、药物治疗、物理治疗等手段,对患者进行心身一体化治疗,提高治疗效果和患者生活质量。

④ 建立和维护患者的医疗档案和治疗记录,对患者的治疗进展进行定期评估和监测,及时调整治疗方案。

⑤ 提供健康教育和心理咨询服务,帮助患者改善生活方式,提高健康水平和心理素质。

⑥ 积极开展学术研究和教育培训工作,提升心身医学专业水平和技术能力。

⑦ 遵守医疗法律法规和伦理规范,保护患者隐私和医疗权益。

3. 执业护士的资质要求与职责

(1) 资质要求

① 获得《中华人民共和国护士资格证书》。

② 中专及以上学历。

③ 完成护士执业注册。

护理在心身障碍患者的康复过程中必不可少,更为全面的护理能够让患者获得较好的心理体验,能够有效提高患者治疗依从性,对于心身障碍治疗具有一定的促进作用。心身医学科执业护士是心身医学团队中的核心成员,负责提供护理服务、协助医师开展治疗和管理工作。

(2)执业护士职责

① 协助医师开展心身医学评估和治疗,协调患者的医疗服务和护理服务,制定护理计划。

② 提供综合护理服务,包括病情观察、生命体征监测、疼痛评估和控制、口腔护理等,保障患者的身体和心理健康。

③ 协助医师和心理治疗师进行行为和认知疗法的实施,帮助患者恢复自理能力和自我控制能力。

④ 协助治疗师进行物理治疗和康复训练,帮助患者恢复身体功能和健康状态。

⑤ 提供健康教育和心理支持服务,帮助患者掌握自我管理技能和生活方式,提高健康水平和心理素质。

⑥ 维护患者的安全和隐私,遵守医疗伦理和法律规定。

⑦ 积极参与心身医学研究和教育培训工作,提升专业能力和技术水平。

此外,心身医学科科室执业护士需要具备专业的护理技术和丰富的护理经验,同时还需要具备较强的人际交往和团队协作能力。

4. 心理治疗师的资质要求与职责

心身医学科科室心理治疗师是心身医学团队中的重要成员,需要具备扎实的心理学和心理治疗学知识,同时还需要具备良好的沟通和人际交往能力,能够与患者和其他团队成员良好地合作,负责提供心理治疗服务、协助医师开展治疗和管理工作。

(1)资质要求

① 获得心理治疗师资格。

② 掌握认知行为治疗、家庭治疗、人本主义等系统心理治疗技术。

③ 持续学习,并定期参加心理治疗督导。

(2)心理治疗师职责

① 对患者进行心理评估,诊断患者心理问题的类型和程度,制定个性化的治疗计划。

② 提供心理治疗服务,包括认知行为疗法、心理动力疗法、催眠疗法、家庭治疗等,帮助患者控制情绪、减轻压力、改善睡眠、提高心理健康。

③ 提供心理支持和心理教育服务,帮助患者理解心身健康的重要性,掌握自我调节和管理技能,增强自我效能感和自我控制能力。

④ 积极参与心身医学研究和教育培训工作,提升专业能力和技术水平。

⑤ 维护患者的安全和隐私,遵守医疗伦理和法律规定。

(3)针对儿童青少年患者工作时,心身医学科心理治疗师职责会有一些特殊的方面:

① 采用适合儿童和青少年的心理治疗方法,例如游戏治疗、艺术治疗等,帮助患者缓解情绪困扰、提高自尊心和信心。

② 协助家长了解儿童青少年的心理特点,给家长提供心理支持和教育,帮助他们更好地理解和应对孩子的问题。

③ 参与多学科团队的会诊和协调工作,与医生、护士和其他专业人员密切合作,确保患者得到全面和有效的治疗。

④ 积极参与儿童青少年心身健康教育和宣传,加强公众的健康意识和认识,促进心身健康观念的普及和推广。

⑤ 维护儿童青少年患者的安全和隐私,遵守医疗伦理和法律规定。

总之,针对儿童青少年患者,心身医学科心理治疗师需要具备良好的沟通和人际交往能力,能够与孩子和家长建立良好的关系,为他们提供有效的心理治疗和支持服务。

5. 技术人员的资质要求与职责

心身医学科执业技术人员(技师)需要具备扎实的医学和技术知识,能够熟练操作各种医疗设备,熟悉心理测量和治疗技术,有较强的沟通能力和团队协作能力,为心身医学治疗提供支持和帮助。

(1)资质要求

① 大专及以上医学或护理相关学历。

② 了解心身医学科的疾病谱,以及常见心身障碍的诊疗常规。

③ 在具有心身相关技术培训资质的心身医学科进修至少 3 个月。

(2)技术人员职责

① 协助医生完成心身医学的检查,如精神心理他评量表、自评量表以及问卷调查软件的使用,脑电图、事件相关电位、近红外脑成像、睡眠监测仪、心率变异等专科辅助检查。

② 熟练运用心身医学科的治疗设备,如生物反馈仪器(包括神经肌肉反馈仪、皮肤电反馈仪、体温反馈仪、心率变异反馈仪等)、脑电生物反馈仪器、重复经颅磁刺激、经颅电刺激、光照治疗、计算机辅助认知训练系统(包括虚拟现实系统、认知训练软件等)

③ 负责设备管理及维护:负责心身医学科相关设备的登记与管理,做好设备的日常维护和保养工作,及时申购相关耗材,对故障设备及时送修。

④ 参与医疗记录和数据统计,确保医疗文件的准确性和完整性。

二、精神专科医院的心身医学整合诊疗中心

(一)人员设置

精神专科医院设置临床科室,心身医学科是必要构成,尤其是如果需要建立三级精神专科医疗机构,心身医学科门诊和病房都应该设置。由于精神专科医院需要负责精神病人伴发临床各科躯体疾病的初步处理和转诊决策,所以联络会诊人员岗位和人员的设置是需要特别考虑的。

1. 一级精神专业医疗机构心身科人员设置要求

(1)卫生技术人员应符合国家相关法律法规,通过国家相应的资格考试,依法取得执业资格,并在医疗行政部门注册、备案。

(2)平均每床应至少配有 0.4 名卫生技术人员。

（3）每个病房应至少配有 3 名注册精神科医师、6 名注册护士,其中应至少各有 1 名中级职称资格以上的医师和护士。

（4）应配有与开展的诊疗业务相应的卫生技术人员。

2. 二级精神专业医疗机构心身科人员设置要求

（1）卫生技术人员应符合国家相关法律,通过国家相应的资格考试,依法取得执业资格,并在医疗行政部门注册、备案。

（2）平均每床应至少配有 0.1 名注册精神科医师、0.4 名注册护士。

（3）每个临床科室应至少配有 1 名中级职称资格以上的精神科医师和护士。

（4）应至少配有 1 名具有副主任医师以上职称的精神科医师。

（5）应配有及开展的诊疗业务相应的卫生技术人员。

（6）应适当配有职业康复师、心理治疗师及社会工作师。

3. 三级精神专业医疗机构心身科人员设置要求

（1）卫生技术人员应符合国家相关法律,通过国家相应的资格考试,依法取得执业资格,并在医疗行政部门注册、备案。

（2）平均每床应至少配有 0.12 名注册精神科医师,0.4 名注册护士。

（3）每个临床科室应至少配有 1 名具有副主任医师以上职称的精神科医师。

（4）应至少配有 1 名具有副主任护师以上职称的注册护士。

（5）高级技术职称人员比例应至少占专业技术人员 10%。

（6）各医技科室应至少配有 1 名中级职称资格以上的卫生技术人员。

（7）心理治疗师及精神专科医疗机构床位比宜为 1:50。

（8）应适当配有康复治疗师和社会工作师。

（二）制度建设

制定心身科各项规章制度、人员岗位责任制、相关诊疗技术标准和操作规程。规章制度至少包括诊疗质量标准控制、精神药品管理制度、突发事件应急预案、医患沟通制度、会诊制度、心理诊疗保密制度、医院感染控制及消毒隔离制度、设备设施管理制度、患者登记和医疗文书书写记录管理制度、医务人员职业安全管理制度等。

应重点抓好医疗核心制度的落实,包括首诊负责制度、三级医师查房制度、疑难危重病例讨论制度、会诊制度、危重患者抢救制度、分级护理制度、死亡病例讨论制度、交接班制度、病历书写规范、查对制度、抗菌药物分级管理制度、知情同意谈话制度等。加强医疗质量关键环节的管理。加强全员质量和安全教育,牢固树立质量和安全意识,增强全员质量管理与改进的意识,提高参与能力,严格执行医疗技术操作规范和常规。加强全员培训,医务人员的"基础理论""基本知识""基本技能"必须人人达标。

下面提供几个模板供参考:

1. 心身医学科工作制度

（1）医、护、技工作人员要严格执行国家及各级卫生行政部门颁布制定的医疗管理、医护技术操作等各项法律法规,严格执行关于精神卫生工作的法律法规。

（2）配备具有精神卫生专业执业资格的医师,开展精神疾病的科学诊断、有效治疗和积极康复工作。严格执行有关麻醉、精神类药品的使用管理规定。

（3）应当向患者和家属宣传精神卫生知识、提供心理咨询服务，为社会开展精神卫生知识宣传和服务提供技术指导。

（4）严格执行三级医师查房制度，对疑难危重病员、不能确诊的病员，两次门诊复诊不能确诊者，应及时请上级医师诊视。科主任、主治医师应定期出门诊和查房，解决疑难病例。

（5）对精神病人应有明确的认识和科学的态度、不歧视和讽刺病人，不能将其病态、言语、行为作为谈笑资料。对病人态度和蔼、热情、平等相待。病人提出的合理要求要尽量答复，不能办理的应耐心说明解释，既要体贴关心，又要掌握原则，不得与病人争吵，不得殴打、责难、侮辱病人，禁止与病人发生借贷、馈赠往来。

（6）必须熟悉病人的生活、面貌特征、病情、风俗习惯、护理要点，掌握病人的心理活动，了解病人的地址与工作单位，以便在发生意外情况时作出较为准确的判断，采取紧急措施。

（7）工作人员应有高度的组织纪律和工作责任感，严格遵守各项规章制度和劳动纪律，如无业务上的需要，非工作时间内非本科室工作人员不得在病房逗留，不得在病房交谈、会客、办私事，下班人员不得在病房内看电视、娱乐。病人睡眠后应保持病房安静。

（8）要有敏锐的观察能力和高度的警惕性，防止意外事件的发生，遇有紧急情况时态度要镇静，处理要果断、恰当，确保病人的安全。

（9）认真贯彻保护性医疗制度，加强心理护理，避免一切不良刺激。不得在病人面前谈论病情及预后，不能把病人带入职工宿舍和为私人干活，不得向病人、家属暴露医院内部情况，如事故及差错、工作人员私生活及地址等。

（10）工作时穿工作服，戴工作帽，仪表端正，整洁，衣着朴素大方，禁止佩戴装饰品。保持门诊及住院康复环境安静、整洁、优美。

（11）工作中要做到"五好"（态度好、照顾好、解释好、技术好、团结好），"四轻"（脚步轻、说话轻、关门轻、操作轻），"八注意"（注意语言态度、注意心理状态、注意防止意外、注意增加营养、注意延长睡眠、注意整洁美观、注意娱乐活动、注意隔离消毒）。

（12）要妥善保管好钥匙，防止丢失。

2. 病区管理制度

（1）病区由护士长负责管理。

（2）保持病区整洁、舒适、安全，避免噪声，注意通风。工作人员做到脚步轻、关门轻、说话轻、操作轻。

（3）统一病区陈设，室内物品和床位摆放整齐，固定位置，布局有序。

（4）定期对患者进行健康教育，定期召开工休座谈会，征求意见，不断改进病区工作。

（5）医务人员必须按要求着装，佩戴胸牌上岗。

（6）护士长全面负责保管病区财产、设备，建立账目，定期清点，如有遗失及时查明原因，按规定处理。

3. 抢救室工作制度

（1）对急症和危重病人要迅速有效地进行抢救工作。

（2）抢救室内抢救器材及药品配置齐全，专人管理，定位放置，定量储存，定期检查，过期要及时更换;用后要立即清理、消毒并补齐,用过的药品安瓿及包装均需核对后方可丢弃,任何人不得挪用和外借。

(3)工作人员要严格执行各项常规制度和技术操作规程,严密观察病情,认真书写交接班报告,严格执行抢救交接班制度。

(4)对抢救病人的诊断处理要果断,务求准确、迅速、有效。各种检查要及时,诊断处理有困难时,应请示上级医师协同处理。

(5)抢救工作应有精确的时间概念和完整的抢救记录,记录要完整、准确,内容要全面、重点突出;医嘱准确无误,口头医嘱及时补记,各种检查报告单粘贴整齐。

(6)病员在脱离危险期前,严禁随意搬动和转移。

(7)抢救过程中,要及时向病人家属或单位讲明病情及可能发生的意外情况,取得其理解合作;一般情况下抢救时,非抢救人员及病人家属一律不宜停留在抢救室或抢救现场,以保持环境安静,忙而不乱,特殊情况下可安排病人家属在场,防止医疗纠纷发生。

(8)保持室内卫生清洁,定时消毒,防止交叉感染。

4. 心理咨询工作制度

(1)心理咨询由专业执业医师开展咨询工作,心理咨询医师应遵守职业道德,保护咨询者的隐私权。男性医师接待女性咨询者时,如需进行体格检查,应有女性第三者在场。

(2)心理咨询不论自询或代询,均需挂号、交费后有序进行。在咨询过程中,一般不应有他人在场,如有他人在场需向咨询者说明,征求其同意后,方可让他人在场。

(3)心理咨询医师要做到真诚、热情、细致、耐心倾听、注意语言艺术,始终贯彻客观立场,与来询者建立良好的医患关系和正确对来询者有益的情感联系,给来询者以心理上的支持。认真观察分析咨询者情况,有计划预约、安排咨询时间。

(4)发现来询者有强烈轻生观念或明确自杀迹象等危急情况时,一面给予心理疏导,一面积极与来询者家属及单位联系,必要时要求来询者住院治疗。

[袁勇贵　周波　邹涛]

第三章 患者收治及病程管理要求

一、综合性医院的心身医学整合诊疗中心

（一）患者收治原则与收治流程

1. 患者收治原则

（1）具有明确的心身症状（如患者的躯体症状无明确的器质性疾病证据，或无法完全用器质性疾病证据解释，以及患者的躯体症状用常规器质性疾病治疗规范干预仍疗效不佳）。

（2）寻找心理社会因素并明确其与症状的时间关系。

（3）排除躯体疾病和神经症的诊断：① 心身疾病必须具有与躯体症状相关的体征；② 心身疾病的发病原因是社会心理因素或主要是社会心理因素；③ 心身疾病通常涉及的是植物神经系统所支配的系统或器官；④ 同样强度、性质的社会心理因素影响，对一般人只引起正常范围内的生理反应，而对心身疾病易患者则可引起病理生理反应；⑤ 遗传和个性特征与心身疾病的发生有一定的关系，不同个性特征的人易罹患不同"靶器官"的心身疾病；⑥ 有些病人可以提供较准确的社会心理因素致病过程，大部分病人不了解社会-心理因素在发病过程中的作用，但能感到某种心理因素会加重自己的病情。

2. 患者收治流程

（1）患者因躯体症状至临床各科就诊后未发现明确的器质性疾病证据，或患者的躯体症状无法完全用器质性疾病证据解释，可由综合性医院相应科室的接诊医生推荐至心身医学科门诊就诊。

（2）初次至综合性医院心身医学科门诊就诊的患者，需进行详细的病史询问、体格检查及心理学检查，具体包括：

① 病史采集：除与临床各科病史采集相同外，还应注意收集病人心理社会方面的有关材料，例如心理发展情况、个性或行为特点、社会生活事件以及人际关系、家庭支持等，从中初步寻找与心身疾病发生发展有关的一些因素。

② 体格检查：与临床各科体检相同，但也要注意病人的心理行为反应方式，有时可以从病人对待体检的特殊反应方式中找出其心理素质上的某些特点，例如是否过分敏感、拘谨等。

③ 心理学检查：对于初步疑为心身疾病者，应结合病史材料，采用交谈、座谈、行为观察、心理测量，甚至使用必要的心理生物学检查方法，对其进行较系统的医学心理学检查，以确定心理社会因素的性质、内容和在疾病发生、发展和好转中的作用。

（3）综合分析：根据以上程序中收集的材料，结合心身疾病的基本理论，对是否存在心身疾病、存在何种心身疾病、哪些心理社会因素在其中起主要作用和可能的作用机制等，作出恰当的估计。

（4）对于中重度的患者，并排除严重的自伤、自杀风险或严重暴力倾向的，可收入心身

医学科病房,由门诊医生开立住院证,并向患者及其家属告知病房管理模式、治疗方式、住院费用等相关事宜。

(二) 心身病房管理要求

心身病房的管理模式应当是内紧外松的。一方面,对医务人员采取内紧式管理,要求其始终把患者安全放在第一位,重视风险评估。严格掌握适应证,不收精神分裂症、躁狂发作等严重精神障碍患者,拒绝收治非适应证患者和高风险患者,如有自杀、伤人倾向的患者。做好全程监控、知情同意、家属陪护等各方面安全辅助措施,确保患者和医护人员安全。另一方面,对患者采取外松式管理,把患者舒适放在第一位,重视心理评估。与传统的精神科封闭式病房不同,心身病房更适合并应当设置为开放式病房,设计让患者感到舒适愉快的住院环境,同时也应采用更为人性化的管理模式。

1. 心身病房的管理模式

(1)开放式病房:开放式心身病房的设置符合新型医学模式的发展需求,这种医患合作式病房模式符合“生物—心理—社会医学模式”,体现了对心身疾病患者的尊重。环境花园式,病房家庭化,具有患者生活自由、可保持与外界社会的良好接触等特点,使患者得到良好的体验。开放、温馨的病房,消除被误解、被歧视、被监禁的心理负担,让患者真实地感受到一种人格上的平等。陪护家属的存在,不仅表达了对患者的关怀和爱护,而且是对患者的最有效心理支持,可以帮助患者提高治疗依从性。

当然,由于各种无法预见的原因,开放式病房也有可能发生难以防范的患者自伤、自杀、出走、冲动或其他安全意外事件。为了保证病房的安全管理,最好安装监控设施,以利于护士对患者的观察,降低安全意外事件的发生率。

(2)病房环境:心身病房的住院环境应当明亮、清洁、安静,着力为患者营造安全、舒适、温馨的住院环境。病区的光线应充足、柔和,空气应流通,建设时应注意采光和通风。并且要根据不同患者及不同时间控制病区的光线,如患者午睡及晚间睡眠时,光线要暗淡,起床时要明亮。温度应适宜,夏季重视防暑降温,冬季保证供暖,一般室温以 20~25 ℃为宜。病房中清洁的环境、协调的颜色、美化的布置等,可以使病人感到舒适、愉快。心身病房的墙壁颜色一般采用浅蓝与浅绿两色。色彩学认为蓝色和绿色可促进血清素的产生,从而使人感到宁静。对于心身患者,噪声也具有感染作用,一个人哭闹、叫喊就会感染其他患者,影响病房秩序。因此,病区要避免噪声,病区工作人员要做到说话轻、走路轻、开关门轻、操作轻。

治疗区应配备常用的心理治疗设备,如生物反馈治疗仪、音乐治疗仪等,还应设置独立的心理治疗室。病区应当设置标准化、人性化、人文化病人活动室,室内配有空调、电视、报刊、棋牌等供患者娱乐活动的设施。病室墙壁有壁画、花卉、布制小工艺品、健康宣教图片等点缀。同时应当建设环境优美、安全方便、阳光充足、空气清新的可供病人散步、休闲的院内活动场所。

(3)人性化方式:人文关怀是医学的本质特征,从医学的人文关怀的本质和目标出发,“以人为中心”是医学人文性的必然要求。心身病房的医护人员应当关心、理解、信任和尊重患者,以负责任的态度全力为心身疾病患者提供安全、舒适、自由、轻松的住院环境和氛围,了解患者的情绪变化和精神需要,耐心听取患者的倾诉,对患者多用支持、鼓励性的语言,提供积极的反馈。根据患者病情进行相应的团体心理治疗、个体心理治疗和心理护理,帮助患者改善负信任、树立信心。高度重视入院患者的心理问题,建立支持系统,尽可能给予患者更多的社会支持,如留亲人陪伴患者、允许患者在家人或医护人员的陪同下出入病房。使住院患者感受到平等和尊重,从而提高其配合治疗的主动性,保证出院后长期的随访。

2. 入院管理

(1)入院宣教:入院时进行患者及家属的入院宣教,告知陪伴住院环境、住院规则、作息时间、病房管理制度、陪伴制度及探视制度等。为避免发生混淆患者,需在患者左手腕上系上腕带,并标写患者的姓名、住院号,以便区分。

(2)危险品管理:新入院患者及陪护人员除日常生活用品外,不得携带危险物品(指可能危害个人或他人的物品,包括水果刀、剪刀、打火机、绳子、玻璃瓶、汽油等)。对新入院病人,严格检查其随身物品,并做好家属及病人的宣教工作。对于危险物品,做到及时发现,及时上缴并统一保管。

(3)危险因素评估:开放式病房对安全管理提出了更高的要求,因此要加强患者的风险评估,如生活自理能力的评估、自伤自杀风险评估、暴力攻击风险评估、擅自离院风险评估、噎食及窒息风险评估、跌倒坠床风险评估等。对非适应证和高风险患者,及时转诊治疗。

(4)医患沟通:办理入院手续时,应和患者家属签订"心身医学科协议书",明确双方应尽的义务,要求患者家属支持和配合医护人员的工作,有问题及时与医护人员沟通,以尽早发现病况变化。为做到及时沟通和相互理解,要求住院患者至少有1名家属陪伴。家属对患者要少用或不用责备性语言,多给患者正性评价。针对不同患者病情,由经治医师向留陪家属介绍患者的病因、病程、转归及在院期间可能发生的病情变化、用药后的反应等,再由分管护士负责指导家属进行生活护理及心理护理,指导家属怎样观察病情,提醒家属发现病情及时报告,并指导家属与患者沟通技巧。医务人员应道耐心细致地倾听患者及其家属的倾诉,根据家庭情况及患者的文化水平、职业、性格特点等,有针对性地进行人文沟通和知识宣传。

附:心身医学科协定书

我院的医护人员感谢您的信任、理解、关心您的病痛,特告知有关住院事宜。由于本病区实行全开放式管理模式,因此,您已经被认为对自己的行为有责任能力。请自觉遵守病区管理制度,与医护人员密切合作,安心养伤,相互理解支持,同时也随时对医院工作提出意见,帮助医院改进工作。

住院期间,经治医生会根据您的病情、意愿和选择,施行必要的药物及其他相关的诊断和治疗措施,在诊断过程中均有可能发生疗效不满意、并发症和某些难以避免的医疗意外;另外,由于已知的和无法预见的原因,还有可能发生难以防范的自伤、自杀、出走、冲动或其他安全意外事件,如发生上述情况,您和您的近亲属应予以理解,负起应有的责任,如认为需转科转院时,请服从安排。

您有权选择同意或拒绝已经拟定的治疗方案。

您以下的签名表示您已确认:

(1)您已经理解并同意前面所述的内容;

(2)您的经治医生已向您作了充分解释;

(3)您与近亲属均同意对自身的行为负有完全的责任;

(4)您已经得到了您想了解的有关住院事宜的相关信息。

患者签名_____　近亲属签名_____　与患者关系_____

医生签名_____　　　　_____年_____月_____日

3. 病情管理

对心身疾病患者每周进行一次病情评估,如汉密尔顿抑郁量表(HAMD-17)、汉密尔顿焦虑量表(HAMA)、药物副反应观察量表(TESS)等的评定。根据评定的结果及时采取有效措施,包括调整用药、心理治疗、生活及服药指导,以确保患者心情愉快的配合治疗。

4. 安全管理

做好安全管理,首先应从思想上牢固树立安全第一的服务理念,做好安全检查,消除安全隐患。由于心身疾病的特殊性,要求中夜班护士每30分钟对病房巡视一次,观察患者病情及睡眠情况。使用病房监控系统,这样护士在夜间办公室就可以观察到各房间患者的病情及睡眠情况。监控系统还能实时提供信息及客观资料,还可真实地记录、保存过去的原始资料。新入院及病情较重的患者病房重点巡视,发现病情变化及时处理及汇报。

应每周两次进行病房安全检查,保证病房设施完好,如检查门窗、护栏、螺丝的牢固度等,发现问题及时维修。巡回护士每天接班时做好患者的安全检查,对危险物品如水果刀、打火机、玻璃杯、刀片等,做到及时发现、及时上缴并统一保管。危险物品管理方面,办公区因工作需要使用的刀、剪、针线、水银体温表、玻璃制品、消毒水、约束带等物品必须定点定量放置、专人管理,每班交接。交接班时均要清点实物,一旦缺失及时追查。病人使用的水果刀、剪刀、针线等,必须在护士监督下使用。患者外出返回病房时,再次检查患者及家属有无携带危险物品。严防病人在办公区获取危险物品及药品。工作人员离开办公区时必须锁好门。

5. 制度管理

心身医学科的制度管理,包括完善隐私保护制度、外出请假制度、陪护管理制度、药品管理制度等,并签订协议,要求患者及家属均签名。建立风险告知,认真履行告知义务,说明精神科的特殊性和精神病人的各种意外的可能性,让患者和家属明白他们所承担的责任和义务,减少纠纷的发生。

病区工作人员应严格执行医院各项管理制度,对日常工作中存在的薄弱环节进行持续改进。定期组织医护人员分析不安全因素,共同找出避免和控制潜在危险的方法,总结经验、巩固成绩,并写出反馈信息和整改方案,纳入"PDCA"(P—plan,计划;D—do,执行;C—check,检查;A—act,处理)循环,作为下一轮质量考核的重点。

(1)隐私保护:面对心理疾病患者不被社会理解的现实,患者往往希望医院为其保密,不愿自己的病情被外人知晓,因此,心身医学科的病案管理者不仅具有法律上的保密义务,更具有道德层面上的保密要求,对患者隐私权的维护更为必要,真正做到尊重患者隐私,维护患者权益。

(2)陪留管理:从心理角度来看,陪留能够满足病人和家属双方的心理需求,可消除患者的孤独感和恐惧感,增加安全感。尤其是一些初次发病或年龄较小的患者,更需要陪留。从生活需要来看,家属了解患者的生活习性,懂得如何调理患者饮食,帮助患者料理生活起居。从病情观察来看,由于家属同患者时刻在一起,对病情观察仔细,且易与患者心灵沟通,能及时了解其心理动态,因而能主动、及时地提供详细的病情资料,有利于诊断和治疗。但另一方面,家属陪留可能导致干扰或阻碍正常医务工作的风险加大。因此,调和家属陪留的利弊,建立完善的陪留管理制度十分重要。

(3)请假管理:所有患者离开病房需经过医生同意,并保持通信设备畅通,以方便医护人员联系。根据患者的病情状况,签署相应的请假协议,如:经家属签字同意,患者可单独离开病房;在家属陪同下,患者可离开病房。告知患者及家属,对于离开病房期间可能出现的意外,患者家属及患者本人需负担应承担的责任。

(4)药品管理:为了加强病人服药的监管、确保服药安全,自带药物均由护士统一保管。为了防止患者可能的藏药行为,护士发药时应确保患者服药下肚。

6. 康复管理

康复管理主要包括药物治疗、心理治疗、康复训练等方面的管理。

(1)药物治疗:高效的药物治疗是开放管理的重要基础。寻求精神药物的最小有效剂量也是重要的方面,这样能尽最大可能减少精神药物的副作用,也避免了多用拮抗副作用的药物。这一原则使患者能够和医生合作,服药的依从性提高。

(2)心理治疗:需要根据患者病情采用相应的方法,如团体心理治疗、个体心理治疗等,帮助患者认识和领悟,树立战胜疾病的信心。

(3)康复训练:执行康复训练时,应由有经验的主管护士根据不同的病情进行有针对性的系统康复训练。康复训练可包括如下内容:

① 放松训练:包括呼吸放松术、肌肉放松术、意向放松术。医护人员应教会患者放松的方法来缓解焦虑紧张的状态。

② 工艺制作训练:例如布艺、编织、刺绣绢花等,可以提高患者的劳动和生存技能。

③ 娱乐活动:如健身操、唱歌、棋牌或室外活动、集体出游等,可以调动患者参与的积极性。

④ 心理游戏:心理游戏是一种在团体情境中提供心理学帮助与指导的重要方式,可以指导患者在交往中通过观察、学习、体验,从而认识自我、探讨自我、接纳自我,调整和改善与他人的关系,学习新的态度和行为方式,以发展良好的生活适应的过程。心理游戏为参加者提供了一种良好的社会活动场所,创造了一种信任的、温暖的、支持的团体气氛,使成员可以以他人为镜反省自己、深化自己,同时也成为他人的社会支持力量。

⑤ 宣教讲座:可以利用墙报、图书角、专栏、宣传册等宣传一些基本卫生常识、心理健康知识等。此外,在病房定期开展心身疾病健康宣教讲座,讲解心身疾病的一般症状学知识、药物的作用及用药后的反应、一般护理常识等,做好家属的心理辅导,鼓励家属树立信心,消除焦虑和不安,积极配合管理及治疗。

7. 出院管理

当患者出院时,医护人员应耐心细致地指导患者和家属在家中如何用药、如何护理及管理患者、如何进行回归社会训练及如何预防疾病复发;同时,将病区联系方式明确告知患者及家属,以便患者及家属出院后进一步寻求指导。病房医生将在患者出院后定期对患者进行随访,了解患者出院后病情,并指导后续治疗。

8. 病历资料管理

(1)病历保存管理:严格遵循《医疗机构管理条例》、《医疗事故处理条例》和《医疗机构病历管理规定》等法规,保证病历资料客观、真实与完整,严禁任何人涂改、伪造、隐匿、销毁、抢夺及窃取病历。患者住院期间,病历由病区负责保管。患者离院后,病历由病案室负责集中统一保管。病案室按档案管理规定妥善保管病历,并做好防盗、防火及防水工作,确保病历安全。各病历保管单位应采取严密保护措施,严防病历丢失。病案室对所有病历进行编号,病历编号是患者在本院就诊病历档案唯一及永久性的编号。住院病历保存时间不少于30年,涉及患者个人隐私内容的应按照相关法律法规予以保密。病案室管理人员应在病历送归病案室后,及时建电子档,并核查病历内容完整性、准确性。对于不合格病历,应及时通知主管医师修改合格病历建立索引,病历按规定顺序陈列,在病案袋封面填写本次入、出院日期。

应当严格保护患者隐私,禁止以非医疗、教学、研究目的泄露患者的病历资料。除为患者提供诊疗服务的医务人员,以及负责病案管理、医疗管理的部门或者人员外,其他任何机构和个人不得擅自查阅患者病历。借阅病历需办理借阅手续,并应妥善保管和爱护病历,不得涂改、转借、拆散或丢失,查阅后应当立即归还,借阅病历应当在3个工作日内归还。除公、检、法、医保、卫生行政单位等持合法手续的单位外,其他院外单位一般不予外借。院外单位借阅人持介绍信,经医务科核准后方可摘录病史。病历封存或提供病历复印服务应当符合《医疗机构管理条例》《医疗事故处理条例》《医疗机构病历管理规定》等法规。

(2)病历书写管理:医师应严格按照上级卫生部门印发的《病历书写基本规范》《电子病历基本规范(试行)》《〈病历书写基本规范〉实施细则》等规定书写病历。医务科、临床科室质控小组及病案室应加强病历质量内涵管理,注重病历质量监控环节,为提高医疗质量与保证患者医疗安全的持续改进提供支持。患者出院时,由医师按规定格式填写病案首页后,由病案管理人员在出院后2个工作日内收回病历,并检查首页各栏及病历的完整性。不得对已收回病历随意修改,同时做好疾病与手术名称的分类录入,依序整理装订病历,按编号排列后上架存档。

(3)数据库/存储:数据库具备数据的分类整理、备份保存、信息发布等功能。严格执行统一的数据库逻辑结构标准、指标库标准和数据模板标准。各部门不得擅自在统一执行的表结构中增加、删除、修改有关字段,不得擅自增加、删除、修改指标库中的指标。

数据库实行专业负责制。各部门负责人为专业责任人,全面负责本部门各专业的数据模板制作、数据采集和日常的维护管理。部门内分工负责,责任到人。定期数据库数据日常性监督,抽查入库数据的完整性、正确性、及时性,负责数据库信息发布的管理。运维部承担数据库相关技术工作,负责系统软件、数据库软件的日常的备份和维护,培训辅导各部门制作数据模板,负责数据库发布载体的维护。具体管理方案包括:

① 制定备份策略,数据备份至少每天一次,备份介质场外存放,并建立数据备份日志。根据数据的保密要求和用途,确定使用人员的操作权限。

② 禁止泄露、外借和转移敏感数据信息。

③ 未经批准不得随意更改数据。

④ 数据库运行期间,数据库管理员应对数据库的运行日志及表空间的使用情况进行监控,以便及时发现数据库存在的问题。

⑤ 数据库管理员定时监控数据库告警日志文件,根据日志中发现的问题及时进行

处理。

⑥ 数据库管理员要定时监控了解表空间、表空间的碎片及可用空间情况,是否要对碎片进行整理或为表空间增加数据文件。

⑦ 数据库管理员要定时对数据库的连接情况进行检查,查看与数据库建立的会话数目是否正常,并对一些连接进行相关处理。

⑧ 数据库管理员要及时对数据库数据文件,控制文件及日志文件进行备份。

⑨ 数据库管理员定时查看数据库中数据文件的状态,根据实际情况决定如何进行处理。

⑩ 数据库管理员定时检查数据库定时作业的完成情况。

⑪ 为保证系统数据的安全,数据库管理员必须定时更换安全口令。

(三) 临床诊疗路径

1. 抑郁障碍临床诊疗路径

(1) 适用对象:第一诊断为抑郁障碍(ICD-11:L2-6A7)。

(2) 诊断依据:根据 ICD-11 精神、行为与神经发育障碍。

① 主要症状为心境低落,兴趣和愉快感丧失,从而导致劳累感增加和活动减少的精力降低。常见的症状还包括稍做点事情即觉明显的倦怠。

② 病程 2 周以上。

③ 常反复发作。

④ 无器质性疾病的证据。

(3) 治疗方案的选择:依据《临床诊疗指南·精神病学分册》(中华医学会编著)、《中国抑郁障碍防治指南》(中华医学会精神医学分会编著)。

① 系统采集病史、治疗史采集及精神检查,制订治疗方案。

② 系统的抗抑郁药物治疗。

③ 系统的心理治疗、物理治疗和康复治疗。

(4) 标准住院日:约 15 天。

(5) 进入路径标准:第一诊断必须符合抑郁障碍(ICD-11:L2-6A7)疾病编码;患者合并其他疾病,但住院期间不需要特殊处理也不影响第一诊断的临床路径流程实施时,也可以进入路径。

(6) 精神科管理

① 入院前,建立治疗联盟,向患者及家属交代病情,完成医患沟通,完善知情同意书,进行入院指导。住院期间,定期评估病情、风险及疗效,如有特殊问题及时进行医患沟通并完成医患沟通。出院时,制订出院计划,进行出院指导,进入门诊或社区随访体系。

② 安全风险评估、防范及护理:对患者进行住院全程动态安全评估。针对入院时存在中高安全风险的患者,或安全风险在住院期间升高者,进行监督服药和保护性约束,防其自杀自伤、冲动、外走、跌倒,并给予相应护理。

(7) 住院后的检查项目

① 必需的检查项目:血常规、尿常规、便常规;肝功能、肾功能、电解质、血糖、感染性疾

病筛查(乙肝、丙肝、梅毒、艾滋病等);X线胸片、心电图、脑电图;心理测试,如汉密尔顿抑郁量表(HAMD-17)、攻击风险因素评估量表、自杀风险因素、护士用住院病人观察量表(NOSIE)、治疗中需处理的不良反应量表(TESS)、日常生活能力量表(ADL)。

② 可选择的检查项目:血脂、心肌酶、超声心动图、腹部 B 超、头颅 CT/MRI、内分泌检查、凝血功能、抗"O"、抗核抗体等。

（8）药物治疗

① 选择原则:总原则是根据病情,结合备选药物的安全性、耐受性、有效性、经济性和服用的简易性进行选择,即遵循"STEPS"原则:safety[(安全性)、tolerability(耐受性)、efficacy(有效性)、payment(经济性)、simplicity(简易性)]。根据患者起病形式、临床症状的特征、既往用药史(品种、疗效、不良反应等)以及患者的经济承受能力,结合抗抑郁药物和抗焦虑药物的受体药理学、药代动力学和药效学特征,遵循个体化的原则,选择最适合患者的药物。对于既往所用药物的疗效好、但因中断用药或减药过快所致病情恶化的再住院患者,原则上仍使用原药、恢复原有效剂量继续治疗。提倡单一抗抑郁药物治疗的原则,避免同时使用作用于同一递质系统的两种或两种以上抗抑郁药物,以免引发 5-羟色胺综合征等严重不良反应。对伴有焦虑和睡眠障碍的抑郁症患者,可联合使用苯二氮䓬类抗焦虑药物,但不能同时使用两种或两种以上该类药物,并应当在睡眠障碍和焦虑症状缓解后逐渐停药,以免引发药物滥用和药物依赖。同时应当注意,大部分抗抑郁药物均有抗焦虑作用,因此无需长时间使用苯二氮䓬类等抗焦虑药物。

② 药物种类:包括抗抑郁药物、抗焦虑药物、镇静安眠药、中成药/草药及其他药物。

常用的抗抑郁药物,包括选择性 5-羟色胺再摄取抑制剂(SSRIs)、5-羟色胺和去甲肾上腺素再摄取抑制剂(SNRIs)、去甲肾上腺素和特异性 5-羟色胺能抗抑郁药(NaSSA)、多巴胺重摄取抑制剂、新型多模式作用抗抑郁药等。常用的抗焦虑药,包括苯二氮䓬类药物(BZDs)、$5-HT_{1A}$ 受体部分激动剂、β 肾上腺素能阻滞剂、$α_2$-肾上腺素能受体,及组胺能阻滞剂等。镇静安眠药:包括咪唑吡啶类、环吡啶类和苯二氮䓬类等。此外还可以根据不同的中医辨证选用中成药或中草药联合治疗轻中度患者。此外,艾司氯胺酮鼻喷雾剂可用于与口服抗抑郁药联合,缓解伴有急性自杀意念或行为的成人抑郁症患者的抑郁症状。应注意,抗抑郁药物可能引起自杀问题,在治疗最初的 2～4 周应评估自杀风险,避免因药物不良反应及症状叠加而导致自杀风险升高。

（9）心理治疗:在心理评估和心理诊断的基础上,制定个体化心理治疗计划。目标旨在处理患者出现的心理冲突、家庭婚姻问题、人际关系问题、社会心理应激、人格问题,矫正不良的认知和行为模式。首选认知行为治疗,其可根据病情重点使用一种或联合使用多种心理治疗方式,如支持性心理治疗、人际关系心理治疗、婚姻或家庭治疗、动力心理治疗、团体或小组心理治疗。在应对突发的社会心理应激可能引起潜在安全风险时,进行紧急心理危机干预。

（10）物理治疗:可选用重复经颅磁刺激、经颅电刺激治疗,也可根据病情选择脑电生物反馈治疗、脑电治疗、迷走神经刺激疗法、深部脑刺激治疗等。对于拒食、有自杀风险、伴有幻觉或妄想、紧张综合征或需要快速控制症状的患者,可首选改良电休克治疗。

（11）康复治疗:包括工娱治疗、松弛治疗、音乐治疗、文体训练、作业疗法等。

（12）出院标准

① 汉密尔顿抑郁量表（HAMD-17）评分与基线相比,减分率≥50％。

② 严格检查未发现有残留自杀观念和自杀行为。

③ 自知力开始恢复。

④ 配合医疗护理,生活能自理(病前生活不能自理者除外)。

⑤ 能主动或被动依从服药,患者及家属能积极配合定期门诊随访,实施继续治疗方案。

（13）变异及原因分析

① 辅助检查异常,需要复查和明确异常原因,导致住院治疗时间延长和住院费用增加。

② 住院期间病情加重或出现并发症,需要进一步诊治,导致住院治疗时间延长和住院费用增加。

③ 既往合并有其他精神或躯体疾病、抑郁症等精神病性障碍,可能导致合并疾病加重而需要治疗,从而延长治疗时间和增加住院费用。

2. 焦虑障碍临床诊疗路径

（1）适用对象:第一诊断为广泛性焦虑障碍(ICD-11:6B00)及其他特定的焦虑及恐惧相关障碍(ICD-11:6B0Y)。

（2）诊断依据:根据 ICD-11 精神、行为与神经发育障碍。

（3）选择治疗方案的依据:根据《焦虑障碍防治指南》(中华医学会精神医学分会编著)中"广泛性焦虑障碍"章节制订。

① 进行系统的病史、治疗史采集,躯体检查,精神检查以及临床心理评估,制订治疗方案。

② 系统的抗焦虑药物治疗。

③ 系统的心理治疗、物理治疗和康复治疗。

（4）标准住院日约为 14 天。

（5）进入路径标准:第一诊断必须符合广泛性焦虑障碍(ICD-11:6B00)及其他特定的焦虑及恐惧相关障碍(ICD-11:6B0Y)编码;患者合并其他疾病,但住院期间不需要特殊处理也不影响第一诊断的临床路径流程实施时,可以进入路径。

（6）精神科管理

① 入院前建立治疗联盟,向患者及家属交代病情,完成医患沟通,完善知情同意书,进行入院指导。住院期间,定期评估病情、风险及疗效,如有特殊问题及时进行医患沟通并完成医患沟通。出院时,制订出院计划,进行出院指导,进入门诊或社区随访体系。

② 安全风险评估、防范及护理:焦虑障碍患者合并抑郁症状非常常见,应评估是否存在自杀想法、企图或行为,对患者住院全程动态进行安全评估,防自杀自伤、冲动、外走、跌倒,必要时进行保护性约束,并给予相应护理。

（7）住院后的检查项目

① 必需的检查项目:血常规、尿常规、便常规;肝功能、肾功能、电解质、血糖、感染性疾病筛查(乙肝、丙肝、梅毒、艾滋病等);X 线胸片、心电图、脑电图;心理测试,包括汉密尔顿焦虑量表、汉密尔顿抑郁量表、自杀风险因素评估量表、治疗中需处理的不良反应量表、临床疗

效总评量表（GCI）、行为观察与治疗、日常生活能力量表、护士用住院病人观察量表，以及其他有助于鉴别诊断和综合干预方案制定的临床心理评估。

② 可选择的检查项目：头颅 CT/MRI、胸部 CT、心肌酶、药物代谢检测、凝血功能、抗"O"、抗核抗体、动态心电图、心脏螺旋 CT、肾上腺 CT、尿儿茶酚胺浓度及儿茶酚胺代谢产物，以及其他有助于诊断和鉴别诊断的实验室检查等。

（8）药物治疗

① 选择原则：对于无明显诱因、病程持久、焦虑障碍程度较重，或伴有失眠、药物滥用、与其他精神障碍或躯体疾病共病的焦虑障碍患者，可优先考虑药物治疗。在给予患者包括心理治疗在内的非药物治疗的基础上，根据病情结合备选药物的安全性、耐受性、有效性、经济性和服用的简易性进行选择。根据患者起病形式、临床症状的特征、既往用药史（品种、疗效、不良反应等）以及患者的经济承受能力，结合抗抑郁药物和抗焦虑药物的受体药理学、药代动力学和药效学特征，遵循个体化的原则，选择最适合患者的药物。对于既往所用药物的疗效好，但因中断用药或减药过快所致病情恶化的再住院患者，原则上仍使用原药、恢复原有效剂量继续治疗。提倡单一药物治疗的原则，治疗反应差、个体药物耐受差、躯体情况差等情况，可个体化地联合使用抗焦虑药物。对伴有睡眠障碍的广泛性焦虑障碍患者，可联合使用镇静催眠类药物，但不能同时使用两种或两种以上该类药物，并应当在睡眠障碍缓解后逐渐停药，以免引发药物滥用和药物依赖。

② 药物种类：包括抗抑郁药物、抗焦虑药物、镇静安眠药及其他辅助用药。常用的抗抑郁药物包括：选择性 5-羟色胺再摄取抑制剂（SSRIs）、5-羟色胺和去甲肾上腺素再摄取抑制剂（SNRIs）、去甲肾上腺素和特定 5-羟色胺再摄取抑制剂（NaSSA）等。常用的抗焦虑药包括：苯二氮䓬类（BZDs）、5-HT$_{1A}$ 受体部分激动剂、β 肾上腺素能阻滞剂等。镇静安眠药包括：咪唑吡啶类、环吡啶类和苯二氮䓬类等，以及其他辅助用药。

（9）心理治疗：对于轻中度焦虑障碍、存在明显社会心理因素、药物治疗依从性差或躯体状况不适宜药物治疗（如妊娠）的患者，可优先考虑心理治疗。教导患者简单可用的控制焦虑的方法，如呼吸松弛训练、渐进性肌肉放松、想象式放松、冥想等方法进行放松指导。认知行为治疗是一线治疗方式，针对焦虑障碍的认知行为治疗方法包括认知重构、暴露疗法等。也可根据具体情况结合家庭治疗、心理动力学治疗、正念治疗等。

（10）物理治疗：可根据病情选择经颅磁刺激治疗、经颅直流电刺激、脑电生物反馈治疗、脑电治疗、迷走神经刺激疗法等。对于伴有强烈自伤、自杀企图及行为的焦虑障碍患者，以及药物治疗无效或无法耐受的焦虑障碍患者，可选用改良电休克治疗。

（11）康复治疗：包括工娱治疗、松弛治疗、音乐治疗、文体训练、作业疗法等。

（12）出院标准

① 症状显著改善。

② 精神检查未发现有残留自杀观念和自杀行为。

③ 能主动或被动依从服药，患者家属或照料者能积极定期配合门诊随访及实施继续治疗方案。

（13）变异及原因分析

① 辅助检查异常，需要复查和明确异常原因，导致住院治疗时间延长和住院费用增加。

② 住院期间病情加重,或出现并发症,需要进一步诊治,导致住院治疗时间延长和住院费用增加。

③ 既往合并有其他精神或躯体疾病,如抑郁症等精神疾病可能导致病情复杂或加重,从而延长治疗时间和增加住院费用。

3. 强迫症临床诊疗路径

(1)适用对象:第一诊断为强迫症(ICD-11:6B20)。

(2)诊断依据:根据 ICD-11 精神、行为与神经发育障碍。

(3)选择治疗方案的依据:根据《焦虑障碍防治指南》《临床诊疗指南·精神病学分册》(中华医学会编著)制订。

① 进行系统的病史、治疗史采集,躯体检查,精神检查以及临床心理评估,制订治疗方案。

② 系统的抗焦虑药物治疗。

③ 系统的心理治疗、物理治疗和康复治疗。

(4)标准住院日约为 15 天。

(5)进入路径标准:第一诊断必须符合强迫症(ICD-11:6B20)编码;患者合并其他疾病,但住院期间不需要特殊处理也不影响第一诊断的临床路径流程实施时,可以进入路径。

(6)精神科管理

① 入院前建立治疗联盟,向患者及家属交代病情,完成医患沟通,完善知情同意书,进行入院指导。住院期间,定期评估病情、风险及疗效,如有特殊问题及时进行医患沟通并完成医患沟通。出院时,制订出院计划,进行出院指导,进入门诊或社区随访体系。

② 安全风险评估、防范及护理:强迫障碍患者合并焦虑抑郁症状非常常见,应评估是否存在自杀想法、企图或行为,对患者住院全程动态进行安全评估,防自杀自伤、冲动、外走、跌倒,必要时进行保护性约束,并给予相应护理。

(7)住院后的检查项目

① 必需的检查项目:血常规、尿常规、便常规;肝功能、肾功能、电解质、血糖、感染性疾病筛查(乙肝、丙肝、梅毒、艾滋病等);X 线胸片、心电图、脑电图;心理测试,包括明尼苏达多项人格测验、症状自评量表、汉密尔顿焦虑量表、汉密尔顿抑郁量表、自杀风险因素评估量表、生活事件评定量表、强迫症状问卷、治疗中需处理的不良反应量表、临床疗效总评量表、行为观察与治疗、日常生活能力量表、护士用住院病人观察量表,其他有助于鉴别诊断和综合干预方案制定的临床心理评估。

② 可选择的检查项目:头颅 CT/MRI、胸部 CT、心肌酶、药物代谢检测、凝血功能、甲状腺功能检查、性激素检查以及其他有助于诊断和鉴别诊断的实验室检查等。

(8)药物治疗

① 选择原则:根据病情,结合备选药物的安全性、耐受性、有效性、经济性和服用的简易性进行选择。强迫障碍患者往往需要更高剂量的抗抑郁药物。

② 药物种类:包括抗抑郁药物、抗焦虑药物、抗精神病药物及其他辅助用药。

常用的抗抑郁药物包括:选择性 5-羟色胺再摄取抑制剂(SSRIs),5-HT$_{1A}$ 和去甲肾上腺素再摄取抑制剂(SNRIs),去甲肾上腺素和特异性 5-HT 再摄取抑制剂(NaSSA)等。常用的抗焦虑药包括:苯二氮䓬类(BZDs),5-HT$_{1A}$ 受体部分激动剂,β 肾上腺素能阻滞剂等。非典型抗精神病药物作为最常用且增效作用确切的药物等,以及其他辅助药。

(9)心理治疗:心理治疗应长程进行,尤其以暴露反应预防(ERP)为主要技术的认知行为治疗被视为一线心理治疗方法。也可根据具体情况选用心理动力学治疗或谈话疗法。

(10)物理治疗:常使用经颅磁刺激治疗。其他疗法如脑电生物反馈治疗、脑电治疗、改良电休克治疗、脑深部电刺激、迷走神经刺激疗法等可能有一定作用。

(11)康复治疗:包括工娱治疗、松弛治疗、音乐治疗、文体训练、作业疗法等。

(12)出院标准:

① 病情稳定,明显好转(与基线相比,症状评估减分率≥50%)。

② 没有需要住院治疗的并发症。

(13)变异及原因分析:

① 辅助检查异常,需要复查和明确异常原因,导致住院治疗时间延长和住院费用增加。

② 住院期间病情加重或出现并发症,需要进一步诊治,导致住院治疗时间延长和住院费用增加。

③ 既往合并有其他精神或躯体疾病,如抑郁症等精神疾病可能导致病情复杂或加重,从而延长治疗时间和增加住院费用。

4.躯体症状及相关障碍临床路径

(1)适用对象:第一诊断为躯体不适障碍(ICD-11:6C20)。

(2)诊断依据:根据 ICD-11 精神、行为与神经发育障碍。

(3)选择治疗方案的依据:根据《焦虑障碍防治指南》《临床诊疗指南·精神病学分册》制订。

① 进行系统的病史、治疗史采集、躯体检查、精神检查以及临床心理评估,制订治疗方案。

② 系统的抗焦虑抑郁药物治疗。

③ 系统的心理治疗、物理治疗和康复治疗。

(4)标准住院日约为 14 天。

(5)进入路径标准:第一诊断必须符合躯体不适障碍(ICD-11:6C20)编码;或患者合并其他疾病,但住院期间不需要特殊处理也不影响第一诊断的临床路径流程实施时,可以进入路径。

(6)精神科管理

① 入院前,建立治疗联盟,向患者及家属交代病情,完成医患沟通,完善知情同意书,进行入院指导。住院期间,定期评估病情、风险及疗效,如有特殊问题及时医患沟通并完成医患沟通。出院时,制定出院计划,进行出院指导,进入门诊或社区随访体系。

② 安全风险评估、防范及护理:躯体症状及相关障碍患者可合并焦虑抑郁症状,应评估是否存在自杀想法、企图或行为,对患者进行住院全程动态进行安全评估,防自杀自伤、冲动、外走、跌倒,必要时进行保护性约束,并给予相应护理。

(7)住院后的检查项目

① 必需的检查项目:血常规、尿常规、便常规;肝功能、肾功能、电解质、血糖、感染性疾

病筛查(乙肝、丙肝、梅毒、艾滋病等);X线胸片、心电图、脑电图;心理测试,包括明尼苏达多相个性测验、症状自评量表、汉密尔顿焦虑量表、汉密尔顿抑郁量表、自杀风险因素评估量表、生活事件评定量表、治疗中需处理的不良反应量表、临床疗效总评量表、行为观察与治疗、日常生活能力量表、护士用住院病人观察量表,以及其他有助于鉴别诊断和综合干预方案制定的临床心理评估。

② 可选择的检查项目:头颅CT/MRI、胸部CT、心肌酶、药物代谢检测、凝血功能、甲状腺功能检查、性激素检查,以及其他有助于诊断和鉴别诊断的实验室检查等。

(8) 药物治疗

① 选择原则:根据病情,结合备选药物的安全性、耐受性、有效性、经济性和服用的简易性进行选择。一般新型抗焦虑抑郁药物作为一线治疗药物。遵循个性化原则、单一用药治疗原则、初始治疗最大化原则、换药联合治疗及增效原则。

② 药物种类:包括抗抑郁药物、抗焦虑药物及其他辅助用药。

常用的抗抑郁药物包括:选择性5-羟色胺再摄取抑制剂(SSRIs),5-羟色胺和去甲肾上腺素再摄取抑制剂(SNRIs),去甲肾上腺素和特定5-羟色胺再摄取抑制剂(NaSSA)等。常用的抗焦虑药包括:苯二氮䓬类(BZDs);5-HT$_{1A}$受体部分激动剂,β肾上腺素能阻滞剂等,以及其他辅助用药。

(9) 心理治疗:在心理评估和心理诊断的基础上,制定个体化心理治疗计划。目标旨在处理患者出现的心理冲突、家庭婚姻问题、人际关系问题、社会心理应激、人格问题,矫正不良的认知和行为模式。首选认知行为治疗,可根据病情重点使用一种或联合使用多种心理治疗方式,如支持性心理治疗、人际关系心理治疗、婚姻或家庭治疗、动力心理治疗、团体或小组心理治疗。

(10) 物理治疗:可选用重复经颅磁刺激治疗,也可根据病情选择脑电生物反馈治疗、脑电治疗、迷走神经刺激疗法、深部脑刺激治疗等。对于有自杀风险、伴有幻觉或妄想,或需要快速控制症状的患者,可首选改良电休克治疗。

(11) 康复治疗:包括工娱治疗、松弛治疗、音乐治疗、文体训练、作业疗法等。

(12) 出院标准

① 病情稳定,明显好转(与基线相比,症状评估减分率≥50%)。

② 没有需要住院治疗的并发症。

(13) 变异及原因分析

① 辅助检查异常,需要复查和明确异常原因,导致住院治疗时间延长和住院费用增加。

② 住院期间病情加重,或出现并发症,需要进一步诊治,导致住院治疗时间延长和住院费用增加。

③ 既往合并有其他精神或躯体疾病,如抑郁症等精神疾病可能导致病情复杂或加重,从而延长治疗时间和增加住院费用。

5. 创伤后应激障碍临床诊疗路径

(1) 适用对象:第一诊断为创伤后应激障碍(ICD-11:6B40)。

(2) 诊断依据:根据ICD-11精神、行为与神经发育障碍,即发生在极其严重的创伤性事件后的 6 个月内(如果症状典型,又无其他适宜诊断可供选择,即使事件与起病的间隔超过 6 个月,可给予"可能"诊断)。除了有创伤的依据外,还必须有在白天的想象里或睡梦中存在反复的、闯入性的回忆或重演。常有明显的情感疏远、麻木感,以及回避可能唤起创伤回忆的刺激。但这些都非诊断必需。自主神经紊乱、心境障碍、行为异常均有助于诊断,但亦非要素。

(3) 选择治疗方案的依据:根据《焦虑障碍防治指南》《临床诊疗指南·精神病学分册》《创伤后应激障碍防治指南》(中华医学会精神病学分会编著,人民卫生出版社)制订。

① 进行系统的病史、治疗史采集、躯体检查、精神检查以及临床心理评估,制订治疗方案。

② 系统的抗焦虑抑郁药物治疗。

③ 系统的心理治疗、物理治疗和康复治疗。

(4) 标准住院日约为 15 天。

(5) 进入路径标准:第一诊断必须符合创伤后应激障碍(ICD-11:6B40)编码;患者合并其他疾病,但住院期间不需要特殊处理也不影响第一诊断的临床路径流程实施时,可以进入路径。

(6) 精神科管理

① 入院前,建立治疗联盟,向患者及家属交代病情,完成医患沟通,完善知情同意书,进行入院指导。住院期间,定期病情、风险及疗效评估,如有特殊问题及时医患沟通并完成医患沟通。出院时,制定出院计划,进行出院指导,进入门诊或社区随访体系。

② 安全风险评估、防范及护理:对患者进行住院全程动态进行安全评估,防自杀自伤、冲动、外走、跌倒,必要时进行保护性约束,并给予相应护理。

(7) 住院后的检查项目

① 必需的检查项目:血常规、尿常规、便常规;肝功能、肾功能、电解质、血糖、感染性疾病筛查(乙肝、丙肝、梅毒、艾滋病等);X 线胸片、心电图、脑电图;心理测试,包括明尼苏达多相个性测验、症状自评量表、创伤后应激障碍诊断量表、汉密尔顿焦虑量表、汉密尔顿抑郁量表、自杀风险因素评估量表、生活事件评定量表、治疗中需处理的不良反应量表、临床疗效总评量表、行为观察与治疗、日常生活能力量表、护士用住院病人观察量表,其他有助于鉴别诊断和综合干预方案制定的临床心理评估。

② 可选择的检查项目:头颅 CT/MRI、胸部 CT、心肌酶、药物代谢检测、凝血功能、甲状腺功能检查、性激素检查以及其他有助于诊断和鉴别诊断的实验室检查等。

(8) 治疗方案

① 以心理治疗为主,进行危机干预治疗等。各类心理治疗包括支持治疗、心理教育、创伤聚集的认知行为治疗、眼动脱敏与再加工疗法、延长暴露疗法、认知加工治疗、认知疗法等等。

② 以药物治疗为辅,药物选择原则:根据病情,结合备选药物的安全性、耐受性、有效性、经济性和服用的简易性进行选择药物对症治疗。一般新型抗焦虑抑郁药物作为一线治疗药物。在存在过度唤起或伴精神病性症状时,可加用抗精神病药物治疗。遵循个性化原则、单一用药治疗原则、初始治疗最大化原则、换药联合治疗及增效原则。

药物种类包括抗抑郁药物、抗焦虑药物及其他辅助用药。常用的抗抑郁药物包括：选择性5-羟色胺再摄取抑制剂（SSRIs）、5-羟色胺和去甲肾上腺素再摄取抑制剂（SNRIs）、去甲肾上腺素和特定5-羟色胺再摄取抑制剂（NaSSA）等。常用的抗焦虑药包括：苯二氮草类（BZDs）、5-HT$_{1A}$受体部分激动剂、β肾上腺素能阻滞剂等，以及其他辅助用药。

（9）出院标准

① 病情稳定，明显好转（与基线相比，症状评估减分率≥50%）。

② 没有需要住院治疗的并发症。

（10）变异及原因分析

① 辅助检查异常，需要复查和明确异常原因，导致住院治疗时间延长和住院费用增加。

② 住院期间病情加重，或出现并发症，需要进一步诊治，导致住院治疗时间延长和住院费用增加。

③ 既往合并有其他精神或躯体疾病，如抑郁症等精神疾病可能导致病情复杂或加重，从而延长治疗时间和增加住院费用。

6. 进食障碍临床诊疗路径

（1）适用对象：第一诊断为神经性厌食（ICD-11:6B80）、神经性贪食（ICD-11:6B81）及暴食障碍（ICD-11:6B82）。

（2）诊断依据：根据ICD-精神、行为与神经发育障碍。

（3）选择治疗方案的依据：根据《中国进食障碍防治指南》《临床诊疗指南·精神病学分册》制订。

① 进行系统的病史、治疗史采集、体格检查、精神检查以及临床心理评估，制订治疗方案。对进食障碍患者的体格检查很重要，是判断疾病严重程度，制订治疗计划的基础。体格检查包括：生命体征（尤其血压、脉搏、体温等）；身高、体重，计算体重指数（BMI）；外表观察营养状况，皮肤温、湿度，有无瘀点、瘀斑、皮疹，骶尾部有无压红、压疮，毛发光泽度，手背有无因用手抠吐时与牙齿摩擦产生的瘢痕，是否存在水肿；心血管系统有无心律失常，有无体位性低血压；有无舟状腹，腹部有无压痛；有无肌肉萎缩、肌力下降、骨质疏松等。

② 综合治疗，包括营养治疗、躯体治疗、精神药物治疗和社会心理干预。

（4）标准住院日约为15天。

（5）进入路径标准：第一诊断必须符合神经性厌食（ICD-11:6B80）、神经性贪食（ICD-11:6B81）及暴食障碍（ICD-11:6B82）编码；患者合并其他疾病，但住院期间不需要特殊处理也不影响第一诊断的临床路径流程实施时，可以进入路径。

（6）精神科管理

① 入院前，建立治疗联盟，向患者及家属交代病情，完成医患沟通，完善知情同意书，进行入院指导。住院期间，定期评估病情、风险及疗效，如有特殊问题及时医患沟通并完成医患沟通。出院时，制定出院计划，进行出院指导，进入门诊或社区随访体系。

② 安全风险评估、防范及护理：进食障碍患者可能合并焦虑抑郁症状，评估是否存在自杀想法、企图或行为，对患者进行住院全程动态进行安全评估，防自杀自伤、冲动、外走、跌倒，必要时进行保护性约束，并给予相应护理。

（7）住院后的检查项目

① 必需的检查项目：血常规、尿常规、便常规；肝功能、肾功能、电解质、血糖、甲状腺功能、性激素、感染性疾病筛查（乙肝、丙肝、梅毒、艾滋病等）；X线胸片、心电图、脑电图；心理测试，包括明尼苏达多相个性测验、症状自评量表、创伤后应激障碍诊断量表、汉密尔顿焦虑量表、汉密尔顿抑郁量表、自杀风险因素评估量表、生活事件评定量表、治疗中需处理的不良反应量表、临床疗效总评量表、行为观察与治疗、日常生活能力量表、护士用住院病人观察量表，其他有助于鉴别诊断和综合干预方案制定的临床心理评估。

② 可选择的检查项目：头颅CT/MRI、胸部CT、腹部B超、心肌酶、血清淀粉酶、药物代谢检测、凝血功能以及其他有助于诊断和鉴别诊断的实验室检查等。

（8）治疗方案

① 多学科协作治疗原则：多学科沟通评估患者，及时调整治疗计划，及确定各个成员的专业角色和任务。

② 全面评估原则：对躯体状况、精神状况、进食相关的症状和行为全面评估和监测，安全性的风险评估以及家庭系统的评估。

③ 综合治疗原则：营养治疗，包括营养咨询和重建；躯体治疗，包括躯体并发症处理以及营养重建中的躯体并发症的处理；精神药物治疗是针对进食障碍的精神病理和共病问题的对症治疗，治疗药物包括抗焦虑药物、抗抑郁药物、心境稳定剂以及抗精神病药物等；社会心理干预针对进食障碍的社会心理学病因及发病机制的干预，包括心理教育、个体治疗、团体治疗、家庭治疗等干预方法。

（9）出院标准

① 病情稳定，明显好转（与基线相比，症状评估减分率≥50%）。

② 没有需要住院治疗的并发症。

（10）变异及原因分析

① 辅助检查异常，需要复查和明确异常原因，导致住院治疗时间延长和住院费用增加。

② 住院期间病情加重，或出现并发症，需要进一步诊治，导致住院治疗时间延长和住院费用增加。

③ 既往合并有其他精神或躯体疾病，如抑郁症等精神疾病可能导致病情复杂或加重，从而延长治疗时间和增加住院费用。

二、精神专科医院的心身医学整合诊疗中心

（一）患者收治原则与收治流程

伴随自杀自伤或冲动暴力的患者的收治原则

暴力行为是指个体在各种心理、社会因素或精神病状的影响下，突发的自杀、自伤、伤人、毁物等冲动行为，其中以攻击为最常见。精神病患者在精神症状和个性特征等多种因素的影响下，暴力行为具有突发、多变、凶狠、残暴、后果严重等特点，因此，尽早识别暴力行为，防止暴力危险行为的发生，对患者个人、病房管理及社会稳定均具有重要意义。

精神科医生面对突发暴力行为，需要对患者进行快速、恰如其分的评估与处理。① 获

取尽可能详细的病史和临床表现,判断病人是否有精神障碍、是首发还是复发、起病缓或急、近期有哪些生活事件、既往治疗情况如何;② 在全面体格检查和相关实验室检查的基础上,重点考察病人的意识情况。意识障碍与记忆损害症状是鉴别精神障碍是器质性还是功能性的关键,优先处理器质性或躯体疾病。③ 及时评估病人的自伤自杀、暴力攻击行为和肇事肇祸的危险度,确定是否需紧急处置以保证病人或他人的安全,或进一步完善相关检查。

此外,要及时评估以下基本情况:是轻性还是重性精神障碍? 有无明显的精神病性症状,自知力是否受到损害? 心理社会因素在发病中是否起了作用? 对主要症状和综合征一时难以作出疾病诊断者,可先对症处理、继续观察,待以后诊断。一般而言,有自伤自杀、暴力攻击行为和肇事肇祸危险的精神障碍病人,都需紧急入院治疗。其他可依据患者的具体情况,如躯体条件、家属照顾能力、合作程度、经济情况等安排门诊治疗(药物或心理治疗)、住院治疗或转诊综合医院治疗。

1. 自杀患者的收治原则

(1)概念:自杀是指以死亡为目的的、直接或间接的致死性自我攻击行为。自杀的风险评估及处理是急诊精神科重要的任务之一。国际上通常将自杀分为三种:有自杀行为并导致死亡者,称自杀成功;有自杀举动但未导致死亡者,称自杀未遂;有自杀想法但未付诸行为者,称自杀意念。我国女性自杀多于男性,农村高于城市。

(2)自杀快速评估:① 评估采取逐步深入接近主题的询问方法。如:你是否觉得不高兴,没有希望了? 你是否感到绝望? 你是否觉得活着没有意思,或者活着很累? 你是否想过死了算了? 你是否想过具体的方法,准备何时实施? ② 患者在监测过程中出现自缢、刀具/锐气自伤、吞服药物/异物等情形,提示高度自伤、自杀风险。③ 自杀危险的严重程度。第一级:只存在无望感。第二级:有轻生观念,但无具体打算。第三级:有自杀企图,并有实施的计划,如积攒药物,或观察过适合自杀的场所等。第四级:有过自杀行为(自杀未遂史)。级别越高,自杀危险程度越严重。

(3)预防及应急处置

自杀风险的预防:① 自杀风险评估:年龄较大、缺乏社会支持、经济困难、经历负性生活事件、家庭不和睦、抑郁障碍、有自杀行为史等是自杀的危险因素。② 对存在自杀高危因素的患者,监测前应进行面诊,虽然目前暂时还未有专门的患者相关自杀风险调查量表,但仍可根据 PHQ-9、GAD-7 等量表初步评估其风险。③ 如为重度抑郁障碍、长期慢性病等有高自杀风险的患者,应建议其先去专科门诊就诊,待病情稳定后,可在家属陪同监护情况下进行睡眠监测。④ 完善环境和组织管理:入院时对刀具及有毒易燃等危险物品进行强制检查和管制,病房、阳台、走廊的窗户推开范围做好严格限制。

对自杀倾向事件的处理:① 通知上级医师,告知患者家属,安排患者在靠近中控室的房间进行监测。② 与患者家属签订 24 小时陪护协议,加强对患者的心理疏导。③ 避免患者拿到伤害自己的危险物品,避免各种不良刺激,注意保护患者隐私。④ 白班医技人员与监测技师做好重点患者交接班,夜间监测时密切观察患者。⑤ 可请精神、心理专科医生协助诊疗,进行专业心理干预。

对自杀未遂事件的处理:① 紧急通知上级医师,告知患者家属,监测室值班医护人员第一时间赶到现场,备好抢救设备,及时抢救患者。② 封锁现场并维持秩序,指定专人 24 小时陪护,密切关注患者动态,防止患者再次自杀。③ 科室早会通报,重点交接班,密切观察患者。④ 可请精神、心理专科医生协助诊疗或待明确病因,情况稳定时转院至专科医院,专科诊疗。患者自杀未遂事件自杀倾向事件自杀死亡事件

对自杀死亡事件的处理:① 紧急通知上级医师,告知患者家属,保护现场,配合医院及有关部门调查工作。② 了解患者自杀原因,剖析患者自杀动机。③ 同时做好患者家属应激状态下的心理援助与干预。

2. 非自杀性自伤患者的收治原则

(1) 概念:非自杀性自伤指个体直接、故意损害身体组织,但并不打算造成死亡。切割是非自杀性自伤最常见的形式,其他形式包括烧灼、刮擦/划伤皮肤、干扰伤口愈合、击打、咬伤、自我投毒,以及有目的性地参与非娱乐性的高危活动等。非自杀性自伤在青少年及年轻成人中最为常见,12~14 岁是高峰期。非自杀性自伤在青少年中的发生比例为 7.5%~46.5%,在大学生中为 38.9%,在成人中为 4%~23%。

(2) 自杀风险评估:应集中评估自伤行为本身、患者的精神状态、最近的生活事件、既往内科/精神科病史上,具体如:导致自伤出现的事件和环境,自伤行为的准备、掩盖、真实意图和行为结局(如意外被发现),目前的心理压力(如经济、法律或人际关系问题),酒精或药物滥用以及以往的自伤或精神疾病史等。

(3) 预防及应急处置

① 避免渲染非自杀性自伤的危险性及重要性。如果患者的非自杀性自伤受真正的自杀冲动和/或潜在精神障碍所驱动,那么可以考虑开住院单和/或开药。然而,由于大部分非自杀性自伤并非由真正的自杀冲动所驱使,医生的过度反应可能会在无意中向患者传递一种信息,即自伤是维持他人对自己注意的有效方式,进而强化他们在痛苦时以此方式寻求支持的行为。另外,过度反应也无助于理解患者自伤行为背后的原因。

② 避免让患者接触到致死方式。避免让患者接触到枪械、锐器、药物、可能导致窒息的物件及家居中的潜在毒物,可有效降低自杀率,也可降低个体实施非自杀性自伤的可能性。很重要的一点是,需要反复询问患者是否获取了新的工具,并且倾听患者是否有未主动告知的相关信息。另外也有必要询问,患者是否将某些已有的手段转移到其他更便于使用的地方。

③ 如果有医学急诊服务内容,如脸部或其他脆弱部位(如阴茎)有伤口,并且可能有深层次结构(如神经、血管、肌腱等)损害,患者吞食或向身体部位(如阴道、肛门)插入尖锐物体等,一旦医学状况恢复良好就应尽快转精神科病房。对于当前有自杀意图者,多数需要进精神科住院处理,必要的话进行保护性住院。对精神疾病患者,即便当前并无自杀意图,也建议进精神科住院治疗。

其他,见自杀相关部分。

3. 冲动和暴力行为患者的收治原则

(1) 概念:冲动行为指突然产生并通常会导致不良后果的行为;暴力行为指故意造成财物或他人身心伤害的行为,攻击对象可以是自己、他人或物体。冲动和暴力行为不是一个精神症状,因为正常人也存在,这里则指受精神症状影响的异常行为。与冲动和暴力有关的精

神症状包括:幻觉、妄想、思维逻辑障碍、病理性激情、意识障碍,其中以妄想最多见。攻击的对象 多为亲朋好友、熟人或邻居。

（2）冲动和暴力评估

① 评估冲动与暴力发生的可能性,如有无酗酒或吸毒史、有无判断力和控制力受损的精神障碍史。评估当前是否携带凶器、动作是否增多、是否容易激惹、是否带有敌意、是否存在威胁性的言语或动作。过去暴力发生史是当前发生暴力的最危险因子。

② 评估暴力意图的强烈程度如何,是否可以被控制。及时做好应急评估记录。

③ 评估可能的后果(致伤还是可能致死,肇事、肇祸的危险),以便采取相应的干预措施,包括警告受暴力威胁的旁观者和对病人及时的紧急处置、紧急住院治疗等。

（3）预防及应急处理

预防:① 安抚观察,了解病史,对于有潜在风险的患者,在言语安抚的同时,应即刻采取能快速起效的干预措施。② 避免让患者接触到枪械、锐器、药物、可能导致窒息的物件及家居中的潜在毒物,可有效降低自杀率,也可降低个体实施非自杀性自伤的可能性。很重要的一点是,需要反复询问患者是否获取了新的工具,并且倾听患者是否有未主动告知的相关信息。另外也有必要询问,患者是否将某些已有的手段转移到其他更便于使用的地方。

应急处理:① 一旦发生精神病人暴力冲动正在自杀、自残、伤人、损物等事件时,当班的医护人员第一时间要立即采取果断措施强行阻止并予以控制,但同时要做好自我保护工作。② 对已经发生自杀、自残、伤人的患者,病情严重的要及时采取抢救措施,情况危急的立即送上一级医院救治。③ 联络组立即报告院长及上级主管部门,先口头报告,后书面报告。④ 防暴冲动领导小组立即采取有效措施与发病精神病人周旋,制止和控制其进一步施暴,防止事态进一步扩大。⑤ 救护组采取相应措施进行紧急救治,并通知家属。⑥ 疏散组马上把其他患者、工作人员疏散到安全地点,并清点人员,稳定病人及工作人员情绪,并把情况报联络组和院长。⑦ 协调联络组根据暴力冲动所造成的后果情况,通知相关乡(镇)、村领导及其家属,并做好接待解释工作,稳定家属情绪。

常见心身障碍患者的收治原则

1. 心身障碍概念

心身障碍是由心理社会因素起重要作用的具有持久的躯体病理形态变化的一类疾病。其临床表现以躯体症状为主,而心理社会因素在疾病的发生、发展、诊断、防治和转归等方面起主导作用。内科绝大多数疾病属于广义的心身障碍的范畴。狭义的心身障碍包括抑郁症、焦虑症、躯体痛苦障碍等精神心理障碍。心身障碍的治疗应该强调综合性的治疗原则,在治疗原发病的基础上,同时兼顾心理、行为等方面的治疗。原发性的治疗主要的目的就是控制或者解除症状,如溃疡病就要应用抗酸的治疗,还要巩固心理的治疗,来减少心身障碍的复发。

2. 心身障碍的评估

（1）采集病史:除与临床病史采集相同外,还要特别注意收集病人心理、社会方面的有关资料,如心理发展情况、个性或行为特点、社会生活事件及人际关系、家庭支持等,从中初步寻找与心身障碍发生、发展有关的因素。

（2）体格检查：与临床各科体检相同，但要注意体检时病人的心理行为反应方式，有时可从病人对体检的特殊反应中找出其心理素质上的某些特征，如是否过分敏感、拘谨等。

（3）辅助检查：有时为了确定病变的部位和性质，并排除其他器质性疾病，避免误诊或漏诊，还须进行必要的化验（如血、尿、粪便等），如X线、心电图、肺功能测定、脑电图、肌电图以及一些特殊的检查，如计算机X线断层扫描（CT）、核磁共振体层扫描（MRI）、单光子计算机断层扫描（SPECT）及正电子体层扫描（PET）等以排除这些原发疾病。

（4）心理学检查：对初步疑为心身障碍者，应结合其病史，采用交谈、座谈、行为观察、心理测量，直至使用必要的心理生物学检查方法，对其进行较系统的医学心理学检查，以确定心理、社会因素的性质，内容和在疾病发生、发展、恶化或好转中的作用。

3. 预防及处理

（1）预防：① 对那些具备明显心理素质上弱点的人，如易暴怒、抑郁、孤僻及多疑倾向者应及早通过心理指导加强其健全个性的培养。② 对于那些具备明显行为问题者，如吸烟、酗酒、多食、缺少运动、过度减肥等，应利用心理学技术指导其进行矫正。③ 对那些在工作和生活环境中存在明显应激症的人，应及时帮助其进行适当调整，以减少不必要的心理刺激。④ 对那些出现情绪危机的正常人，应及时帮助加以疏导。⑤ 对那些具备心身障碍遗传倾向，如高血压、疑难病症家族史或已有心身障碍的先兆征象者，则更应注意加强心理预防工作。总之，心身障碍的心理、社会方面的预防工作是多层次、多侧面的，是心理卫生工作的重要内容，也涉及医院的设施、管理及医务人员的素质、诊疗技能和水平。

（2）处理：心身障碍的治疗原则是，心身同治，酌情择重。① 发病急、躯体症状严重者，以躯体对症治疗为主，心理治疗为辅。如对于过度换气综合征的病人，在症状发作期必须及时采取生物学治疗手段对症处理，以阻断恶性循环，否则将使症状进一步恶化，如呼吸性碱中毒加重，或出现头痛、恐惧甚至抽搐等。同时对有过度焦虑的恐惧反应的病人给予心理疏导治疗。② 对以心理症状为主，躯体症状为次者，或虽以躯体症状为主，但已确定为功能性的心身障碍者，则可在实施常规躯体治疗的同时，重点给予心理治疗。如对于绝育术后下肢瘫痪者，除给予适当的药物治疗及功能训练外，应重点着手心理疏导治疗及暗示疗法；再如对于痉挛性输卵管梗阻者，只需心理疏导及暗示治疗，即可痊愈。

（二）患者病程管理要求

1. 患者管理

心身医学是涉及精神科、心内科、消化内科、神经内科等多学科的一门交叉性学科，其更关注心理因素对健康和疾病的影响，强调心身合一的整体观。心身医学中心以医疗组、护理组、心理治疗组、物理治疗组作为学科构架，除为患者提供常规的药物治疗外，病房内可提供近红外脑功能成像、事件相关诱发电位检查、心理量表测评等检查，提供个体心理治疗、团体心理治疗、家庭心理治疗等心理治疗，提供导航经颅磁刺激治疗、MECT治疗、生物反馈、中医针灸等物理治疗，及开展工娱治疗、疾病宣教、养生讲座等治疗，为患者制订个体化综合全病程治疗方案。

对于中心所有出院患者进行随访管理。采用微信、电话等形式，对患者目前病情、服药情况、是否定期门诊等情况进行随访，并通过数字化诊疗实验室APP对患者及其家属定期推送医学科普、心理量表等,将随访结果综合反馈给医疗组,由医疗组评估筛查需进一步随访的患者,并再次随访,对其进行针对性的指导与处理。

2. 病房管理

对所有住院患者及其家属进行安全宣教及病房相关制度的宣教,并签署相关住院知情同意书。

中心开设监护病区及开放病区,医疗组详细询问患者病史,进行全面的体格及精神状况检查,结合辅助检查,对患者躯体疾病及精神疾病进行综合性评估,同时详细评估患者自伤自杀、冲动暴力、外走等风险,对患者进行分区管理。对有重度自伤自杀、冲动伤人、外走等风险或存在以上行为的患者予以监护病区管理,待病情允许的情况下可转开放病区治疗。

同时中心对存在严重躯体疾病、生活完全不能自理、高龄以及"三防"(防自伤自杀、防外跑、防冲动)且住开放病区的患者,必须留家属、监护人或请专人 24 小时陪护,防止意外事件发生。对"三防"患者定期进行安全检查,检查范围包括患者周围环境、随身用品和患者个体本身。按分级护理要求对患者进行巡视,对"三防"患者重点巡视,且病房护理组定期进行病房安全检查。检查物品包括:刀具、利器、玻璃制品等尖锐物品,绳索、围巾等长条物品,火柴、打火机、家用电器、各类酒等易燃易爆物品;每周进行环境包括门、窗等安全检查。

3. 行政管理

医疗质量安全核心制度是指在诊疗活动中对保障医疗质量和患者安全发挥重要的基础性作用,医疗机构及其医务人员应当严格遵守的一系列制度。科室除了严格执行十八项核心制度外,科室还需设定部分主要行政制度。

(1)科室文化建设制度:科室文化建设是科室建设和发展的重要组成部分,医院各级领导都十分重视此项工作。优秀的科室文化建设,有利于科室和谐发展,有利于增强员工凝聚力,有利于激励员工对各项工作的积极参与和提高工作效率,有利于提高医院核心竞争力和创新能力,有利于改善医院形象,树立优质服务品牌。各科室结合医院宗旨、医院精神、管理理念以及医院优良传统,培训科室员工良好意识,提升团队意识,促使员工对医院总体目标产生认同感、使命感和自豪感。完善必要的管理制度,制定实施细则,认真执行各项规章制度,指导、约束科室整体行为和员工行为,形成科室独特的管理风格、管理制度、激励机制、权责分配、思维方式和价值理念。科室为医护人员提供各类培训、继续教育等学习机会,建立学习型组织,营造团队合作和共同学习氛围,创造员工终身学习的环境,增强员工的创新意识、创新能力和医院的创新体系,进一步塑造正确的价值观、服务观,使员工素质和理念不断提升。科室要加强民主管理,科务要公开透明。采取各种有效形式宣传好科室医疗及护理新技术、新项目,推出各种服务措施,表彰服务明星,为树立行业形象、推进品牌战略提供积极的舆论支持。以"优质服务、无投诉"为目标,加强医德教育,进一步把"人性化医疗流程"落到实处。紧紧围绕"以病人为中心",以患者的切身利益为出发点,进一步改善服务理念和服务流程,积极创建文明窗口,文明岗位。

(2)科室学习制度

① 科室医务人员需积极参加单位和支部(科室)安排的学习活动。

② 要侧重医务人员实际工作水平的提高与应急能力的综合素质的提高。

③ 学习的内容应包括相关法律法规、技术操作常规、各规章制度及标准以及专业相关的专业理论及医学发展。

④ 学习的方法应包括全院性及科室业务讲座、病例讨论、远程教育、外出参加学术活动。

⑤ 以考促学,注重学习的实用性,以及学习的深度与广度。

（3）科室人员公开制度

① 着装标准、整洁,举止端庄,禁穿奇装异服,女职工发无披肩。

② 科室标识标准、清晰、醒目,无乱贴、乱挂、乱画现象。

③ 职工全员挂牌上岗,使用文明用语,提供优质效劳,不与病人争执和推诿病人,无效劳态度及工作质量投诉现象。

④ 工作岗位、诊疗区域严禁工作人员吸烟、酒后上岗、吃零食、干私活。

（4）医德医风制度

① 科室工作人员严格执行《医务人员医德规范及实施办法》,胸怀大局,积极维护医院声誉和形象。诚信行医,不弄虚作假,不开虚假医疗证明。自觉反抗商业贿赂。

② 为了严肃纪律,提高工作效率,医护工作人员必须按时上下班,增强遵守纪律的自觉性。做到不迟到不早退,不脱岗,不离岗,严禁诊疗岗位带小孩上岗,重要岗位上班、值班期间不会客,不留客。领导带头,互相监视。

③ 遵守会议纪律,有事及早请假。

④ 对医德考核成绩优秀者,应赋予表彰和奖励;对医德考核成绩差者,应发展批评教育,对于严重违反医德标准,收受甚至索要"红包""吃、拿、卡、要"及承受各种名义的"回扣"等无视行政规章及法律者,应赋予相应的处分。

（5）科室内部治安、消防安全防范措施

① 治安安全条例:

• 科室要定期对工作人员进行法制教育,增强法治观念,自觉维护医院的稳定,提高警惕性,防止科室发生刑事案件、经济犯罪案件、重大火灾、重大伤亡和责任事故。

• 科室要做好内部工作人员民事调解工作,及时发现并调解各类民事纠纷。

• 对每位住院病人进行防火防盗宣传,协助管理好病人的财产。教育员工和病人及家属自觉遵守医院关于秩序的管理规定,维护医院的正常秩序。

• 针对精密贵重仪器、医疗设备、医用设施、办公用品等固定资产,易燃易爆、剧毒和危险物品等,应建立严格的保管制度和使用规定,责任落实到人,防止盗窃破坏案件和灾害事故的发生。每天下班前对水、电、燃气阀门、门窗等进行安全检查,确认无隐患方可离去。

• 积极参与社会综合治理工作,勇敢地同违法行为作斗争,发现可疑迹象应及时报告医院保卫部门。

• 节假日期间加强安全和防火、防盗工作。

② 消防安全条例:

• 科室要配齐消防器材,自觉加强消防安全知识与消防器材使用培训。

• 工作区域内禁止使用电炉,禁止私自搭接电线,电线改动应由专职电工操作。

• 病区内严禁堆放,储存各种易燃易爆物资。

- 任何人发现火灾时都应立即报警,保护现场,任何单位、个人都应为报警提供便利,严禁谎报火警。

- 如果发生火灾,应积极有组织地引导疏散病员到安全的地方;救火时应使用各种水源;切断电源,可燃气体和液体的输送;限制用火用电。

- 科室每季度要进行防火安全检查,并做好记录。

（6）科室环境卫生管理制度

① 科主任、护士长要经常督促员工养成良好的个人卫生习惯,自觉维护公共卫生。

② 公共场所严禁吸烟。病区要定时开窗通风,保持室内空气新鲜。

③ 科室内部进行卫生分工,要求各负其责,责任到人。

④ 室内墙壁、门窗、洗手池以及桌、椅等办公家具应保持整齐、洁净。员工轮流值日保持医生,护士值班室整洁,干净。

⑤ 科室内厕所要保持清洁,确保无蝇、无臭、无味、无害。

⑥ 护士长要督促卫生员规范做好室内外环境卫生的保洁工作,认真执行隔离消毒制度,搞好污水、污物、垃圾处理,防止污染和交叉感染。

⑦ 及时向新住院病人宣传科室环境卫生制度。让他们深入了解并共同维护和保持科室的环境卫生。

4. 病历管理

病历是医务人员在医疗活动中依职权制作的公文书证,具有重要的医疗、科研价值,也是法律意义上的医疗行为证据。心身医学中心病历书写、保存与管理工作均应严格遵守国家卫生计委、国家中医药管理局部制订的《医疗机构病历管理规定》。

患者住院期间,其住院病历由所在病区负责集中、统一保管,所收到的各种资料应当及时归入住院病历,按规定要求粘贴妥当,严禁任何人涂改、伪造、隐匿、销毁病历资料,杜绝他人抢夺、窃取病历资料。除负责诊疗患者的医务人员及医疗服务质量监控人员外,任何人不得擅自查阅患者病历资料;因科研、教学需要查阅的,必须经医务科同意,查阅后必须及时归还并不得泄露患者的隐私。患者出院后,由病区负责医师审查归档后,由病案室安排专人负责集中、统一保存及管理。对于特殊情况,如复印病历或发生医疗纠纷的病历,均参照《医疗机构病历管理规定》相关办法进行处理。

对于心身医学中心特色治疗,如心理治疗,该中心对于所有参加个体治疗、团体治疗、家庭治疗等心理治疗的患者,中心需保留患者独立的心理治疗档案,由科室心理组负责保管。

5. 风险管理

医务人员是医疗风险防范的重要责任人,医务人员要对可能发生的风险具有预见性,增强风险意识,立足防范为主,注意发现医疗流程管理中的漏洞和缺陷,关注高风险环节,力求控制。对于不可控风险,要权衡利弊,降低风险。难以避免的风险,一定要向患者交代清楚,征得患者或家属同意后方可实施。

具体而言,主要包括以下几点:

（1）加强医务人员专业培训,安排医务人员参加各种形式的专业讲座、培训、继续教育等活动,与医疗技术水平较高的医疗机构建立合作,开展技术交流,安排医务人员进修,积极引进先进的医疗技术和设备,提高医务人员的专业技术水平。

（2）加强医务人员医疗风险预警标准的学习,增强医务人员医疗风险识别意识,做到早发现、早干预,尽量减少甚至避免可能发生的医疗风险。

（3）对于可能发生的一般医疗风险,由科内医疗质量管理人员、科主任预先收集信息;对可能发生的较高医疗风险,科内医疗质量管理人员、科主任通过书面或电话报医务科备案,必要时报主管院长。对可能发生的风险,依照分析原因,确定控制、预防的措施,予以控制。

（4）对因医疗风险可能发生的医疗纠纷,需向患方履行好告知义务,办理书面告知及知情同意手续。对可能发生的难以控制的医疗风险,科室及时报医务科,由医务科组织相关科室积极做出妥善处理,并进行记录。

（5）落实医患沟通制度。强调"四种情况四说清",即特殊病人、特殊病情、特殊检查、特殊治疗情况下特别要交代清楚病情、病程、药物治疗影响及预后。科室设视频谈话室,对于存在医疗风险预警的进行视频谈话,减少或避免医疗纠纷。

（6）制定科室医疗风险管理记录册,内容可包括:科室医疗服务投诉、科室医疗（护理）差错、科室医疗风险预警、科室医疗纠纷处理等。每月开展科室医疗风险管理活动或参加医院医疗安全管理活动,详细客观分析总结科室医疗风险,防微杜渐,避免再次出现类似问题。

（7）制定各项医疗风险的应急预案及处理流程,要求每位医务人员均需熟练掌握。

（8）加强内部管理工作,对于建筑物、电梯、管道、仪器设施等设置、使用不合理的地方要及时进行整改。

（9）对所有住院患者定期进行风险评估,如跌倒、坠床、噎食、窒息、自杀、擅自离院、冲动暴力等,有其预防及应急处置方案。

（三）临床诊疗路径

1. 焦虑障碍的临床诊疗路径

（1）适用对象:第一诊断为惊恐障碍（ICD-11:6B01）、广泛性焦虑障碍（ICD-11:6B00）、焦虑或恐惧相关性障碍（ICD11-L1-6B0）。

（2）诊断依据:根据 ICD-11 精神、行为与神经发育障碍。

焦虑障碍以过度的紧张、恐惧、担忧、回避及自主神经功能系统功能紊乱等为主要症状,症状达到损害功能或引起患者明显苦恼的程度。

① 惊恐障碍:a. 以惊恐发作为主要症状,伴有自主神经相关症状;b. 在至少一次的惊恐发作后1个月之内存在:ⅰ. 持续担心再次发作;ⅱ. 担心发作的后果和可能不良影响;ⅲ. 与发作相关的行为改变;ⅳ. 排除其他临床问题。

诊断要点:应在大约1个月之内存在几次严重的躯体性焦虑:a. 发作出现在没有客观危险的环境;b. 不局限于已知的或可预测的情境;c. 发作间期基本没有焦虑症状（尽管预期性焦虑常见）。

② 广泛性焦虑障碍:必须在至少6个月内的大部分时间存在焦虑的原发症状,这些症状通常应包含以下要素:a. 恐慌（为将来的不幸烦恼,感到忐忑不安,注意困难等）;b. 运动性紧张（坐卧不宁、紧张性头痛、颤抖、无法放松）;c. 自主神经活动亢进（头重脚轻、出汗、心

动过速或呼吸急促、上腹不适、头晕、口干等)。

③ 焦虑或恐惧相关性障碍:患者对外界某些处境、物体,或与人交往时,产生异乎寻常的恐惧与紧张不安,可致脸红、气急、出汗、心慌、血压变化、恶心、无力,甚至昏厥等,因而出现回避反应。

诊断要点:a. 明确指向无危险的情境或物体(存在于个体之外)的焦虑是核心的诊断要件之一。特定恐惧的焦虑局限于面对特定的恐惧客体或情境,广场恐惧则必须局限于(或主要发生在)至少以下情境中的两种:人群、公共场所、离家旅行、独自独行,社交恐惧则限于特定的社交情境。b. 对恐惧对象的回避是另一核心的诊断要件。回避可以是隐蔽的心理动作或是非常突出的外显行为,也可以是曾经突出的,极端情况下可以是完全的社会隔离,但一定是引起患者痛苦造成其功能限制的。c. 指向外部客体的焦虑反应包括心理、行为或植物神经症状必须是原发的,而非继发于其他症状,如妄想或强迫思维。

(3) 治疗方案的选择:根据《临床诊疗指南·精神病学分册》《沈渔邨精神病学》(第 6 版)、《焦虑障碍防治指南》。

① 药物治疗:有抗焦虑作用的抗抑郁药物、苯二氮䓬类(BZDs)、$5\text{-}HT_{1A}$ 部分激动剂、β 肾上腺素能受体阻滞剂等。

② 心理治疗:健康教育、认知行为治疗、行为治疗、支持性心理治疗、放松训练、短程精神动力学心理治疗、森田疗法、家庭治疗、人际关系治疗、眼动治疗、生物反馈疗法、情绪疗法等。

③ 物理治疗。

(4) 临床路径标准住院日:≤28 天。

(5) 进入路径标准

① 第一诊断必须符合惊恐障碍(ICD-11:6B01)、广泛性焦虑障碍(ICD-11:6B00)、焦虑或恐惧相关性障碍 CICO11-L1-6B0 诊断。

② 当患者同时具有其他疾病诊断,但在住院期间不需要特殊处理也不影响第一诊断的临床路径流程实施时,可以进入路径。

(6) 住院期间的检查项目

① 住院后所必需的检查项目:血常规、尿常规、便常规、肝肾功能、电解质、血糖、心肌酶、感染性疾病筛查(乙肝、丙肝、梅毒、艾滋病等)、甲状腺功能;心电图、胸片、脑电图、头颅 CT;汉密尔顿焦虑、抑郁量表、焦虑自评量表、抑郁自评量表、社交焦虑量表、自杀风险因素评估量表、临床总体印象量表、治疗中需处理的不良反应量表(TESS)、护士用住院病人观察量表(NOSIE)、日常生活能力量表(ADL)。

② 根据患者情况可选择:颅脑 MRI、性激素、肾上腺功能、腹部彩超、心脏彩超、凝血功能等。

(7) 治疗原则和治疗目标:治疗原则:① 综合治疗,根据焦虑患者的不同亚型和临床特点选择用药;② 个体化治疗:根据患者的年龄、躯体状况、既往药物治疗史、有无合并症,因人而异地选择个体化合理治疗;③ 长期治疗:长期治疗使患者社会功能恢复,预防复发。

治疗目标:① 缓解或消除焦虑症状及伴随症状,提高临床显效率和治愈率,最大限度减少病残率和自杀率;② 恢复社会功能,提高生存质量,达到真正意义的痊愈;③ 长期随访,预防复发。

（8）出院标准

① 诊断明确,药物治疗方案确定,可门诊随访。

② 没有需要住院治疗的合并症和/或并发症。

（9）变异及原因分析:存在合并症和/或并发症,需要进行相关的诊断和治疗,延长住院时间。

2. 抑郁障碍的临床诊疗路径

（1）适用对象:第一诊断为抑郁障碍(ICD-11:L2-6A7)。

（2）诊断依据:根据 ICD-11 精神、行为与神经发育障碍。

① 主要症状为心境低落,兴趣和愉快感丧失,导致劳累感增加和活动减少的精力降低。常见的症状还包括稍做点事情即觉明显的倦怠;

② 其他常见症状:集中注意和注意的能力降低、自我评价和自信降低、自罪观念和无价值感(即使在轻度发作中也有)、认为前途暗淡悲观、自伤或自杀的观念或行为、睡眠障碍、食欲下降;

③ 病程 2 周以上、常反复发作;

④ 无器质性疾病的证据。

（3）治疗方案的选择:根据《精神病学分册》、《精神病学》(第 8 版)、《沈渔邨精神病学》(第 6 版)、《抑郁障碍防治指南》。

① 抗抑郁药物治疗;

② 心理治疗:认知行为治疗、人际心理治疗、行为治疗与行为激活、精神动力学治疗、家庭与婚姻治疗、团体治疗。

③ 物理治疗:重复经颅磁刺激、改良电抽搐治疗、迷走神经刺激、深部脑刺激。

④ 其他治疗:光照治疗、运动治疗、针灸治疗、阅读治疗。

（4）临床路径标准住院日:≤56 天。

（5）进入路径标准:

① 第一诊断必须符合抑郁障碍(ICD-11:L2-6A7)诊断。

② 当患者同时具有其他疾病诊断,但在住院期间不需要特殊处理也不影响第一诊断的临床路径流程实施时,可以进入路径。

（6）住院期间的检查项目:

① 住院后所必需的检查项目:血常规、尿常规、便常规、肝肾功能、电解质、血糖、心肌酶、感染性疾病筛查(乙肝、丙肝、梅毒、艾滋病等)、甲状腺功能;心电图、脑电图、头颅 CT;汉密尔顿抑郁量表、汉密尔顿焦虑量表、焦虑自评量表、抑郁自评量表、自杀风险因素评估量表、临床总体印象量表、治疗中需处理的不良反应量表(TESS)、攻击风险因素评估量表、护士用住院病人观察量表(NOSIE)、日常生活能力量表(ADL)。

② 根据患者情况可选择:颅脑 MRI、胸片、性激素、腹部彩超、心脏彩超、凝血功能、相关免疫学检查等。

（7）治疗原则和治疗目标:治疗原则:① 全病程治疗;② 个体化合理用药;③ 量化评估;

④ 单一用药原则,难治性病例可联合用药;⑤ 建议治疗联盟。

治疗目标:尽可能早期诊断,及时规范治疗,控制症状,提高临床治愈率,最大限制减少病残率和自杀率,防止复燃及复发。

(8) 出院标准:

① 诊断明确,药物治疗方案确定,可门诊随访。

② 没有需要住院治疗的合并症和/或并发症。

(9) 变异及原因分析:存在合并症和/或并发症,需要进行相关的诊断和治疗,延长住院时间。

3. 强迫性障碍的临床诊疗路径

(1) 适用对象:第一诊断为强迫障碍(ICD-11:6B20)。

(2) 诊断依据:根据 ICD-11 精神、行为与神经发育障碍。

① 必须在连续两周中的大多数日子里存在强迫症状或强迫动作,或两者并存,这些症状引起痛苦或妨碍活动。

② 强迫症状具备以下特点:a. 必须被看作是患者自己的思维或冲动;b. 必须至少有一种思想或动作仍在被患者徒劳地加以抵制,即使患者不再对其他症状加以抵制;c. 实施动作的想法本身应该是令人不愉快的(单纯为缓解紧张或焦虑不视为这种意义上的愉快);d. 想法、表象或冲动必须是令人不快地一再出现。

(3) 治疗方案的选择:根据《临床诊疗指南·精神病学分册》、《精神病学》(第 8 版)、《沈渔邨精神病学》(第 6 版)、《中国强迫症防治指南》(中华医学会编著)。

① 药物治疗:选择性 5-羟色胺再摄取抑制剂、三环类抗抑郁药、增效治疗药物(二代抗精神病药物);

② 心理治疗:认知行为治疗、行为治疗、精神分析治疗、支持性心理治疗、森田疗法等。

③ 物理治疗:经颅磁刺激、改良电抽搐治疗、深部脑刺激、迷走神经刺激等。

(4) 临床路径标准住院日:≤28 天。

(5) 进入路径标准:

① 第一诊断必须符合强迫障碍(ICD-11:6B20)诊断。

② 当患者同时具有其他疾病诊断,但在住院期间不需要特殊处理也不影响第一诊断的临床路径流程实施时,可以进入路径。

(6) 住院期间的检查项目:

① 住院后所必需的检查项目:血常规、尿常规、便常规、肝肾功能、电解质、血糖、心肌酶、感染性疾病筛查(乙肝、丙肝、梅毒、艾滋病等)、甲状腺功能;心电图、头颅 CT、脑电图;耶鲁布朗强迫症量表(Y-BOCS 量表)、临床总体印象量表、治疗中需处理的不良反应量表(TESS)、护士用住院病人观察量表(NOSIE)、日常生活能力量表(ADL);

② 根据患者情况可选择:颅脑 MRI、胸片、性激素、血脂、腹部彩超、心脏彩超、凝血功能、汉密尔顿焦虑量表、汉密尔顿抑郁量表、焦虑自评量表(SAS)和抑郁自评量表(SDS)等。

(7) 治疗原则和治疗目标:治疗原则:① 建立有效的医患治疗联盟,提高患者依从性;② 定期随访和评估;③ 多种方法综合治疗;④ 个体化治疗;⑤ 多学科联合制定治疗方案;

⑥ 创建适宜的治疗环境;⑦ 选择适宜的心理治疗和(或)药物治疗方案,序贯治疗;⑧ 健康教育。

治疗目标:强迫症状显著减轻,社会功能基本恢复,能够有效地应对压力和减少复发。

(8) 出院标准:

① 诊断明确,药物治疗方案确定,可门诊随访。

② 没有需要住院治疗的合并症和/或并发症。

(9) 变异及原因分析:存在合并症和/或并发症,需要进行相关的诊断和治疗,延长住院时间。

4. 躯体不适障碍的临床诊疗路径

(1) 适用对象:第一诊断为躯体不适障碍(ICD-11:6C20)、疑病症(ICD-11:6B23)。

(2) 诊断依据:根据 ICD-11 精神、行为与神经发育障碍。

躯体形式障碍:是一类以各种躯体症状为主诉,伴有担心、疑虑、反复求医,对阴性结果和解释不能接受的精神障碍。包括:躯体化障碍、未分化躯体形式障碍、疑病障碍、躯体形式的自主神经紊乱、持续躯体形式的疼痛障碍等临床类型。诊断要点:① 主诉痛苦的躯体症状,症状在一段时间(如至少 3 个月)的大部分时间均存在;躯体症状涉及较多系统,且随着时间变化而不断变化,偶尔有单个症状,如疼痛或疲劳;② 对症状的过分关注或者不成比例的过分关注,患者坚信症状会带来健康影响,或将带来严重后果,不断求诊或要求进行各种检查,到处反复就医;③ 检查结果阴性和医生的合理解释,均不能缓解对躯体症状的过分关注;④ 症状及其所致行为造成一定程度的社会和家庭功能损害。

疑病障碍:基本特征是持续存在的先占观念,认为可能患有一种或多种严重进行性的躯体障碍。诊断要点:① 长期相信表现的症状隐含着至少一种严重躯体疾病,尽管反复的检查不能找到充分的躯体解释;或存在持续性的先占观念,认为有畸形或变形;② 总是拒绝接受多位不同医生关于其症状并不意味着躯体疾病或异常的忠告和保证。

(3) 治疗方案的选择:根据《精神病学》(第 8 版)、《沈渔邨精神病学》(第 6 版)。

① 心理治疗:认知疗法、认知行为治疗、精神分析、支持性心理治疗等。

② 药物治疗:抗抑郁药物、抗焦虑治疗、非典型抗精神病药物;

③ 其他治疗:频谱治疗、按摩治疗、中医中药治疗等。

(4) 临床路径标准住院日:≤56 天。

(5) 进入路径标准:

① 第一诊断必须符合躯体不适障碍(ICD-11:6C20)、疑病障碍(ICD-11:6B23)诊断。

② 当患者同时具有其他疾病诊断,但在住院期间不需要特殊处理也不影响第一诊断的临床路径流程实施时,可以进入路径。

(6) 住院期间的检查项目:

① 住院后所必需的检查项目:血常规、尿常规、便常规、肝肾功能、电解质、血糖、心肌酶、感染性疾病筛查(乙肝、丙肝、梅毒、艾滋病等)、甲状腺功能;心电图、脑电图、头颅 CT;汉密尔顿抑郁量表、汉密尔顿焦虑量表、焦虑自评量表、抑郁自评量表、自杀风险因素评估量表、临床总体印象量表、治疗中需处理的不良反应量表(TESS)、攻击风险因素评估量表、护

士用住院病人观察量表(NOSIE)、日常生活能力量表(ADL);

② 根据患者情况可选择:颅脑 MRI、胸片、性激素、腹部彩超、心脏彩超、凝血功能、相关免疫学检查等。

(7) 治疗原则和治疗目标:治疗原则:① 建立良好的医患关系是关键;② 适当合理的医学检查及评估;③ 重视心理和社会因素的评估;④ 谨慎判断和处置躯体疾病和精神障碍的诊断及治疗;⑤ 综合性治疗手段,适当加强家庭疾病知识的教育。

治疗目标:减少或减轻症状;减少心理社会应激;减少或减轻日常功能损害;减少不合理的资源的使用。

(8) 出院标准:

① 诊断明确,药物治疗方案确定,可门诊随访。

② 没有需要住院治疗的合并症和/或并发症。

(9) 变异及原因分析:存在合并症和/或并发症,需要进行相关的诊断和治疗,延长住院时间。

5. 进食障碍的临床诊疗路径

(1) 适用对象:第一诊断为进食障碍(ICD-11:L1-6B8)。

(2) 诊断依据:根据 ICD-11 精神、行为与神经发育障碍。

进食障碍:主要指以进食行为的异常,伴有对事物和体重体型的过度关注为主要临床特征的一组综合征。主要包含了神经性厌食(ICD-11:6B80)和神经性贪食(ICD-11:6B81)两大类。

① 神经性厌食:a. 体重保持在至少低于期望值 15% 以上的水平(或是体重下降或是从未达到预期值),或 Quetelet 指数为 17.5 或低于此值;b. 有意造成体重下降,包括拒食"发胖食物"、自我引吐、自行导致的通便、运动过度、服用食欲抑制剂和/或利尿剂;c. 有特异的精神病理形式的体象扭曲,表现为持续存在一种害怕发胖的无法抗拒的超价观念,病人强加给她/他自己一个较低的体重限度;d. 包括下丘脑-垂体-性腺轴的广泛的内分泌障碍,在妇女表现为闭经,在男性表现为性欲减退及阳痿;e. 可有间歇发作的暴饮暴食;f. 病程 3 个月以上。

② 神经性贪食:a. 持续存在进食的先占观念,对食物有不可抗拒的欲望,难以克制的发作性暴食;b. 患者试图以下列一种或多种手段抵消食物的"发胖"作用:自我引吐、滥用泻药、间断禁食、使用某些药物如食欲抑制剂、甲状腺素制剂或利尿药等方式;c. 患者对肥胖的病态恐惧,多有神经性厌食发作的既往史。

(3) 治疗方案的选择:根据《精神病学》(第 8 版)、《沈渔邨精神病学》(第 6 版)、《中国进食障碍防治指南》(中华医学会编著)。

① 营养治疗:营养咨询、营养重建。

② 躯体治疗:纠正营养不良、纠正水电解质紊乱、提供能量、制定合理的饮食计划等。

③ 心理治疗:心理健康教育、支持性心理治疗、认知行为治疗、家庭治疗、团体治疗等方法。

④ 药物治疗:抗抑郁药、抗焦虑药、抗精神病药物、心情稳定剂等。

（4）临床路径标准住院日：≤56 天。

（5）进入路径标准：

① 第一诊断必须符合进食障碍（ICD-11：L1-6B8）、神经性厌食（ICD-11：6B80）和神经性贪食（ICD-11：6B81）的诊断。

② 当患者同时具有其他疾病诊断，但在住院期间不需要特殊处理也不影响第一诊断的临床路径流程实施时，可以进入路径。

（6）住院期间的检查项目

① 住院后所必需的检查项目：体重、BMI 指数、血常规、尿常规、大便常规、肝肾功能、电解质、血糖、血脂、心肌酶、感染性疾病筛查（乙肝、丙肝、梅毒、艾滋病等）、甲状腺功能、性激素；心电图、胸片、脑电图、颅脑 CT；进食障碍调查量表（EDI）、汉密尔顿抑郁量表、汉密尔顿焦虑量表、焦虑自评量表、抑郁自评量表、自杀风险因素评估量表、临床总体印象量表、治疗中需处理的不良反应量表（TESS）、攻击风险因素评估量表、护士用住院病人观察量表（NOSIE）、日常生活能力量表（ADL）、出入水量。

② 根据患者情况可选择：肾上腺皮质激素、BNP、颅脑 MRI、腹部彩超、心脏彩超、凝血功能、相关免疫学检查等。

（7）治疗原则和治疗目标：治疗原则：以提供多学科协作治疗、综合治疗及全面评估为治疗原则，以促进疾病缓解，防止复发。

治疗目标：① 尽可能地去除严重影响躯体健康的异常进食相关行为，恢复躯体健康；② 治疗躯体并发症，严防再喂养综合征；③ 提供健康教育；④ 改变认知态度，促进参与治疗；⑤ 治疗相关的精神问题；⑥ 提供照料者指导，改善家庭互动模式；⑦ 防止复发和恶化。

（8）出院标准

① 诊断明确，治疗方案确定，可门诊随访。

② 没有需要住院治疗的合并症和/或并发症。

（9）变异及原因分析：存在合并症和/或并发症，需要进行相关的诊断和治疗，延长住院时间。

6. 分离（转换）障碍的临床诊疗路径

（1）适用对象：第一诊断为分离障碍（ICD-11：L1-6B6）。

（2）诊断依据：根据 ICD-11 精神、行为与神经发育障碍。

分离障碍的共同特点是丧失了对过去的记忆、身份意识、即刻感觉以及身体运动控制四个方面的正常整合。

① 多起病于青少年期，常常急性起病，症状复杂多样；但就同一患者而言，症状相对单一，反复发作的患者主要症状基本相同。

② 起病与明显的心理社会因素相关，可由直接的压力、刺激、他人暗示或自我暗示诱发，反复发作者可通过回忆、联想、面临相似处境等方式所诱发。

③ 部分患者具有表演型人格的特征，或可诊断表演型人格障碍。

④ 患者对疾病常常缺乏自知力，不主动求治，对症状"泰然漠视"，更关注他人对其疾病的态度，常有"继发获益"的可能。

共病现象突出,常常与边缘型人格障碍、表演型人格障碍、抑郁症、焦虑障碍、双相情感障碍等共病。

(3)治疗方案的选择:根据《临床诊疗指南·精神病学分册》、《精神病学》(第8版)、《沈渔邨精神病学》(第6版)。

①心理治疗:疏泄治疗、暗示治疗、催眠治疗、认知行为疗法、精神动力分析治疗、支持性心理治疗、集体心理治疗、家庭治疗等。

②药物治疗:抗抑郁药物、抗焦虑药、苯二氮䓬类药物、抗精神病药物。

③其他治疗:针灸、电针、电刺激等。

(4)临床路径标准住院日:≤21天。

(5)进入路径标准

①第一诊断必须符合分离障碍(ICD-11:L1-6B6)。

②当患者同时具有其他疾病诊断,但在住院期间不需要特殊处理也不影响第一诊断的临床路径流程实施时,可以进入路径。

(6)住院期间的检查项目

①住院后所必需的检查项目:血常规、尿常规、便常规、肝肾功能、电解质、血糖、心肌酶、感染性疾病筛查(乙肝、丙肝、梅毒、艾滋病等)、甲状腺功能;心电图、脑电图、头颅CT;汉密尔顿抑郁量表、汉密尔顿焦虑量表、焦虑自评量表、抑郁自评量表、自杀风险因素评估量表、临床总体印象量表、治疗中需处理的不良反应量表(TESS)、攻击风险因素评估量表、护士用住院病人观察量表(NOSIE)、日常生活能力量表(ADL)。

②根据患者情况可选择:颅脑MRI、胸片、性激素、腹部彩超、心脏彩超、凝血功能、相关免疫学检查等。

(7)治疗原则:①对患者的症状要积极关注,在整个治疗过程中给予支持性心理治疗;②寻找诱发、维持、强化患者症状的心理社会因素,引导患者进行正常生活,增加应对生活事件的能力;③医护人员与患者家属要形成医疗联盟,达成共识,共同帮助患者在治疗过程中获得成长。

(8)出院标准

①诊断明确,药物治疗方案确定,可门诊随访。

②没有需要住院治疗的合并症和/或并发症。

(9)变异及原因分析:存在合并症和/或并发症,需要进行相关的诊断和治疗,延长住院时间。

7.应激相关障碍的临床诊疗路径

(1)适用对象:第一诊断为急性应激反应(ICD-11:QE84)、创伤后应激障碍(ICD-11:6B40)、适应障碍(ICD-11:6B43)。

(2)诊断依据:根据ICD-11精神、行为与神经发育障碍。

①急性应激反应:三组症状群——创伤经历的重现,回避或是麻木以及过度警觉。

诊断要点:异乎寻常的应激源的影响与症状的出现之间必须有明确的时间上的关系。症状即使没有立刻出现,一般也在几分钟之内出现。此外,症状还应:a.表现为混合性且常常是有变化的临床相,除了初始阶段的"茫然"状态外,还可有抑郁、焦虑、愤怒、绝望、活动过度、退缩等,且没有任何一类症状占优势。b. 如果应激环境消除,症状迅速缓解;如果应激持续存在或具有不可逆转性,症状一般在24～48小时开始减轻,并且大约在3天后往往变得轻微。

包含:急性危机反应、战场疲劳、危机状态、精神休克。

② 创伤后应激障碍:a. 发生在极其严重的创伤性事件后的6个月内;b. 除了有创伤的依据外,还必须有在白天的想象里或睡梦中存在反复的、闯入性的回忆或重演;c. 常有明显的情感疏远、麻木感,以及回避可能唤起创伤回忆的刺激,但这些都非诊断必需;d. 可出现植物神经紊乱、心境障碍、行为异常等。

③ 适应障碍:a. 有明显的生活事件为诱因;b. 以抑郁、焦虑、害怕等情感症状为主,表现为适应不良的行为障碍,如退缩、不注意卫生、生活无规律等;生理功能障碍,如睡眠不好、食欲缺乏等;c. 社会功能受损;d. 精神障碍开始于心理社会刺激(但不是灾难性的或异乎寻常的)发生后1个月内,符合诊断标准至少1个月,应激因素消除后,症状持续一般不超过6个月。

(3) 治疗方案的选择:根据《中国精神疾病防治指南》《精神病学》(第8版)、《沈渔邨精神病学》(第6版)、《创伤后应激障碍防治指南》(中华医学会精神病学分会主编)。

① 心理治疗:危机干预治疗、支持性心理治疗、心理健康教育、心理减压、认知行为治疗、暴露治疗、虚拟现实暴露、眼动脱敏再处理疗法、催眠治疗、森田治疗、团体心理治疗、正念、冥想、放松训练、家庭治疗等。

② 药物治疗:抗抑郁药物、抗焦虑药物、情绪稳定剂、苯二氮䓬类等。

③ 其他治疗:生物反馈治疗、经颅磁刺激疗法。

(4) 临床路径标准住院日:≤30天。

(5) 进入路径标准

① 第一诊断必须符合急性应激反应(ICD-11:QE84)、创伤后应激障碍(ICD-11:6B40)、适应障碍(ICD-11:6B43)诊断标准。

② 当患者同时具有其他疾病诊断,但在住院期间不需要特殊处理也不影响第一诊断的临床路径流程实施时,可以进入路径。

(6) 住院期间的检查项目

① 住院后所必需的检查项目:血常规、尿常规、便常规、肝肾功能、电解质、血糖、心肌酶、感染性疾病筛查(乙肝、丙肝、梅毒、艾滋病等)、甲状腺功能;心电图、颅脑CT、脑电图;汉密尔顿抑郁量表、汉密尔顿焦虑量表、焦虑自评量表、抑郁自评量表、自杀风险因素评估量表、临床总体印象量表、治疗中需处理的不良反应量表(TESS)、攻击风险因素评估量表、护士用住院病人观察量表(NOSIE)、日常生活能力量表(ADL);

② 根据患者情况可选择:颅脑MRI、胸片、性激素、腹部彩超、心脏彩超、凝血功能等。

(7) 治疗原则:① 使患者尽快脱离应激环境,减轻或消除核心症状;② 个体化治疗,早期提供心理治疗,提高患者的心理应付能力,最终帮助患者达到或提高创伤前的社会功能水平;③ 防治症状慢性化及复发;④ 促进创伤后的人格成长和执业发展。

（8）出院标准

① 诊断明确，药物治疗方案确定，可门诊随访。

② 没有需要住院治疗的合并症和/或并发症。

（9）变异及原因分析：存在合并症和/或并发症，需要进行相关的诊断和治疗，延长住院时间。

8. 性心理障碍的临床诊疗路径

（1）适用对象：第一诊断为性身份障碍（ICD-10 F64）、性偏好障碍（ICD-10 F65）、与性发育和性取向有关的心理及行为障碍（ICD-10 F66）。

（2）诊断依据：根据《国际精神与行为障碍分类第 10 版》，主要依据详细的病史、生活经历和临床表现；但在诊断某一类型性心理障碍之前，排除器质性病变、性激素及染色体畸变等疾病。

性心理障碍的共同特征如下：

① 与正常人不同，即性冲动行为表现为性对象选择或性行为方式的明显异常，这种行为较固定和不易纠正。

② 行为的后果对个人及社会可能带来损害但不能自我控制。

③ 患者本人具有对行为的辨认能力，自知行为不符合一般社会规范，迫于法律及舆论的压力可出现回避行为。

④ 除了单一的性心理障碍所表现的变态行为外，一般社会适应良好，无突出的人格障碍。

⑤ 无智能障碍和意识障碍。

（3）治疗方案的选择：根据《中国精神疾病防治指南》、《沈渔邨精神病学》（第 6 版）、《精神病学》（第 8 版）。

① 心理治疗：行为疗法、精神分析疗法、认识领悟疗法等。

② 药物治疗：SSRIs 类抗抑郁药物、抗雄激素药物、促性腺激素释放激素类似物或激动剂等。

③ 物理治疗：深部脑刺激疗法。

（4）临床路径标准住院日：≤28 天。

（5）进入路径标准

① 第一诊断必须符合性身份障碍（ICD-10 F64）、性偏好障碍（ICD-10 F65）、与性发育和性取向有关的心理及行为障碍（ICD-10 F66）诊断。

② 当患者同时具有其他疾病诊断，但在住院期间不需要特殊处理也不影响第一诊断的临床路径流程实施时，可以进入路径。

（6）住院期间的检查项目

① 住院后所必需的检查项目：血常规、尿常规、大便常规、肝肾功能、电解质、血糖、心肌酶、感染性疾病筛查（乙肝、丙肝、梅毒、艾滋病等）、甲状腺功能、性激素；心电图、颅脑 CT、脑电图；汉密尔顿抑郁量表、汉密尔顿焦虑量表、焦虑自评量表、抑郁自评量表、自杀风险因素评估量表、临床总体印象量表、治疗中需处理的不良反应量表（TESS）、攻击风险因素评估量

表、护士用住院病人观察量表(NOSIE)、日常生活能力量表(ADL);

② 根据患者情况可选择:颅脑 CT 或 MRI、胸片、腹部彩超、心脏彩超、凝血功能等。

(7)治疗原则:① 对症支持治疗为主;② 加强健康教育和心理治疗;③ 帮助患者恢复基本社会功能。

(8)出院标准

① 诊断明确,药物治疗方案确定,可门诊随访。

② 没有需要住院治疗的合并症和/或并发症。

(9)变异及原因分析:存在合并症和/或并发症,需要进行相关的诊断和治疗,延长住院时间。

9. 睡眠相关障碍的临床诊疗路径

(1)适用对象:第一诊断为失眠阻碍(ICD-11:L1-7A0)。

(2)诊断依据:根据 ICD-11 精神、行为与神经发育障碍。

① 主诉入睡困难,或难以维持睡眠,或睡眠质量差。

② 这种睡眠紊乱每周至少发生 3 次,并持续 1 个月以上。

③ 日夜专注于失眠,过分担心失眠的后果。

④ 睡眠量和/或质的不满意引起了明显的苦恼,或影响了社会及职业功能。

(3)治疗方案的选择:根据 2017 年《中国失眠障碍诊断和治疗指南》(中国睡眠研究会)。

① 认知行为治疗:睡眠教育、睡眠卫生教育、认知疗法、睡眠限制、刺激控制、松弛疗法、矛盾意向、音乐疗法、催眠疗法。

② 药物治疗:苯二氮䓬类药物、非苯二氮䓬类药物,褪黑素受体激动剂、镇静类抗抑郁药、食欲素受体拮抗剂、镇静类抗精神病药物。

③ 物理治疗:光照疗法、重复经颅磁刺激、生物反馈疗法、经颅直流/交流电疗法。

④ 中医治疗:针灸治疗、中药及中成药治疗。

(4)临床路径标准住院日:≤21 天。

(5)进入路径标准

① 第一诊断必须符合失眠阻碍(ICD11:L1-7A0)诊断标准。

② 当患者同时具有其他疾病诊断,但在住院期间不需要特殊处理也不影响第一诊断的临床路径流程实施时,可以进入路径。

(6)住院期间的检查项目

① 住院后所必需的检查项目:血常规、尿常规、便常规、肝肾功能、电解质、血糖、心肌酶、血脂、感染性疾病筛查(乙肝、丙肝、梅毒、艾滋病等)、甲状腺功能、性激素;心电图、颅脑 CT、脑电图、多导睡眠呼吸监测、汉密尔顿焦虑量表、汉密尔顿抑郁量表、匹兹堡睡眠质量问卷、自杀风险因素评估量表、临床总体印象量表、治疗中需处理的不良反应量表(TESS)、攻击风险因素评估量表、护士用住院病人观察量表(NOSIE)、日常生活能力量表(ADL);

② 根据患者情况可选择:胸片、颅脑 MRI、体动记录仪、失眠严重指数、Epworth 嗜睡量表、清晨型-夜晚型量表、睡眠信念与态度量表以及可能发生的合并症的相应检查等。

（7）治疗原则总体治疗目标为：① 增加有效睡眠时间和/或改善睡眠质量；② 改善失眠相关性日间功能损害；③ 减少或防止短期失眠障碍向慢性失眠障碍转化；④ 减少与失眠相关的躯体疾病或精神障碍共病的风险；⑤ 尽可能避免包括药物在内的各种干预方式带来的负面效应。

（8）出院标准

① 诊断明确，药物治疗方案确定，可门诊随访。

② 没有需要住院治疗的合并症和/或并发症。

（9）变异及原因分析：存在合并症和/或并发症，需要进行相关的诊断和治疗，延长住院时间。

［况利　袁勇贵　杨栋］

第四章　多学科联合会诊制度与流程

　　多学科联合会诊(multi-disciplinary team, MDT)制度是指在医疗实践中,由多个学科领域的医疗专家组成团队,为疑难、多发或需要综合治疗的患者进行综合性的诊断、治疗和管理的制度。MDT制度可有效地整合不同医疗专家的专业知识和技能,使其协同合作,共同制定治疗方案,提高医疗质量和疗效。

　　MDT团队通常包括临床医师、专业护师、康复医师、药剂师、营养师等不同领域的医疗专家。他们通常会共同参与患者的病情评估,制定个性化治疗计划,协调治疗方案实施,长期随访病情等。MDT制度能够促进医患沟通,减少患者不必要的痛苦,以及减少医疗资源的浪费。尤其是在解决疑难病例和复杂情况时,MDT制度发挥的作用更为显著。

　　MDT制度的历史可以追溯到20世纪初。当时,在医疗团队对于某些患者的病情难以确诊、无法制订恰当的治疗方案时,就需要不同学科专家的协同合作。如此,MDT制度慢慢发展起来,成为临床诊疗的一种重要形式。

　　现代医疗实践中MDT制度得到广泛应用,成为越来越多医疗机构推崇的诊疗方式。目前,MDT制度已经得到全球公认,被众多医疗机构广泛应用。在我国,MDT制度也得到了迅速地推广。最初仅在一些高端医院应用,如今已经越来越多地被应用于各级医疗机构,在解决疑难病例和复杂疾病方面,起到了重要的作用。

　　心身医学是综合了心理学和医学的一种新兴学科,其目的是探索心理因素对身体健康的影响,并寻找有效的诊疗方法。心身医学MDT团队由不同学科的医疗专家组成,包括精神科医师、心理治疗师、内科医师或全科医师、康复治疗师等,他们共同参与患者的诊断、治疗和管理。

　　心身医学MDT的主要目的是解决与心理和社会因素有关的躯体健康问题。在心身医学MDT中,医疗团队将采用生物—心理—社会医学模式,采用综合评估手段,包括精神状态评估、行为评估、生命质量评估、生物学评估等,以评价患者的整体状况。在完成评估后,各学科的医疗专家会共同制定个性化的治疗方案,包括药物治疗、心理治疗、物理治疗等,结合多种治疗手段,提高病人的治疗效果和生活质量。

一、基本会诊制度

1. 科内会诊

　　一般由诊疗组长(主任医师或副主任医师)提出,科主任决定并召集有关人员参加。会诊前应完善有关检查和特殊检查,并形成初步分析意见,明确会诊目的,以便有计划地组织会诊。会诊时,由经管医师报告病历,分析诊断、治疗情况,提出需要解决的问题和会诊意见。可将最后取得的意见归纳,及时在病程记录中记载。

2. 科际会诊

　　住院患者病情伴有他科情况,需要他科协助诊治时,应及时申请科间会诊。科际会诊由经治医师提出,上级医师同意,需填写会诊单。会诊单由经治医师填写,包括患者姓名、性别、年龄、床号、初步诊断,以及会诊科室、应邀医师、会诊时间和病情摘要及会诊目的。普通会诊应在48小时内完成会诊任务,急会诊应在15分钟内到达被邀科室并作会诊记录。邀请科室原则上应执行应邀会诊医师的诊疗意见,如有不同意见,由科主任决定是否再会诊或讨论等事宜。

3. 院内会诊

对于复杂疑难的需要多科协同诊治的病例,应及时组织院内会诊。院内会诊由科主任提出,经医务处同意。会诊前科主任应向医务处报告会诊情况,提出院内会诊的理由和目的,制定邀请人员名单,明确会诊时间。申请科室应整理会诊病例的病情摘要,在会诊前送应邀有关人员,以便会诊人员做好准备。院内会诊由申请科室科主任主持,院领导职能处室领导酌情参加,医务处需参加。院内会诊应由主治医师报告病历,会诊意见不统一时,由主持人做出诊疗决策。申请科室应有专人负责院内会诊记录,记录归入病历存档,档案记录应包括参加人员名单、时间、地点、主持人及会诊人员发表的意和会诊意见结论。

4. 院外会诊

对于本院不能解决的疑难病例或特殊患者应及时进行院外会诊。由科主任申请,经医务处同意,并与有关单位联系,确定会诊时间,应邀医院应指派有主任(副主任)医师称职的医师前往。会诊申请前应完善检查,明确会诊目的,应在科内会诊和院内会诊的基础上考虑申请院外会诊。会诊一般由申请科主任主持,主治医师简要报告病历,提出需要解决的问题,应邀医师应详细对会诊病例进行检诊,提出会诊意见,会诊意见应在病历中记录。会诊医师意见如无特殊理由应予执行,科主任应综合分析作出诊疗决策。

5. 紧急会诊

紧急会诊是指病情发生紧急变化时的会诊。由经管医师直接申请,特别紧急时可电话邀请。院内紧急会诊须在15分钟内到达。紧急诊会诊记录应及时在病程记录中记载。抢救情况下,可待抢救结束后6小时内及时整理记录。会诊医师应签名以示负责。

二、会诊指征

(一)心理因素所致躯体疾病会诊指征

1. 躯体症状是否出现在不良生活事件之后

不良生活事件可能会对人的心理产生负面影响,导致焦虑、抑郁等不良情绪,这可能引发头晕、乏力、失眠、胃肠不适、肌肉酸痛、心悸、血压升高、尿频等多种躯体症状,多为非特异性症状。其发生机制可能包括激素水平的改变、免疫系统的紊乱等。患者也可能在不良生活事件后养成一些不良的生活习惯,如熬夜、酗酒、吸烟等,这会进一步加剧身体的疲劳,导致出现更多的身体不适。因此,心理因素所致躯体疾病一般有明确的社会心理因素,并且与上述改变构成因果关系,症状的演变与生活事件的起承转合具有较为明显的关联。这就需要各科主管医师问诊时考虑社会心理因素,若某些躯体症状在不良生活事件之后才出现,则需高度警惕心理因素所致躯体疾病的可能,及时请心身医学科医师会诊。

2. 躯体检查排除阳性结果

心理因素导致的躯体症状往往没有真正的身体疾病或损伤,因此并不会被针对特定躯体疾病所制定的躯体检查方法查出。这些症状通常是由身体和心理的相互作用引起的。比如情绪、个性以及个人的经验和应对能力等因素,对身体的感知产生了影响,导致出现类似患有疾病的感觉和体验,甚至疼痛,这些症状在体格检查、化验或影像等检查中通常不会呈现任何异常的结果。故各科主管医师在发现患者有诸多躯体症状,但相应症状的躯体检查又排除阳性时,则需考虑请心身医学科医师会诊。

3. 躯体症状无法用检查结果解释

焦虑、抑郁等心理因素可能增加身体对不适的敏感性,降低痛阈,也降低耐痛阈。患者可能有躯体疾病,但在心理因素作用下,不适感可能比病理原因造成的症状更为严重、广泛,或性质不同、部位、程度不定、呈游走性,或症状在压力情境下加重、在放松情境下缓解,这些特点都无法被专门用于检查特定躯体疾病的方法所解释。主管医师若发现患者症状与检查结果不符,或症状难以解释,尤其是患者已做过大量检查,仍无法明确病因时,则需在仔细甄别罕见躯体疾病的情况下,请心身医学科医师会诊。

(二) 躯体症状所致心理疾病会诊指征

1. 躯体疾病的直接生理效应导致心理障碍

躯体疾病的直接生理效应,如能量供应不足(脑供血不足、缺氧等)、毒素作用、水电解质紊乱、应激反应、神经递质改变、内分泌改变、脑的结构损伤等,均可能导致心理障碍。急性躯体疾病常引起意识障碍,慢性躯体疾病常引起智能障碍和人格改变。但其他精神症状,如精神病性症状、情感症状及神经症症状等不特异,同一疾病可以表现出不同的精神症状,不同疾病又可表现出相似的精神症状。患者一般具有躯体疾病体征或实验室阳性检查结果。对于此类患者,主管医师可请心身医学科医师会诊,明确其是否有原发心理障碍。若无,一般以躯体疾病治疗为主、心理障碍治疗为辅。

2. 心身症状出现在躯体疾病之后

躯体疾病除可通过直接生理效应导致心理障碍外,也会给患者的心理造成急性应激或慢性压力。比如患有癌症等重大疾病或者一些慢性病后,病人往往因为功能障碍、生活质量降低、预期寿命缩短、病耻感等,出现焦虑、恐惧、抑郁、失眠或躯体化症状。而病后的一些生活方式改变,如不健康的饮食习惯、缺乏锻炼、不良嗜好的养成等也可能会导致躯体疾病加重和心理问题。某些躯体疾病用药也可能会影响神经系统或精神状态,例如一些镇痛药、激素、抗生素等可能会导致抑郁、焦虑、失眠甚至幻觉。故对于患躯体疾病后出现精神症状或无法解释的躯体症状的患者,主管医师可请心身医学科医师会诊,进行全面的评估后,采取适合患者的治疗方案。

3. 心理障碍病情发展与躯体疾病一致

不论何种原因,身体症状所致心理疾病的共同特点是,心理障碍与原发躯体疾病在时间上常有先后关系,病情在程度上有平行关系。病程和预后决定于躯体疾病的病程和严重程度,预后一般是可逆的,恢复后大多不遗留精神缺陷。治疗躯体疾病可使心理障碍得到一定的缓解。主管医师遇到有此类特征的患者,可请心身医学科医师会诊,一般治疗原则是以原发病治疗为主,如果躯体疾病得到有效的治疗和管理,则心理障碍的发生率和严重程度也可以降低;小剂量药物治疗可以帮助减轻躯体疾病及其治疗带来的不适,同时也可以减轻一些心理症状,如焦虑、抑郁等;心理治疗可以帮助患者应对躯体疾病对情绪和心理健康的影响,并提高他们应对疾病的能力;另外社会支持也是非常重要的,可以让患者与家人、朋友、社交群体和医疗机构保持联系,这样可以减轻孤独感和恐惧感,促进康复。

(三)心身相关障碍会诊指征

1. 病因多样

心身相关障碍一般指心理社会因素在发病、发展过程中起重要作用的躯体器质性疾病,包括高血压、冠心病、偏头痛、消化性溃疡、神经性皮炎、类风湿性关节炎、糖尿病、神经性厌食、性功能障碍等。症状以躯体症状为主,但与心理因素、性格特征密切相关,患者一般有自知力。心身相关障碍病因多样,包括心理因素,如精神状态、个性特征和心理应激等;生理因素,如代谢失调、激素水平变化、神经系统疾病等;也包括环境因素,如家庭问题、工作压力、人际关系紧张等;某些心身疾病可能与遗传因素有关;一些生活方式因素,如不良的饮食规律、缺乏锻炼、烟酒等不健康嗜好,也会导致心身疾病的发生。主管医师遇到此类患者,可请心身医学科医师会诊,分析可能的病因,治疗时需要综合考虑多种因素,并采用综合性的治疗方法。

2. 心理障碍与躯体障碍发生时间与强度高度相关

在心身相关障碍中,心理障碍与躯体障碍相互依存、相互作用、相互影响,故二者的发生时间与强度均具有高度相关性。实际上,心理事件和生理反应之间的联系是很快的。情绪等心理变化可以立刻引发躯体反应,如心跳加快、血压升高、呼吸加深、肌肉收缩等;身体的疼痛、不适、功能障碍也会很快引发焦虑、恐惧甚至抑郁情绪。长期的心理压力可能导致身体的应激反应变得失衡,增加了患一系列躯体疾病的风险;长时间的身体压力和不良的生活方式(饮食不当、熬夜等)也容易导致心理健康问题。因此,主管医师在发现患者的心理障碍与躯体障碍发生时间与强度高度相关时,需考虑心身相关障碍的可能,可请心身医学科医师会诊,共同参与治疗。

3. 具体某一心理障碍与特定躯体障碍间无紧密联系

虽然在心身相关障碍中,心理障碍和躯体障碍之间有密切联系,但并不是特定心理障碍都与特定的躯体障碍有直接关联。例如,一些与压力相关的心理障碍,如焦虑和抑郁,可能没有特定的躯体症状;同样地,一些身体障碍,如糖尿病和高血压,可能没有明显的心理症状。因为每个人的身体和心理具有个体差异,相同的躯体障碍可能会表现为不同的心理症状,反之亦然。由此可见,身体和心理之间具有复杂的相互关系,这使得诊断难度增加。故主管医师在发现患者的具体某一心理障碍与特定躯体障碍间无紧密联系却又同时出现时,可请心身医学科医师会诊,全面地考虑其相关的心理和躯体因素,以达到更好的治疗效果。

4. 心理社会因素对疾病影响大

在心身相关障碍中,心理社会因素对疾病的影响是很大的。首先,心理因素影响疾病的进展,会加剧或延缓康复,所以心理因素与病程有相关性。如长期持有强烈的心理压力、负面情绪和社会不支持等因素会导致身体出现各种生理反应,产生不适感、疼痛等,加重疾病的程度;此外,心理因素可能干扰治疗。例如心理压力会影响患者信任医生的程度,而不信任医生则可能导致患者不愿遵从治疗方案,或选择不合适或错误的治疗方式,如过分依赖某些疗法或药物等,从而延误治疗并影响治疗效果。而且,心理因素能影响身体的免疫力,从而影响患者的病情和康复过程。最后,长期持有心理负担和刺激可能导致患者处于不良的生活方式,例如不良作息和饮食等,这些不良习惯可能会干扰治疗效果。故当主管医师发现患者的心理社会因素对疾病影响较大时,需请心身医学科医师会诊,这样可以帮助医生更全面地了解患者的身心情况,充分评估患者的疾病和身心健康状况,并综合考虑各种治疗手段,从而制定更全面、更科学、更有效的治疗方案。

三、会诊流程

1. 普通会诊流程

(1) 请会诊的主管医师根据患者的具体情况向心身医学科提出会诊申请。

(2) 心身医学科会诊医师收到正式的(书面或电子形式)会诊申请后,会诊医师可当面或通过电话等方式了解具体情况(请会诊的主管医师可能缺乏精神科专业知识,会诊单上的信息可能较为含糊或存在误导性),并让主管医师将会诊之事告知患者。

(3) 会诊医师复习患者病历记录,了解患者既往及近期信息(尤其是社会心理相关的信息),查看实验室检查及影像学检查,明确精神心理症状是否有器质性依据,浏览医嘱,了解近期是否有可能影响患者精神心理状态的药物变更。

(4) 与患者交谈,交谈时应注意保护患者隐私,最好单独交谈。根据情况可能通过电话或视频进行远程会诊。先向患者解释会诊的目的和必要性,然后了解病史及目前的主要问题,进行完整的精神检查,包括外表、意识、定向力、交流能力、感知觉、思维活动、情感活动、意志行为、注意力、记忆力、智能、自知力等,并可进行一些心理测量评估,必要时可进行局部神经系统体格检查。检查总时间一般不超过 30 分钟。对于认知功能有损害的患者,可向知情者进一步了解,对于冲动不合作等情况的患者,检查内容要有所侧重。如有可能,会诊医师可将支持性心理治疗融入面谈中,这有助于减轻患者的精神心理症状。

(5) 根据患者目前的症状、体征、辅助检查结果作出诊断,如有必要,提出进一步检查、会诊方向。制定进一步治疗措施。明确注意事项,如冲动、消极防范等。如患者对自己和他人有危险性,可考虑前往心身医学科住院,或转至精神科、精神专科医院等。

(6) 书写心身医学科会诊记录,内容一般包括:

① 会诊原因和相关信息:患者的基本信息、住院时间、治疗过程和会诊原因等。

② 病史特点和症状表现:患者既往和当前的身体状况、精神状况,并详细描述精神检查。

③ 相关检查治疗结果:描述与患者精神心理症状有关的辅助检查结果,既往医嘱中可能对患者精神状态造成影响的情况。

④ 会诊医生的意见和建议:初步诊断、治疗方案、风险分析、注意事项等。

⑤ 消息传递和隐私:介绍会诊医生跟患者和知情人交流讨论的重要内容和结果、告知和关照的事项。同时,为了保护患者隐私,会诊记录必须放置在适当的地方,非授权人员不得查阅。

(7)一般来说,对会诊过的患者进行一次随访是必要的。首先,在心身医学科会诊之后,需要进行验证诊断,观察患者的症状是否消失或减轻,确保治疗的正确性和有效性;其次,随访可以评估药物疗效,及时发现并处理药物副作用,帮助调整治疗方案等;最后,因为精神心理症状容易复发,通过随访,医生可以及时了解患者的情况、身体和心理状况的变化,提供必要的支持,为预防复发采取相应的措施。如果不需要随访,会诊医师也应当告知主管医师。

2. 急会诊流程

(1)主管医师(大部分情况下是急诊科医师)发现患者可能存在急性精神异常或精神疾病导致的紧急状况,需要及时会诊心身医学科时,主管医师发出会诊申请,并电话联系当班心身医学科会诊医师,传达患者的基本病史、症状、危急程度等信息。

(2)心身医学科医师收到会诊申请后,尽快赶到请会诊科室,进行初步评估,了解病情、病史及发病情况等。

(3)尽快对患者进行病史询问和精神检查,对患者的精神状态、神经系统功能等进行评估,必要时可向知情者进一步了解。如患者有激越症状,可进行倾听、安慰,尽可能平复患者情绪。

(4)制定治疗计划,包括药物治疗、物理治疗、心理治疗、注意事项、防范措施等,并与请会诊医师一起商讨。必要时可能需要安排患者心身医学科住院治疗,乃至转至精神科、精神专科医院等住院治疗。

(5)填写会诊记录,详细描述患者的病史、症状、评估结果、诊断及治疗方案、注意事项。

(6)请会诊医师按照心身医学科医师的建议,执行治疗方案。如将患者转入心身医学科进行治疗,请会诊医师或所在科室应提供必要的专业支持,以继续监测患者的身体状况并根据情况调整治疗方案。

(7)心身医学科和请会诊医师保持联络,跟踪治疗并定期进行评估,以确保患者精神状况稳定,尽快康复。

3. MDT 会诊流程

(1)主管医师针对 MDT 患者治疗相关的特点、收费、局限性等事项,向患者本人或其家属进行说明,征得患者本人或其家属的同意,必要时签订知情告知书。

(2)主管医师预约 MDT 门诊。

(3)主管医师准备好各项资料,内容包括:病史、症状、体征、辅助检查等信息,可由MDT 秘书进行进一步整理和数字化制作。

(4)主管医师带领患者前往 MDT 门诊就诊,必要时知情者陪同。

(5)MDT 组医师对患者进行病史询问、体格检查、精神检查。

(6)MDT 组讨论,一般包括医师、心理治疗师、护师、药师、物理治疗师等专业医护人员,作出诊治建议,并提交书面 MDT 小结给患者。

（7）主管医师团队严格按照制定的治疗方案和行动计划,进行治疗和监控患者的病情变化。

（8）主管医师需定期随访患者,根据患者的病情变化及时调整治疗方案,确保治疗效果的最大化。患者出院后也需随访其治疗效果、病情变化和恢复情况,指导病人如何用药、如何康复、何时回院复诊、病情变化后如何处置等专业技术性指导。

4. 跨院会诊流程

（1）请会诊主管医师填写书面申请,包括简要病史、体检、必要的辅助检查结果以及初步诊断和会诊目的及要求等情况。

（2）科主任批准、送医务相关科室批准。

（3）请会诊医院与会诊医院医务相关科室联系,协商确定会诊时间,并安排人员接待。

（4）会诊医师所在的医院医务相关科室根据会诊要求,通知科主任安排会诊医师。如果请会诊的医院点名会诊,科主任尽可能安排被点名医师前去会诊。如果需要跨院急会诊,应告知总值班或值班的院级领导。

（5）一般应由请会诊医院科室科主任、医务相关科室主任或分管副院长主持会诊,会诊医师查看病人后,作出诊治建议,并提交会诊意见。

（6）异地会诊可通过远程视频形式进行会诊。双方医院应设置专门的远程会诊场所,请会诊医院将患者资料远程发送,会诊医师需与患者视频对话。在这种情况下,会诊意见仅供参考。

四、会诊时间要求

本院常规会诊时间要求:本院常规会诊时,从请会诊医师发出会诊邀请至会诊医师提交会诊意见,一般要求不超过48小时。

本院急会诊时间要求:本院急会诊时,请会诊医师发出会诊邀请,并电话联系当班会诊医师后,会诊医师需在10分钟内到位,院址分散的酌情适当放宽时限。被邀请科室不得以任何理由拒绝会诊,不允许会诊医师不亲自查看病人进行电话会诊。

MDT会诊时间要求:MDT会诊时,须由主管医师预约MDT门诊,确定会诊时间。

跨院会诊时间要求:跨院会诊时,由请会诊医院与会诊医院医务相关科室联系,协商确定会诊时间。

五、MDT团队基本管理制度和资助要求

（一）基本管理制度

（1）医院应成立MDT专家委员会和MDT秘书处,完成MDT团队申报评审、考核、监督、信息化、数据管理等工作。

（2）由召集人(一般需为本领域学术带头人)提交MDT团队申请,MDT专家委员会组织专家对申报进行评审,提交评审意见。

（3）MDT团队一般应包括专业组(主要开展该类疾病诊治的科室)、相关专业组(与该类疾病诊治相关的科室、康复科、营养科和辅助科室)、护理组(制定MDT患者的护理计划

和随访康复计划,协助主管医师进行随访)、临床药师组(负责疑难、高危、肿瘤患者的药物方案治疗选择、药物相互作用的监测及不良反应评估)、秘书(负责 MDT 会诊组织、专家协调、数据收集、会议记录等)等。

(4) MDT 专家委员会应定期组织专家组对 MDT 团队进行考核,并针对考核结果,提出改进意见和建议。

(5) MDT 秘书处负责全院 MDT 患者的数据管理,并负责与医院信息科协调,进行信息系统的优化,以便于 MDT 会诊。

(二) 资质要求

1. 心理医学会诊医师资质要求

具有精神病学或临床心理学专业主治医师以上职称;有一定的精神心理科临床工作经验;完成心身医学培训课程并获得培训证书。

2. 非心理医学会诊医师资质要求

具有内科学、神经内科学或全科医学专业主治医师以上职称;有一定的内科、神经内科或全科临床工作经验;完成心身医学培训课程并获得培训证书。

3. 心理治疗师资质要求

受过正规的心理学、心理咨询或心理治疗相关专业的本科或硕士研究生教育培训,具有心理学或相关专业的学士或硕士学位;通过由卫生行政管理部门实施的执业资格考试,并取得中级以上心理治疗师执照;具有一定的心理治疗实践经验。

4. 护师资质要求

具有护师以上职称,有一定的精神科、神经内科或内科护理工作经验;完成至少 20 学时的心身医学专业技能培训课程并获得培训证书。

5. 药师、营养师、康复师、技师资质要求

一般需具有中级以上职称。

[骆艳丽　周千　陈炜]

第五章　分级管理及治疗原则

一、场地要求和设施、设备

（一）门诊部

门诊部包括候诊区、接诊区、心理测量区、心理治疗区、物理治疗区等基本功能区。按照服务对象可分为儿童青少年门诊、成人门诊、老年门诊；按照提供服务的类别可分为心身障碍科门诊、心理治疗门诊、心身康复门诊，其他还可提供临床药师、护理、营养等特色门诊。门诊部应设置在靠近医院交通入口处，应与急诊部、医技部邻近，并应与住院部有便捷通道联系。门诊部应设置门厅、导诊、挂号、收费、药房、诊区、门诊办公、卫生间等用房和为患者服务的公共设施。诊区应设置候诊、诊室、治疗室、护士站、污洗室等。门诊部应凭借信息网络技术提供多种形式的咨询、预约挂号、收费、随访等服务。诊区宜采取分科候诊，门诊量小时可合科候诊，宜采用电子叫号方式。候诊处应设护士站，候诊座位按需设置。

诊室设置应符合下列要求：① 诊室的开间净尺寸不应小于 2.70 m，使用面积不宜小于 12.00 m²；② 诊室应设置医生应急撤离门或医生工作走廊；③ 当两间及以上诊室并列设置时，宜设置医生工作走廊，走廊净宽度不应小于 0.90 m。心身障碍科门诊用房设置应符合下列要求：①宜自成一区，可设单独出入口；②如开设儿童青少年门诊需设置儿科专用候诊区。心理治疗区：个别心理治疗室使用面积至少 10 m²，家庭治疗室使用面积至少 15 m²，沙盘治疗室至少 15 m²，生物反馈治疗室至少 15 m²，团体治疗室不少于 60 m²，催眠治疗室使用面积至少 20 m²。心理治疗室一面墙壁应当配有单向玻璃，教学用。

（二）住院部

住院部宜靠近主要医技科室，并应与物理治疗、康复治疗用房及室外活动场地有便捷的联系。病区组成应包括病房、卫生间、浴室、病人活动室、病人餐厅、护士办公室、医生办公室、护士站、处置室、治疗室、值班室、被服库、备餐开水间、污洗室、污物暂存间等用房，还需有病区专用的个别心理治疗、团体心理治疗室。心理治疗能提供支持性心理治疗、认知行为治疗、行为治疗、家庭治疗、精神分析与动力性治疗、人本主义心理治疗、人际关系心理治疗、后现代心理治疗（叙事治疗、焦点解决治疗）、冥想、催眠、暗示、森田疗法等心理治疗手段。物理治疗和康复治疗可以心身障碍科单独设置或全院共享。

（三）康复治疗区

康复治疗区基本用房宜包括作业疗法、音乐疗法、职业疗法等治疗用房及附属器材存放、管理用房。室外活动场地宜包括体操、各种球类活动及花木种植场地等；室外活动场地应用围栏、绿篱划分限制活动空间。室内康复用房宜采用大开间，并宜采用自然采光与通风。康复治疗用房及室外活动场地宜配置洗手池。

（四）物理治疗区

1. 电抽搐治疗用房

应设置在安静、干扰少的地段,配置有充气袖带的病床,并应配备医疗槽,同时应设置氧气、负压、麻醉气体装置以及电气接口。

2. 重复经颅磁刺激(rTMS)场地

设置要求:① 空间要求:rTMS 所产生的瞬间脉冲磁场(0.8～3T),在附近会产生强大的电场(150 V/m),需要在设备周围至少有 2 m 的空间以避免干扰到其他设备。② 电源要求:rTMS 治疗仪器属于大型用电设备,其瞬间输出功率达十几兆以上,需要配有 16A 的电源插头,配置稳压器,以保证电压稳定。③ 光照要求:为了保证定位导航的精确度,室内光线不宜过亮(尤其是散射光);不宜有反光材质在红外视野内;如眼镜、玻璃制品等均可能影响定标点的探测(注:仅光学导航需要此光照要求,非光学导航不需要)。④ 警示性要求:门口挂贴警示标志,告诫此处有强磁场设备,禁止使用心脏起搏器和电子输液装置等对磁场敏感的人员进入,同时场地中要避免放入铁磁性物体,还需警示长期暴露于经颅磁脉冲磁场环境的孕妇,其腹部应远离刺激线圈 70 cm 以上距离。⑤降噪要求:治疗室的墙面需安装足够的隔音装置(加装额外的隔离门或者加厚门)。同时,由于设备强烈的间歇性噪声,应为治疗者和患者配备耳塞。光疗室应配备滤出紫外线后达 2 500～3 000 Lux 的人工亮光电源,应设人工照明光控、渐暗开关,其门窗应设遮光帘。

3. 经颅直流电刺激(tDCS)治疗室

室内装修设计应符合功能部位特点和使用要求,选用安全、经济、实用、美观的材料和构造做法。一般医疗用房的地面、墙裙、墙面、顶棚,应采用便于清扫、冲洗、消毒的材料和构造,其阴阳角宜做成大于或等于 30 mm 圆弧半径圆角。住院部病房、隔离室以及患者集中活动场所内,不应采用装配式吊顶构造和可被吊挂的构造或构件。

（五）患者活动区域

门窗设置应符合下列要求:① 窗的开启部分应做好水平、上下限位构造处理,并配置防护栏杆。门窗插销宜选用按钮暗装构造,不应使用布幔窗帘。② 病房门、病人使用的盥洗室、淋浴间的门应朝外开。门的执手应选用不易被吊挂的形式,门铰链应采用短型铰链,不应设置闭门器。③ 玻璃应选用安全玻璃。④ 所有紧固件均应不易被松动。患者活动区域内需设置嵌墙壁柜时,壁柜不应代替隔墙。壁柜的设置应避免人员在内藏匿。橱柜门拉手宜采用凹槽形式。走廊安装防撞带时,应选择紧靠墙面型构件。

（六）卫生间、盥洗室、浴室

应符合下列要求:① 患者使用的卫生间、浴室隔间的宽度不应小于 1.10 m,深度不应小于 1.40 m,门闩应内外双向开启、锁闭。② 不应设置输液吊钩、毛巾杆、浴帘杆、杆型把手(采用特殊设计的防打结把手除外)等。③卫生间的地面应采用防湿滑材料,并应符合排水要求。④ 卫生间、盥洗室、浴室使用的镜子,应采用镜面金属板或其他不易碎裂材料制成。

以上是按照高级中心要求编写,初级中心可以参考,但需满足基本临床需求。

二、人员配备

高级中心,配备心身医学整合诊疗中心负责人1人、精神科医师8名、心理治疗师4名、心理测量技师2、精神科护士10名(含护士长)、社会工作者2名、康复医师(技师)2名。

初级中心,至少需配备诊疗中心负责人、精神科医师、精神科护士、康复医师(技师)专业人员。

三、基本制度和患者收治管理要求

建立质量管理体系,制定各项规章制度、人员岗位职责、相关诊疗技术规范和操作规程。规章制度至少包括诊疗质量规范控制、精神药品管理制度、突发事件应急预案、医患沟通制度、会诊制度、心理诊疗保密制度、医院感染管控制度及消毒隔离制度、设备设施管理制度、患者登记和医疗文书书写记录管理制度、医务人员职业安全管理制度等。

中心实行开放管理,而收治的住院患者往往有焦虑恐惧抑郁等负性情绪,其自杀风险、攻击风险需要专项评估,尤其是自杀风险。使用"自杀风险评估量表(NGASR)"对患者近2周内病情进行评估,若总分≥12分,或符合量表第7条(计划采取自杀行动)或第12条(有自杀未遂史),则不得收入病房。攻击风险较大者也不适合在心身障碍科住院治疗。住院患者违背医疗建议并在不通知医务人员的情况下自行离院,主管医师应立即致电病人询问不遵医嘱和离院的原因,充分告知不配合医疗的风险,并将情况记录在病历中,并办理出院。有自杀、伤人等可能危害自身或他人情况的患者不遵医嘱离院,由主管医生或科主任上报医务科,按照《中华人民共和国精神卫生法》要求处理。住院患者原则上不得请假离院,对于临时有事需要离开医疗区的患者,由主管/首诊医生评估病情。如病情允许,患者需履行请假手续并签署《劝阻住院患者外出告知书》,请假期间不得在医疗区外留宿。对需要陪护的患者,落实好陪护制度,并对陪护家属做好宣教工作。家属若拒绝陪护,必须签署拒陪知情告知书,详细告知家属相关风险,告知书上必须有家属签名。患者住院期间出现自杀企图、发生自伤或自杀未遂行为,必须立即转封闭精神科治疗。

四、用药原则

(一) 用药一般性原则

① 综合分析正在服用的所有药物,包括草药及非处方药;② 保持用药单纯,尽可能地只用一种药物来治疗一种综合征或障碍;③ 对患者进行医疗知识教育,治疗联盟是依从性的最好保障;④ 开始服药时要密切观察靶综合征和不良反应;⑤ 请记得,停止服药是一种有价值的干预手段,特别对于服多种药的老年人;⑥ 避免让患者用"需要时服"这样一种方式来用药,特别是疼痛、撤药综合征、谵妄患者;⑦ 当"需要时服"有剂量要求时,要检测使用频率来决定常设的剂量;⑧ 一次只改变一种药物,以最小的剂量获得所希望的效果;⑨ 预防性用药需要明确理由,如用苯甲托品来避免有焦虑的首发精神病年轻男性在服用抗精神病药物时可能产生的肌张力障碍;⑩ 选用患者以前疗效好的或家庭成员患同样疾病时疗效好的药物;⑪ 如果治疗失败,需要再次检查诊断是否正确、是否有物质滥用;⑫ 药物血清水平不是

疗效及毒性反应的标志;⑬ 非专利药可能存在性价比优势,但生物利用度是不一样的;⑭ 社会因素和性格问题会强烈影响治疗的依从性;⑮ 每个病人都是独一无二的!

(二)抗抑郁药物和抗焦虑药物的使用

1. 抗抑郁药

选择时要考虑:患者的意愿,既往药物疗效,相对的有效性和效能,安全性、耐受性、潜在的不良反应,精神和躯体的共病,潜在的药物相互作用,药物半衰期,费用等。SSRIs、SNRIs、米氮平、安非他酮、阿戈美拉汀、伏硫西汀等对大多数患者来说都是优选药。抗抑郁药物治疗需要从小剂量开始,一般起效较慢,往往要 2~8 周才起效,12 周或以上才会有最大的疗效;长期治疗可获进一步的疗效,并且可以防止复燃,多数病人需要持续 12~24 个月的治疗。

2. 抗焦虑障碍药

(1)惊恐障碍的一线治疗药物:西酞普兰、艾司西酞普兰、氟西汀、氟伏沙明、帕罗西汀、帕罗西汀、舍曲林、文拉法辛。

(2)广泛性焦虑障碍的一线治疗药物:阿戈美拉汀、度洛西汀、艾司西酞普兰、帕罗西汀、普瑞巴林、舍曲林、文拉法辛。

(3)社交恐怖症的一线治疗药物:艾司西酞普兰、氟伏沙明、帕罗西汀、普瑞巴林、舍曲林、文拉法辛。

苯二氮䓬类药物在抑郁焦虑患者治疗中,作为抗抑郁药物的辅助措施,在起病早期,尤其是有急性焦虑和激越,能帮患者及时渡过危机和等待抗抑郁药起效是有价值的,但因为可能的依赖、镇静、认知损害及其他副反应,苯二氮䓬类药物的使用受到了限制,一般使用时间不超过 4 周。

五、心理治疗原则

心理治疗作为心身整合治疗的主要方法,贯穿于心身疾病治疗的始终。

(一)原发性高血压病患者的心理治疗

原发性高血压病是常见的心身疾病,其发病是生物、心理和社会因素多种因素造成的,如遗传、高血脂、不良的生活习惯、A 型行为人格、焦虑抑郁和应激事件等。焦虑或者应激的情况下,交感神经兴奋,会使血压升高、心率变快,长期反复的过度紧张或精神刺激会使大脑皮质兴奋与抑制过程失调,皮质下血管运动中枢失去平衡,交感神经活动增强,血管阻力增加及血压增高。

其心理治疗原则包括:患者健康教育,松弛训练,运动疗法,改变生活习惯以及生物反馈治疗等。原发性高血压患者的发病与高盐饮食、缺乏运动、吸烟以及嗜酒有关,良好的健康教育可以促进患者对疾病和健康的认知、改变不良生活习惯、提高自我管理;松弛训练可以降低交感神经系统功能兴奋,减少儿茶酚胺的分泌,降低心指数与周围血管阻力,从而降低血压;运动疗法可有效调节交感神经系统活性,释放去甲肾上腺素,抑制血管收缩,降低血压。

（二）冠状动脉硬化性心脏病患者的心理治疗

不良的生活习惯、慢性应激、负面情绪、危险行为、人格特征等共同组成了冠心病复杂的发病机制。冠心病更常见于典型的 A 型行为人格者，他们常表现为苛求自己、争强好胜、缺乏耐心、充满敌意。冠心病患者中焦虑抑郁的发病率明显高于普通人群，而焦虑抑郁又是冠心病的危险因素，不光影响生活质量和治疗依从性，还增加冠心病的发病率和死亡率。

其心理治疗原则包括：患者健康教育、改变生活习惯、矫正问题行为、治疗负面情绪等。健康教育：对患者进行针对性的指导，减少吸烟、饮酒、缺乏运动以及肥胖等危险因素，促进患者对疾病的认识，减少焦虑抑郁情绪；行为治疗：帮助患者改变不良情绪和危险行为。也有研究显示，运用运动疗法可以改善患者心脏基础疾病和心理负性应激反应，使病人情绪改善，死亡率降低。

（三）糖尿病患者的心理治疗

高血糖对血管内皮的损伤，导致血-脑脊液屏障功能损伤和中枢神经系统的缺血缺氧，从而对人的心理活动产生全面的影响，包括认知功能、情绪性格、活动能力等，并影响患者的社会功能。糖尿病常表现病程长，易反复，并发症多等特点，严重影响患者生活质量，使其失去生活信心，影响患者情绪和社会功能，容易产生焦虑抑郁。

其心理治疗原则包括：对患者进行结构化教育，提高患者对疾病的认知程度，增强自我管理能力，控制血糖水平，减少并发症；支持治疗，包括来自社会和家庭的关系和帮助可以使患者拥有更积极的态度，提高饮食依从性和服药依从性，提升患者对疾病的适应能力，改善患者焦虑抑郁，改善患者生活质量；正念冥想、正念呼吸及正念瑜伽等正念疗法对于降低糖尿病患者糖化血红蛋白具有显著作用，且正念疗法干预能减少低水平糖尿病患者的情绪痛苦，增加其幸福感，减少焦虑抑郁的产生。

（四）支气管哮喘患者的心理治疗

哮喘与心理因素有着千丝万缕的联系，心理情绪变化可以诱发或加重哮喘，也可以缓解哮喘。在出现哮喘先兆时如果充分放松休息、稳定情绪，可避免发作。此外，年龄、经济水平、疾病程度、社会支持及人格特征等均与哮喘后焦虑抑郁的产生有关。

其心理治疗原则包括：进行健康教育；合理疏导、提高患者对疾病的认知、消除患者不良情绪；生活干预：制定个体化的饮食和锻炼计划，养成良好的生活习惯；家庭指导：创造一个和谐的家庭环境，帮助患者创造一个舒适的生活环境，减少过敏源的刺激。系统性心理干预可调节下丘脑-垂体-肾上腺皮质轴（HPA 轴）改善机体内稳态，调节迷走神经功能，改善患者焦虑抑郁，提高肺功能，减少哮喘发作。对于有严重焦虑抑郁的患者，进行运动性引导想象疗法，可以有效缓解焦虑抑郁情绪，促进肺功能并改善患者睡眠和生活质量。

（五）消化性溃疡患者的心理治疗

消化性溃疡的发生、发展和复发，主要与人格特征、精神紧张、情绪变化、饮食习惯以及幽门螺杆菌感染等因素有关。消化性溃疡患者中多见急躁、敏感、好强、自我中心、暗示性强、情绪不稳定，缺乏耐心等人格特点。情绪变化不仅直接影响消化系统，造成胃酸异常增多、胃肠道蠕动减慢，还可以抑制副交感神经，引起胃部不适。溃疡的发生或反复发作又会加重患者不良情绪，造成恶性循环。

其心理治疗原则包括：对患有消化性溃疡的患者进行心理干预治疗，使患者大脑皮层处于较低水平，消除患者的负面情绪，降低长期慢性应激刺激带来的不良后果；认知心理干预，是有针对性地对患者介绍相关疾病知识，告知患者在治疗过程中及日常生活中的注意事项。

（六）恶性肿瘤患者的心理治疗

恶性肿瘤对患者和家属来说是一系列的应激事件，过重的心理压力、癌痛的折磨会给患者带来一系列的不良反应，如：确诊恶性肿瘤后的应激反应、焦虑抑郁等心理障碍和精神障碍、人际关系的不良变化、躯体障碍、疾病以及特殊治疗带来的痛苦、酒精和药物的滥用等。

其心理治疗原则包括：通过认知疗法、放松训练、催眠疗法等，指导患者正确对待疾病，纠正自身错误认知和行为，减少疾病带来的不良的反应，缓解不良情绪，改善预后。

六、多学科联合诊疗制度和流程

心身障碍患者往往有躯体疾病，如高血压、冠心病、糖尿病、甲状腺疾病、功能性消化系统疾病、慢性疼痛等，又伴有焦虑、恐惧、抑郁、躯体化等各种精神症状或障碍，患者的症状更为复杂，诊断治疗也更复杂。各科室有时仅考虑本科的问题提出会诊意见，缺乏通盘考虑，因此，为了避免患者拿着多个会诊单在多个科室奔走，很需要各科医生在一个地方共同为患者提供系统全面的诊疗服务，即多学科综合诊疗会诊。

为了确保多学科会诊的效率与质量，应由医疗管理部门负责组织会诊。多学科综合诊疗会诊专家范畴很广，包括具有高年资主治及以上卫生专业技术职称的临床医师、护士、麻醉、康复、药学、放射、特检等专业人员。具体适用于：病情疑难复杂、诊断不明、基础疾患多、出现严重并发症、涉及学科多的病例；临床确诊困难或疗效不满意的疑难危重患者；疑诊恶性肿瘤患者；拟邀请院外专家会诊或院内多科室会诊（超过 2 个专业）的病例；已发生医疗投诉纠纷或可能出现纠纷的病例。

（一）会诊流程

1. 病房多学科综合诊疗会诊流程

由申请会诊科室（病区）主任或经主任授权的医疗组长向医务科提出申请。申请初次多学科会诊前，须经科室内讨论。医务科根据申请通知有关专家参加多学科会诊。一般情况下，申请科室（病区）的主任参加多学科会诊讨论并主持，特殊情况下可由科主任委托本科高级职称医师代为主持。会诊前，经管医师向患者或近亲属（代理人）告知，取得理解与配合，并需准备好病历资料。

会诊时，经管医师汇报病情、医患沟通情况、科内讨论意见等，提出需解决的问题，上级医师补充。受邀专家须按时参加，了解患者情况，包括查体等，讨论时提出自己的分析诊治意见。主持人汇总各专家意见，进行小结，包括综合分析、诊断、下一步诊疗方案、注意事项等。经管医师记录会诊专家意见，并在病历中完成会诊记录。申请会诊科室执行会诊意见，主管医师向患者或近亲属（代理人）告知会诊结论，需进行特殊的检查及治疗须签署相关知情同意书后方可执行。申请会诊科室每季度向医务部反馈多学科会诊效果。医务科登记汇总，每季度统计多学科会诊及专家参与情况。

2. 门诊多学科综合诊疗会诊流程

门诊医师征得患者或近亲属（代理人）同意，填写《多学科门诊诊疗申请表》向门诊部提出申请，由门诊部协调相关事宜。患者或其家属主动要求门诊多学科会诊的，可向患者服务台提出申请，由门诊部委托首诊科室或指定医师进行甄别，确认后填写《多学科门诊诊疗申请表》。门诊部指定时间地点组织多学科会诊。参加门诊多学科会诊的专家每次原则上 3～5 名副高及以上医师。接诊医师报告病史，提出会诊目的。请患者进入会诊现场，回答专家的提问，接受专家体格检查。专家集中讨论，患者及其家属回避。会诊结束后，由年资最高的专家医师总结，包括综合分析、诊断、下一步诊疗方案、注意事项等。首诊医师记录会诊意见。接诊医师将会诊意见转告患者。如有保护性医疗方面的考虑，会诊意见或结论只向患者近亲属（代理人）反馈。接诊医师完成《门诊多学科会诊记录表》交给门诊部。门诊部登记汇总，每季度统计门诊多学科会诊及专家参与情况，并送至医务科。门诊部应对会诊后患者的去向、治疗效果进行追踪了解，收集患者或其家属的反馈意见。

（二）多学科综合诊疗会诊管理制度的质量管理

科室质量管理小组应当将多学科综合诊疗会诊管理制度作为科室核心制度的落实内容，根据多学科综合诊疗会诊管理制度量化考核要求，定期或不定期自查和检查，分析整改。医疗管理部门应当定期或不定期开展多学科综合诊疗会诊管理制度的落实督查，分析反馈给相关科室，并督查持续改进。

七、双向转诊制度

双向转诊制度是为心身疾病患者提供方便、快捷、优质、连续性的医疗服务，有利于加强初级心身医学整合中心和高级心身医学整合中心之间的联系，逐步形成一个有序的双向转诊网络，为提高医疗质量和医疗卫生改革奠定良好的基础。

对于只需进行后续治疗、疾病监测、康复指导和护理等服务的患者，高级心身医学整合诊疗中心应结合患者意愿，宣传、鼓励、动员患者转入相应的初级心身医学整合诊疗中心，由初级心身医学整合诊疗中心完成后续康复治疗。

（一）高级心身医学整合诊疗中心职责

负责向初级心身医学整合诊疗中心患者推荐专家，担任初级心身医学整合诊疗中心顾问。负责接诊初级心身医学整合诊疗中心转来的患者，使转诊患者得到及时、有效的诊治。初级心身医学整合诊疗中心如遇急危重症患者，根据病情，将患者转初级心身医学整合诊疗中心急诊，以保证及时、有效的抢救治疗。接诊医务人员不得延误及推诿患者。根据疾病诊治及恢复情况，确定能转回原初级心身医学整合诊疗中心的患者，转回者要严格把关，应安排主治以上职称的医师负责回访工作，以确保医疗质量和医疗安全。及时总结双向转诊工作中的问题和经验，随时改进双向转诊工作。

（二）初级心身医学整合诊疗中心职责

负责向转诊患者针对性推荐专家。初级心身医学整合诊疗中心要认真填写转诊单。接诊高级心身医学整合诊疗中心转回的患者，并及时与高级心身医学整合诊疗中心医生联系，建立良好的合作关系。有责任随时反馈高级心身医学整合诊疗中心专家的服务情况、医疗服务质量,进一步提高双向转诊的医疗水平。与高级心身医学整合诊疗中心联合对周边群众开展健康教育和健康促进活动。

八、紧急事件应急预案

(一)紧急事件

紧急事件包括:未预料的或突然发生的情况,如需要急诊手术以避免死亡;自然或人为导致的事件,严重破坏了医疗服务环境(如:台风、暴雨或地震造成医疗机构建筑物和地面破坏);严重干扰诊疗活动(如:意外事故、心身医学整合诊疗中心或其所在区域内出现的紧急情况引起公用设施故障,如电力、供水中断);突然的医疗机构服务要求明显增加(如:恐怖袭击、建筑物倒塌或医疗机构所在区域内的公路交通事故)等事件。

紧急事件的灾害脆弱性分析:明确心身医学整合诊疗中心紧急事件的风险评估工具和程序,确定年度高风险项目。心身医学整合诊疗中心紧急事件(应急)管理委员会结合地区和医院实际情况,对紧急事件的危险性进行分析,对可能对患者、员工和来访者的生命安全造成负面影响的因素进行评估,确定可能会发生在医院及其所在区域的潜在灾害事件的清单,包括自然灾害、人为灾害、危险品灾害、技术灾害等。根据不同事件发生几率,不同事件的人员危害、财产损失、运营影响,不同事件的准备程度、内部救援和外部救援的程度七个方面内容,确立风险相对较高的项目,确立优先级。医院(心身医学整合诊疗中心)对风险积分排名前 20% 的项目制定应急预案、演习计划,培训并每年至少演练一次;对风险积分排名在 21%～40% 之间的项目,有关职能科室牵头制定应急预案,对相关科室人员进行培训;对风险积分排名在 41%～100% 之间的项目,确保有关科室对这些项目在风险范围内可控。目标:① 每年通过灾害脆弱性分析(HVA)确定医院紧急事件优先级,制定相应风险降低预案。② 每年通过模拟演练或实际发生事件测试紧急事件应对预案的有效性。③ 每年对医院全体员工、院内独立机构人员等进行相关安全知识培训。

(二)应急预案

预案包括(但不仅限于):火灾消防应急预案、信息系统故障应急预案、停电应急预案、紧急医疗救护应急预案、医院感染暴发处置应急预案、突发精神障碍患者院内冲动肇事处置应急预案、危险化学品安全事件应急处置预案、医疗设备故障应急预案、重大医疗纠纷冲突处置应急预案、医疗技术损害处置应急预案、急性肺栓塞处置应急预案、心理危机干预应急预案、药害事件与严重药品不良反应应急预案、患者自缢防范预案及处理流程、患者噎食应急预案及处理流程、患者出走防范应急预案及处理流程、跌倒坠床应急预案及处理流程、精神科药物过量防范预案及处理流程、给药错误应急预案及处理流程、职业暴露处置应急预案等。

九、技能培训

对心身医学整合诊疗中心医务人员进行基础理论、基本知识、基本技能("三基")及心身医学专门技能培训,是为了提高医务人员医疗技术水平,不断提升医疗质量,规范医疗操作程序,为患者提供优质、高效的医疗服务。适用于所有医务人员。

中心每年制定"三基"及心身医学专门技能培训计划,并落实培训、考核。科室组织培训每月至少一次。包括专科基本理论、专科技能、心肺复苏、传染病防治知识、相关法律法规、核心制度及培训;心身疾病整合治疗技术,包括心身医学语境下的医患沟通、各种类别心理治疗、重复经颅磁刺激、经颅直流电刺激、各种类别的作业治疗和社会功能康复。

以集中辅导自主学习、培训相结合的方式。中心主任应根据本中心人员结构的具体情况,采取多种形式进行"三基"培训和心身医学专门技能培训,如专题讲座、业务学习、病例讨论、示教、应急演练、岗前培训等,具体落实在日常的医疗活动中,如三级查房、病历书写、疑难病例讨论、心理治疗等。

医务科定期对中心"三基"及心身医学专门技能培训落实情况进行督查,发现问题,及时提出整改意见。

医务科或中心根据计划内容组织中心全体医务人员的理论考核,负责命题出卷、监考、评分等工作。以技能考核为主,要求医务科或中心根据医务人员岗位性质作出相应的操作技术考核。考核不合格者在考核周期内给予一次补考机会,补考合格者则视为本考核周期业务考核合格,补考不合格者则视为本考核周期内业务考核不合格。年终将年度"三基"心身医学专门技能考核结果计入个人业务技术档案,并与医务人员年终考核、晋升晋级挂钩。

医技人员每年均需接受至少5个学分(15个学时)的心身医学相关继续医学教育,其中心理治疗师必须接受心理治疗、康复医师(技师)必须接受心身康复相关继续教育,并通过考核。科主任、护士长还需参与科室管理相关知识培训班的学习。

[宋国华　沈鑫华]

第六章　紧急事件应急预案及处置流程

一、危险因素的评估与应急处置流程

为了保障住院患者的生命财产安全,除了要制定可能出现紧急事件的应急预案,还应该提高医护人员应急意识和独立处理突发意外事件能力,确保紧急事件发生时医务工作者能够反应迅速、妥善应对,尽可能避免和减少紧急事件带来的人身和财产损失。

(一)紧急医学会诊与处置

综合医院各科,尤其是内科、外科和急诊科,有可能收治患有精神障碍的患者,或者可能有精神障碍患者因为躯体疾病到综合医院就诊。有些患者有可能因患躯体疾病(包括脑器质疾病)伴发精神障碍,或有些患者因患病、经历应急事件等原因出现各类急性的心理问题,因此需要心身科医生急会诊,协助诊断和处理。

1. 对转入综合医院的精神障碍患者的处理

紧急会诊的原因:医护人员发现患者有幻觉或妄想;患者出现非自杀性自伤或自杀行为;患者出现行为紊乱或暴力行为;患者对治疗不合作;需要指导精神类药物的应用。

处理:如果患者的急性躯体疾病已经基本痊愈,而精神症状仍然明显,建议将患者转入心身科治疗;如果患者的躯体疾病只是好转,则需要权衡利弊;如果患者的躯体疾病尚未有明显改善,应留在原科室治疗,心身科医生要考虑处理精神症状时患者的身体状况,要注意药物使用安全。

2. 对躯体疾病伴发精神障碍患者的处理

躯体疾病所致精神障碍指由各种躯体疾病如躯体感染、内脏器官疾病、内分泌障碍、营养代谢疾病等影响脑功能所致的精神障碍。急性躯体疾病会引起急性脑病综合征(如谵妄);慢性躯体疾病会引起慢性脑病综合征(如智能损害、人格改变等)。如果在综合医院住院的患者出现躯体疾病产生的精神障碍症状,则常常会要求心身科医生急会诊。

紧急会诊的原因:出现意识障碍,如嗜睡、昏睡或昏迷,或意识模糊或谵妄状态;出现情绪障碍,如情绪不稳、悲伤、抑郁、哭泣、激动、敏感、疑病或情绪高涨等;出现类精神分裂症表现,如猜疑、关系妄想、被害妄想和幻觉等;出现智能障碍、人格改变等症状。

处理:病因治疗;支持治疗;精神科对症治疗,但使用精神类药物需谨慎。

3. 对躯体疾病患者的心理问题的处理

躯体疾病以及住院治疗期间可能会让患者产生心理问题,或使患者产生明显的心理反应,包括自我意识转变和对疾病的认知反应、情绪反应等。

(1)急性疾病时的心理反应:急性疾病,尤其是严重疾病,对患者来说是一个严重的精神刺激,会产生沉重的心理压力。如果患者的心理素质不良,便可产生严重的心理反应。

① 焦虑:严重疾病,或者病情并不严重的患者自认为病情严重,都会使患者内心不安、心烦意乱,产生莫名其妙的恐惧感和对未来的不良预期感;同时存在自主神经功能失调的症状,表现为心悸、出汗、胸闷、呼吸急促、口干、便秘、腹泻、尿急、尿频等。患者接受检查时还

可能出现交感神经功能亢进的体征,如血压升高、心率加快、面色潮红或发白、多汗、皮肤湿冷、肌肉紧张等。由于紧张不安以及警觉性高,对外界刺激易出现惊跳反应,注意力难以集中,有时感到脑子一片空白。

② 抑郁:患者思考严重疾病带来的影响进而产生的心理压力,可导致情绪低落、言语减少、悲观绝望、自罪自责,甚至产生自残、自杀想法或行为。

③ 恐惧:当患者了解到自己的病情严重程度后,可表现为恐惧,轻者出现担心,重者表现为惊恐不安与回避。

④ 愤怒:患者得知自己罹患严重疾病后,往往认为自己得病是不公平的、倒霉的,再加上疾病的痛苦,使得患者可表现出怨天尤人、激愤、蛮不讲理等反应。愤怒常伴有攻击性行为。

(2)慢性疾病时的心理反应

① 抑郁:慢性疾病患者中,多见心情抑郁沮丧。患者会感到自责,认为给家庭和他人带来了累赘和不幸,对疾病恢复丧失信心,对生活失去兴趣,产生悲观厌世的想法,甚至出现自杀想法或自杀行为。

② 性格改变:长期患病使患者的性格改变。患者会责怪他人,如责怪医生医术不精;埋怨家庭未尽心照料;故意挑剔,常因为小事勃然大怒。患者对躯体方面的微小变化颇为敏感,常提出过高的治疗或照顾要求。常导致医患关系与家庭关系紧张或恶化。患者也可表现为独立性降低而依赖性增强、被动、顺从、缺乏自尊等。

(3)处理:对于上述心理问题的处理,主要采用心理干预。心理干预主要针对患者的认知活动特点、情绪问题以及行为和个性改变;同时还要考虑不同疾病、年龄和性别病人的心理生理反应特点,采取综合性的干预措施。

① 心理支持疗法:了解患者的不良精神因素及各种应激,充分理解和尊重患者。鼓励患者倾诉,耐心倾听患者的痛苦与忧伤,帮助患者疏导负性情绪,鼓励患者培养积极乐观的情绪。帮助患者建立社会支持系统,树立战胜疾病的信心。给患者提供有关的信息,建立良好的医患关系。指导患者调整各种不良的生活方式与饮食习惯,帮助患者科学地安排生活,消除各种心理社会压力。给患者提供心理支持,促进其机体的抗病能力。鼓励患者顽强地活下去。

② 认知疗法:患者会有怎样的心理反应,强度如何,取决于患者对疾病和症状的认识与评价。而认知模式又和患者的个性特征及社会文化背景有关,错误的认知会歪曲客观事实和阻碍疾病康复过程的进行。首先,帮助患者识别自己的不良情绪和认知系统里的问题,然后,通过各种认知治疗技术,帮助患者改变观察问题的角度,赋予问题不同的解释,使患者的情绪和行为问题有所改善,努力邦其纠正错误的认知,重建合理的信念和认知模式。临床上常采用 Ellis 理性情绪疗法和 Beck 认知治疗技术,纠正病人的不良认知,将科学、客观和正确的康复知识介绍给患者,促进患者不良认知的改变。

③ 行为治疗技术:患病后出现各种情绪问题及生理功能失调在临床上非常普遍,及时应用行为治疗技术,可有效地帮助患者减轻这些症状,促进疾病的康复。行为治疗技术是通过学习和训练矫正情绪障碍和生理功能失调的一种治疗方法。常用的方法有放松训练、生物反馈疗法和系统脱敏疗法等。通过学习和训练,提高自我控制能力,消除和减轻症状。例如,生物反馈疗法可用于治疗伴发焦虑的各种疾病,放松训练对于应付过度焦虑、恐惧和稳定情绪等具有特殊疗效。

④ 健康教育和咨询:健康教育可增加患者对疾病和自己身体状况的了解,减轻焦虑,增强战胜疾病的信心。健康教育的内容广泛,包括疾病的基本知识、紧急情况的处理和应对策

略、病情的监测及生活管理等。为患者提供有关疾病和康复的医学知识,还可以帮助患者了解和解决患病后可能出现的婚姻和性生活的问题,提高生活质量。如冠心病患者及其配偶也会有一些心理问题,主要是焦虑和忧郁,配偶有时会夸大医生在患者出院时的各项嘱咐,往往过分地对患者加以保护,助长了病人的依赖性和无用感,影响病人的康复。

(二) 常见紧急状态的评估与应急处置

1. 心跳呼吸骤停

心跳呼吸骤停是指各种原因所致心脏射血功能突然停止,随即出现意识丧失、脉搏消失、呼吸停止的危急情况,必须紧急进行处理。绝大多数心搏骤停的始动因素是恶性心律失常,经过及时有效的心肺复苏(cardio-pulmonary resuscitation,CPR)部分患者可获存活,现代心肺复苏包括基础生命支持、高级生命支持以及持续生命支持三部分。

(1) 快速评估

① 快速评估患者神志及周围环境是否安全;

② 评估患者脉搏、呼吸(5~10秒完成);

③ 评估患者心律是否为可除颤心律。

(2) 应急处置

① 如意识丧失、脉搏消失、呼吸停止,表明心跳呼吸骤停,立即启动CPR;

② 心电监测显示室颤立即给予自动体外除颤器(automatic external defibrillator,AED)/除颤仪除颤。

(3) 处置流程:

```
┌─────────────────────────────┐
│  患者无反应、无呼吸或叹息样呼吸  │
└─────────────────────────────┘
              ↓
┌─────────────────────────────┐
│    紧急联系急诊科、麻醉科        │
└─────────────────────────────┘
              ↓
┌─────────────────────────────┐
│      检查脉搏(<10 s)          │
└─────────────────────────────┘
            无 ↓
┌──────────────────────────────────────────────┐
│ 立即胸外按压、开放气道和人工呼吸(按压、通气比为      │
│ 30:2,按压频率为100~120次/min,幅度>5 cm)       │
└──────────────────────────────────────────────┘
              ↓
      ◇ AED检查心率,判断有无除颤指征 ◇
     是 ↙                          ↘ 否
┌──────────────────┐        ┌──────────────────┐
│ 立即电击除颤1次,继  │        │ 继续CPR,每5组CPR   │
│ 续5组CPR后再判断    │        │ 后检查一次心率       │
└──────────────────┘        └──────────────────┘
              ↓
┌──────────────────────────────────────┐
│  持续至高级生命支持团队接管或患者开始活动    │
└──────────────────────────────────────┘
```

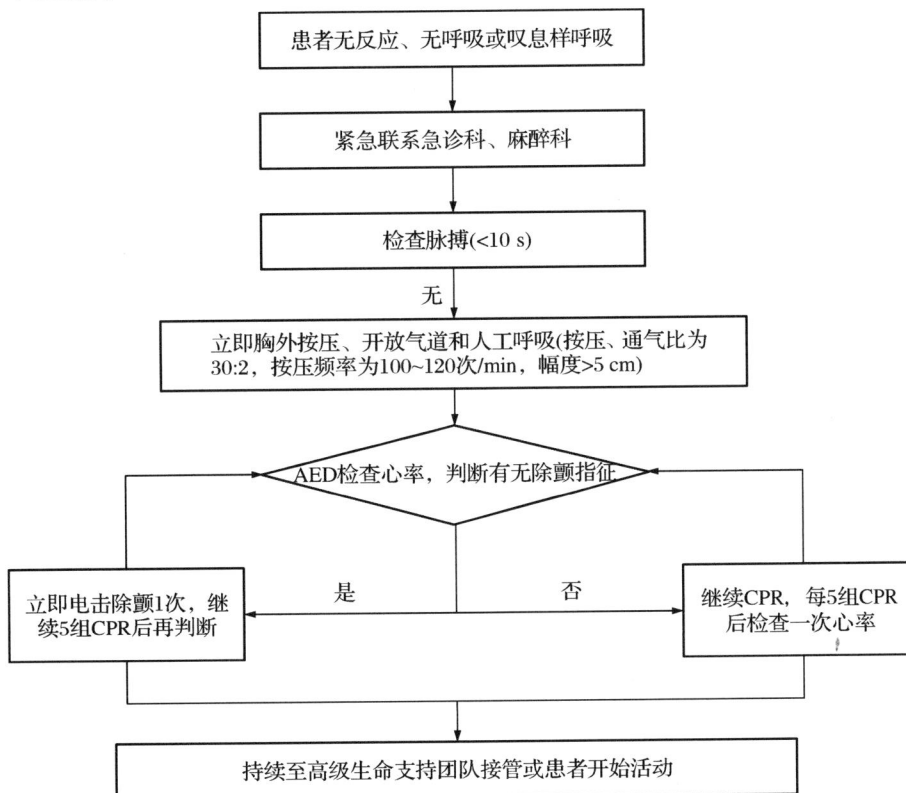

图 6-1 心跳呼吸骤停处置流程图

2. 突发呼吸困难

突发呼吸困难是呼吸功能不全的重要表现。患者主观上有空气不足或呼吸费力的感觉,客观上有努力呼吸表现,轻者呼吸频率加快、呼吸用力,重则出现鼻翼翕动、端坐呼吸、三凹征,并可有呼吸频率、深度与节律的改变。在临床上病因可分为肺源性、心源性、中毒性、神经精神性及其他原因引起的呼吸困难。

(1)快速评估

① 生命体征是否平稳,呼吸道是否通畅,自主呼吸节律是否规整;

② 呼吸困难是否继续加重;

③ 病史和查体,评估呼吸音、胸片。

(2)应急处置

① 保持呼吸道通畅、吸氧;

② 人工辅助呼吸改善缺氧和二氧化碳潴留;

③ 明确病因者按相应抢救原则处理。

(3)处置流程:

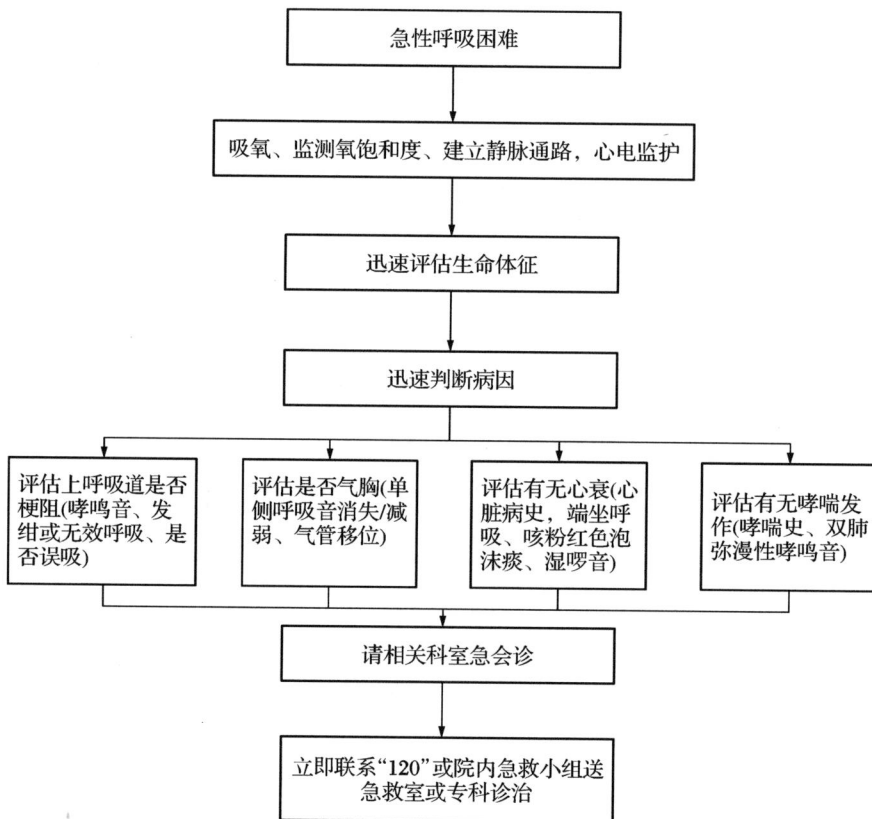

图 6-2　突发呼吸困难处置流程图

3. 急性胸痛发作

急性胸痛是指以胸痛为主要表现的一组异质性疾病群。住院期间患者可能遭遇高危胸痛常见病因有急性冠脉综合征（acute coronary syndrome，ACS）、主动脉夹层（aortic dissection，AD）、急性肺栓塞（pulmonary embolism，PE）以及张力性气胸（tension pneumothorax，TP）等。

（1）快速评估

① 神志模糊、面色苍白、大汗及四肢厥冷、低血压、呼吸急促、低氧血症，提示高危患者；

② 迅速判断高危胸痛。ACS 症状常表现为发作性胸痛、压迫感或憋闷感，甚至濒死感，部分患者可放射至上肢、后背部或颈部，持续数分钟至数十分钟，持续时间超过 20 分钟未缓解者，需考虑急性心肌梗死可能；AD 常表现为持续撕裂样胸、背痛，可伴血压明显升高、双侧肢体血压差别较大等；PE 常伴呼吸困难或咯血、昏厥，常同时合并氧饱和度下降；TP 患者表现为极度呼吸困难，缺氧严重者出现发绀甚至窒息。

③ 10 分钟内完成首份心电图，进行肌钙蛋白、D-二聚体等监测。

（2）应急处置：立即给予生命体征监测，吸氧，建立静脉通路。

（3）处置流程：

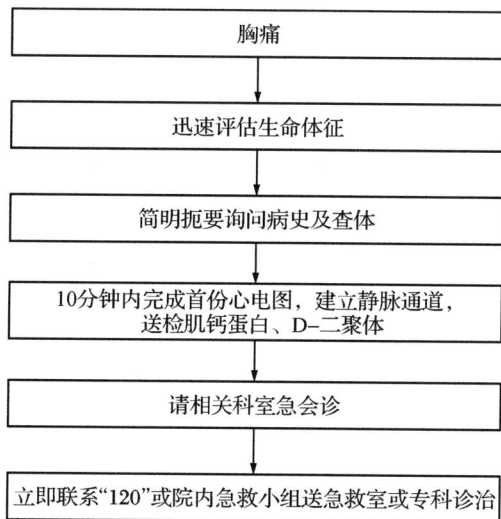

图 6 - 3　急性胸痛发作处置流程图

4. 药物中毒

有些患者有可能会服用抗精神病类药物，但抗精神病类药物有药物用量大、时间长的特点。如果患者一次服用大量药物便可能发生急性中毒。

（1）快速评估

① 有明确的服药史；

② 临床表现：出现意识障碍、低血压、低体温、心动过速、呼吸急促、瞳孔缩小、反射迟钝或消失。可有癫痫发作、烦躁不安或急性锥体外系反应等。中毒一周后可有黄疸及肝脏功能损害。

③ 胃呕吐物、血液和尿液可检测出抗精神病类药物。

（2）应急处置

① 一般处理：催吐、洗胃、吸附、导泻，促进药物的排泄。

② 中枢兴奋药的使用：使用中枢兴奋剂的目的在于保持和恢复各种反射功能，防止机体衰竭。故仅在深度昏迷而有呼吸抑制时考虑使用，不宜常规使用。因为用之不当会增加机体耗氧量，加速中枢神经系统的衰竭。故使用该药物必须严格诊断与排除禁忌证。

③ 透析治疗：这是对于严重中毒者最有效的治疗措施，如有条件，可尽快进行。

④ 对症和支持治疗：包括纠正休克、治疗脑水肿和肺水肿，呼吸抑制者应给予吸氧，气管切开和呼吸机辅助呼吸。有感染者积极抗感染治疗等。

（3）处置流程：

```
┌─────────────────────────┐
│ 患者出现临床症状:意识障碍等 │
└─────────────────────────┘
            ↓
┌─────────────────────────┐
│       紧急联系急诊科       │
└─────────────────────────┘
            ↓
┌─────────────────────────┐
│    快速查体、明确患者状态    │
└─────────────────────────┘
            ↓
┌─────────────────────────┐
│  针对患者表现症状进行紧急处理  │
└─────────────────────────┘
            ↓
┌─────────────────────────┐
│       仪器监测实时监控       │
└─────────────────────────┘
            ↓
┌───────────────────────────┐
│ 持续至抢救团队接管或患者开始有反应 │
└───────────────────────────┘
```

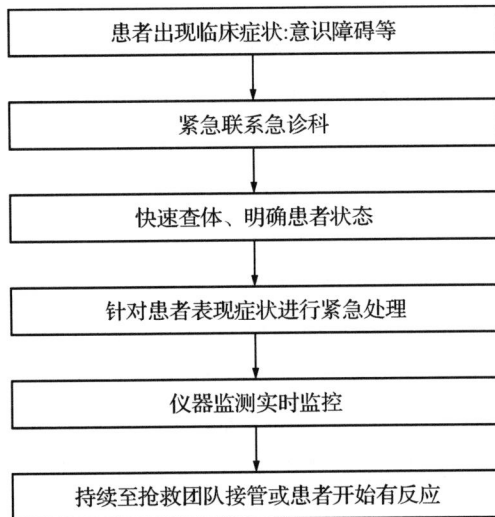

图 6-4　药物中毒处置流程图

5. 突发意识障碍

昏迷和昏睡都属于严重的意识障碍。

昏迷：意识完全丧失，对外界刺激及自身需要俱无反应。昏迷程度有深浅之分。深昏迷时，各种反射如角膜、瞳孔、咽、腱和跖反射均消失。浅昏迷时，瞳孔反应和眼球活动或其他脑干反射尚保存。真正的昏迷不见于纯心因性障碍。

昏睡：意识并未完全丧失，在强烈或反复刺激下能够唤醒，并睁眼看人，但不能对答或对答缓慢。刺激一旦停止，又陷入深睡状态。反射活动无明显改变，偶可见肢体移动。昏睡多见于脑器质性损伤，也可见于癔症。

（1）快速评估

① 采用格拉斯哥昏迷评分法（Glasgow coma scale，GCS）来评估昏迷的严重程度。按我国的分型，3～5 分为特重型；6～8 分为重型；9～12 分为中型；13～15 分为轻型。得分越低，昏迷程度越深，伤情越重；得分越高，昏迷程度越轻，预后越好。

格拉斯哥昏迷评分表(GCS)

运动反应	评分	言语反应	评分	睁眼反应	评分
按命令做动作	6分	回答定向正确	5分	有意识自发睁眼	4分
刺痛时有定位动作	5分	词不达意	4分	喊叫能睁眼	3分
刺痛时有躲避动作	4分	语句错乱	3分	疼痛刺激睁眼	2分
刺痛时上肢屈曲	3分	仅能发音、吐词不清	2分		
刺痛时四肢伸直	2分			不睁眼	1分
无反应	1分	不语	1分		

② 伴随症状:发热、头痛、呕吐、癫痫发作等。

③ 注意体征:体温、脉搏、血压、呼吸、皮肤、眼部症状、脑膜刺激征、运动功能、反射和病理性反射等。

(2)应急处置:

① 尽快查明病因,及时针对病因治疗;② 保持呼吸道畅通,清除呼吸道分泌物,必要时给予氧或行气管插管或气管切开;③ 支持治疗;④ 针对患者症状给予相应治疗,视患者情况决定。

(3)处置流程:

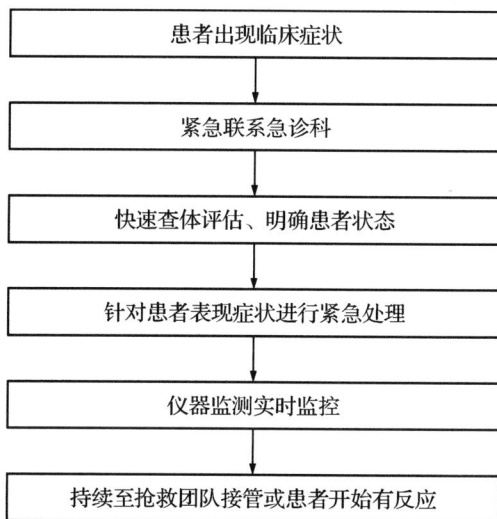

图6-5 突发意识障碍处置流程图

6. 低血糖

低血糖症是指一组多种原因引起的以血浆葡萄糖(简称血糖)浓度过低,临床上以交感神经兴奋和脑细胞缺糖为主要特点的综合征。一般血浆葡萄糖浓度低于 2.8 mmol/L(50 mg/dL)即为低血糖症。

(1)快速评估:疑似临床症状(如下)+快速血糖监测(随机血糖测定≤2.8 mmol/L)。

① 交感神经过度兴奋表现(与肾上腺素、去甲肾上腺素等分泌增多有关):如头晕、头痛、出冷汗、四肢发凉、面色苍白、手臂或下肢无力、饥饿感、心悸、血压轻度升高等。

② 神经性低血糖症状（与大脑缺乏足够葡萄糖供能有关，以脑功能抑制为主要表现）：a. 大脑皮质受抑制：意识模糊、反应迟钝、定向力丧失等。b. 皮质下受抑制：神志不清、躁动不安、惊厥。c. 中脑受抑制：阵挛、强直性痉挛、扭转性痉挛。d. 延髓受抑制：严重昏迷、去大脑强直、反射消失、瞳孔缩小、呼吸减弱、血压下降、体温不升，甚至死亡。

（2）应急处置：解除缺糖症状＋纠正导致低血糖症的各种潜在原因＋并发症处理。

① 紧急处理：一经诊断，应尽快处理。a. 及时停用相关降糖药物。b. 静脉给予50％葡萄糖60 mL，一般能快速纠正低血糖，注意密切监测血糖，必要时需葡萄糖静滴维持。c. 可请专科会诊协助诊治，必要时转专科或重症监护室治疗。

② 纠正潜在原因：a. 应用胰岛素时，注意同时输注糖和营养，加强监测血糖。b. 对于曾经发生低血糖，并再次出现血糖升高患者，注意评估胰岛素敏感性，适时减量。c. 尽量停用或少用影响血糖代谢的药物（如静脉营养、血管活性药物等），适时调整胰岛素用量。

③ 并发症处理：a. 明确患者气道是否通畅，防止癫痫发作。b. 若出现脑水肿表现，可予20％甘露醇125～250 ml 和/或糖皮质激素（如地塞米松10 mg）。

（3）处置流程：

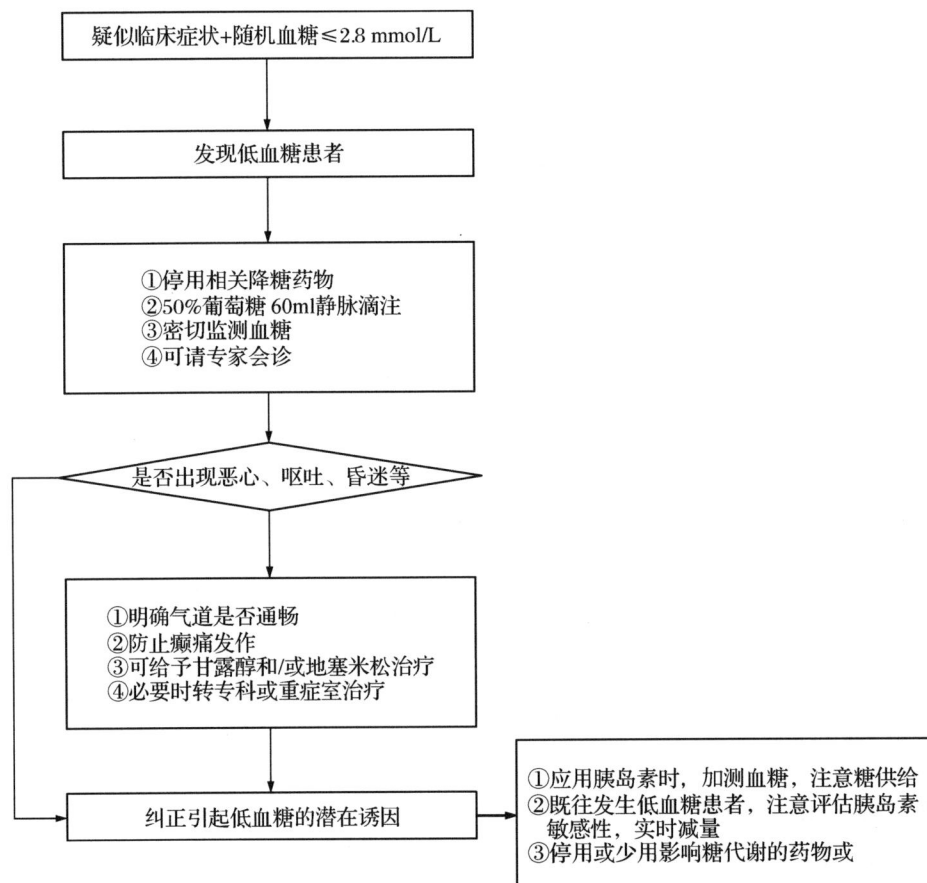

图 6-6　低血糖处置流程图

7. 机械性窒息

机械性窒息是指因机械作用引起呼吸障碍，如缢、绞、扼颈项部，用物堵塞呼吸孔道，压迫胸腹部以及患急性喉头水肿或异物吸入气管等造成的窒息。这将造成人体内严重缺氧，器官和组织会因为缺氧而广泛损伤、坏死，尤其是大脑。气道完全阻塞造成不能呼吸只要持续 1 分钟，心跳就会停止。

（1）常见原因可分为六类：

① 闭塞呼吸道入口所致的窒息；② 压迫颈项部所致的窒息；③ 异物堵塞呼吸道所致的窒息；④ 液体吸入呼吸器官所致的窒息；⑤ 压迫胸腹部所致的窒息；⑤ 体位性窒息。

（2）快速评估：患者突发烦躁不安、出汗、面色苍白、口唇发绀、鼻翼翕动和呼吸极度困难，处于昏迷或者浅昏迷状态，呼吸逐渐变慢而微弱，继而不规则，到呼吸停止，心跳随之减慢而停止。瞳孔散大，对光反射消失。

（3）应急处置：机械性窒息的原因有很多，应根据其病因进行救护。解除气道阻塞和引起缺氧的原因，部分患者可以迅速恢复。具体措施如下：

① 呼吸道阻塞的救护：将昏迷患者下颌上抬或压额、抬起后颈部，使头部伸直后仰，解除舌根后坠，使气道畅通；然后用手指或用吸引器将口咽部呕吐物、血块、痰液及其他异物抠出或吸出。当异物滑入气道时，可使患者俯卧，用拍背或压腹的方法挤出异物。

② 颈部受到扼制的救护：应立即松解或剪开颈部的扼制物或绳索。呼吸停止立即进行人工呼吸，如患者有微弱呼吸可给予高浓度吸氧。

③ 气道黏膜损伤水肿的救护：若患者氧合情况尚可，可尝试吸氧及激素雾化吸入治疗。若短时间无法缓解或患者缺氧进一步恶化，采用紧急气管插管或气管切开。

（4）处置流程：

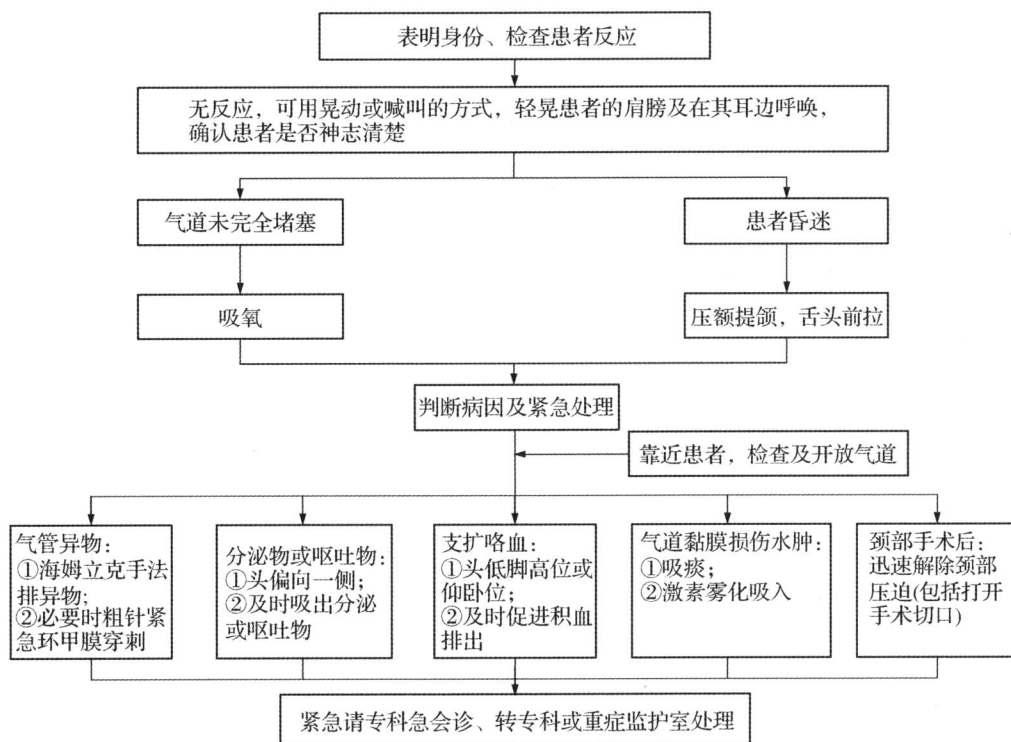

图6-7　机械性窒息处置流程图

8. 谵妄状态

谵妄属于意识内容的异常改变,其病理基础是整个大脑皮层功能的障碍。由于患者有明显的精神活动异常,因此,常需要心身科医生急会诊或常被直接送到心身急诊。

(1)快速评估

① 谵妄状态有下列特征:意识水平降低,有定向障碍,患者意识水平在一天内可有波动,往往傍晚或晚上加重,或者仅在晚上出现意识障碍;常有精神运动性兴奋。患者表现兴奋不宁,不停地扭动身体或循衣摸床。患者对提问多不回答或回答不切题。有时喃喃自语且思维不连贯;有幻觉或错觉,尤以幻视较多见,错觉和幻觉内容多为恐怖性或迫害性。病人可因攻击或逃避假象的敌人而产生冲动行为,毁物、伤人、自伤,或越窗逃走,造成意外事故。

② 可使用谵妄相关的量表协助评估。

(2)应急处置

① 当患者突发谵妄状态时,立即赶到患者身边,安慰安抚患者,避免激惹,保护患者免受伤害,并紧急通知上级医师;

② 了解病史及相关检查结果,监测生命体征,寻找发病原因,协助上级医师诊疗;

③ 将特殊患者转入单间隔离管理,由专人看护,必要时征得家属同意,实施保护性约束或给予镇静剂;

④ 清理各类危险物品,保证环境安全,做好其他患者的安抚与指导工作,避免情绪受到不良影响;

⑤ 联系相关科室会诊或在患者病情稳定时转诊专科医院;

⑥ 科室早会通报,重点交接班,密切观察患者。

(3)处理流程:

```
┌─────────────────────────────────┐
│         患者突发谵妄症状          │
└─────────────────────────────────┘
                 │
┌─────────────────────────────────┐
│ 立即到患者身边,劝慰、保护患者,紧急通知 │
│            值班医师              │
└─────────────────────────────────┘
                 │
┌─────────────────────────────────┐
│   了解病史、检查、生命体征、寻找病因   │
└─────────────────────────────────┘
                 │
┌─────────────────────────────────┐
│ 特殊患者转单间隔离,由专人看护,家属同意后, │
│      实施保护性约束或给予镇静剂      │
└─────────────────────────────────┘
                 │
┌─────────────────────────────────┐
│ 清理危险物品,做好其他患者安抚指导工作  │
└─────────────────────────────────┘
                 │
┌─────────────────────────────────┐
│      联系相关科室或转诊专科医院      │
└─────────────────────────────────┘
                 │
┌─────────────────────────────────┐
│  科室早会通报,重点交接班,密切观察   │
└─────────────────────────────────┘
```

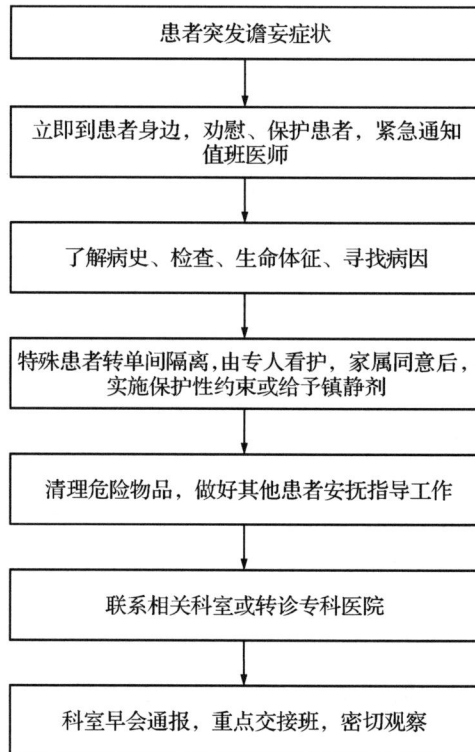

图 6-8 谵妄状态处置流程图

9. 躁狂状态

躁狂状态以情感高涨、思维奔逸和活动增加为特征,可伴有夸大观念或妄想、冲动行为等。主要见于躁狂发作,也可以见于脑器质性损害所致精神障碍。另外,某些药物如糖皮质激素、抗抑郁药物等也可引起类似发作。较长时间处于躁狂状态者,体力消耗过度,加上饮食和睡眠减少,可能出现脱水,电解质紊乱,全身衰竭,甚至伴发感染,因此需要急会诊。

(1)快速评估:

① 已经持续至少一周的极端情绪状态,表现为欣快、烦躁或自我膨胀,伴随个体能量的活动增加的表现或主观经验,也可以有其他特征性症状如语速快、滔滔不绝难以打断,思维奔逸,自尊或野心的增加,对睡眠的需求减少,注意力分散,冲动或鲁莽行为,以及不同情绪状态之间的快速变化。

② 可使用躁狂相关的量表协助评估。

(2)应急处置:

① 使用控制躁狂的药物,例如苯二氮䓬类、抗精神病药。

② 电惊厥治疗。

③ 如果患者有脱水,电解质紊乱或衰竭,应补液,纠正脱水和电解质紊乱,以及给予营养维持治疗。有感染者,应给予适当的抗生素控制感染。

(3)处理流程:

```
┌─────────────────────────────┐
│        患者出现躁狂症状         │
└─────────────────────────────┘
              │
              ▼
┌─────────────────────────────┐
│   立即赶到患者身边,劝慰、保护患者,  │
│        紧急通知值班医师          │
└─────────────────────────────┘
              │
              ▼
┌─────────────────────────────┐
│       了解病史、检查、寻找病因      │
└─────────────────────────────┘
              │
              ▼
┌─────────────────────────────┐
│  特殊患者转单间隔离,专人看护,      │
│   家属同意后,保护性约束、治疗       │
└─────────────────────────────┘
              │
              ▼
┌─────────────────────────────┐
│ 清理危险物品,做好其他患者安抚指导工作 │
└─────────────────────────────┘
              │
              ▼
┌─────────────────────────────┐
│      联系相关科室或转诊专科医院      │
└─────────────────────────────┘
              │
              ▼
┌─────────────────────────────┐
│   科室早会通报,重点交接班,密切观察   │
└─────────────────────────────┘
```

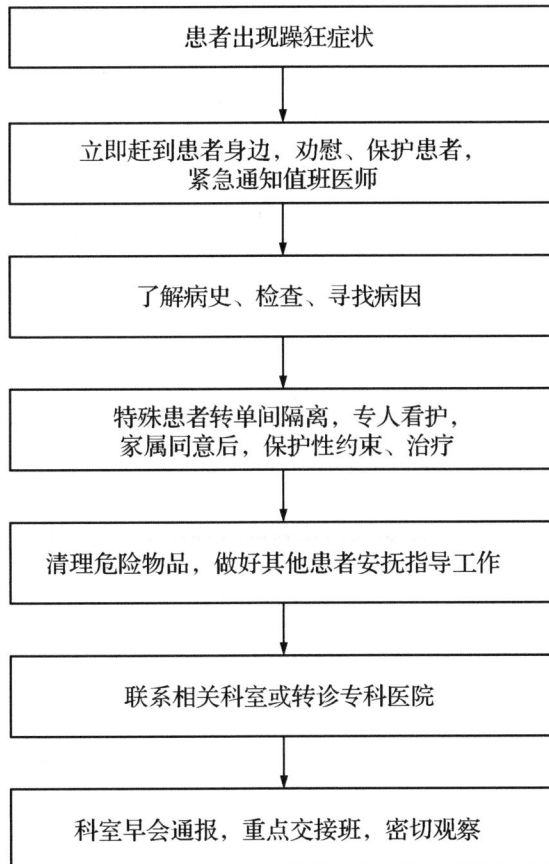

图 6-9　躁狂状态处置流程图

10. 跌倒

跌倒是指在预知或无预知的情况下,患者突然跌倒在地上或其他较低的位置。防范与减少跌倒事件的发生是患者十大安全目标之一。

(1) 快速评估:

依据跌倒受伤分级评估和跌倒风险的评估,跌倒受伤可分为 4 级:0 级:无受伤;1 级:轻微伤,包括瘀伤、擦伤、不需缝合的撕裂伤;2 级:重伤,包括骨折、头颅外伤、需要缝合的撕裂伤;3 级:死亡。

(2) 应急处置:

① 当患者突然跌倒时,医护人员应该立即到患者身边、呼唤、安慰患者。

② 初步向患者及周围目击者了解发生意外的原因,并观察好周围环境,以利于做好下面的处理工作。

③ 呼叫值班医生,无陪护时应及时与家属联系。

④ 判断患者的神志、受伤部位、伤情程度,全身情况等,视病情尽最大努力将患者安置于正确位置及体位。

⑤ 对症治疗。a. 明显受伤者:协助上床、平卧,测血压、脉搏、血糖等,吸氧,密切观察生命体征。b. 轻微伤:清洁伤口、包扎。c. 骨折:局部疼痛、红肿、功能障碍。抬/扶上床,平卧、制动,转专科处理。d. 颅脑损伤:出现意识障碍、恶心、呕吐、一侧肢体功能障碍。吸氧、建立静脉通道,脱水降低颅内压,行颅脑 CT 检查明确诊断转专科处理。e. 颈椎、脊髓损伤:疼痛、截瘫。多人将患者呈一轴线抬上床或平车,吸氧,影像学检查明确诊断后转骨科诊治。f. 心脏骤停:就地抢救、心肺复苏,联系麻醉科气管插管,建立静脉通道,转重症监护病房进一步诊治。

(3) 处理流程:

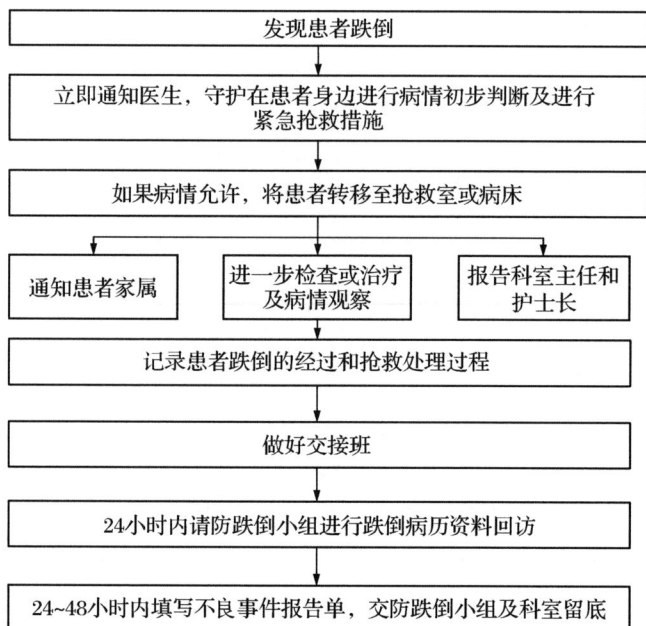

图 6-10 跌倒处置流程图

11. 急性应激反应

急性应激反应又称急性心因性反应,由突然而剧烈的精神刺激引起的精神异常,主要表现为不同程度的意识障碍,或精神运动性抑制,或伴有强烈情感体验的精神运动性兴奋。病程短暂、很少残留症状,预后良好。

(1)快速评估

① 发病前有突然而剧烈的精神刺激。

② 发病急剧,多在受到精神刺激后 24 小时内发病。

③ 主要表现为:a. 意识模糊状态:患者迷惘,定向障碍,表情紧张或恐惧,言语不连贯,动作杂乱而无目的性,或出现运动性不安。常有冲动行为,或者表情惊恐,无目的地向外奔跑,可有片段幻觉。b. 木僵状态:患者遭受强烈精神创伤后表现僵住不动,呆若木鸡,终日缄默不语,对痛觉无反应。较轻者运动未完全抑制,在他人照料下可做些简单活动,称为亚木僵状态。有的患者可有一过性木僵,然后转为兴奋状态。c. 精神运动性兴奋:患者表现为情绪激动,言语增多,多诉说与精神因素或病人经历有关的事情,动作也明显增多,具有夸大色彩;

④ 病程短暂,很少残留症状。

(2)应急处理:不管是意识模糊状态、木僵状态还是精神运动性兴奋,都可以自行消失;但需要一段时间,而且亲属感到非常紧张,因此需要紧急处理。

① 使用药物,包括苯二氮䓬类、抗精神病药等。

② 心理治疗,因人而异,一般采用解释、支持性心理治疗。

(3)处理流程:

```
┌─────────────────────────────┐
│      患者出现急性应激反应症状      │
└─────────────────────────────┘
              │
              ▼
┌─────────────────────────────┐
│  立即到患者身边、安抚患者,通知医生  │
└─────────────────────────────┘
              │
              ▼
┌─────────────────────────────┐
│    了解患者经历、检查、寻找病因    │
└─────────────────────────────┘
              │
              ▼
┌─────────────────────────────┐
│       针对症状采取处理        │
└─────────────────────────────┘
              │
              ▼
┌─────────────────────────────┐
│      联系相关科室急会诊       │
└─────────────────────────────┘
              │
              ▼
┌─────────────────────────────┐
│   科室通报,重点交接班,密切观察   │
└─────────────────────────────┘
```

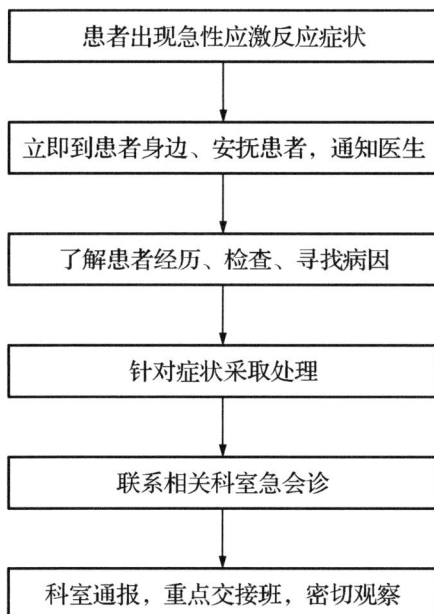

图 6 - 11　急性应激反应处置流程图

12. 木僵状态

木僵状态是在意识清晰正常时出现的精神运动性抑制综合征。轻者言语和运动明显减少或缓慢、迟钝，又称为亚木僵状态。严重时全身肌肉紧张，随意运动完全抑制，呆坐、呆立或卧床不动，面无表情，不吃不喝，对体内外刺激不起反应。

（1）快速评估

① 紧张性木僵常见于精神分裂障碍紧张型，轻者言语动作明显减少，有时呆坐呆立，可出现刻板动作、刻板言语、模仿动作、模仿言语和违拗等症状；严重时不语不动不食不饮，双目凝视，面无表情，推之不动，呼之不应，甚至针刺皮肤也无反应。

② 抑郁性木僵见于严重的抑郁发作，随着病人情绪低落的加重，运动也逐渐减少。患者首先感到肢体沉重，继而终日僵卧，不语不食，对外界一般刺激多无反应，也可伴有唾液和大小便的潴留。

③ 反应性木僵是由突然而强烈的精神创伤引起的精神运动性抑制，患者既无动作，亦无表情，常伴有意识模糊。这一状态历时短暂，可迅速恢复或转为兴奋状态。恢复后对木僵期间的经历多不能回忆。

④ 器质性木僵发生于严重急性脑损伤，患者有中毒、感染、缺氧、癫痫、脑血管病或脑外伤史，病程中有意识障碍或癫痫发作，神经系统检查发现阳性体征。

⑤ 药源性木僵见于某些精神药物引起，容易出现于药物剂量过大时。

（2）应急处理

① 尽快确定引起木僵的原因，然后针对病因采取适当治疗。

② 紧张性木僵、抑郁性木僵可使用电惊厥治疗或药物治疗；反应性木僵可自行缓解，但持续较长时间，可使用苯二氮䓬类、抗精神病药；器质性木僵要针对不同器质性原因进行治疗。

③ 支持疗法。

（3）应急处理：

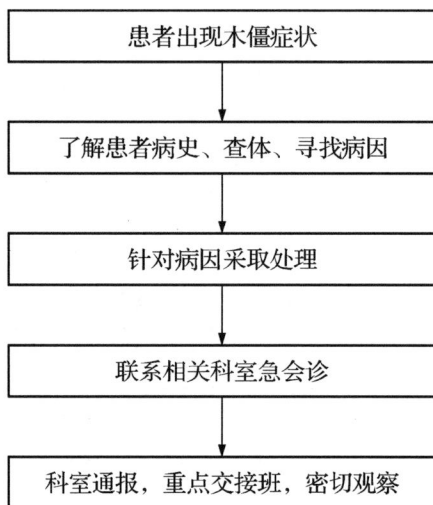

图 6 - 12　木僵状态处置流程图

13. 缄默状态

患者在意识清晰状态下没有普遍的运动抑制,却始终保持沉默,既不说话,也不用言语回答任何问题,但有时可用表情、手势或书写表达自己的意见。造成缄默状态的原因有精神分裂症、分离转换障碍、选择性缄默症。

(1)快速评估

① 精神分裂障碍患者缄默不语,对询问不作回答,可用书写简答回答。

② 分离转换障碍患者缄默不用言语回答问题和表达自己的意见,但可用点头、手势、表情或书写表示。患者无痛苦表情,也不积极要求治疗。

③ 选择性缄默症常见于儿童或青少年,患者具有理解和说话的能力,仅在一种或多种社交场合(多见学校)拒绝讲话,而在其他场合,患者可以正常讲话。

(2)应急处理

① 精神分裂症可用抗精神病药物治疗。

② 分离转换障碍缄默症可采用暗示治疗,配合针灸或电刺激治疗也可能有效;

③ 选择性缄默症主要采用心理治疗,若患者同时合并情绪障碍或言语障碍,应该同时予以治疗。

(3)处置流程:

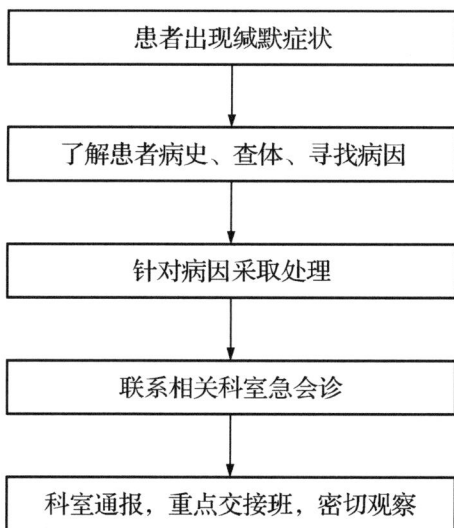

图 6-13 缄默状态处置流程图

14. 惊恐发作

惊恐发作会使患者感到十分恐惧,也会使患者家属感到十分惊骇,因此,该病发作必然需要急会诊。该疾病是急性焦虑障碍的主要临床表现,但也可以见于躯体疾病、药物或其他精神障碍。

(1)快速评估

① 患者突然感到惊慌、恐惧,紧张不安或难以忍受的不适感,也会感到似乎大祸临头,

或者感到濒临死亡,或者感到自己会失去控制能力或会发疯。在这种惊恐状态下,有的患者不敢活动,甚至死死抓住他人。有的患者来回踱步或搓手顿足,有的惊叫呼救。发作持续几分钟至几十分钟。

② 发作期间患者有心悸、气短、手足发麻、头昏脑胀或发生昏厥,还可出现震颤、肌肉抽动、上肢不适和大小便紧迫感等植物神经症状;

③ 采用焦虑量表来评估。

(2) 应急处理

① 如果患者处于惊恐发作中,可立即使用药物,如氯羟安定、苯二氮䓬类药物;

② 出现过度换气时,可用塑料袋或纸袋罩住病人的口鼻(不要完全密封),让病人吸入较多量的二氧化碳以减轻过度换气引起的碱血症,从而减轻惊恐发作;

③ 针对原发病的治疗。

(3) 处置流程:

```
┌─────────────────────────┐
│      患者出现惊恐症状        │
└─────────────────────────┘
            │
            ▼
┌─────────────────────────┐
│  来到患者身边,安抚;了解患者   │
│   病史、查体、寻找病因        │
└─────────────────────────┘
            │
            ▼
┌─────────────────────────┐
│      针对病因采取处理        │
└─────────────────────────┘
            │
            ▼
┌─────────────────────────┐
│      联系相关科室急会诊       │
└─────────────────────────┘
            │
            ▼
┌─────────────────────────┐
│  科室通报,重点交接班,密切观察  │
└─────────────────────────┘
```

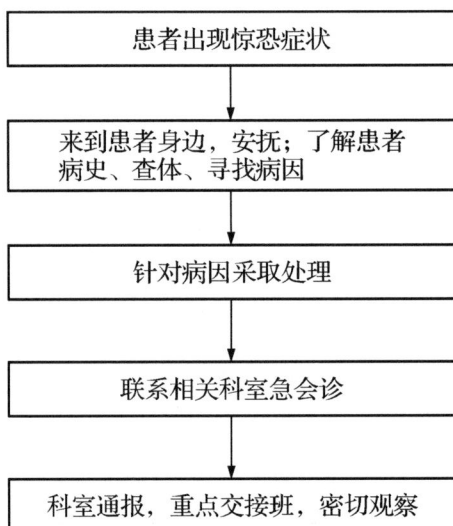

图 6 - 14 惊恐发作处置流程图

15. 抽搐

抽搐是一个肢体、一侧肢体或全身肌肉强烈或节律性地收缩,可以同时有意识障碍,也可以没有意识障碍。

(1) 快速评估

① 癫痫发作:a. 大发作:先是全身肌肉的强烈收缩,紧接着为全身肌肉的痉挛性收缩。发作期意识完全丧失,可伴有大小便失禁,有时咬伤口唇,因此口角有血性泡沫流出。发作突然,终止也迅速,一次发作仅持续几分钟。b. 局部发作:为一侧或一个肢体肌肉的强烈收缩。发作和终止突然,持续几分钟,一般不伴有意识障碍。如由局部发作遍及全身性发作,则有意识障碍,此时与大发作无异。

② 躯体转换症状:躯体转换障碍的患者在精神因素刺激下可以发生多种异常变动,如癔症性震颤、肌阵挛或抽搐、癔症性痉挛发作。

③ 秽语抽动综合征:多见于儿童或青少年,主要表现为多部位的不自主地突然抽动,伴有爆发性发声和污秽词句。

④ 迟发性运动障碍:系长期服用大剂量抗精神病药引起的特殊而持久的锥体外系反应。常见口-舌-颊三联症,也可表现为肢体的不自主摇动、舞蹈指划样动作、手足徐动或四肢躯干的扭动性运动等。

⑤ 习惯性痉挛:常见于儿童,表现为一组肌群的突然快速收缩。

⑥ 风湿性舞蹈症:多见于儿童,起病缓慢。开始情绪易激惹,继而出现不自主动作,如挤眉、眨眼、摇头、转颈、努嘴、伸舌等。

⑦ 甲状旁腺功能减退症:患者出现指端或嘴部麻木和刺痛,手足和面部肌肉痉挛,以及手足抽搐。

⑧ 面肌痉挛:阵发性不规则的半侧面部肌肉抽动。

(2)应急处理:

抽搐可有不同原因引起,应仔细鉴别后作针对性处理。

(3)处置流程:

```
┌────────────────────────────┐
│      患者出现抽搐症状        │
└────────────────────────────┘
              │
┌────────────────────────────┐
│  来到患者身边,稳定患者、摆正姿势  │
└────────────────────────────┘
              │
┌────────────────────────────┐
│   了解患者病史、查体、寻找病因   │
└────────────────────────────┘
              │
┌────────────────────────────┐
│      针对病因采取处理        │
└────────────────────────────┘
              │
┌────────────────────────────┐
│     联系相关科室急会诊       │
└────────────────────────────┘
              │
┌────────────────────────────┐
│        密切观察            │
└────────────────────────────┘
```

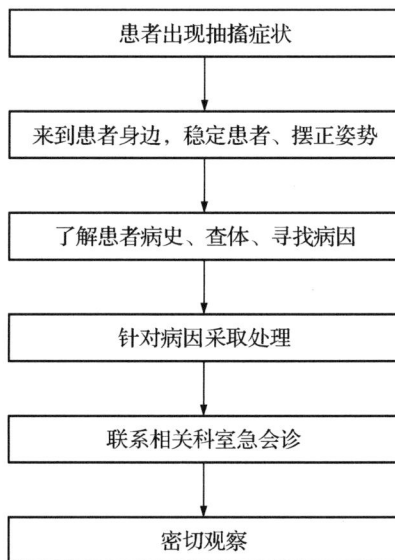

图 6-15 抽搐处置流程图

16. 自杀

自杀是综合医院常见的急诊,自杀死亡者不可能再来院急诊,因此医生所遇见的是自杀未遂、自杀企图、自杀意念、自杀姿势者。自杀给家庭和社区带来的心理、社会和财务上的影响是无法估量的,应当制定患者自杀预防及应急处理措施。

(1)快速评估

① 患者在监测过程中出现自缢、刀具/锐器自伤、吞服药物/异物等情形。

② 出现心率减慢、心律失常、呼吸抑制、血氧下降等异常情况时,需及时查看患者神志、意识、血压等生命体征状况。

(2)预防及应急处理

① 自杀风险的预防:a. 自杀风险评估:年龄较大、缺乏社会支持、经济困难、经历负性生

活事件、家庭不和睦、抑郁障碍、有自杀行为史等是自杀的危险因素。b. 对存在自杀高危因素的患者,根据患者健康问卷(PHQ-9)、广泛焦虑量表(GAD-7)等量表初步评估其风险。c. 如为重度抑郁障碍、长期慢性病等有高自杀风险的患者,应建议其到专科就诊。d. 完善环境和组织管理:入院时对刀具及有毒易燃等危险物品进行强制检查和管制,病房、阳台、走廊的窗户推开范围做好严格限制。

② 自杀倾向事件:a. 通知上级医师,告知患者家属。b. 与患者家属签订 24 小时陪护协议,加强对患者的心理疏导。c. 避免患者拿到伤害自己的危险物品,避免各种不良刺激,注意保护患者隐私。d. 白班做好重点患者交接班,夜间监测时密切观察患者。e. 可请精神、心理专科医生协助诊疗,进行专业心理干预。

③ 自杀未遂事件:a. 紧急通知上级医师,告知患者家属,值班医护人员第一时间赶到现场,备好抢救设备,及时抢救患者。b. 封锁现场并维持秩序,指定专人 24 小时陪护,密切关注患者动态,防止患者再次自杀。c. 科室早会通报,重点交接班,密切观察患者。d. 可请精神、心理专科医生协助诊疗或待明确病因,情况稳定时转院至专科医院,专科诊疗。

④ 自杀死亡事件:a. 紧急通知上级医师,告知患者家属,保护现场,配合医院及有关部门调查工作。b. 了解患者自杀原因,剖析患者自杀动机。c. 同时做好患者家属应激状态下的心理援助与干预。

（3）处置流程:

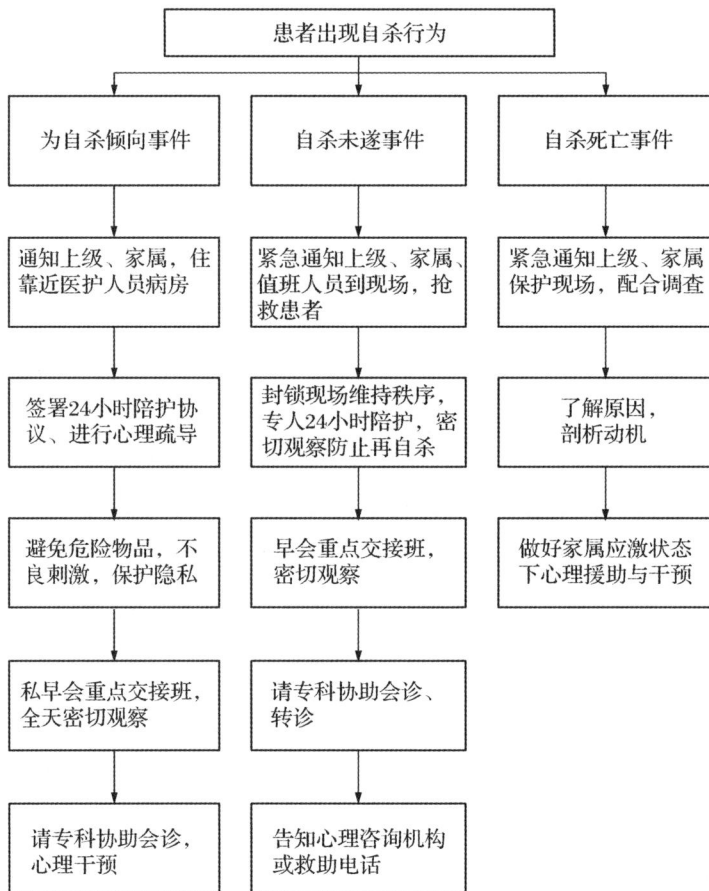

图 6-16 自杀处置流程图

17. 自伤

非自杀性自伤行为(non-suicidal self-injury,NSSI)是指不以自杀死亡为目的的意图伤害身体且不被大众接受的行为(不包括纹身、体环等),常见于青少年精神障碍患者中。虽然患者本来的意图是进行非致死性自伤,但由于患者缺乏人体解剖知识,有可能危及重要器官,如大血管、大脑或内脏,从而可能导致死亡结局。因此,不管是何种自伤都应积极给予处理。

(1) 快速评估

① 蓄意性自伤:患者目的是自杀,但由于方法不当而造成自伤,仔细询问可以发现患者的自杀意图。

② 非蓄意性自伤:精神分裂患者在幻想或妄想的影响下出现自伤,如自刎、自己截肢等;抑郁障碍患者由于抑郁情绪严重,受罪恶妄想的影响,采取痛苦的自伤方式惩罚自己;精神发育迟滞和痴呆患者有强制性的刻板性自伤;癫痫患者在意识蒙眬状态下也可发生自伤行为;边缘性、表演型人格障碍患者常可以发生自伤行为。

(2) 应急处理

① 处理外伤及其他后果,如清创缝合、防止休克等。

② 识别出有自杀企图的蓄意自伤,防止再次自杀的发生。

③ 针对不同的精神障碍患者给予相应治疗。

④ 蓄意性自伤患者可试用心理治疗。

⑤ 精神发育迟滞和痴呆患者的自伤行为可加强监护的方法予以减少或预防。

(3) 处置流程:

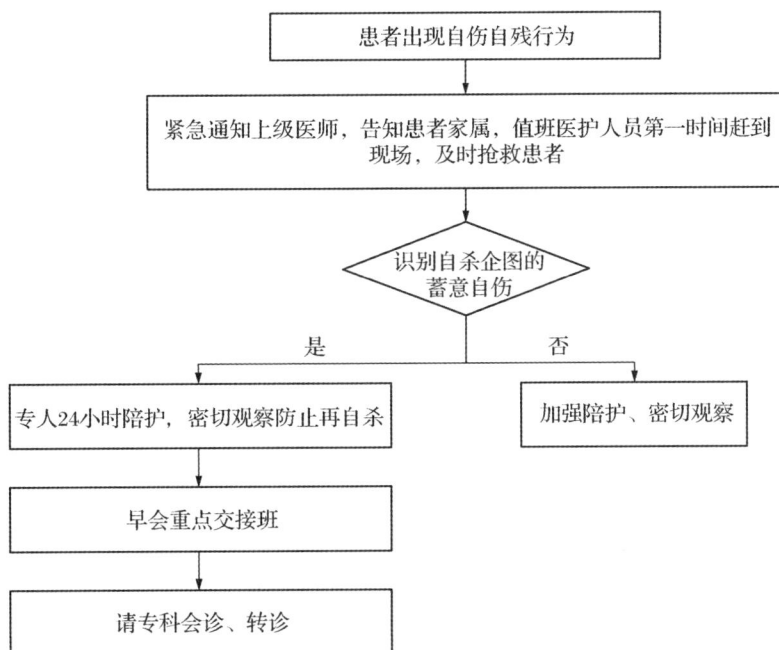

图 6 - 17 自伤处置流程图

18. 伤人

伤人可由正常人所为,但这里说的仅限于与精神障碍有关的暴力行为导致的伤人。对他人的攻击包括躯体攻击和性攻击,前者可以使人致伤、致残,严重者可以致死。因此,暴力伤人是一种十分严重的紧急情况,都必须立即处理。除已经实施的暴力行为外,还存在潜在的或可能的暴力行为,如患者发出言语威胁或做出姿态要采取暴力行为。对于这类患者,如采取适当措施,则可防止暴力行为。

(1)快速评估:

① 评估即将发生暴力行为的可能性。为了检查者的安全,在检查病人之前应该了解:a. 患者是否有攻击他人的历史。有这类历史的患者有可能发生暴力行为。b. 患者是否一直在饮酒或吸毒。这类患者也可能发生暴力行为。c. 第一眼看去,患者是否激动、不安、强求、高声大叫或多疑。有这类表现的患者可能立即发生暴力行为。如果上述问题有一个肯定,那么须规定如下:不要单独检查患者;不要将患者带到一个关闭的空间如办公室;不要与患者对抗;处于约束中的患者一般有暴力行为,不宜立即解除约束。

② 评估暴力行为可能招致的危害:进行这一评估的目的在于采取措施减少人员伤亡和财产损失。如果患者手中没有武器,也许不会引起很大的危害。患者手中的武器或其他工具是决定引起危害的主要因素。a. 枪:可能射击他人,也可以自伤或自杀。b. 刀或斧:可能砍杀他人,也可用于自伤或自杀。c. 炸药:引起爆炸伤人毁物危害极大。d. 可燃物:可用于纵火或自焚。病人所处的位置也在一定程度上决定引起危害的大小。

(2)应急处理:有三种控制暴力行为的方法可供使用:言语安抚、身体约束和应用药物。使用何种方式,取决于病人的具体情况,但优先要考虑的是安全。

① 安全考虑及其相应措施:a. 暴力行为者的安全:发生暴力行为的患者可能处于有危险的地方,如靠近高压电源处和在高处等。因此需要采取措施防止患者发生危险,如切断电源、防止患者从高处坠下等。不能采用威胁患者的方法,以免发生自伤或自杀。b. 其他患者的安全:如暴力行为发生在病房或病人多的门诊部,应尽快将其他患者转移到安全处。c. 亲属的安全:亲属在发生暴力行为的现场,其心情可能特别焦急,需说服亲属不要单独行动,应与解决危机的医护人员合作,并采取协调的方法。d. 参与处理暴力行为的工作人员的安全:参与处理暴力行为的工作人员很容易受到病人的伤害。美国精神病学协会临床医生安全研究小组提出,处理急性暴力行为的安全的基本点包括:掌握言语安抚方法在什么时候、什么情况下适用;有适当的人员参与约束病人;熟悉身体约束的技术;参与身体约束时穿着应合适。e. 围观者的安全:如有围观者在暴力现场,应将其撤开,这样既有利于围观者的安全,也有利于处理暴力行为。

② 劝诱患者停止暴力行为:通过对话劝诱患者停止暴力行为。可以用好言抚慰患者,答应患者的任何要求,提供饮料或食品,尽量用平和的方法使患者停止暴力行为。

③ 身体约束或隔离:如劝诱无效,只好采用适当的武力制服并约束患者。约束不能作为一种对患者的惩罚,其目的是保护患者或他人的安全。

④ 急诊入院:有暴力行为的患者应急诊入院。已经采取约束措施的有暴力行为的病人,在急诊室不应立即解除约束;进入病房后也不应急于解除约束,应在精神检查和适当处

理后,患者表现安静合作,才可予以解除约束。但必须检查约束是否适当,不应发生因约束损伤患者的事件。

⑤ 药物治疗:药物治疗可用来代替约束或隔离病人,必要时可两者合用。药物可用神经松弛剂和苯二氮䓬类。

(3)处置流程:

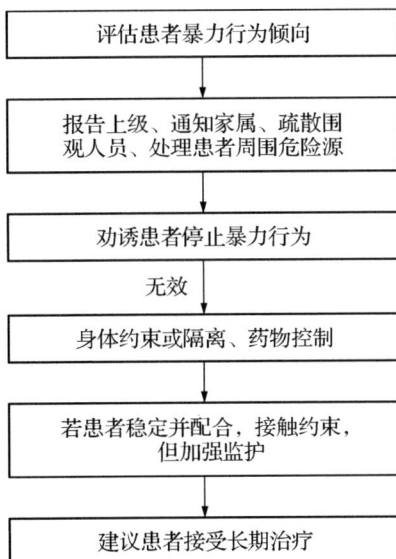

图 6-18　伤人处置流程图

19. 出走

没有准备或没有告诉亲属突然离家外出,称为出走。患者在院突然出走会令医生、家属意外和惊慌,有可能会造成严重后果。对于这类患者,应该仔细询问病史、加强看护。

(1)快速评估:

① 精神分裂症患者可能为了躲避就医而离家出走;② 偏执性精神障碍患者会因躲避迫害而出走;③ 抑郁障碍患者会因采取自杀行动而突然出走;④ 严重精神发育迟滞患者和严重痴呆患者因为自理生活能力低下而记不清、找不到路;⑤ 谵妄状态患者可因定向障碍外出而找不到路,也可因错觉和幻觉为了躲避恐怖或迫害而外出;

(2)应急处理:① 已发生出走的精神分裂症患者、偏执性精神障碍患者、抑郁障碍患者、严重精神发育迟滞患者、严重痴呆患者和谵妄状态患者应该及时报告上级和家属,并报警寻找患者;② 为了防止类似情况再次发生,在院的患者要加强看护。

(3)处置流程:

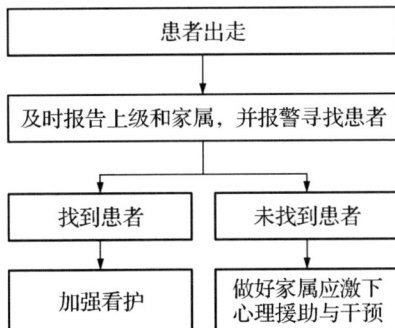

图 6-19　出走处置流程图

20. 拒食

拒食是指在意识清晰的状态下有意拒绝进食,有时还拒绝饮水。患者拒进饮食可能有不同的原因,例如受幻觉支配,听到有声音叫他不要进食;从食物或饮料中闻到或尝到特殊的气味或味道;受被害妄想的影响,坚信食物或饮料中有毒。这些都是精神病患者常见的拒食原因。严重的抑郁障碍患者尤其是有罪恶妄想的患者会以拒食作为结束自己生命的手段。神经性厌食症患者为了保持体形也会明显减少进食量,甚至拒食。处于谵妄状态的患者也可在幻觉或妄想的影响下拒绝进食。严重兴奋躁动的患者可能无暇进食或不能进食。严重躯体疾病如肝病患者进食明显减少,可能是由于食欲缺乏所致的厌食,而不是拒食。长期拒食造成机体衰竭,有可能导致死亡。

(1)快速评估:

① 首先排除各种躯体疾病引起的进食减少,甚至不进食。

② 妄想型和紧张型精神分裂症患者可出现拒食。前者可能受被害内容幻觉或妄想的影响,因怕被毒死而拒绝进食,后者是由于运动及精神活动的抑制而不进食。根据明显的幻觉和妄想以及行为等方面的改变,妄想型精神分裂症的评估不难。评估紧张型精神分裂症尚需排除抑郁性木僵和器质性木僵。

③ 严重抑郁障碍患者,尤其是有罪恶妄想的患者可拒绝进食,希望以不进饮食结束自己的生命。抑郁性木僵患者由于运动的抑制也不主动进食。这些患者的抑郁情绪都十分明显,而且还有早醒、兴趣缺乏、思维迟钝等抑郁症状。

④ 长期或严重疾病可使患者情绪极度消沉,并产生自杀意念,有可能用拒绝进食来结束自己的生命。

⑤ 神经性厌食患者进食明显减少,甚至有时不吃,但很少出现较长时间的拒食。这类患者是因为害怕发胖而减少饮食,体重明显减轻,拒绝保持与年龄和身高相应的体重,即使自己的身体很消瘦也还认为自己太胖。

⑥ 处于谵妄状态的患者可受幻觉或妄想的影响而拒绝进食。

(2)应急处理:

① 为了保持患者不出现机体衰竭,对拒食的患者应积极处理。

② 对于精神分裂症和抑郁障碍患者,可以在采用静脉或鼻饲维持基本营养需要的同时,给予抗精神病药或抗抑郁药治疗。电抽搐治疗对拒食的疗效较佳。如无禁忌证,应尽早采用。有的只需进行1~2次治疗,患者即可自行进食,然后再给予药物治疗。

③ 对躯体疾病所致抑郁障碍患者,除积极治疗原发躯体疾病外,还应进行心理治疗和给予抗抑郁药物治疗。

④ 谵妄状态的治疗也应针对引起的原因进行治疗,谵妄状态消失,患者就可能自行进食。

(3)处置流程:

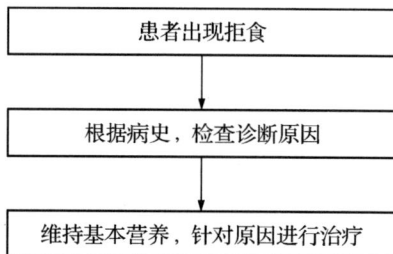

图6-20 拒食处置流程图

21. 物质或药物戒断反应状态

戒断状态(withdrawal state)指停止使用药物或减少使用剂量或使用拮抗剂占据受体后所出现的特殊的心理生理症状群,其机制是由于长期用药后,突然停药引起的适应性的反跳。不同药物所致的戒断症状因其药理特性不同而不同,一般表现为与所使用药物的药理作用相反的症状。例如酒精(中枢神经系统抑制剂)戒断后出现的是兴奋、不眠,甚至癫痫样发作等症状群。

(1) 快速评估

① 先根据患者以往病史来判断患者服用何种药物。

② 患者出现客观体征:血压升高、脉搏增加、体温升高、鸡皮疙瘩、瞳孔扩大、流涕、震颤、腹泻、呕吐、喷嚏、失眠等。

③ 患者自述恶心、肌肉疼痛、骨头疼痛、腹痛、不安、食欲差、无力、疲乏、发冷、发热、渴求药物等。

(2) 应急处理

① 只有轻度戒断症状的患者,劝其休息。

② 有较严重戒断症状的患者,可给予替代治疗。

③ 给予患者支持治疗,如补液、纠正电解质紊乱。

(3) 处置流程:

```
┌─────────────────────────┐
│      患者出现戒断症状        │
└─────────────────────────┘
             │
┌─────────────────────────┐
│   根据病史来判断滥用过何种药物   │
└─────────────────────────┘
      │                  │
┌──────────────┐  ┌──────────────┐
│症状轻, 安抚患者, 让其休息│ │症状严重, 进行替代治疗│
└──────────────┘  └──────────────┘
      │                  │
┌─────────────────────────┐
│     通知家属, 加强监护        │
└─────────────────────────┘
```

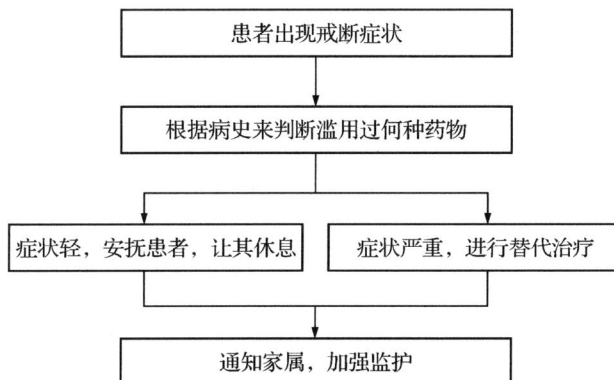

图 6 - 21　物质或药物戒断反应状态处置流程图

22. 机体衰竭状态

精神障碍患者由于长期拒食或得不到食物,或者由于体力消耗过大,以及合并躯体疾病,都可能使机体消瘦,甚至达到极度衰竭的状态。患者的外形可能改变,头发长而脏乱,衣服破烂而污秽,满面和肢体污垢堆积,甚至极度消瘦。身体衰竭无力,呼吸和脉搏缓慢无力,甚至奄奄一息。

(1) 快速评估

① 精神分裂症患者可因被害内容的幻觉和妄想而较长时间拒绝进食,也有可能因外出或漫游而无钱购买食物或找不到食物,或者因无支持监护系统缺少食物以及长期木僵的患者进食困难使摄入的营养不足而引起机体衰竭。紧张性兴奋患者可因极度兴奋活动过多而发生机体衰竭。这些患者一般都有较典型的精神分裂症状。

② 严重的抑郁障碍患者因食欲降低而致长期进食减少,有罪恶妄想的患者也会发生绝食,这些都使患者的营养摄入减少。严重躁狂症患者则可因严重的精神运动性兴奋而影响进食又增加体力消耗,这也可导致机体衰竭。这两类患者的"三低"或"三高"症状都很明显。

③ 神经性厌食症患者会限制自己的进食量,采用引吐和导泻加速摄入食物的排出,以

及增加运动量来加强能量的消耗,这些综合措施使得患者的身体十分消瘦,甚至达到恶病质的程度。神经性厌食症的特点是:患者有意节制饮食而使体重明显减轻;害怕身体发胖,即使明显消瘦也认为自己太胖,因此采用节食、过度运动、引吐和导泻等减轻体重。患者多伴有性欲低下或性功能减退,女性还有可能闭经;青春期前儿童则有性器官或性征发育延迟或停滞。

④ 精神疾病患者可能伴发慢性消耗性躯体疾病,如肺结核病,而导致恶病质。

(2)应急处理

① 衰竭状态的处理:a. 纠正脱水、电解质和酸碱平衡紊乱;b. 营养物质的摄入;c. 清洁身体。

② 针对不同疾病作相对应的处理,包括原发疾病的治疗、支持治疗等。

(3)处置流程:

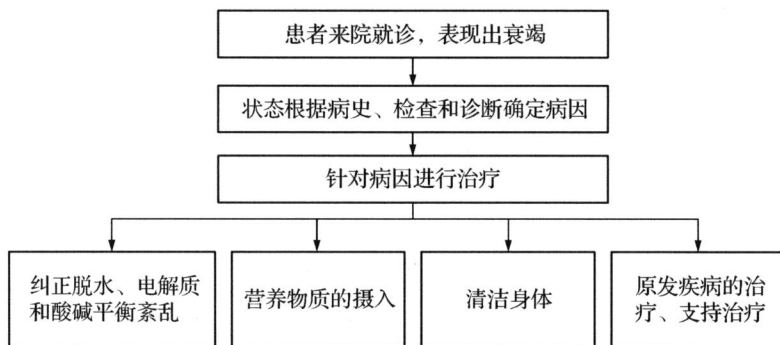

图 6-22　机体衰竭状态处置流程图

二、紧急救治的操作流程与技能演练

在院患者可能会出现呼吸困难、窒息、恶性心律失常,甚至心搏骤停等突发事件,这需要心身科工作人员及时识别及快速评估处置。心身科的应急措施可以分为以下三个部分:①制定常用急救技能规范流程,至少每年组织科室人员进行心肺复苏应急演练,并将演练情况记录在册;②科室必须配备适当的急救设备,以应对可能出现的紧急情况,同时定期维护所有应急设备并记录维护情况;③科室制定应急处置设备的标准操作规范和流程,并定期开展应急设备操作人员的培训及记录。

(一)心肺复苏术

心肺复苏术是指能够帮助心搏骤停患者迅速重建人工呼吸与循环,以保障心、肺、脑等重要脏器血氧供应的一系列急救技术。

1. 操作步骤

(1)评估现场环境安全。

(2)意识的判断:用双手轻拍患者双肩,问:"喂! 你怎么了?"判断患者有无反应。

(3)呼救:"来人啊! 启动院内应急反应系统,推抢救车,取除颤仪!"

(4)检查呼吸及颈动脉搏动:观察患者胸部起伏 5～10 秒,判断有无呼吸。同时判断是否有颈动脉搏动,用右手的中指和示指从气管正中环状软骨划向近侧颈动脉搏动处,判断有无搏动 5～10 秒。

(5)摆放复苏体位,平卧、背部放置按压板,松解衣领及裤带。

(6)胸外心脏按压:两乳头连线中点(胸骨中下 1/3 处),用单手掌根紧贴患者的脑部,两手重叠,紧贴胸部的手五指翘起,双臂伸直,用上身力量用力按压 30 次(强调高质量心肺复苏）。按压频率 100～120 次/min，按压深度至少 5 cm，每次按压后允许胸廓充分回弹。尽量减少按压中断（10 秒以内或更短），每 2 分钟或提前交换按压人员（交换时间少于 5 秒或更短），避免按压间隙倚靠在患者胸壁上。

（7）打开气道，采取仰头抬颌法。注意口腔有无分泌物、假牙。

（8）人工呼吸：人工吹气 2 次，每次吹气大于 1 s，避免过度通气。

（9）持续 2 分钟高效率 CPR，以 30 次心脏按压对 2 次人工呼吸的比例进行，操作 5 个周期（每个周期以心脏按压开始、送气结束）。

（10）判断复苏是否有效（观察有无自主呼吸、颈动脉搏动）。

（11）如未恢复自主循环，则继续高质量心肺复苏，每 2 分钟交换按压人员，后续进行电除颤，建立静脉通路给药，建立高级气道等高级生命支持。如自主循环恢复（ROSC），联系重症监护病房，进行复苏后治疗。

2. 成人基础生命支持（BLS）操作流程

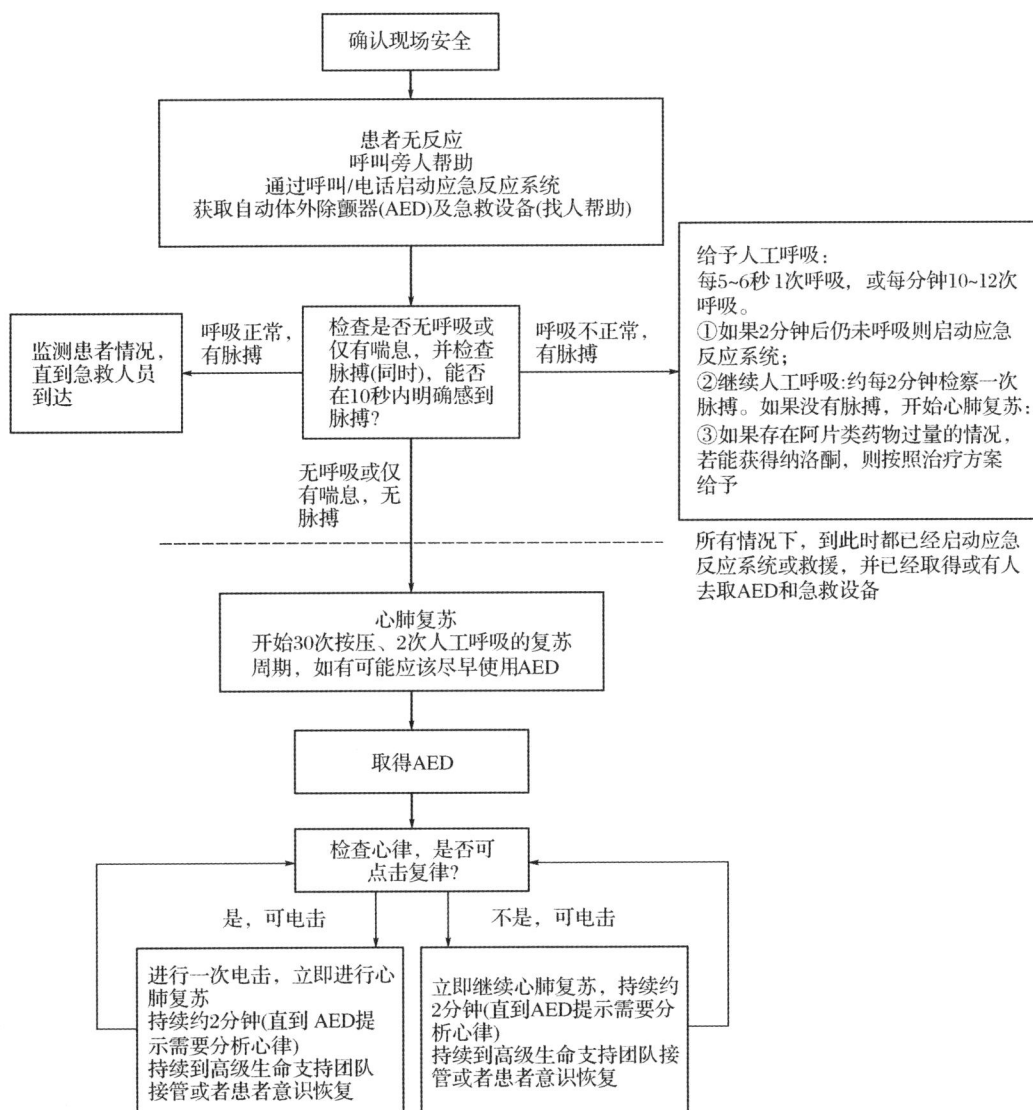

图 6‑23　成人基础生命支持（BLS）操作流程图

3. 成人基础生命支持(BLS)操作评分标准

表 6‐1 成人基础生命支持(BLS)操作评分标准

项目	内容	操作要求		标准分	扣分	实得分
心肺复苏	1. 评估环境	观察周围环境,确保安全		2		
	2. 判断意识	拍打患者双肩		2		
		分别对双耳呼叫,呼叫声响有效		2		
		启动院内应急医疗服务体系(EMSS)		2		
		同时快速判断有无自主呼吸和脉搏		2		
		检查颈动脉搏动方法正确		2		
		判断时间 5～10 秒		2		
	3. 摆放体位	医生与患者位置正确(医生在右侧)		2		
	4. 胸外按压	对手相扣,两肘关节伸直		3		
		以身体重量垂直下压,压力均匀		3		
		有效的胸外按压	第一周期	9		
			第二周期	9		
			第三周期	9		
			第四周期	9		
			第五周期	9		
			观察患者面色	2		
		频率 100～120 次/min,按压幅度至少 5 cm,胸廓充分回弹		5		
	5. 开放气道	压额抬颏方法正确		3		
	6. 人工呼吸	有效人工呼吸	第一周期	1		
			第二周期	1		
			第三周期	1		
			第四周期	1		
			第五周期	1		
		按压:吹气＝30:2,每次呼吸＞1 s		2		
	7. 复检	判断大动脉搏动是否恢复		2		
		同时判断呼吸是否恢复		2		
		判断时间 5～10 s		2		
	8. 动作要求	动作准确,连贯,流畅		2		
	9. 理论提问	心搏骤停有哪些临床表现?		5		
		判断心肺复苏的有效指征有哪些?				
总分				100		

附:(1)心搏骤停有哪些临床表现?

答:典型表现为"意识丧失,大动脉搏动消失,自主呼吸停止"的三联征。其他包括:双侧瞳孔散大固定,可伴短暂抽搐和大小便失禁。

(2)判断心肺复苏的有效指征有哪些?

答:面色转红润,可触及大动脉搏动,自主呼吸恢复,收缩压可恢复至 60～80 mmHg。

（二）电除颤

非同步电除颤是通过瞬间高能量的电脉冲对心脏进行紧急非同步电击,以终止心室颤动(包括心室扑动)。

1. 操作步骤

(1) 患者体位:平仰卧位。

(2) 开启除颤器的监护功能,判断心律,确认室颤。

(3) 操作准备:

① 手控电极涂以专用导电胶。

② 开启除颤器,导联选择开关置于"除颤"位置并将选择非同步除颤方式。

③ 选择能量:360J(单相波),150～200 J(双相波)。

④ 确定两电极正确安放:前电极(胸骨端):纵轴位于右锁骨中线,上缘平右侧锁骨;侧电极(心尖部):纵轴位于左腋中线,横轴平双侧乳头连线。

⑤ 擦干两电极之间的皮肤,保持皮肤干燥。

⑥ 使用充电钮进行充电,再次确认心律为室颤。

⑦ 确定周围人员未接触患者。

⑧ 操作者双手紧压电极手柄,并用两拇指同时按压电极手柄上放电按钮,电击至充分放电。

2. 注意事项

(1) 两电极板必须紧压于胸壁。

(2) 两电极板必须分开。

(3) 导电胶不能涂到两电极板之间,两电极板之间皮肤保持干燥。

(4) 电除颤后立即进行标准心肺复苏(CPR)5 组,之后重新判断心律决定是否再次除颤。

3. 非同步直流电除颤操作评分标准

表 6-2　非同步直流电除颤操作评分标准

项目	内容	操作要求		标准分	扣分	实得分
非同步直流电除颤术	准备除颤	正确开启除颤仪,调至监护位置		3		
		安放除颤电极板,报告心律情况"室颤,须紧急电除颤"		5		
		迅速擦干患者胸部皮肤,打开导电胶,在电极板上涂以适量导电胶混匀		5		
	安放电极板	电极板位置安放正确	左侧	2		
			右侧	2		
		电极板与皮肤紧密接触,不得歪斜	左侧	2		
			右侧	2		

续表

项目	内容	操作要求		标准分	扣分	实得分
非同步直流电除颤术	选择能量	除颤能量选择正确(双相 200 J/单相 360 J)		10		
	充电	充电		5		
		请旁人让开		5		
	电极板紧压皮肤	电极板压力适当	左侧	2		
			右侧	2		
		观察心电波形		5		
	与患者保持安全距离	除颤前确定周围人员与患者无直接或间接接触		5		
		操作者身体不得与患者接触		5		
	放电	除颤仪充电并显示可以除颤时,对手拇指同时按压放电按钮电除颤		10		
	除颤结束	除颤结束		5		
		擦干患者皮肤		5		
		报告"继续心肺复苏 5 组后复检,呼吸心跳恢复,复苏成功"		5		
	动作要求	动作准确,连贯,流程		5		
	理论提问	非同步直流电除颤的适应证是什么?		10		
		电除颤的并发症有哪些?				
总分				100		

附:

(1) 非同步直流电除颤的适应证是什么?

答:心室颤动(包括心室扑动)与无脉室速。

(2) 电除颤的并发症有哪些?

答:期前收缩、室性心动过速、缓慢性心律失常、低血压、栓塞、急性肺水肿、心肌损伤、呼吸抑制、皮肤烧灼。

(三)海姆立克急救技术

海姆立克急救法即气道梗阻急救法,简称海氏急救法,主要应用于气道异物梗阻的现场急救,于 20 世纪 70 年代中期兴起,是目前气道梗阻现场急救的最有效方法。

该法的原理是冲击腹部-膈肌下软组织,产生向上的压力,压迫两肺下部,从而驱使肺部残留空气形成一股气流。这股带有冲击性、方向性的长驱直入于气管的气流,能将堵住气管、喉部的食物硬块等异物驱除,使人获救。

根据适应人群及方法的不同,一般将海氏急救法分为腹部或胸部冲击法、1 岁以内婴儿救治两种大类。因心身疾病患者年龄大多都在 1 岁以上,故重点解释 1 岁以上孩子或大人腹部和胸部的冲击法。

1. 操作步骤

(1) 如果患者仍能呼吸或咳嗽,鼓励患者咳嗽;

（2）当患者仍有反应，但已经不能发声或呼吸时，采用腹部冲击法；

（3）施救者站在病人背后，一只脚放置于患者两腿之间，双腿呈弓步站立；

（4）右手握拳，大拇指收到手掌内，以免伤到患者；

（5）搂住患者腰部，找到肚脐上方两指处，右手握拳，虎口对准该处，左手抓住右拳；

（6）两只手用力向上向后迅速地挤压其上腹部，压后随即放松，连续进行 5～6 次。

2. 注意事项

如果患者体型较大或是孕妇，应给予胸部冲击。将双臂放在患者腋下，双手放在胸骨下半部（注意避开胸骨最下端位置），以同样的手法冲击。

（四）危重患者转运技术

1. 转运前评估、记录

（1）核对患者信息：生命体征（如血压、脉搏、心率、呼吸及动脉血氧饱和度）、病情、引流管、输液泵或输液管等情况。

（2）转运前应评估危重症病人的转运可能发生的不同程度的并发症，如窒息、心搏呼吸骤停、休克等。

（3）检查转运工具：检查平车车轮、刹车、护栏等性能。

（4）准备抢救器材和药物：氧气袋、简易呼吸球囊、便携式转运呼吸机以及急救药品等。

（5）确定搬运人员：须了解患者病情，3 人以上搬运。

（6）了解转运途中环境，减少不安全因素。

（7）告知患者家属转运途中的风险，签署转运风险知情同意书。

2. 转运过程

（1）搬运前先检查心电监测设备、转运呼吸机、微量泵及各种引流管是否正确摆放，注意运送过程保持各种引流管固定、通畅。

（2）如患者已予以气管插管，头部切勿后仰，以防止气管插管脱出，特别注意气管插管的位置及固定。

（3）转运途中密切观察病情：护士站在患者头侧，注意观察患者面部表情、反应、颜色及心电监测。

（4）转运途中防范意外：上好护栏，必要时使用约束带，颅脑损伤、昏迷患者头偏向一侧，控制车速。

（5）注意搬运过程的医务人员自身的职业防护：搬运时两脚前后分开；搬运低位置患者时同时屈膝屈髋，降低重心；尽量靠近患者。

（6）完善转运交接班记录卡，详细记录患者转运前的生命体征、用药情况、初步诊断、各管道在位情况、液体出入量、转送目的科室及交接人员的签名，并随时记录转运中的病情变化。

三、常用急救设备操作规范及急救药品的配置

（一）急救设备操作规范

1. 自动体外除颤仪

（1）操作步骤

① 开机：打开包装（手提箱/包），有些自动体外除颤仪开箱后会自动启动电源，大部分自动体外除颤仪设有电源键，需要按下电源键开机。

② 遵循自动体外除颤仪语音提示：开机后自动体外除颤仪会自动播放语音提示，引导使用者一步一步操作直到除颤，所以，即使没用过的使用者也可以按照语音提示完成除颤。

③ "将电极片贴到患者裸露的胸部"，这是自动体外除颤仪语音提示的第一句。自动体外除颤仪的电极片含有导电背胶，需要从塑料膜上撕下电极片，并把背胶面粘贴在患者胸前。电极片分为两块，每块电极片上均有图片提示正确的粘贴位置，将一片电极片粘贴在右锁骨的正下方，另一片电极片粘贴在左侧乳头外侧。注意部分自动体外除颤仪电极片为前后位粘贴，具体只要根据电极片图片提示即可。

④ "将电极片插头插入自动体外除颤仪中"，在粘贴好电极片后需要把电极片插头插入主机相应位置。到这一步为止，最好在自动体外除颤仪到场的30秒内完成，且第一位进行心肺复苏抢救的施救者不需要暂停胸外按压等操作，应继续积极抢救，而不是在一旁观看。

⑤ "准备分析心律，请不要触碰患者"（大部分自动体外除颤仪为自动开始分析心律，部分自动体外除颤仪需要按"下一步"按钮使其开始分析心律），第三句语音提示说明自动体外除颤仪电极片已正确粘贴并连接，AED准备分析患者心律是否为可除颤心律。这时需要自动体外除颤仪操作者大声提醒心肺复苏施救者停止抢救，不要触碰到患者身体，也需要提醒边上其他操作者或围观者不要触碰到患者，以免干扰自动体外除颤仪的分析。

⑥ 接下来将分为两种情况：

a. "建议电击，请不要触碰患者"：如果自动体外除颤仪判断为可电击心律，会提示你电击且务必离开患者，此时需要再次大声喊出"请所有人离开"或"请离开"，并再次环顾患者四周以确保没有人接触到患者，再按下电击按钮（电击按钮有闪电图标，并会闪烁提醒）。电击完成后自动体外除颤仪会提示"电击完成，请继续心肺复苏"，此时不需要判断患者意识、脉搏、呼吸等，直接从胸外按压开始继续抢救。

b. "不建议电击，请继续心肺复苏"：这说明自动体外除颤仪分析患者为不可电击心律。此时请立即从胸外按压开始恢复心肺复苏。

⑦ 自动体外除颤仪不建议电击或在电击完成后，不需要移除机器或取下电极片，自动体外除颤仪会每两分钟自动再次从第5步开始，分析患者是否为可电击心律（部分自动体外除颤仪要手动分析）。

（2）注意事项

① 自动体外除颤仪主要针对心搏骤停、失去反应、失去呼吸的患者，不应对其他患者，包括出现胸闷、胸痛的患者使用，避免诊断失误或进行不必要的治疗，急救的同时仍需及时急会诊。

② 有患者胸部毛发过于浓密,皮肤上有过多的水或汗液。这时候需要取出自动体外除颤仪箱内的剃刀快速清除胸毛,取出纸巾或患者衣服擦拭干净胸部的水或汗液。

③ 所有可移除的金属物体,如表链、徽章等应该从病人前胸去除,不能拿掉的如身上佩戴的珠宝饰物等应该从前胸移开,确保胸前没有异物,以免影响电击,使除颤能量减弱或散失。

④ 若患者身上贴有药物贴片,如止痛膏药、硝酸甘油贴片、激素替代贴片等,电极片也应避开这些药物贴片,否则会影响电击传导。

2. 简易呼吸气囊

(1)操作步骤

① 患者取仰卧,去枕,头后仰体位。

② 操作者位于患者头部的后方,将患者头部向后仰,并托牢下颌使其朝上,保持气道畅通。

③ 将面罩扣在患者口鼻处,用一手拇指和示指呈"C"形按压面罩,中指和无名指放在下颌下缘,小指放在下颌角后面,三个手指呈"E"形。

④ 另一手按压球体,把气体送入肺中,规律性地挤压球体,保持适宜的吸气/呼气时间(成人:10～12 次/min。儿童:12～20 次/min)。

⑤ 操作中注意观察:注意患者胸廓有无起伏;观察患者嘴唇和面部颜色的变化。

(2)注意事项

① 根据病人选择合适型号的面罩。

② 使用前注意检查简易呼吸气囊的贮气装置密闭性。

③ 面罩要紧扣患者口鼻部,否则易发生漏气。

④ 若患者有自主呼吸,应与之同步,即患者吸气顺势挤压呼吸囊,达到一定潮气量便完全松开气囊,让患者自行完成呼气动作。

3. 血压计

(1)操作步骤

① 取仰卧位或坐位,右上肢裸露伸直并轻度外展,肘部置于心脏同一水平。

② 将气袖均匀置于上臂(气袖与皮肤的间隙可置入 2 个横指,其中央位于肱动脉表面,其下缘距肘窝约 3 cm)。

③ 扪及肱动脉搏动并把听诊器胸件置其上(胸件不能置于气袖与皮肤间隙内),边充气边诊。

④ 闻肱动脉搏动声消失再升高 20～30 mmHg。

⑤ 缓慢放气,平视汞柱表面读出血压值。

⑥ 听到动脉搏动声第一响时的血压值为收缩压,声音消失时的血压值即为舒张压。如声音消失距离明显变调 20 mmHg 以上,则应将此两数同时记录。

⑦ 使用后要将气体放尽,将血压计右倾斜 45°,使水银收入水银壶中后,在关好水银开关。

(2)注意事项:检查前半小时禁烟,安静休息 5～10 分钟。

4．血糖仪

（1）操作步骤

① 取出血糖仪、血糖试纸、采血笔、采血针。

② 用温水洗手或消毒，注意需等待手指完全干燥之后再测试，否则会对结果造成误差。

③ 取出采血笔，安装采针，调节血糖笔档次，数字越浅小扎得越浅，拉采血笔弹簧上档。建议第一次使用，调到中间档位，也可根据个人皮肤薄厚调节。

④ 打开试纸桶，取出试纸条，取出试纸后需立即盖好桶盖，不得长时间暴露在空气外。

⑤ 把试纸插入血糖仪内，在取插试纸过程中，手指不能捏拿吸血口和插头部，手指温度会影响结果。

⑥ 血糖试纸如需校正代码，必须先校正血糖仪代码和试纸代码一致才可以使用，否则结果不准。

⑦ 用酒精消毒手指末梢端，自然待干。用采血针或将采血笔置于指腹（或两侧），按动采血笔，第一滴血擦弃，用第二滴血。吸满试纸的吸血口，（血糖仪会发出滴的一声）平放血糖仪等待读取数值。

⑧ 记录数值。

（2）注意事项

① 用酒精消毒，自然待干。不能用含碘的消毒液消毒，否则碘会与试纸上的试剂产生化学反应，影响数值的准确性。

② 血糖仪应远离磁场附近存放，如手机、电脑、微波炉等，以免影响血糖值得的准确性。

③ 血糖仪应定期清洁保养，清除表面血渍、灰尘等，以免影响测试结果。应用湿软布擦拭，不使用清洁剂清洗，或将血糖仪浸入水中清洗，以免损坏。

④ 试纸条应保存在干燥阴凉的地方，每次使用时不触碰试纸条的测试区，并注意有效期。

⑤ 采血时不要用力挤压，以免组织液挤出而导致血糖值偏低，用力过度也可能会导致血液中的红细胞破裂释放出所含的葡萄糖，使血糖值偏高。

5．口咽通气管

（1）操作步骤

① 首先选好大小合适的通气管，其长度大约相当于从门齿到下颌角的长度。

② 患者取头后仰位，半清醒患者需向口腔与咽后壁喷洒表面麻醉剂。

③ 操作者洗手，戴无菌手套、口罩和帽子，必要时戴护目镜。

④ 患者取仰卧位，清除口、鼻和咽部分泌物，取下义齿，检查有无牙齿松动。

⑤ 打开病人口腔，放置大拉钩于舌根部，向上提起使舌离开咽后壁。

⑥ 将口咽通气管放入口腔，其末端突出门齿 1～2 cm，此时口咽通气管即将到达口咽部后壁。如果通气管头端刚到舌根部，其翼缘已在牙齿部位，提示通气管太小。

⑦ 双手托起下颌，使舌离开咽后壁，然后用拇指将通气管向下推进 2 cm，使通气管弯曲段位于舌根后。

⑧ 测试人工气道是否通畅：以手掌放于通气管外端，于呼气期感觉是否有气流呼出；或以少许棉絮放于通气管外口，看其在呼吸中的运动幅度。此外，还应观察胸壁运动幅度和听

两肺呼吸音。

⑨ 检查口腔,以防止舌或唇夹置于牙和通气管之间。

⑩ 用胶布条将通气管外端固定在唇面部,以防移位和脱出,但应注意不要封住通气管的开口处。

(2)注意事项

① 通气管长度要合适,如果通气管太短,舌仍可能在口咽水平;如果太长,可能到达咽喉部抵触会厌,引起咳嗽和喉痉挛。

② 注意口腔清洁。

③ 若病人呕吐,要及时吸出口腔内呕吐物,以免误吸。

④ 放置通气管不利于咳嗽,故此一旦气道梗阻好转,要及时拔除。

6. 无创呼吸机

(1)操作前准备

① 使用无创呼吸机前,首先需要对患者的病情进行评估,了解是否具有使用无创呼吸机的适应证和禁忌证。

② 查对患者信息,根据患者的面部情况,选择合适面罩。

③ 向患者解释进行无创呼吸机治疗的目的和重要性,治疗过程中可能出现的不适和需要患者配合的内容等,安抚患者紧张焦虑的心理,以取得理解和合作,这是成功应用无创呼吸机和提高疗效的基础。

④ 使用无创呼吸机治疗前,应避免过饱饮食,如果无特殊情况,则建议最好进食后至少30 分钟~1 小时再使用无创呼吸机,且最好要抬高床头,以免出现恶心、呕吐等症状,导致误吸,特别是老年人。

⑤ 患者常用半卧位,床头抬高 30°~45°,头可以稍仰,但同时要注意防误吸。

(2)操作步骤

① 给患者戴好面罩并固定,同时注意头带的松紧度,指导患者有效的呼吸技巧,用鼻吸气,嘴呼气。

② 连接呼吸机管路随即启动呼吸机送气。

③ 患者刚上呼吸机半个小时内,不要离开,应在床边观察,根据患者的耐受情况、血氧、心率等情况调整参数。

(3)选择好通气模式,调节参数:

表 6-3　无创正压机械通气常用初设参数参考值

参数	参考值
吸气压力	4~8 cm H_2O 开始,逐步上调2~4 cm H_2O 至 10~25 cm H_2O
呼气压力	2~3 cm H_2O 开始,逐步上调3~5 cm H_2O
呼气时间	0.8 s~1.0 s
呼吸频率	16~30 次/min
潮气量	7~15 ml/kg

（4）注意事项

① 用呼吸机前,先用模拟肺检查呼吸机能否正常运行,管道有无漏气。

② 监测患者生命征:观察患者意识、呼吸频率、心率、血压、血氧饱和度等,监测血气分析,随时调整呼吸机参数。

③ 了解患者的主观感受,如患者仍感觉呼吸窘迫,适当提高吸气压力直至患者感觉舒适。

④ 避免排痰障碍:鼓励患者间歇主动咳嗽排痰。

⑤ 减轻胃胀气:在保证疗效的前提下避免吸气压力过高(<25 cmH$_2$O),必要时留置胃管负压吸引。

⑥ 防止误吸:适当抬高床头或保持右侧卧位,服用胃动力药物。

⑦ 避免面部皮肤损伤:与鼻面罩接触的面部皮肤发生过敏、肿胀、破溃甚至坏死是最常见的并发症,防治的方法是罩的大小、固定的位置、松紧度正确,必要时间歇松开罩让患者休息。

（二）急救药品的配置

第一类为心肺复苏药物:肾上腺素、去甲肾上腺素、多巴胺、多巴胺丁胺、洋地黄制剂、硝普钠、硝酸甘油、利尿剂、阿拉明、阿托品、肾上腺皮质激素、利多卡因、心律同等;

第二类为脑复苏药物:纳洛酮等。

第三类为呼吸兴奋剂:尼可刹米、洛贝林、利他林、回苏灵等。

第四类为抗精神病药:氯丙嗪、奋乃静、氟哌啶醇、舒必利、氯氮平、奥氮平、喹硫平、利培酮等。

第五类为抗躁狂药:锂盐、丙戊酸钠、拉莫三嗪等。

第六类为抗抑郁药:阿米替林、多虑平、氯丙米嗪、帕罗西汀、氟西汀、舍曲林、氟伏沙明、西酞普兰、艾司西酞普兰、文拉法辛、度洛西汀、米氮平等。

第七类为抗焦虑障碍药:地西泮、氯硝安定、艾司唑仑、阿普唑仑、劳拉西泮、奥沙西泮等。

第八类为抗胆碱能药:东莨菪碱等。

参考文献

[1] 中华医学会精神科分会. 中国精神障碍分类与诊断标准:第3版[M]. 济南:山东科学技术出版社2001:49-50.

[2] 郝伟,陆林. 精神病学[M]. 8版. 北京:人民卫生出版社,2018.

[3] 姚树林,杨彦春. 医学心理学[M]. 6版. 北京:人民卫生出版社,2013.

[4] 陆林. 中国睡眠医学中心标准化建设指南[M]. 北京:人民卫生出版社,2021.

[5] 刘协和,杨权. 精神科急诊医学[M]. 2版. 长沙:湖南科学技术出版社,1998.

[6] 李施贤. 海姆立克法,人人都应学会的急救术[C]// 广州市卫生健康宣传教育中心. 广州市第十三届健康教育与健康促进学术交流活动稿集. 广州:广州市卫生健康宣传教育中心,2022:3.

[7] 吴耀建,赵国平,张梅清,等. 危重患者院内安全转运对策的探讨[J]. 临床军医杂志,2007,35(5):726-727.

[8] 陈垦,汤之明,钟夏冰. 诊断学基本技能训练指导[M]. 北京:北京大学医学出版社,2005.

[张桂青]

第七章　心身医学专业知识与技能培训

　　心身医学是一门研究躯体、心理和社会之间相互作用机制及其相关疾病的学科,应用综合性的方法促进整体健康和疾病康复。目前,心身医学是体现"生物—心理—社会"医学模式及整合医学模式的典型范例,具有广义和狭义两个定义:广义指研究生物学、心理学和社会学因素在人类健康和疾病过程中的相互关系的学科;狭义指研究心身疾病的发病因素、发病机制、诊断、治疗和预防,阐述心理因素在疾病的发生、发展和防治过程中所起的作用。

　　精神病学(psychiatry)作为心身医学的主要相关学科和现代医学的重要组成部分,主要研究人类精神发育障碍的病理生理机制及其规律,着眼于精神病理性症状的诊断和治疗,例如精神发育迟滞的遗传学病因是染色体畸变所致。精神医学(psychologic medicine)是一门研究各种精神病性障碍(即严重的精神病)和非精神病性障碍(如人格障碍、适应障碍和神经症)的病因、发病机理、临床表现、诊断、鉴别诊断、治疗和康复的学科。与精神病学相比,它包含了社会心理因素对人体健康和疾病的影响,与心身医学的狭义定义较为相似,在学科内容上有很大一部分是与心身医学相重叠的。在疾病发展初期,很多精神疾病或精神症状能以躯体症状的形式表现出来,躯体疾病也能通过精神症状表现。美国从20世纪60年代起,精神科医生与内科和外科医师共同为患者提供病床旁(bedside)的会诊-联络服务(consultation-liaison services),因此,当时在心身医学领域工作的医师被称为会诊-联络精神科医师或者精神科亚专业科医师。

　　总的来说,心身疾病不等同于精神疾病,虽然心身医学应用了精神医学的一些理论和方法,如精神病学提供的对心身疾病患者的精神和行为进行评估与诊断,精神药理学在心身疾病患者中的广泛应用,但心身医学工作者应该是同时掌握生理病理学和心理病理学知识的专业医疗工作者,具备整合医学思维及方法的能力。

　　随着人们对健康需求的提高,心理—社会—生物医学模式日趋成熟,心身医学在我国医学高等教育和医务人员继续教育中日渐受到关注和拓展,要求医患双方共同参与诊疗过程和发挥家庭资源在治疗中的作用。为此,着重培养医务人员的医患交流技巧、临床实践技能和诊疗思维模式是医学教育必须增加的内容。对于精神心理专科医生而言,从系统的角度掌握患者生物、心理和社会因素间的相互作用,尽可能早发现患者的心理社会问题和冲突,从无明确器质性基础的心理行为问题,到既有器质性问题又有心理问题的共病状态,直至严重的躯体疾病导致心理行为紊乱,是 Ludolfvon Krehl 在 20 世纪初就强调的医师是治疗"有病的人"而不是治疗疾病的关键。

一、医患关系处理

医患关系(physician-patient relationship)是指在医疗活动中通过医患互动产生的一种人际关系,属于一种特殊的社会关系。通常涉及两个群体,分别是实施医疗行为的"医方",包括医生、护士等为主体的直接为患者提供服务的医疗机构相关人员;求医行为的"患方",包括患者及其家属和对其形成支持的相关机构人员,以及其他寻求医院服务如体检、咨询等的相关人员。其社会关系的特殊性体现在三个方面:第一,医患双方为预防和诊疗疾病达成的目的一致性,都是在保持康复和促进心身健康等需求的基础上建立的行为关系,并因此形成一致行动。第二,虽然医患双方的人格和法律地位是平等的,但存在地位的不平衡性,主要是因为在医疗过程中"患方"求医、"医方"施治的合作过程,"医方"都处于相对主导的地位。第三,受社会文化和科学发展水平的制约,医患双方存在一定的内在矛盾性,医疗技术的进步始终无法完全满足人类不断增长的健康需求,因而产生两方需求或期待的矛盾。

(一)医患关系的模式

换句话说,医生和患者之间相互信任的关系构成了所有医学治疗的基础,更是治疗疾病成功的决定性因素。美国学者 Szasyt 和 Hollander 提出了医患关系的三种模式。

1. 主动-被动模式

又称家长式模式,其原型是受生物医学模式影响的"父母-婴儿"关系,源于希波克拉底思维,即医生凭借"家长式"的权威为那些被认定为"没有能力"的患者做决定。在这种模式下,医患关系中的医生完全处于主动地位,患者处于被动地位。其特点是医生被当作医疗专家,知道"什么是对患者最好的",从而忽视了患者的主观能动性,使患者在医疗活动中仅充当诊疗方案的接受者。在医生和患者的对话中,医生决定将要谈论的话题,且主诉是通过封闭式或标准式提问来记录的。患者只是被告知对身体所发现异常的治疗方案,默认遵从医嘱。此模式的优势是通过封闭性的提问,诊断是简单而可靠的,患者在明确诊断后可以很快得到最佳治疗,适合那些期待"家长式医生",并且初次就诊时就对医生很有信息的患者、某些意识障碍和危重症者、婴幼儿和精神病患者等。相反地,此模式的劣势是医患双方只关注躯体疾病,而忽略额外的诊断或其他重要信息,会导致有些患者缺乏依从性,无法对医生建立信任。

2. 指导-合作模式

又称服务或消费者模式,此模式以生物—心理—社会医学模式为指导思想,以治疗疾病为目的而建立,医生和患者双方同处于主动地位,其原型的是"父母-儿童"关系。医生是专家,被看作服务提供者,其特点是"告诉患者做什么和怎么做",就诊中患者的满意度是至高无上的。但医生仍具有权威性,在医疗活动中发挥主要作用,提出专业及决定性的意见,同时又满足了患者对自由、独立、充分知情、被尊重和关注的需求,允许患者参与自身疾病的治疗过程。此模式的优势是很少存在依从性不好的问题,医生在更大程度上满足了社会需求,适用于意识清晰、具有正常情感感知、对自主性有强烈需求的患者。但是,此模式在临床疾病治疗工作中存在不符合适应证的风险,常常需要医生对抗患者的意愿,做出不愉快却必要的决定,造成患者提出换另一位能满足其愿望的医生的要求。

3. 共同参与模式

又称伙伴式模式,医患双方同处于主动地位,相互依存,平等合作,其原型是"成人-成人"关系,特点是"医生帮助患者自我恢复"。只有两方一起合作,治疗才能取得成功。在这种模式里,更加重视和尊重患者的自主权,给予患者充分的选择权。患者在完全意识到后果的情况下,有权利拒绝任何治疗,而医生必须接受这一点。经过协商后所有的决策是医患双方共同负责的。此模式的优势是患者为自己负责,避免了依从性差的问题,同时医生不必为困难的伦理问题做决定,医生的压力得到释放。适用于慢性疾病患者,尤其是受过良好教育、自主意识较强的患者。不足之处是:伙伴式的关系使得在获取病史时需要花费很长时间,并且得不到额外的报酬,需要医生具备职业理想精神。

每位医生在个人职业生涯中多大程度上使用以上哪种模式是自己的决定,如共同参与模式要求医生灵活度高,并擅长倾听。但在使用某种模式的时候应避免个人过高的自身期待,因为其所描述的态度都是理想情形下的,现实中很难一一匹配。当疾病的性质和阶段、患者的个性特点、文化背景等不同时,医患关系可能会随之发生变化。因此,只有通过观察和不断的尝试,才能找到适合不同患者的医患模式。

(二) 医患关系的影响因素

医务人员作为医患关系中的"医",对关系的发展有着重要的影响,其中涉及个性特点、沟通技能、反移情和职业耗竭等方面。每一位医务人员有其独特的成长背景、心理需求和职业动机,对外所展现出来的情感、认知和行为等方面的个人独特性是不同的,比如认知方式的消极和积极,情感反应的稳定和不稳定,行为表现的外向和内向等差异,并且通常本人不一定能非常清楚地意识到这些内容及其可能的职业影响。因此,医务人员特别是精神心理专科医生需要通过不断学习,掌握主动和灵活地调整心身状态的方式和沟通的技术,以适应不同性别、个性、年龄和社会角色及文化的患者,这是构建良好医患关系的基础。

患者作为医患关系的另一主体因素对医患关系也有重要影响,患者的人格特点及对疾病的态度决定了医患关系的发展,人际关系的敏感、行为易冲动、情绪不稳定、个性偏执等性格特质都可能导致沟通不畅,造成医患关系的偏离或破坏。不同的疾病性质和阶段(如急危重症和慢性病),相对缺乏医学科学知识和认知的局限性,习俗文化等因素导致了对医患关系的期待有所差异。所以医生除了充分学习心理学知识和技能外,还要理解患者想表达或通过症状表达的需求。

从心理动力学角度分析医患关系的行为,医患双方的依恋模式及治疗联盟中发生的移情和反移情,都是医患关系中不恰当行为或情绪产生的源头,了解患者和自身的心理动力学基础是精神心理专科医生需要训练的专业能力。此外,常见影响因素除了来自医务人员和患者,就医过程、国家卫生政策和当前社会发展在处理医患关系时也是需要重点讨论分析的。

(三) 医患沟通技巧

医患沟通(doctor-patient communication)指医疗卫生和保健工作中,医患双方围绕伤病、诊疗、健康及相关因素等主题,以医方为主导,科学指引诊疗患者,使双方形成共识并建立信任合作的关系,包括言语和非言语的沟通。医生最重要的诊断和治疗方式就是医疗访谈,据统计,一位医生在职业生涯中对患者及其家庭大约进行 20 万次访谈。而现实临床工作中往往存在许多难点,如对疾病的社会偏见和病耻感,对躯体心理的二元论理解,时间和金钱矛盾等,均反映了医师需要具备交流技巧的必要性。沟通技巧可分为以患者为中心的访谈和以医生为中心的访谈。根据沟通情景和患者人格特点的不同,访谈方式可以随时切换,通常会以患者为中心的访谈作为访谈的开始,帮助患者自我表达。

1. 以患者为中心的访谈

以患者为中心的访谈意味着给予患者足够的空间来表达他所关心的问题,由患者来决定他会报告哪些症状或是他希望医生帮助他解决某些压力或者问题。医生在这期间扮演倾听者的角色,但非被动地。若医生的注意力集中只在患者认为有关的内容上,常会超时或是忽略诊治的相关信息。为此,可采取以下技巧:

(1) 主动倾听:这是以患者为中心的访谈的最重要的方法,医生可通过运用正在聆听的信号("嗯""是的")和姿势(前倾,点头)来表明正在跟随患者的讲述。推荐用于访谈的初始部分,尤其在患者谈起心理社会压力时,这样不仅可以帮助相互信任医患关系的发展,而且可以从患者的自由陈述中获得疾病以外的信息。

(2) 让患者充分地表达并自主结束谈话:让患者主动结束谈话似乎是正常的,但研究表明,医生常常在谈话开始的 15～20 秒后就会试图打断患者,并提出一个开放式的问题(如"您今天为什么来我这儿?"),给予患者自由发言的空间。据统计,患者平均发言时间通常是92 秒,78% 的患者在 2 分钟内会结束发言。因此,当患者第一次发言时,建议医生不要试图打断,随后可发现患者更加配合,且获得更多有价值的信息。

(3) 开放式提问:开放性问题指那些不能用简单的"是"或"否"来回答的问题,例如通过提出"你怎样形容疼痛"的问题给予患者空间和信息,表明对患者的想法感兴趣。需要注意的是在开放式提问后,不需要补充额外的解释或提问,因为它们反而会丧失开放性提问的鼓励特点,从而限制患者表达。

(4) 停顿:在与人际交往时,出现停顿似乎会产生尴尬,不知道接下来该说些什么打破僵局。但研究发现,大约 3 秒的停顿在谈话过程中是有意义的,患者会回忆起之前忘记的某件事,或将之前那些犹豫的内容表达出来,同时医生也会显得更为冷静和确定。

(5) 鼓励患者继续谈论:患者停顿时,医生可以使用一些非言语的信号以示鼓励,比如点头表示肯定,眼神交流、朝向患者的姿势表达了注意和感兴趣。

(6) 复述:复述在心理治疗中称释义,指用患者的话进行重复。使用复述聚焦患者发言内容从而支持患者的情绪或个人观点,既表明了医生对患者观点的接纳,又经常能够给患者带来另一种崭新的视角,找到意料之外的解决办法。

(7) 总结谈话内容:复述只选择信息中最重要的部分,而总结则包括谈话的大部分内容。一般医生用自己的话来总结所理解的内容。可以通过总结检查医生是否理解患者谈话内容,患者随后可以对医生忘记的内容进行补充。这也是以医生为中心的沟通技巧,适合转向新话题或宣布访谈结束时使用。

(8) 反馈患者情绪:情感回应与复述非常相似,有时是基于观察患者身体反应,有时是观察言语之间流露的意思。一旦医生开始讨论情绪,患者就有可能深入讨论或改变主题。

当患者经历了强烈的情绪表达之后,医生的适当停顿很重要,不要急于给予安慰或改变主题,重要的是让患者不会感到被打发了。患者能确实地感受到医生的关心和同情,例如递上一张纸巾。

2. 以医生为中心的访谈

以医生为中心的访谈中涉及症状细节、之前的治疗和早期疾病的提问,同样明确患者的个人发展史和生活环境,即现病史、既往史和个人史。这些技巧能使得访谈更为聚焦和高效。在这个阶段的访谈中,患者会感觉到被疾病的问题排挤在外。

(1) 透明化:主要是对访谈内容、场所环境和过程的透明化。限制访谈时间是重要的,可通过事先提供此次访谈治疗目标、必要的技术支持,告知患者访谈可用的时间,询问为什么这么做等。在谈话过程中,应明确表示希望得到患者更多的解释还是简单的回答。在访谈模式转向以患者为中心时及时指出来,主动宣布访谈结束。

(2) 打断:为聚焦在某个话题上,医生有必要打断患者,即使打断通常被认为是不礼貌的。可使用患者能接受的方式,有以下四要素:直接打断(呼唤患者姓名,直视患者眼睛,甚至触碰胳膊)、总结(表示理解患者的话题很重要,即使不能再继续了)、重复访谈目标(即使预定的访谈框架无法维持)、获取患者同意后转换交谈内容。

3. CALM 访谈模式

医生在临床工作中无法避免会遇到一些带有攻击性或好斗性的患者,例如因排队等待检查而非常愤怒的患者,遇到医生后立刻抱怨起来,甚至威胁投诉。此时,与这类患者建立信任的医患关系就变得尤为重要,可采用 CALM 访谈模式。CALM 模式的金字塔主要包括四个步骤:接触、约定、计划和决策。

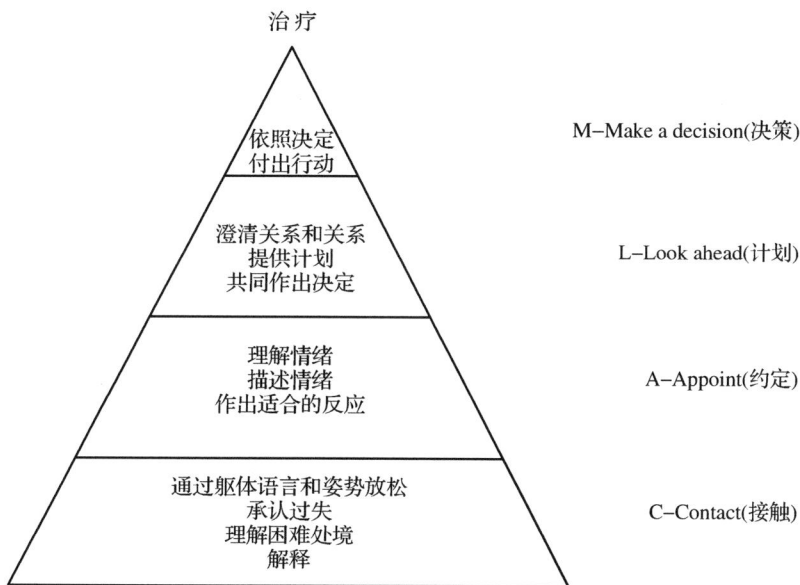

图 7-1　CALM 模式

虽然医患沟通技巧有助于促进医患关系,降低患者的攻击性,达到治疗疾病和维持心身健康的目标,但需要注意使用中的易犯错误:以患者为中心的沟通容易给予过多的建议,虽然在涉及医学专业知识时是合理的,但在涉及社会心理因素时就没有那么适当;问题转化过程不清晰是以医生为中心的易犯错误。除此之外,熟知医患沟通的结构、传递坏消息的方法、与特殊人群(如残疾患者、临终关怀患者)的沟通、互联网人工智能沟通也是精神心理专科医生需要掌握的。

4. 动机访谈

动机访谈(motivational interviewing,MI),又称动机性面谈、动机式访谈法,指通过独有的面谈原则和谈话技巧,协助患者认识到现有的或潜在的问题,从而提升其改变的动机与决心,该方法也被描述为"温和的咨询形式"。最早由美国心理学及精神医学教授米勒(Miller)和英国心理学家罗尔尼克(Rollnick)创立,最初设计应用于解决成瘾问题和心身健康管理(如糖尿病和冠心病),目的是帮助人们更有动力去改变不良生活习惯,激励人们参与更加健康的生活方式,同时也适用于帮助易怒的患者通过情感阶段来寻找改变动机。

运用 MI 需要遵循的四个原则分别是:改变(改变患者现状中对其产生困扰的行为或想法)、共情(共情地倾听、理解和探讨患者的动机)、合作(强调以人为中心尊重其自主性)、引发(引发和加强患者进行改变的动机,从而投入实质性的努力)。MI 的特点是:显示与表达共情,这将有利于患者接纳并促进改变的发生;避免争论,责备和给患者贴标签没有建设性的作用,反而会引起患者的阻抗;顺应患者的抵触,接受患者的阻抗,解决其内在矛盾冲突;建立患者对自我效能的信心。毕竟做出改变的决定并实施是患者的责任。

使用 MI 时可从"改变的六阶段分期"入手:(1)从无行为改变到打算改变的第一、二阶段,治疗师可通过询问患者的不良适应行为,或对疾病的诊断进行交流;(2)准备改变的第三阶段,患者处于打算改变到实际行动的交界,这时治疗师可以做一些促进行动前的准备;(3)第四阶段——行动,强调患者具有作出决定的自由,并协助患者共同制定一个行动计划;(4)第五阶段——保持,保持的同时可与患者讨论第六阶段"复发",包括如何防治疾病的复发,及复发后的对话交流。

二、心理测量与评估

心理或心理现象是大脑的功能体现,是个人对客观现实刺激的主观能动性反应。科学家们一直在探索心理现象应如何识别、测量和评估等,为此,心理卫生工作者们基于心理学基本理论,研制出各种心理测量或心理评估方法供专业人员使用,为精神医学、心身医学等临床心理卫生工作者提供系统、全面的科学依据。两位美国学者的两句名言奠定了心理测量的理论基础:1918 年美国心理学家桑代克曾经说过:"任何现象,只要存在就一定有数量";1939 年美国测量学家麦克尔说道:"凡是有数量的事物,一定可以被测量"。

(一)概述

心理测量(psychological measurement)是指根据一定的法则对事物进行量化,并对该事物的属性或特征加以确定。量化后得到的数字就是确定事物或事物属性的量,如使用血压计来测量血压的高低,使用天平来测量质量的大小。在心理学中,心理测量是基于心理学理论,利用测量工具收集资料和信息,进而对个人的心理特征和行为进行量化分析的活动。心理测验(psychological testing)是测量一个行为样本的系统程序,多指用于心理测量的工具或手段,根据一定法则用数字对人的行为加以确定的办法。心理评估(psychological assessment)是依据心理学的理论和方法,对评估对象的心理品质及水平加以判别和鉴定。心理品质包括心理过程和人格特征等内容,如情绪状态、记忆、智力和性格等,都是可以进行评估的内容。

(二)心身医学常用评定量表

心身医学评定量表形式多种多样,临床中最常见的是按照量表内容进行分类,包括症状筛查与评估相关量表、自杀评估相关量表及问卷、应急生活事件及社会支持评估相关量表及问卷、物质及行为成瘾评估相关量表及问卷、生活物质与幸福感评估相关量表及问卷、家庭功能及动力学评估相关量表及问卷、人格评估相关量表及问卷、睡眠评估相关量表及问卷等。每份量表有主要测量和评估的主题及内容,一般选择用评估的主题名称或研发者姓名进行命名,大多经过验证,具有良好的信度和效度。医生最终根据患者填好的量表分数划分疾病的严重程度,选择相应的治疗方案。这里将介绍各类常用量表名称,不展开介绍其内容。

1. 症状筛查与评估相关量表

(1)评估综合性情况的有:复合性国际诊断交谈量表(composite international diagnostic interview,CIDI)、国际人格障碍检查表(international personality disorders examination,IPDE)、症状自评量表(symptom checklist-90,SCL-90),康奈尔医学指数(Cornell medical index,CMI)等。

(2)评估认知功能的有:简易精神状态量表(mini-mental state examination,MMSE)、蒙特利尔认知评估量表(Montreal cognitive assessment,MoCA)、长谷川痴呆量表(Hasegawa's dementia scale,HDS)、7分钟神经认知筛查量表(7 minute neurocognitive screening battery)、韦氏智力成人量表(Wechsler adult intelligence scale,WAIS)等。

(3)评估躯体症状及疑病(健康/疾病焦虑)相关的有:15条目患者健康问卷(patients Health questionnaires-15,PHQ－15)、8条目躯体症状量表(The eight item Somatic Symptom Scale,SSS－8)、躯体化症状自评量表(somatization symptom Self-Rating Scale-8,SSS)、躯体症状障碍B标准量表(somatic symptom disorder-B criteria Scale,SSD-12)、躯体症状体验问卷(somatic symptoms experiences questionnaire,SSEQ)、怀特利指数(Whiteley index,WI)、疾病态度量表(illness attitude Scale,IAS)、健康认知问卷(health cogninitons questionnaire,HCQ)、躯体警觉性量表(body vigilance scale,BVS)、躯体感觉扩大量表(somatosensory amplification scale,SAS)、焦虑敏感性指数(anxiety sensitivity index,ASI)等。

(4)评估焦虑抑郁症状的有:汉密尔顿抑郁量表(Hamilton depression scale,HAMD)、汉密尔顿焦虑量表(Hamilton anxiety scale,HAMA)、贝克抑郁问卷(Beck depression inventory,BDI)、贝克焦虑量表(Beck anxiety inventory,BAI)、抑郁自评量表(self-rating depression scale,SDS)、焦虑自评量表(self-rating anxiety scale,SAS)、9条目患者健康问卷抑郁量表(patients health questionnaire-9,PHQ-9)、7条目广泛性焦虑障碍量表(7-tiem generalized anxiety disorder scale,GAD-7)、医院焦虑抑郁量表(hospital anxiety and depression scale，HADS）、蒙哥马利－阿斯伯格抑郁量表（Montgomery-asberg depression rating scale MADRS）、抑郁体验问卷（depression experiences questionnaire，DEQ）、华西心情指数问卷（Huaxi emotional distress index，HEI）等。

（5）评估精神病性症状及狂躁症的有：简明精神病量表（brief psychiatric rating scale，BPRS）、阳性与阴性症状量表（positive and negative syndrome，PANSS）、Bech-rafaelsen 狂躁量表（Bech-rafaelsen mania rating scale，BRMS）、心境障碍问卷（mood disorder questionnaire，MDQ）、32 项轻躁狂症状清单（32-item hypomania checklist，HCL-32）等。

（6）评估儿童青少年症状及行为障碍的有：Achenbach 儿童行为量表（child behavior checklist，CBCL）、康奈尔评定量表（Conners rating scales）、Rutter 儿童行为问卷（Rutter questionnaire）、儿童气质量表（New York longitudinal study，NYLS）、儿科症状检查表（preschool pediatric symptom checklist，PPSC）等。

2. **自杀评估相关量表及问卷**

有：简明国际神经精神访谈（MINI-international neuropsychiatric interview，MINI）、自杀行为问卷—修订版（suicidal behaviors questionnaire-revised，SBQ-R）、自杀态度问卷（suicide attitude questionnaire，QSA）、贝克自杀意念量表（Beck scale for suicidal ideation，SSI）等。

3. **应激生活事件和社会支持评估相关量表及问卷**

有：生活事件量表（Life Event Scale，LES）、青少年生活事件量表（adolescent self-rating life events check list，ASLEC）、应对方式问卷（coping style questionnaire）、防御方式问卷（defense style questionnaire，DSQ）、特质应对方式问卷（trait coping style questionnaire，TCSQ）、社会支持评定量表（social support rating scale，SSRS）、领悟社会支持量表（perceived social support scale，PSSS）等。

4. **物质及行为成瘾评估相关量表及问卷**

有：精神活性物质使用问题筛查量表（Alcohol smoking，and substance use involvement screening test，ASSIST）、酒精依赖障碍识别测验（the alcohol use disorders identification test，AUDIT）、密歇根酒精依赖调查表（Michigan alcoholism screening test，MAST）、Russell 吸烟原因问卷（Russell's reasons for smoking questionnaire，RRSQ）、Young 氏网络成瘾诊断问卷（Young's 20-item internet addiction test，IAT）等。

5. **生活质量与幸福感评估相关量表及问卷**

有：生活满意度评定量表（life satisfaction-rating scale，LSR）、情感量表：正性情感、负性情感、情感平衡（affect scales：positive affect，negative affect，affect balance）、幸福感指数、总体情感指数（index of well—being，index of general affect）、慢性病患者生命质量测定量表体系（quality of life instruments for chronic diseases，QLICD）、癌症患者生命质量测定量表体系（quality of life instruments for cancer patients，QLICP）等。

6. **家庭功能及动力学评估相关量表及问卷**

有：家庭功能评定量表（family assessment device，FAD）、家庭亲密度和适应性量表

（family adaptability and cohesion evaluation scales，FACES）、系统家庭动力学自评量表（self-rating scale of systemic family dynamics，SSFD）等。

7. 人格评估相关量表及问卷

有：艾森克人格问卷（Eysenck personality questionnaire，EPQ）、明尼苏达多项人格量表（minnesota multiphasic personality inventory，MMPI）、卡特尔 16 种人格因素问卷（sixteen personality factor questionnaire，16PF）等。

8. 睡眠评估相关量表及问卷

有：匹兹堡睡眠质量指数（Pittsburgh sleep quality index，PSQI）、阿森斯失眠量表（athens insomnia scale，AIS）、失眠严重程度指数（insomnia severity index，ISI）、睡眠信念与态度失调问卷（dysfunctional beliefs and attitudes about sleep，DBAS）、Epworth 嗜睡量表（epworth sleepiness Scale，ESS）、睡眠状况自评量表（self-rating scale of sleep，SRSS）、不宁腿综合征（restless legs syndrome，RIS）、神经精神病学生物节律评估访谈（biological rhythms interview of assessment in neuropsychiaty）等。

三、心理干预技术

心理治疗是由受过专业训练的治疗者，在一定的系统化程序和设置中通过与病人的不断交流，以构成密切治疗关系为基础，运用心理治疗的有关理论和技术，使其产生心理、行为甚至生利的变化，促进其人格的发展和成熟。由于心身疾病的发病过程中有明显的心理社会因素参与，故心理治疗技术尤为重要。心理治疗主要包括两个部分：一方面，通过帮病人消除致病的心理因素以减轻疾病症状，改变疾病的发展过程，并促其康复；另一方面，直接针对疾病的病理过程采取心理矫正措施。

心理治疗起源于西方，有着数百年源远流长的历史，随后弗洛伊德在 19 世纪末创立了正规的心理治疗，精神分析心理治疗"一统天下"，超过了其他心理学派。直至 20 世纪中叶，行为疗法、认知治疗开始逐渐崭露头角，如今心理治疗已有 400 余种。进入 21 世纪后，心理治疗步入法治化、专业化、规范化的时代，并且《中华人民共和国精神卫生法》中明确了心理治疗与心理咨询的专业地位。近年来有研究显示，一个成功的心理治疗可以对心理疾病及躯体疾病患者的神经生化、神经内分泌、免疫功能和影像学等研究产生影响并发生变化。

如今，心理治疗的理论学派分类与操作技术已被临床工作人员、治疗师等广泛应用，实施范围广，目前有 13 种心理治疗技术作为医疗机构内适宜的技术被大力推广。其中，支持性心理治疗技术是各种心理治疗的共同基础，适用于各类心理治疗的服务对象。医务人员基于诊疗的需要，在伦理和法律法规技术性规范的指导下，通过与患者形成积极互动、相互帮助的医患关系，为患者解决问题。需要注意的是：在使用支持性技术时，医生需要注意自我保护，承诺适当，不要做出过分、没有余地的担保或许诺。其主要干预流程如下：① 建立关系，开始会谈：当心理治疗人员进入治疗师的角色后，应当以平等、理性、坦诚的态度，建立起让患者感到安全、信任和被接纳的联盟关系。设身处地理解患者要贯通在心理治疗的整个过程中。② 心理评估，制定诊疗计划：在了解患者的生物（病史/症状）、心理（人格特点）、社会（人际系统/对治疗的期待/转诊）背景基础上进行心理评估，与患者共同商定治疗目标，并拟定治疗计划。③ 实施治疗：采用倾听、共情、理解、接纳、反应、肯定、中立、解释、鼓励、指导等技术实施相应的心理治疗技术。④ 结束治疗：总结并回顾治疗过程，评估疗效，强化治疗效果，最后帮助患者与治疗人员完成心理分离，促进患者适应社会。

临床常用的心理治疗技术有：

（一）精神分析及心理动力学治疗

精神分析及心理动力学治疗是基于精神分析理论和技术，所开展的高频次的以完善人格结构、促进心理发展为目标的经典精神分析疗法。心理动力学治疗由经典精神分析疗法发展而来，是相对较短、低频次的治疗方法，通过处理潜意识冲突，消除或减轻症状，解决现实生活情景中的问题。

精神分析的治疗设置为每周 3～5 次、每次 45～50 分钟的高频次的精神分析；心理动力学治疗的设置通常为每周 1～2 次，每次 45～50 分钟的低频次分析，疗程相对灵活。常用的干预技术是将移情与反移情、阻抗作为探索潜意识的线索和治疗工具，通过自由联想、梦的分析、肯定、抱持、反映、澄清、解释等技术达到治疗目标。与精神分析相比，心理动力学更关注现在与现实，注重开发患者的潜力和复原力，方法较为灵活。

此技术并不适用于所有患者，对处于急性期的精神病患者、有明显的自杀倾向的抑郁症患者、严重的人格障碍患者、智力心理发育水平较低的患者等，不宜操作。同时，治疗师亦应避免过分操控、以自我为中心。

（二）行为治疗

行为治疗是运用行为科学的理论和技术，通过行为分析和干预等技术达到改变适应不良行为，减轻和消除症状，促进社会功能的康复。常用技术包括行为的观测与记录、行为功能分析、渐进性放松训练、系统脱敏疗法、冲击疗法、厌恶疗法、自信训练、矛盾意向法、行为技能训练等。

渐进性放松训练是通过对各个部位的肌肉进行收缩和放松的交替训练，同时深吸气和深呼气、体验紧张与放松的感觉，循序渐进如此反复练习。练习时间从几分钟到 30 分钟，有六种自主训练的标准程式，即：沉重感、温暖感、缓慢的呼吸、心脏慢而有规律的跳动、腹部温暖感、额部清凉舒适感。适用于具有精神肌肉性紧张的焦虑患者。

系统脱敏疗法是通过诱导治疗者缓慢地暴露出导致神经症焦虑、恐惧的情景，并通过心理的放松状态来对抗这种焦虑情绪，从而达到消除焦虑或恐惧的目的。首先来访者能在实际生活中对放松训练运用自如，一般治疗师先让患者对每一种刺激因素引起的主观不适进行评分，然后按其分数高低将各种刺激因素排列成表。从最低层次开始脱敏，对刺激不再产生紧张反应后逐渐逐次移向上一层次刺激的放松性适应。不断练习，巩固疗效，将练习建立到现实生活中。适用于恐怖症、癔症性精神病的患者。

虽然不同行为疗法可帮助患者解决特定的行为问题，但仍需注意干预后带来的不良反应。例如对于有心血管疾病的患者和心理适应能力脆弱者，要避免使用冲击疗法；厌恶疗法的负性刺激引起患者强烈的痛苦，因此事先须征得患者及家属的知情同意。

（三）认知治疗

认知治疗强调发现和解决意识状态下所存在的现实问题，冲击患者的非理性信念，同时针对问题进行定量操作化、制定治疗目标、检验假设、学习解决问题的技术等,通常以医师给患者布置家庭作业形式的练习,治疗过程中避免说教或清谈。认知治疗使用许多其他流派的技术,如与行为治疗并论称为认知行为治疗。主要改变的认知内容包括"全或无"思维,对积极事物视而不见,对事物作灾难性推向或过度缩小等。有明显自杀倾向、自杀企图和严重精神性疾病障碍、严重人格障碍的患者,不适合做认知治疗。

（四）家庭治疗

家庭治疗是一种基于系统思想,以家庭为干预单位的关注人际关系的心理治疗方法,其目标为改变夫妻、核心家庭或更大系统的互动模式。通过会谈、行为作业及其他非语言技术消除心理、病理现象,帮助解决或改善个别家庭成员、家庭子系统或整个家庭的问题。家庭治疗有多种流派,如策略式或行为家庭治疗、结构系统式家庭治疗、精神分析、系统式家庭治疗等。

在治疗开始时医师需要重点评估以下方面的特点:家庭动力学特征、社会文化背景、家庭在其生活周期中的阶段、家庭对解决当前问题的方法和态度。通过绘制家谱图表现家庭成员及相关信息。每次的家庭访谈历时1～2小时,两次座谈间隔从较短的4～6天逐步延长至1个月或数月,共总6～12次。干预技术包括言语性的和非言语性的,前者有循环提问、差异性提问、前馈提问、假设提问、积极赋意、去诊断,后者有布置家庭性作业、家庭塑像等。

家庭雕塑(family sculpting)是萨提亚模式常用的一种重要的家庭治疗技术,利用空间、距离和造型等非言语方式生动形象地再现家庭成员之间的关系和权力斗争情况,类似于雕塑艺术。在实施家庭雕塑时,治疗师可以请家庭中的某个成员当作"塑造家",由他决定每个家庭成员的位置,在这个过程中每个家庭成员不要交谈,任由"塑造家"安排,最后雕塑出来的场景便代表他对家庭的认知。治疗师还可以要求各成员按照各自喜爱的方式处理家庭造型,呈现患者所持有的态度。

与其他心理治疗相比,治疗师在家庭治疗中须同时处理多重的人际关系,抱持中立位置或多边结盟很重要。重性精神病发作期、偏执型人格障碍、性虐待等疾病患者不首选家庭治疗。

（五）团体心理治疗

团体心理治疗是在团体、小组情境中提供心理帮助的一种心理治疗形式。通过团体内人机交互作用促使个体在互动中学会观察、体验,认识自我、接纳自我、探讨自我,调整和改善与他人的关系。现代团体治疗主要有心理治疗、人际关系训练和成长小组三种。心理治疗的重点是康复性的,组员可以是患者或有心理问题的正常人,适用于社交行为障碍患者;后两种团体是成长发展性的,组员是普通人,目的是改善关系、发挥潜能,适用于不同的人参加。

团体治疗一般由1～2名心理治疗师担任组长,根据组员问题的相似性组成治疗小组,少则3～5人,多则10余人,活动几次或10余次,间隔每周1～2次,每次1.5～2小时。治疗过程分为4个阶段:起始阶段(接纳与认同)、过渡阶段(协助组员处理冲突,促进信任和建立关系)、工作阶段(探讨问题,采取行动)、终结阶段(总结经验,巩固成效,处理离别的情绪)。组长在团体中的任务为调动组员积极性,适度引导,提供恰当的解释、创造融洽的气氛等。

需要注意的是,团体治疗有其一定的局限性,如存在个体差异难以照顾周全,造成有的组员可能会受到伤害,无意中泄漏某个组员的隐私,为其带来不便,不称职的组长可能会给组员带来负面影响等。因此,团体治疗不适合于所有人。此外,根据不同文化背景的对象可选择其适合的心理治疗技术,如森田疗法、中国道家认知治疗、表达性艺术治疗。

四、躯体治疗技术

对于心身疾病的治疗,更主张"心身同治",除了心理治疗,躯体治疗也是很重要的一个方面。狭义的躯体治疗指心身疾病概念中针对原发疾病的治疗,如高血压、糖尿病、冠心病等;广义的躯体治疗包括药物治疗、物理治疗、运动治疗以及躯体心理治疗。

(一)药物治疗

心身疾病的精神心理症状主要表现为焦虑、抑郁、失眠、情绪高涨或低落、强迫或各种难以被客观检查结果所解释的躯体疼痛或不适,临床中常用的药物有抗抑郁药、抗焦虑药、镇静催眠药、心境稳定剂、抗精神病药物等。

(1)抗抑郁药:常用的抗抑郁药有选择性 5-羟色胺再摄取抑制剂(SSRIs)、5-羟色胺和去甲肾上腺素再摄取抑制剂(SNRIs)、去甲肾上腺素和多巴胺再摄取抑制剂(NDRIs)、选择性去甲肾上腺素再摄取抑制剂(NRIs)、去甲肾上腺素和特异性 5-羟色胺拮抗剂(NaSSA)、5-羟色胺拮抗和再摄取抑制剂(SARIs)、褪黑素能抗抑郁药、三环类和四环类抗抑郁药(TCAs)、单胺氧化酶抑制剂(MAOIs)。抗抑郁药物除用于治疗各类抑郁障碍外,同时也常用于治疗广泛性焦虑、惊恐障碍、慢性疼痛等,使用不同药物时需要掌握其药理机制、用量、疗效、疗程、常见的副作用及不良反应。

(2)抗焦虑药:常用的抗焦虑药有苯二氮䓬类药物(BDZ)、阿扎哌隆类药物。其他种类的药物也具有抗焦虑作用,如 SSRIs、SNRIs、TCA 的抗抑郁药,β受体阻滞剂,个别的抗精神病药物和抗癫痫药物。

(3)镇静催眠药:常用的镇静催眠药有非苯二氮䓬类药物催眠药,以及 NaSSA 类、SARI 类、SSRIs 类、TCA 类、褪黑素受体激动剂类的抗抑郁药物。某些非典型抗精神病药物也可以起到镇静催眠的药物。

(4)心境稳定剂:心境稳定剂被分为经典和非经典的心境稳定剂,前者常用的有碳酸锂和抗惊厥药丙戊酸盐和卡马西平;后者包括一些抗惊厥药、第二代抗精神病药物。

(5)抗精神病药物:主要用于治疗精神分裂症和有精神病性症状的精神障碍的一类药物。分为典型(传统)抗精神病药物和非典型(非传统)抗精神病药物。大部分研究显示,非典型抗精神病药物联合抗抑郁药物可以有效减轻患者焦虑情绪,又称二代抗精神病药物,但在心身疾病治疗中应慎用,仅在必要时作为散心的增效剂与一线抗焦虑、抑郁药物联合使用。

(二)物理治疗

临床上常用的物理治疗多数直接作用于大脑,通过控制神经元传递信息来缓解和改善症状,包括电休克治疗(ECT)、重复经颅磁刺激治疗(rTMS)、迷走神经刺激术(VNS)、脑深部刺激术(DBS)、经颅直流电刺激(tDCS)等。

(三)运动治疗

运动治疗更多指的是有计划性、结构性、重复性、目的性的运动,通过利用器械、徒手或自身力量,旨在改善或维持心身健康,其核心理念是人的意识受身体感受的影响,控制身体就可间接地达到控制意识的作用。在躯体层面,恰当的运动可以通过改善心肺功能等机制使其保持或恢复健康。在情绪层面,运动对情绪可产生积极影响是明确的,如增加与人的接触、分散注意力、神经内分泌的调节等。虽然,运动疗法在临床上作为疾病的主要辅助治疗手段之一,但尚未有研究表明其机制。

(四)放松治疗

放松训练、正念冥想放松技术是通过一定的训练有意识地控制自身的心理活动、降低唤醒水平、改善机体紊乱功能,使患者学会精神及躯体上放松的一种技术。目前在临床工作中采用的放松训练方法有很多,如渐进性肌肉放松训练、呼吸放松训练、生物反馈训练等。"正念"一词起源于佛教禅修,正念冥想强调的是有意识地觉察,将注意力集中于当下,以及对当下的一切观念都不会作任何评判。正念冥想可有效缓解疼痛感、降低血压、减少精神压力。以正念为基础的心理疗法有正念减压疗法、正念认知疗法、辩证行为疗法、禅修冥想等。

五、巴林特小组

巴林特小组是一种训练全科医师或专科医师如何处理医患关系的方法,主要任务是促进医生对医患关系更深入的理解和思考,识别和纠正医生和患者关系中出现的问题。最早在20世纪50年代,精神病学家/心理分析师巴林特(Michael Balint)和社会工作者伊尼德·阿布(Enid Albu)在英国伦敦创建巴林特小组,巴林特提出了"the drug,doctor"的理论,指出患者不仅对药物做出反应,还对医生个人做出反应,即"医师本身就是治疗药物"的说法。巴林特医生发现当患者被不明原因的病痛折磨时,只有在医患之间存在良好治疗关系的基础上,才能够体察症状背后的意义,为此他建立了一个有效的治疗理论,以仔细观察患者的行为为主要方法探索和患者的关系。

(一)巴林特小组成员的组成

巴林特小组一般由8~12名医生组成,小组组长一般由一或两名有巴林特小组和精神动力学经验的心理医师担任,其他成员可以为各科的临床医师。小组组长的主要任务是定期组织活动,安排具体时间,观察小组成员和医患关系的相互作用,以及在讨论过程中鼓励参与者开放自由地表达想法和感受。在小组讨论的过程中,组长会倡导医生们自由思考,对案例有不同的理解,多维度、多角度地视察问题,并向医生提问"这个患者有何特点""患者引起我们哪些感受""你如何看待该患者就诊时对医生的看法"等。这也是一种移情反应,因为对患者而言,医生是重要的依恋对象,患者会向他们转移各种正性和负性的想法及感受,医生在解读这些想法和感受之前必须先认识到这一点。如果在讨论中感受到患者可能受到伤害,组长应代表患者说话,坚持中立的原则。小组允许来自不同背景的专业人士来认识和理解彼此的工作。

(二)巴林特小组的心理动力学基础

从精神动力学分析角度来看,人们许多情绪化的进程是无意识的,但可以影响他人。精神分析学派创始人弗洛伊德提出移情和反移情的概念,指出患者或医务人员试图引发对方反应的尝试,而这种反应恰好符合患者或医务人员潜意识中渴望的角色关系。换句话说,患者试图操纵医生或治疗师以达到自身的目的。在治疗关系中,移情是患者对医生发出的不恰当或过分的感情、行为,以及不现实的幻想等;而反移情是医生或治疗师对患者的反应,并反过来引导自己对患者的感受、偏见、期待和欲望,常常会因为各种动机而偏离自己中立的立场。在精神分析早期,反移情被认为是治疗时必须意识到并解决的一种破坏性的影响因素,而当代精神分析理论试图将治疗师对患者的这种感受视为情感的"共振板",获取更多关于患者的信息。因此,医生需要在临床实践中学习从不同层面(生物、社会、心理)理解患者对疾病的描述,知道患者的一切疾病病史或诊断治疗的资料并非最重要的,而具有决定性的"线索"往往是那些被提及,或者被遗忘和省略的事件。

(三)巴林特小组的目的与意义

通过访谈过程中的感受使对访谈内容和个人的反应保持开放态度;练习更好地倾听和耐心;提高对情绪障碍或心身问题的敏感度;针对不同患者可以使用各种访谈技巧,平和地处理患者的情绪和社会问题;更好地理解无意识过程;释放情绪,预防职业耗竭;识别医生对患者问题的感受(反移情),发展出更具有分析性的思考方式,发现医患关系中的盲点,并把理解应用到诊断和治疗中。

从职业支持角度,医生们几乎不会相互交流与患者交往过程中的感受以及医患互动间的具体细节,往往很少意识到心理上的困境对看诊过程中的影响,通过巴林特小组这个平台,可以分享自身的体验,相互建立支持的链接。从对医学教育的意义上来看,巴林特小组对医学教育影响重大,特别是医患关系,在提供医务人员的工作满意度和防止职业耗竭方面都起到了不可估量的作用。如今,英国、美国和中国等许多国家的医学教学训练都有巴林特小组的工作,给严肃的医学教育带来一丝心灵的慰藉和温暖。

(四)巴林特小组课程安排

巴林特小组课程安排

时间	报告者	全体成员	小组组长
5～10分钟	选取最先举手的一位,介绍案例重点存在的问题	倾听,感受,想法,感知,甚至不寻常的观点	监督时间和内容
<5分钟	阐述问题	倾听	最多关于问题的2～3个方面,对报告者阐述的问题和应对能力给予肯定
<10分钟	回答问题	对案例的相关细节进行提问	禁止解释、建议和作主观陈述
30分钟	静坐和倾听,不在作任何解释	自由表达对提出问题的看法、感受及建议,并进行讨论	总结,鼓励参与者畅所欲言,但保护案例提供者,控制时间和讨论目标
10分钟	个人总结发言	—	询问扮演者对其感到重要的部分
2～3分钟	—	—	总结和结束

参考文献

[1] KURT F, SUSAN H M, MICHAEL W. Psychosomatic Medicine: an international guide for the primary care setting[M]. 2 nd. Berlin: Springer International Publishing, 2020.

[2] 吴文源. 心身医学基本技能[M]. 上海: 同济大学出版社, 2009.

[3] 赵旭东. 心身医学[M]. 北京: 人民卫生出版社, 2022.

[4] 魏镜, 史丽丽. 综合医院精神卫生通用技能[M]. 北京: 中华医学电子音像出版社, 2018.

[5] 马辛, 赵旭东. 医学心理学[M]. 3 版. 北京: 人民卫生出版社, 2015.

[6] 姚树桥, 杨彦春. 医学心理学[M]. 6 版. 北京: 人民卫生出版社, 2013.

[7] HE A J. The doctor-patient relationship, defensive medicine and overprescription in Chinese public hospitals: Evidence from a cross-sectional survey in Shenzhen city[J]. Social science & medicine, 2014, 123: 64-71.

[8] ZHOU M, ZHAO L D, CAMPY K S, et al. Changing of China's health policy and Doctor: Patient relationship: 1949-2016[J]. Health policy and technology, 2017, 6(3): 358-367.

[9] SCOTT S D, HIRSCHINGER L E, COX K R, et al. The natural history of recovery for the healthcare provider "second victim" after adverse patient events[J]. Quality & safety in health care, 2009, 18(5): 325-330.

[10] 王锦帆. 医患沟通学[M]. 2 版. 北京: 人民卫生出版社, 2006.

[11] 费长青, 麦克丹尼尔, 维尔盛. 心身医学: 初级医疗的国际入门读物[M]. 4 版. 熊娜娜, 曹锦亚, 译. 北京: 中国协和医科大学出版社, 2016.

[12] 沃舍. 临床医患沟通艺术[M]. 王岳, 译. 北京: 北京大学医学出版社, 2016.

[13] KRITTANAWONG C. The rise of artificial intelligence and the uncertain future for physicians[J]. European journal of internal medicine, 2018, 48: e13-e14.

[14] 程文红. 支持性心理治疗导论[M]. 北京: 人民卫生出版社, 2010.

[15] 魏镜, 史丽丽. 综合医院精神卫生通用技能[M]. 北京: 中华医学电子音像出版社, 2018.

[16] 刘浩, 张鸿燕, 肖卫东, 等. 5 种抑郁症状评定工具评估精神分裂症患者抑郁症状的比较[J]. 中国心理卫生杂志, 2015, 29(8): 570-575.

[17] 康传媛, 赵旭东, 许秀峰, 等. 系统家庭动力学自评问卷的初步编制及信效度分析[J]. 中国心理卫生杂志, 2001, 15(2): 92-95.

[18] 孙海明, 曾庆枝, 杜江, 等. 精神活性物质使用问题筛查量表中文版的信效度[J]. 中国心理卫生杂志, 2010, 24(5): 351-355.

[19] 钱洁, 任致群, 于德华, 等. 患者健康问卷躯体症状群量表在综合医院的筛检价值[J]. 中国心理卫生杂志, 2014, 28(3): 173-178.

[20] GIERK B, KOHLMANN S, KROENKE K, et al. The somatic symptom scale-8 (SSS-8): A brief measure of somatic symptom burden[J]. JAMA internal medicine, 2014, 174(3): 399-407.

[21] CHEN Y X, FINK P, WEI J, et al. Psychometric evaluation of the whiteley index-8 in Chinese outpatients in general hospitals[J]. Frontiers in psychology, 2021, 12: 557662.

[22] GIERK B, KOHLMANN S, KROENKE K, et al. The somatic symptom scale-8 (SSS-8): A brief measure of somatic symptom burden[J]. JAMA internal medicine, 2014, 174(3): 399-407.

[23] CHUNG K F. Use of the Epworth Sleepiness Scale in Chinese patients with obstructive sleep apnea and normal hospital employees[J]. Journal of psychosomatic research, 2000, 49(5): 367-372.

[24] LEMMENS J S, VALKENBURG P M, PETER J. Development and validation of a game addiction scale for adolescents[J]. Media psychology, 2009, 12(1): 77-95.

[25] GIERK B, KOHLMANN S, KROENKE K, et al. The somatic symptom scale - 8 (SSS-8) [J]. JAMA internal medicine, 2014, 174(3): 399.

[26] ZHANG L, FRITZSCHE K, LIU Y, et al. Validation of the Chinese version of the PHQ-15 in a tertiary hospital[J]. BMC psychiatry, 2016, 16(1): 89.

[27] HUHN M, TARDY M, SPINELI L M, et al. Efficacy of pharmacotherapy and psychotherapy for adult psychiatric disorders: A systematic overview of meta-analyses[J]. JAMA psychiatry, 2014, 71 (6): 706-715.

[28] SAMPAIO T, LIMA C, CORREGIARI F, et al. The putative catalytic role of higher serotonin bioavailability in the clinical response to exposure and response prevention in obsessive-compulsive disorder [J]. Brazilian journal of psychiatry, 2016, 38(4): 287-293.

[29] BARSAGLINI A, SARTORI G, BENETTI S, et al. The effects of psychotherapy on brain function: A systematic and critical review[J]. Progress in Neurobiology, 2014, 114: 1-14.

[30] FOURNIER J C, PRICE R B. Psychotherapy and neuroimaging[J]. Focus (American psychiatric publishing), 2014, 12(3): 290-298.

[31] THORSEN A L, VAN DEN HEUVEL O A, HANSEN B, et al. Neuroimaging of psychotherapy for obsessive-compulsive disorder: a systematic review[J]. Psychiatry research, 2015, 233 (3): 306-313.

[32] 艾小青, 曹玉萍, 张亚林. 心理治疗的临床研究方法[J]. 中国临床心理学杂志, 2012, (1): 125-128, 119.

[33] 陆林. 沈渔邨精神病学[M]. 6 版. 北京: 人民卫生出版社, 2018.

[34] 王继军. 精神障碍的物理治疗[M]. 北京: 人民卫生出版社, 2012.

[35] PAYNE H. Dance movement therapy: theory and practice[M]. 2 nd. London: Routledge, 2006.

[36] SEIDLER K P, SCHREIBER - WILLNOW K. Concentrative movement therapy as body - oriented psychotherapy for inpatients with different body experience[J]. Psychotherapy Research, 2004, 14 (3): 378-387.

[37] DESVEAUX L, LEE A, GOLDSTEIN R, et al. Yoga in the management of chronic disease: a systematic review and meta-analysis[J]. Medical care, 2015, 53(7): 653-661.

[38] WILLIAM J B. The science of yoga: the risks and the rewards[M]. New York: Simon & Schuster US, 2012.

[39] 杜仁仁, 朱燕. 运动疗法治疗抑郁症的研究进展[J]. 按摩与康复医学, 2018, 9(6): 8-9, 11.

[40] 孙文江, 余波, 李广鹤, 等. 运动疗法治疗抑郁症的研究进展[J]. 中华物理医学与康复杂志, 2019, 41(3): 238-240.

[41] 张培琰. 精神医学及某些相关学科的定义与范畴[J]. 临床精神医学杂志, 1995, 5(6): 374-375.

[陆峥 吴珩]

下篇　专科心身医学整合诊疗中心建设与发展

第八章 心血管系统疾病心身医学整合诊疗中心的建设与发展

在心血管内科就诊的患者大量存在精神心理问题,现有的数据显示,心血管内科就诊的患者中,31.18%存在抑郁状态、30.46%存在焦虑状态,其中轻中度抑郁和焦虑状态分别占比30.3%和27.62%。轻中度焦虑抑郁并不属于严格意义上的精神疾病,由于其临床症状以心血管症状为主要表现,因此心血管内科医生需担负起鉴别诊断、对症治疗和发起联络会诊的首诊责任。

双心医学(Psycho-cardiology)又称为心理心脏病学或精神心脏病学,是一门由心脏病学和心理学交叉并综合形成的学科。双心医学立足于心血管疾病的学科体系,强调在关注心血管疾病改善的同时,关注精神心理状态对躯体的影响,以达到最佳的患者预后、治疗效果和疾病转归。

为完善并提高我国双心医学诊治能力,加强早期识别、早期筛查、规范诊治、合理用药和及时转诊管理,提高双心障碍和双心疾病医疗服务能力,中华医学会心身医学分会双心学组组织专家查阅文献、开展研讨,基于《在心血管科就诊患者心理处方中国专家共识(2020版)》和《双心疾病中西医结合诊治专家共识》,结合分级诊疗的卫生政策,形成"心身双心医学中心建设规范",以推动各级医疗机构开设双心门诊,合理配置医疗资源,开展双心门诊医疗质量评价和持续改进工作,不断健全我国双心医疗服务体系。

双心门诊为有焦虑、抑郁的心血管疾病患者或表现为心脏病症状的焦虑抑郁患者提供规范诊治的场所,以提高诊治效率。

一、门诊设置

(一)门诊组织架构

原则上由双心专业医师、心理治疗师(咨询师)和护师组成,有条件的可以增加精神心理专科医师及康复治疗师。

1. 专业医师

(1)资质要求:① 具有心血管专业或全科医学专业主治医师以上职称,一定的心血管专科临床工作经验;② 完成至少20学时的双心专业技能培训课程并获得培训证书。

(2)职责:① 负责双心门诊日常工作的组织和管理;② 负责双心门诊患者的接诊,制定评估和治疗计划,推荐心理治疗师,发起联络会诊申请;③ 负责撰写病人的诊疗档案;④ 负责制定病人随访计划;⑤ 组织和参加相关的临床研究;⑥ 定期开展健康教育。

2. 心理治疗师

(1)资质要求:① 具有医学背景,并具有一定的专科工作经验;② 通过由卫生行政管理部门实施的执业资格考试,并取得心理治疗执照。

（2）职责：① 协助双心专业医师对患者进行心理治疗、行为认知指导等治疗；② 坚持保密原则，从来访者及家属等信息源获得有关来访者的心理问题、心理障碍的资料；③ 对来访者的心理成长、人格发展、智力、社会化及家庭、婚姻生活事件等进行全面评估，概括心理和生理测查；④ 对来访者作出心理诊断，制定心理治疗计划，并指导实施；⑤ 在心理咨询中发现来访者有精神障碍或躯体疾病时应及时告知医师，如发现来访者有危害其自身生命或危及社会安全的情况，有责任立即采取必要的措施，防止意外事件发生。

3. 护师

（1）资质要求：① 具有护师职称，一定的心血管专科护理工作经验；② 完成至少 20 学时的双心医学专业技能培训课程，并获得培训证书。

（2）职责：① 双心病人的建档：为病人建立详细的健康档案，做好病人预约登记和随访；② 护理问诊和评估：对病人进行详细的问诊，全面掌握病人的病情和家庭状况，协助医师和康复师充分评估病人的心理状态、心肺功能与家庭及社会的能力；③ 协助医生处理突发的医学事件；④ 协助医生开展病人以及家属的宣教和培训，发放日常宣传手册以及相关视频，指导病人家庭生活照顾，用药指导、安全指导及饮食营养指导；⑤ 协助和指导患者的康复治疗。

4. 康复师

（1）资质要求：① 取得康复师资格证；② 完成至少 20 学时双心医学临床技能培训并获得培训证书；③ 具备相关的临床工作经验。

（2）职责：① 执行双心专业医师的双心康复处方，② 根据双心康复处方，为患者制定具体的双心康复方案（包括Ⅰ期、Ⅱ期、Ⅲ期康复）；③ 对患者进行相关疾病的健康宣教；

（二）门诊模式

门诊病例对象：心血管疾病与心理障碍共病或以心血管病症状为表现的单纯心理障碍患者，而不包括其他心理障碍患者。

心内科医师达到主治医师阶段，接受至少 20 学时的双心医学临床技能培训并获得培训证书，可单独出诊。

心内科医师与精神心理科医师联合出诊。

对重度焦虑抑郁或有法律风险的患者，建立与精神科联络会诊、MDT 诊疗或精神科转诊工作机制。

（三）门诊诊室设置

门诊诊室的设置方便患者就诊的同时需兼顾病人隐私保护。

1. 诊室

诊室要求为独立诊间，适合单人就诊，以便于问诊并减少不必要干扰。要求：① 建议将双心门诊的诊室固定，并设置醒目的"双心门诊"的标志；② 诊室需配备必要的办公和诊疗设施，如电脑、电子病历诊疗系统、听诊器、血压计等查体工具；③ 诊室需备有简易的精神心理筛查工具，可进行常规的评估；④ 诊室内设心脏和精神心理相关的科普宣传资料角，诊室墙面有双心门诊的诊疗流程图。

2. 门诊心理评估/治疗室

要求：① 需要独立、安静的房间，并设置醒目的"请勿打扰"的标志；② 配备相关心理学测评量表及工具；③ 建立双心疾病和双心障碍患者诊治随访数据库，建议使用电子随访数据库；④ 配备必要的办公及资料储存设施，如电脑、打印机、资料柜等。如有条件，可备有录音笔，摄像机等专用设备。

（四）门诊工具

1. 精神心理主观测量

在心血管科就诊的精神心理问题患者以及心血管疾病患者常见的精神心理问题主要为焦虑、抑郁、躯体化形式障碍、失眠、谵妄，患者的人格障碍、认知能力、生活事件、疾病状态等影响患者的精神心理状态。精神心理主观测量指通过精神心理自评问卷或他评问卷，判断患者的精神心理状态，虽不能作为诊断工具，但有助于评估患者的精神心理状态。

（1）人格特质评估：双心门诊重点关注心血管病患者 A 型人格及 D 型人格的筛查与评估。

A 型人格又称完美人格，推荐采用 A 型行为类型问卷（TABP）进行测试评分标准为两部分分数相加，最高分为 50 分。将 50～29 分定义为 A 型人格。

D 型人格又称抑郁人格，推荐采用人格量表（DS-14）进行测试评分标准采用"完全不符合（0 分）"到"完全符合（4 分）"的 5 点记分法，同样为两部分分数相加。两部分均须≥10 分确定为 D 型人格。

（2）抑郁焦虑评估：自评问卷推荐采用"二问法"，由患者健康问卷-2 项（PHQ-2）进行抑郁筛查、广泛性焦虑问卷—2 项（GAD-2）进行焦虑筛查或"三问法"初步筛出可能有精神心理问题的患者。如"三问法"有 2 个回答"是"，或 PHQ-2 得分≥3 分、GAD-2 得分≥3 分，则建议采用 PHQ-9、GAD-7 进一步评估抑郁和焦虑。精神心理他评问卷推荐采用汉密尔顿焦虑抑郁评估问卷，使用他评问卷要求填写者接受过精神心理基础知识培训。如患者躯体症状较多，推荐应用 PHQ-15 或躯体化症状自评量表（SSS）进行评估。具体问卷内容请见附录。

（3）其他精神心理测量：在双心门诊可能用到的其他精神心理相关评估工具包括：生活事件问卷、压力感知问卷、匹兹堡睡眠质量问卷、MMSE 或 MoCA、谵妄筛查问卷"意识模糊评定法"（confusion assessment method，CAM）的简本（4 个条目）或全版（11 个条目）。

2. 精神心理客观测量

（1）心率变异分析：心率变异性是指逐次心搏期间的微小差异，与自主神经系统对窦房结的调制有关，能够反映自主神经系统活性及其平衡协调的关系。这是目前无创评估心脏自主神经活动的工具，包括时域和频域两种表示方法。检测方法包括 5 分钟法和 24 小时法。5 分钟法更多评价自主神经功能状态，主要以低频与高频的比值表示，正常值为 0.5～2.0 之间。高于 2.0 提示机体处于高交感压力状态，低于 0.5 提示机体可能处于迷走为主的抑郁状态。24 小时法以评价个体自主神经功能的协调能力，主要看时域指标。

（2）运动后的心率恢复（heart rate recovery，HRR）：随着运动负荷试验的广泛开展，运动后 1 分钟的心率恢复受到关注。有研究显示，运动后 1 分钟心率恢复低于 12 次/分，可作为评价心脏自主神经活动的指标。

（3）睡眠呼吸监测：多导睡眠呼吸监测通过监测患者睡眠过程中的脑电、肌电、血压、心率、鼻气流、脑电、胸部运动、腹部运动等，反映睡眠中呼吸、心血管、中枢神经等多系统的变化，主要用于诊断睡眠呼吸障碍，包括睡眠呼吸暂停综合征、鼾症、上气道阻力综合征，也用于其他睡眠障碍的辅助诊断，如：发作性睡病、不宁腿综合征、失眠分类等。

（4）便携式长程心电监测：仪器包括单导心电记录仪、8导心电记录仪或12导心电记录仪，支持遥测和离线记录存储，可佩戴于胸前、上臂或指间，穿戴便携，并能识别筛选出被检测者的异常心电波形。主要用于反复主诉心悸的患者。

（5）脑功能监测：脑功能是通过电极记录下来的脑细胞群的自发性、节律性电活动，是临床上最常用的一种检查方法，主要检测颅内器质性病变以及大脑功能状态，包括记忆、应激、联想、工作负荷、激越等状态，辅助用于老年痴呆、焦虑抑郁评估。

（6）人工智能心脏心理评估：人工智能心脏心理评估使用人工智能技术，同时评估患者的精神心理状态和心电、心率变异性等生理状态并进行自动化分析，有助于客观判断患者的症状来源与精神心理和躯体的关系。

（7）相关血液成分检测：血液多巴胺、肾上腺素、去甲肾上腺素、5-羟色胺含量、皮质醇、脱氢表雄酮水平等有助于评估患者的精神压力状态。

3. 干预工具

（1）生物反馈：生物反馈治疗是根据生物反馈的原理，通过采集与分析人的脑电波形的指标，来确定人的精神和心理状态，并且这些信号以容易理解的视觉、听觉等形式展现出来，使患者能够了解自身生理的变化，通过反复的训练与治疗帮助患者达到认知、调控自身生理变化，以达到治疗疾病的目的。目前主要用于治疗抑郁症、失眠、癫痫以及神经症等。

（2）正念冥想：通过个体或小组培训，指导患者掌握正念冥想技术，促使大脑分泌一系列与焦虑、抑郁、失眠等疾病存在密切联系的神经递质和激素，从而实现对上述精神心理问题的治疗。

（3）虚拟现实技术：虚拟现实技术暴露疗法（virtual reality exposure therapy，VRET）是一种新颖的焦虑症治疗技术，属于认知行为疗法的一种，已有研究证实VRET对一些特殊焦虑症治疗有作用，如创伤后应激障碍症、社交焦虑障碍等。

（4）其他工具：包括经颅电刺激、沙盘治疗、音乐治疗、色彩治疗、专业认知行为治疗、家庭治疗等，可转诊到精神心理专科。

二、门诊临床路径

（一）病人的注册登记

普通心内科及双心门诊首诊患者，对不典型临床症状的患者进行常规临床诊疗同时，建议接受"三问法"或"二问法（PHQ-2和GAD-2）"精神心理问题筛查，"三问法"中有两个问题回答是或"二问法"中的得分≥3分的患者，建议转诊到双心门诊采用自评量表（PHQ-9、GAD-7、PHQ-15/SSS）进一步评估，完成自评量表后提示可能存在精神心理问题，预约双心门诊。

（二）门诊初诊思路

双心门诊医师接诊精神心理自评量表评分异常的患者,在双心门诊初诊时完成如下工作:

（1）全面了解患者病史,包括发病诱因、症状性质、相关病史及危险因素、起病前中后的心理状态及心理状态演变,如心理应激的可疑来源,患者对自身问题的认知,以及患者的性格特点、人际关系、家庭环境、生活史等。

（2）详细的体格检查,如心脏、肺部、甲状腺查体,必要的实验室检查,如冠状动脉检查、肺功能检查、运动试验等,明确是否存在心血管疾病及其程度,并排除其他器质性疾病,如哮喘。

（3）心理生理检查:给予情景性心理刺激的同时检测心率、血压、呼吸及脑电活动等,了解心身之间的联系;自主神经系统检查,如眼球压迫试验、卧立位试验,了解交感神经和副交感神经的功能状况。

（4）进行全面的心理测评以评估心理社会因素、了解患者人格特点等,如焦虑抑郁自评量表、躯体化自评问卷、A型、D型行为问卷、生活事件问卷等。

（三）门诊鉴别诊断思路

心血管科就诊患者常见的躯体化症状包括:心悸、胸痛、胸闷气短、血压升高,双心医生应至少掌握这四种症状的鉴别诊断。

1. 心悸鉴别诊断

心悸常见的鉴别诊断,病理因素包括心律失常、甲状腺功能异常、贫血、电解质紊乱、感染高热、低氧血症等,生理因素包括失眠、饮酒、喝咖啡、喝茶、情绪波动等。

2. 胸痛鉴别诊断

对于有胸痛的患者,首先需要除外心肌缺血,其他需要排除的常见疾病包括主动脉夹层、肺栓塞、胸椎病变、肋软骨炎、食道裂孔疝、反流性食管炎、胸膜炎等。

3. 胸闷气短的鉴别诊断

对于存在胸闷气短的患者,重点需要除外心肌缺血、心力衰竭、肺栓塞以及肺部疾病、睡眠呼吸暂停等,初步筛查包括血肌钙蛋白、脑钠肽、D-二聚体、心电图、超声心动图,动态心电图或运动负荷试验,必要时行心血管有创影像学检查、胸部CT、肺功能等。

4. 血压升高的鉴别诊断

精神心理问题伴发的血压升高表现为如下两种特征:分别是血压波动大或血压难以控制,重点需要除外肾上腺、肾脏、肾动脉、甲状腺功能异常导致的血压升高。

对于存在上述症状的患者,客观检查结果无法解释患者的症状,鉴别诊断中应考虑精神心理问题,采用精神心理测评工具以及客观评估手段进行评估。

具体门诊问诊流程请见下:

胸闷、胸痛、心悸等心血管病症状

↓

相关心血管病检查:心电图、心脏彩超、实验室检查及影像学检查等

↓

有心脏病 ← 不能解释的症状 → 无心脏病

有心脏病 → 可以解释的症状 → 治疗相关心脏病

不能解释的症状 / 无心脏病 → "三问法"或"二问法"

"三问法"或"二问法" →
- "三问法"两个"是",或"二问法"≥3分
- "三问法"少于两个"是",或"二问法"<3分 → 其他疾病鉴别诊断

"三问法"两个"是",或"二问法"≥3分 → 进一步应用自评问卷:PHQ9、GAD7、PHQ15或SSS或使用汉密尔顿他评问卷

进一步应用自评问卷:
- 正常:PHQ-9<5分 GAD-7<5分 PHQ-15<5分 SSS<29分
- 轻度:PHQ-9:5~9分 GAD-7:5~9分 PHQ-15:5~9分 SSS:30~39分
- 中度:PHQ-9:10~15分 GAD-7:10~15分 PHQ-15:10~15分 SSS:40~59分 惊恐发作
- 重度:PHQ-9>15分 GAD-7>15分 PHQ-15>15分 SSS>59分

轻度 → 非药物治疗 → 药物治疗

中度 → 非药物治疗+药物治疗

重度 → 联络会诊 → 必要时 → 转诊至精神心理科治疗

随诊:初诊2周后复诊,有效后每月复诊,每次复诊都做GAD-7、PHQ-9、SSS量表评估疗效,期间可以推荐心理咨询。

治疗效果不佳或有自杀倾向 → 转诊至精神心理科治疗

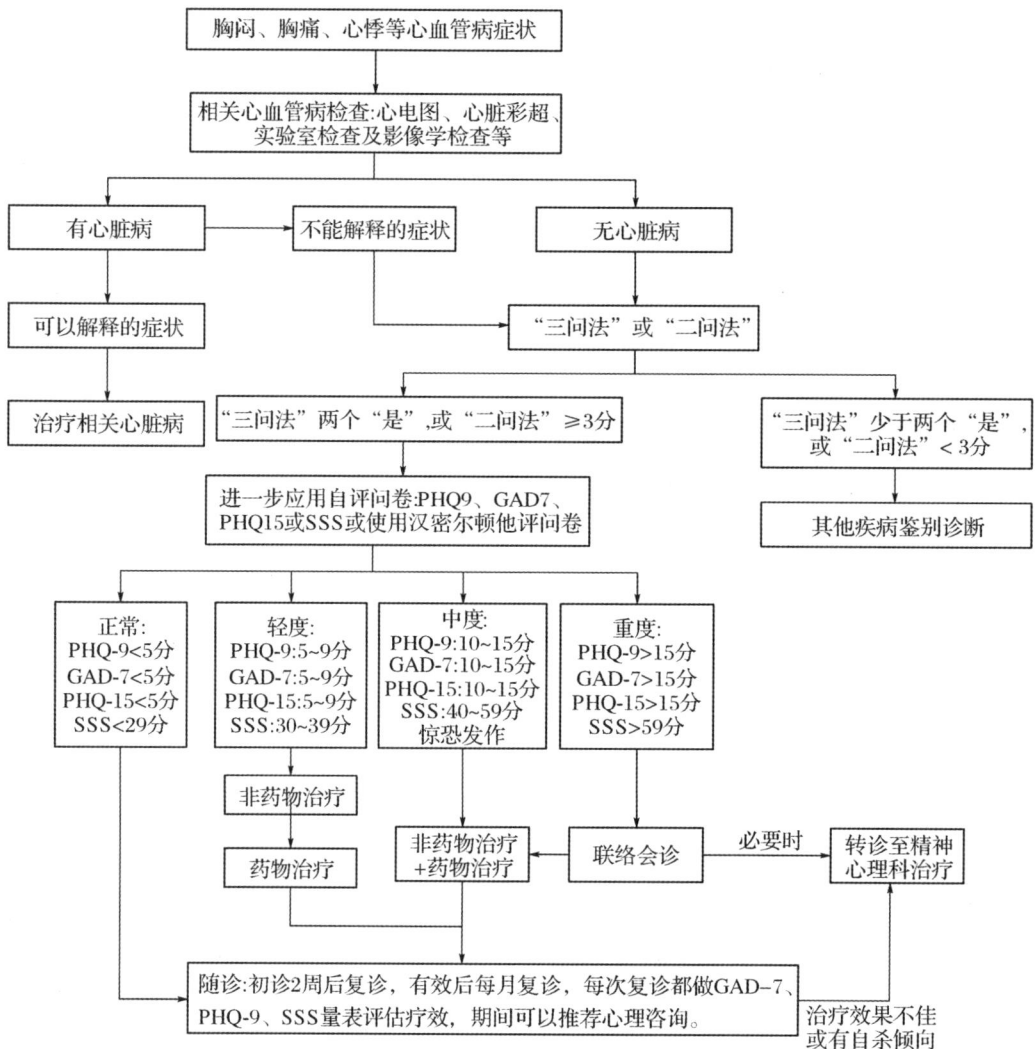

图8-1 双心门诊患者诊治流程图

三、诊断

根据病史、体格检查、神经心理评估、实验室及影像学检查结果,同时对患者的躯体症状和精神心理状态综合分析进行诊断,应包括生物学诊断和精神心理状态学诊断,生物学诊断如胸闷待查、冠心病、高血压、心悸待查等,精神心理状态学诊断如焦虑状态、抑郁状态、惊恐发作、自主神经功能失调等,避免给予患者精神心理疾病学诊断,如:焦虑症、抑郁症和惊恐障碍等。

患者有如下临床症状以及客观检查结果,高度提示患者存在心理障碍:具有反复困扰患者的躯体症状不适,例如胸闷、胸痛、心慌、晕厥、心前区不适等等,并具有如下四种情况中的三种:① 发病前可能存在明显的心理社会等应激因素,并贯穿疾病的演变过程;② 物理检查可能发现有躯体症状和体征不相符,实验室客观检查结果和主观症状不相符;③ 患者存在焦虑抑郁和/或失眠的临床表现,焦虑抑郁评分超过正常值或躯体化症状评分超过正常值。④ 使用抗焦虑抑郁药物对症治疗改善临床症状。

四、治疗

（一）治疗原则

"双心医学"在强调治疗患者心血管疾病的同时,关注患者的精神心理问题,遵循社会-心理-生物医学模式,强调综合治疗,对患者进行多层次多角度干预,包括药物治疗和非药物治疗。

1. 非药物治疗

非药物治疗是基础,适用于所有双心障碍患者,尤其对于轻度焦虑抑郁患者为首选,双心门诊推荐使用的非药物治疗包括心理教育、认知行为治疗、减压训练、虚拟现实技术、运动训练、生物反馈、传统中医技术等。具体内容请参考《在心血管科就诊患者心理处方中国专家共识 2020 版》《中国心脏康复与二级预防指南 2018 精要》和《冠心病患者运动治疗中国专家共识》。

2. 药物治疗

（1）证据级别与推荐意见分级标准:见表 8-1。

表 8-1　证据级别与推荐意见分级标准

推荐级别	证据级别	描述
A	1	单个多中心 RCT 研究(原始数据开源);基于 RCTs 的系统性综述(有同质性,原始数据开源);大样本数据挖掘研究(原始数据开源);Meta 分析和系统性综述
B	2a	单个 RCT(原始数据不开源);经典的基于病例对照研究的系统性综述(有同质性);大样本队列研究(原始数据开源)
	2b	单个病例对照研究
C	3	病例报道(低质量队列研究);横断面研究
D	4	专家意见或评论

注:RCT=随机对照研究;A、B、C、D 表示推荐意见优先级别从高到低

（2）抗焦虑和抑郁西药治疗:药物治疗适用于中度以上焦虑抑郁、伴有躯体症状的轻度焦虑、抑郁、惊恐发作患者。药物选择的原则,首先考虑抗焦虑抑郁药物的心血管安全性,其次考虑抗焦虑抑郁药物的疗效强弱。《在心血管科就诊患者心理处方中国专家共识（2020 版）》中,根据抗焦虑抑郁药物在心血管科应用的研究文献以及药理学特点,推荐心血管科患者存在焦虑抑郁时,选择有心血管安全性证据的抗抑郁药物。本共识查阅 2000年以来知网和 PUBMED 新发表的抗抑郁药物在心血管科使用的文献证据,根据推荐级别推荐如下:

表 8-2　心血管科患者使用抗抑郁焦虑药物推荐列表

药物种类	药物名称	适应证	禁忌证	常用治疗量（mg/d）	注意事项	推荐/证据级别
选择性 5-羟色胺再摄取抑制剂（SSRIs）	氟西汀 帕罗西汀 舍曲林 氟伏沙明 西酞普兰 艾司西酞普兰	适用于不同程度的抑郁障碍，以及焦虑症、疑病症、恐惧症、强迫症、惊恐障碍、创伤后应激障碍	对 SSRIs 类过敏者禁用，禁止与单胺氧化酶抑制剂、氯米帕明、色氨酸联用	20～40 20～40 50～100 100～200 20～40 10～20	SSRIs 类药物镇静作用较轻，可白天服用；若患者出现困倦、乏力可晚上服用。为减轻胃肠道刺激，通常餐后服药。建议心血管病患者从最低剂量的半量开始，老年体弱者从 1/4 量开始，每 5～7 天缓慢加量至最低有效剂量	B,2b B,2b A,1 B,2b A,1 A,1
苯二氮䓬类（BDZ）	地西泮 艾司唑仑 氯硝西泮 劳拉西泮 阿普唑仑 咪达唑仑 奥沙西泮 唑吡坦 佐匹克隆	用于焦虑症和失眠的治疗，抗焦虑作用起效快	体位性低血压、重度呼吸抑制	5～20 2～6 1.5～6 1～6 1.2～4 7.5～15 30～60 5～10 7.5～15	有呼吸系统疾病者要慎用，易引起呼吸抑制，导致呼吸困难，长期使用会产生药物依赖，突然停药可引起戒断反应，建议连续应用不超过 4 周，逐渐减量停药	D,4 D,4
复合制剂	氟哌噻吨美利曲辛（黛力新）	轻中度焦虑抑郁、神经衰弱、心因性抑郁、抑郁性神经官能症、隐匿性抑郁、心身疾病伴焦虑和情感淡漠、更年期抑郁、嗜酒及药瘾者的焦躁不安及抑郁	心肌梗死急性期、循环衰竭、房室传导阻滞、未经治疗的闭角性青光眼、急性酒精或巴比妥类药物及阿片中毒。禁与单胺氧化酶抑制剂同服	成人通常每天 2 片，早晨中午各 1 片；老年患者早 1 片；维持量：早 1 片	对失眠或严重不安的病例，建议在急性期加服镇静剂。老人或此前未接受过精神科治疗的患者，有时半片也能达到效果	B,2a
褪黑素受体激动剂和 5-HT$_{2C}$ 受体拮抗剂	阿戈美拉汀	抑郁症患者的抑郁症状，焦虑和抑郁症状	对活性成分或任何辅料过敏的患者禁用。乙肝病毒携带者/患者/丙肝病毒携带者/患者、肝功能损害患者或转氨酶升高超过正常上限者禁用。本品禁止与强效 CYP1A2 抑制剂（如氟伏沙明，环丙沙星）合用	推荐剂量为 25 mg，每日一次，睡前口服。如果治疗两周后症状没有改善，可增加剂量至 50 mg 每日一次，即每次 2 片，睡前服用	阿戈美拉汀治疗抑郁症患者的抑郁症状，焦虑和抑郁症状均有显著改善，并具有良好的耐受性。阿戈美拉汀对伴有心血管疾病的轻中度抑郁患者的疗效和安全性俱佳	B,2a

药物种类	药物名称	适应证	禁忌证	常用治疗量（mg/d）	注意事项	推荐/证据级别
5－HT受体拮抗和再摄取抑制剂（SARI）	曲唑酮	主要用于治疗各种类型的抑郁症和伴有抑郁症状的焦虑症以及药物依赖者戒断后的情绪障碍	对盐酸曲唑酮过敏者禁用，肝功能严重受损、严重的心脏疾病或心律失常者禁用，意识障碍者禁用	建议成人初始剂量每日50～100 mg（1～2 片），分次服用，然后每3～4 天可增加50 mg（1 片）	主要用于有轻中度抑郁或焦虑合并失眠的患者，建议睡前使用，文献报道对夜间高血压有一定控制效果	B,2b
5－HT和去甲肾上腺素（NE）再摄取抑制剂（SNRIs）	文拉法辛 米那普仑 度洛西汀	主要用于重度抑郁症、广泛性焦虑障碍、多种慢性疼痛综合征、惊恐障碍、社交焦虑障碍、绝经期血管舒缩症状	禁止与单胺氧化酶抑制剂联用，未控制的高血压、严重肝病、严重肾病、窄角型青光眼、惊厥性疾病控制不佳、过敏者禁用	75～150 50～100 40～60	与抗凝药和抗血小板药物合用需谨慎；用药前评估双相感障碍，SNRI可能诱发轻躁狂发作；与曲马多、曲坦类、其他抗抑郁药、锂盐、某些抗生素/抗真菌药、圣约翰草联用，需警惕5-羟色胺综合征风险	B,2b D,4 B,2b
NE和特异性5－HT受体拮抗剂（NaSSA）	米氮平	主要用于重度抑郁症、广泛焦虑障碍，特别适用于伴显著失眠的患者	禁止与单胺氧化酶抑制剂联用，过敏者禁用	15～45	建议睡前服用；引起白细胞和中性粒细胞减少，需定期监测血常规；可导致食欲增加和体重增加；有体位性低血压风险，服药后短时间内避免体位变化；中重度肝功能不全患者减量；初始治疗前评估双相情感障碍，避免诱发躁狂发作。	A,1
多巴胺和NE再摄取抑制剂（NDRI/NARI）	丁螺环酮 坦度螺酮	用于抗焦虑，及用于心血管疾病伴焦虑患者	过敏者禁用	20～40 30～60		B,2b D,4

（3）药物治疗注意事项

① 剂量逐步递增，采用最低有效量，使出现不良反应的可能性降到最低。与患者有效沟通治疗的方法、药物的性质、作用、可能的不良反应及对策，增加患者治疗的依从性。

② 使用抗抑郁药物如足量治疗6～8周无效，应重新评估病情（咨询精神科），若考虑换药，首先考虑换用作用机制不同的药物。

③ 治疗持续时间一般在3个月以上，症状完全缓解1个月，考虑减药。具体疗程目前缺乏研究证据，需根据具体病情决定后续康复措施和药物治疗角色。强调治疗时程要足够，减少复发。

④ 加强随访，建议处方药物后1～2周电话随访一次，随访内容包括药物治疗效果、药

物治疗副作用、是否停药,关注 QT 间期。

(4) 抗焦虑和抑郁中药治疗:双心障碍中药治疗当以"双心同治"为治疗原则,以补虚泻实、调理心神为治疗大法。虚证予以益气养血、滋阴温阳;实证予以理气、化痰、活血、行瘀;且应配合宁心安神之品。

本病多虚实夹杂,临证须分清虚实主次,治当兼顾,辨证可分肝火扰心、痰热扰心、心血瘀阻、心脾两虚四型论治。本共识在《在心血管科就诊患者心理处方中国专家共识(2020版)》基础上,根据 2019 年以来更新的临床研究文献,对心血管科患者使用的具有抗抑郁焦虑的中药推荐请见表 8 - 3。

表 8 - 3　心血管科患者使用具有抗抑郁焦虑作用的中药推荐列表

证型	表现	代表药物	推荐/证据级别
肝火扰心证	胸闷、胸痛、不寐多梦,甚则彻夜不眠;兼证则有急躁易怒、气促、精神抑郁、头晕头胀、目赤耳鸣、口干而苦;腹胀、嗳气、善太息、不思饮食、大便秘结、便秘溲赤	轻者用逍遥散、加味逍遥散;重者用可用龙胆泻肝丸。大便秘结者,可合用当归龙荟丸属于心肾不交证的神经衰弱患者,可用乌灵胶囊肝气郁结证患者,可用舒肝解郁胶囊	B,2b A,1 D,4
痰热扰心证	主症见:胸闷、心烦不寐;兼证:胸闷脘痞、泛恶嗳气、口苦、头重目眩、小便短赤、急躁易怒	牛黄清心丸	D,4
心血瘀阻证	主症见:胸闷胸痛,唇甲青紫,舌紫黯或有瘀斑;兼证:脘腹胀痛,时欲太息,头痛,痛如针刺,心悸,日久不愈,伴烦躁易怒,情志不遂时症状加重	冠心丹参滴丸芪参益气滴丸血府逐瘀口服液心可舒片	A.1 B,2b D,4 A,1
心脾两虚证	主症见心悸气促,头晕目眩,失眠健忘,面色无华,倦怠乏力,食少纳呆	人参归脾丸九味镇心颗粒天王补心丹养心氏片	B,2a D,4

口服液(D,4 推荐):适用于脾肾两虚,症见失眠健忘、心慌气短。另外,也可加以针灸、推拿、移情易性、八段锦、太极拳、五禽戏等疗法综合施治。

五、双心门诊会诊、转诊制度

1. 以下情况时需及时会诊、转诊精神科

(1) 难治性病例,即经过一次调整治疗仍不能耐受副作用或仍无改善者。

(2) 依从性不好的病例,在医师恰如其分地交代病情和处理必要性、注意事项前提下,仍反复中断治疗,导致病情波动者。

(3) 重症病例,重症焦虑抑郁,或伴有明显迟滞、激越、幻觉,或转为兴奋、敌对者;符合精神分裂症与其他中重度精神病性障碍临床诊断标准。

(4) 危险病例,符合重度抑郁诊断标准,具有自杀行为或已发生自杀未遂者,或有伤人危险者。

(5) 投诉病例,抱怨医师处理不当,理由根据并不充分者。

2. 普通转诊、紧急转诊及紧急处置

(1) 紧急转诊:具有以下情况需立即转诊至精神专科机构:

① 患者目前有明确的自杀计划,比如计划跳楼并去楼顶踩点,囤积大量的药物,写遗书等;近期已经实施过自杀行为。伴有自伤风险。

② 出现精神病性症状。

③ 合并严重的抑郁、双相情感障碍。

④ 伴有物质依赖。

⑤ 伴有严重躯体疾病,联合用药可能存在不良反应。

⑥ 服药后出现意识障碍、血压明显升高、大量出汗或肝功能异常等严重药物不良反应。

(2) 紧急处置

① 伴有急性焦虑发作时,有条件的机构可临时给予劳拉西泮 $0.5 \sim 1.0$ mg 或者阿普唑仑 $0.4 \sim 0.8$ mg 口服,必要时可予地西泮 $5 \sim 10$ mg 肌内注射。紧急处置后,应建议立即转诊至精神专科机构。

② 如果患者目前有强烈的自杀观念,或有明显的自罪自责,应告知家人务必加强看护,防范患者实施自杀行为。如果患者已出现自杀行为,可针对自杀行为做相应处理,比如止血、洗胃等。紧急处置后,应建议立即转诊至精神专科机构。

(3) 普通转诊

① 出现多个抑郁/焦虑症状,考虑有抑郁症/焦虑症可能,非精神心理专科或基层医院不能明确诊断,需明确诊断者。

② 两种抗抑郁药物规范治疗 4 周症状改善不明显。

③ 出现难以耐受的药物不良反应。

④ 伴有人格障碍。

⑤ 伴有多种躯体疾病。

⑥ 治疗依从性差。

⑦ 家庭支持系统差,需家庭治疗。

3. 多学科诊疗

多学科诊疗是由两个以上相关学科的专家组成相对固定的专家组,针对某一器官或系统疾病进行的临床讨论会,以共同制定科学、合理、规范的治疗方案。对合并多系统疾病的患者,经相关专科治疗后效果改善不明显者,必要时可进行 MDT 会诊以明确下一步诊疗方向。

六、质量管理指标

双心门诊应做到:① 双心障碍患者的筛查与一级预防;② 双心门诊首诊患者的规范化评估、诊断、治疗;③ 双心门诊患者的规范化随访和二级预防干预;④ 针对双心障碍患者相关非药物治疗;⑤ 严重双心障碍患者与精神心理专科双向转诊。

七、双心(心理十心脏)科普及门诊间网络建设

双心门诊应通过义诊、各互联网平台、媒体等多种渠道有组织有计划地开展双心医学科普知识的普及和推广,进一步实现双心障碍患者自我居家管理及远程监护,帮助双心障碍患者真正做到双心康复。

双心门诊数据库的建设可以实现对临床数据的集中和重用,从而充分发掘历史诊疗数据的宝贵价值,提高医疗质量,同时通过对数据的科学、合理、有效利用,又可以反哺医教研管。各级双心(心理十心脏)门诊均应积极参与双心(心理十心脏)门诊数据库建设、管理及上报工作,最终实现网络数据共享。

-------------------------------- 参考文献 --------------------------------

[1] 中国康复医学会心血管病预防与康复专业委员会,中国老年学学会心血管病专业委员会,中华医学会心身医学分会.在心血管科就诊患者心理处方中国专家共识(2020 版)[J].中华内科杂志,2020,59(10):764-771

[2] 中国中西医结合学会心血管病专业委员会双心学组.双心疾病中西医结合诊治专家共识[J].中国全科医学,2017,20(14):1659-1662.

[3] 谢宇,于亚敏,佘瑞芳,等.我国分级诊疗发展历程及政策演变研究[J].中国医院管理,2017,37(3):24-27.

[4] 袁丽霞,丁荣晶,秦延平,等.心血管专科医院患者常见焦虑、抑郁、躯体化症状现况调查[J].东南大学学报(医学版),2020,39(5):608-614.

[5] 白俊云,赵兴蓉,许秀峰.D型人格量表的信效度检验[J].中国心理卫生杂志,2007,21(5):329-332.

[6] 中国行为医学科学编辑委员会.行为医学量表手册[M].北京:中华医学电子音像出版社,2005.

[7] 王历,陆凯,李建超,等.患者健康问卷在心血管门诊抑郁障碍筛查中的价值[J].中华心血管病杂志,2015,43(5):428-431.

[8] 王历,陆凯,王长鹰,等.GAD-2和GAD-7在心血管门诊焦虑筛查中的信度与效度分析[J].四川精神卫生,2014(3):198-201.

[9] 庄琦,毛家亮,李春波,等.躯体化症状自评量表的初步编制及信度和效度研究[J].中华行为医学与脑科学杂志,2010,19(9):847-849.

[10] LICHTMAN J H, BIGGER J T Jr, BLUMENTHAL J A, et al. Depression and coronary heart disease:recommendations for screening, referral, and treatment:a science advisory from the American Heart Association Prevention Committee of the Council on Cardiovascular Nursing, Council on Clinical Cardiology, Council on Epidemiology and Prevention, and Interdisciplinary Council on Quality of Care and Outcomes Research:endorsed by the American Psychiatric Association[J]. Circulation, 2008, 118(17):1768-1775.

[11] STRIK J J, HONIG A, LOUSBERG R, et al. Efficacy and safety of fluoxetine in the treatment of patients with major depression after first myocardial infarction:Findings from a double-blind, placebo-controlled trial[J]. Psychosomatic medicine, 2000, 62(6):783-789.

[12] TIAN X Q, WANG Q, GUO R, et al. Effects of paroxetine-mediated inhibition of GRK2 expression on depression and cardiovascular function in patients with myocardial infarction [J]. Neuropsychiatric disease and treatment, 2016, 12:2333-2341.

［13］GLASSMAN A H，O'CONNOR C M，CALIFF R M，et al. Sertraline treatment of major depression in patients with acute MI or unstable angina［J］. JAMA，2002，288(6)：701－709.

［14］杨鸣宇，陈浩. 氟伏沙明联合倍他乐克治疗心脏神经官能症的疗效分析［J］. 检验医学与临床，2018，15(20)：3109－3111.

［15］LESPÉRANCE F，FRASURE－SMITH N，KOSZYCKI D，et al. Effects of citalopram and interpersonal psychotherapy on depression in patients with coronary artery disease：the Canadian Cardiac Randomized Evaluation of Antidepressant and Psychotherapy Efficacy (CREATE) trial［J］. JAMA，2007，297(4)：367－379.

［16］BLUMENTHAL J A，SMITH P J，JIANG W，et al. Effect of exercise，escitalopram，or placebo on anxiety in patients with coronary heart disease：The understanding the benefits of exercise and escitalopram in anxious patients with coronary heart disease (UNWIND) randomized clinical trial［J］. JAMA psychiatry，2021，78(11)：1270－1278.

［17］BLUMENTHAL J A，SMITH P J，JIANG W，et al. Longer term benefits of exercise and escitalopram in the treatment of anxiety in patients with coronary heart disease：Six month follow－up of the UNWIND randomized clinical trial［J］. American heart journal，2022，251：91－100.

［18］KIM J M，STEWART R，LEE Y S，et al. Effect of escitalopram vs placebo treatment for depression on long－term cardiac outcomes in patients with acute coronary syndrome：A randomized clinical trial［J］. JAMA，2018，320(4)：350－358.

［19］中国医师协会全科医师分会双心学组，心血管疾病合并失眠诊疗中国专家共识组. 心血管疾病合并失眠诊疗中国专家共识［J］. 中华内科杂志，2017，56(4)：310－315.

［20］朱黎明. 黛力新在双心疾病治疗中的疗效观察［J］. 中国现代药物应用，2021，15(8)：151－154.

［21］MEDVEDEV V E. Agomelatine in the treatment of mild－to－moderate depression in patients with cardiovascular disease：Results of the national multicenter observational study PULSE［J］. Neuropsychiatric Disease and Treatment，2017，13：1141－1151.

［22］刘翠年，王锋存，马雪芹，等. 盐酸曲唑酮对老年高血压合并抑郁患者的临床效果观察［J］. 中国医药，2017，12(6)：823－826.

［23］许恒军，张凯，朱坤涛，等. 文拉法辛与小剂量阿米替林治疗心血管神经症临床疗效的对比研究［J］. 实用心脑肺血管病杂志，2016，24(10)：69－71.

［24］HO J M，GOMES T，STRAUS S E，et al. Adverse cardiac events in older patients receiving venlafaxine：A population－based study［J］. The journal of clinical psychiatry，2014，75(6)：e552－e558.

［25］BEHLKE L M，LENZE E J，CARNEY R M. The cardiovascular effects of newer antidepressants in older adults and those with or At high risk for cardiovascular diseases［J］. CNS drugs，2020，34(11)：1133－1147.

［26］Behlke L M，Lenze E J，Carney R M. The cardiovascular effects of newer antidepressants in older adults and those with or At high risk for cardiovascular diseases［J］. CNS drugs，2020，34(11)：1133－1147.

［27］纪翠锋，杨喜山，董平栓. 度洛西汀与西酞普兰治疗慢性心力衰竭伴抑郁焦虑的比较研究［J］. 中华老年多器官疾病杂志，2019，18(7)：518－522.

［28］HONIG A，KUYPER A M G，SCHENE A H，et al. Treatment of post－myocardial infarction depressive disorder：A randomized，placebo－controlled trial with mirtazapine［J］. Psychosomatic medicine，2007，69(7)：606－613.

［29］SWEDA R，SIONTIS G C M，NIKOLAKOPOULOU A，et al. Antidepressant treatment in patients following acute coronary syndromes：A systematic review and Bayesian meta‐analysis[J]. ESC Heart failure, 2020, 7(6)：3610‐3620.

[30] 柯道正, 葛义俊, 黄晓琴. 稳心颗粒联合丁螺环酮治疗伴有 ST‐T 改变的心脏神经症患者的疗效观察[J]. 安徽医科大学学报, 2017, 52(3)：439‐442.

[31] 中国医药卫生文化协会心身医学研究分会. 坦度螺酮在综合医院治疗患者焦虑状态临床应用的专家建议[J]. 中国医药, 2019, 14(6)：935‐939.

[32] 陈全萍, 谢春毅, 张家美, 等. 逍遥散对慢性心力衰竭合并抑郁患者心功能、炎症介质和血清 5‐HT、NE、CORT 的影响[J]. 现代生物医学进展, 2020, 20(21)：4063‐4067.

[33] ZHOU H F, ZHAO Y, PENG W H, et al. Efficacy and safety of Wuling capsule for insomnia disorder：A systematic review and meta‐analysis of randomized controlled trials[J]. Sleep medicine, 2022, 93：1‐14.

[34] 中华中医药学会心身医学分会专家组. 舒肝解郁胶囊治疗轻中度抑郁障碍临床应用专家共识[J]. 北京中医药大学学报, 2021, 44(11)：969‐977.

[35] 中国康复医学会心血管病预防与康复专业委员会, 中国老年学学会心血管病专业委员会, 中华医学会心身医学分会. 在心血管科就诊患者心理处方中国专家共识(2020 版)[J]. 中华内科杂志, 2020, 59(10)：764‐771.

[36] WANG C L, HUAN N, WANG P L, et al. Guanxin Danshen dripping pills improve quality of life and cardiovascular prognoses of CHD patients after PCI with anxiety or depression (GLAD study)：A randomized double‐blind placebo‐controlled study[J]. chinese journal of integrative medicine, 2023, 29 (3)：195‐204.

[37] 张恩圆, 刘园园, 吴雪, 等. 芪参益气滴丸在冠心病支架置入术后合并抑郁及焦虑患者中的应用 [J]. 中国心血管病研究, 2022, 20(11)：978‐983.

[38] 中国康复医学会心血管病预防与康复专业委员会, 中国老年学学会心血管病专业委员会, 中华医学会心身医学分会. 在心血管科就诊患者心理处方中国专家共识(2020 版)[J]. 中华内科杂志, 2020, 59(10)：764‐771.

[39] 中国中西医结合学会心血管病专业委员会, 中国中药协会心血管药物研究专业委员会. 养心氏片在中西医结合心脏康复中应用的中国专家共识[J]. 中西医结合心脑血管病杂志, 2019, 17(9)：1281‐1285.

[40] 孙峰俐, 虞芳, 李伟, 等. 九味镇心颗粒辅助治疗心脾两虚抑郁症的 Meta 分析[J]. 中成药, 2020, 42(5)：1398‐1400.

[41] CHEN M T, ZHONG G F, MEN L, et al. Effectiveness and safety of Xinkeshu on coronary artery disease patients combined with anxiety and depression symptoms after percutaneous coronary intervention：A protocol for systematic review and meta‐analysis[J]. Medicine, 2021, 100(46)：e27912.

[42] 甜梦口服液(胶囊)临床应用建议专家组. 甜梦口服液(胶囊)临床应用专家建议[J]. 精神医学杂志, 2019, 32(4)：294‐298.

[丁荣晶　中华医学会心身医学分会双心学组]

第九章 消化系统疾病心身医学整合诊疗中心的建设与发展

一、场地建设及设备配置

1. 胃肠功能研究室

胃肠功能研究室空间布局主要分为接待区、个体咨询治疗区、设备体验区三个方面。

（1）接待区：办公桌兼接待台 1 张，配备鲜花等装饰物。患者教育对于疾病的病因和良好的预后等病程特点，与患者进行细致交流。

（2）个体咨询治疗区：单人沙发（椅）2 张、茶几 1 个、诊疗床 1 张。设计个性化的一对一治疗方案。医生除提供（针对）消化道症状的药物治疗方案，期望能全方位多角度为患者恢复健康保驾护航。

（3）设备体验区：胃肠镜设备以及放松理疗设备。诊室内部设置一张诊疗床，以供查体需要。构建舒适温馨的诊室环境。配备胃肠功能测评档案管理系统，包含常用消化道症状评估量表等。

2. 消化心身研究评估室

消化心身研究评估室空间布局主要分为接待区、个体咨询治疗区、设备体验区三个方面。

（1）接待区：办公桌兼接待台 1 张，配备鲜花等装饰物。了解患者的心理应激因素，缓解患者对疾病的过度担忧情绪。

（2）个体咨询治疗区：单人沙发（椅）2 张、茶几 1 个、诊疗床 1 张。提供包括饮食、运动、作息、思维方式等个性化的生活方式建议。

（3）设备体验区：配备心理自助测试仪、身心放松减压舱（按摩椅）、身心反馈训练系统、智能多维击打呐喊宣泄系统、音乐播放器等催眠设备。条件允许的情况下可准备其他设备，以舒缓患者身心。

二、人员配备与工作制度

1. 精神心理医学专科人员资质

按照《医疗机构管理条例》《中华人民共和国医师法》《护士条例》等法律法规要求，精神心理医学专科人员可涵盖医师、助理医师、心理治疗师、技术员和护士等，工作人员上岗资质规定如下：

（1）临床心理科医师需取得卫生系统执业医师证书，并注册为精神病与精神卫生学专业方向的人员。

（2）临床心理科心理治疗师为取得国家人事部和卫健委专业资格证书初级心理治疗师

以上职称的人员。

（3）心理测量技术员资质为取得应用心理学专业学士以上学位、熟练掌握相关心理测量工具的人员；或者熟练掌握心理测量理论技术的精神病与精神卫生学专业（助理）执业医师。

（4）临床心理科护士为取得卫生系统执业护士资格证书，并具备一定的精神医学知识和精神病科护理工作经验的人员。

2. 脑-肠互动紊乱性疾病诊疗人员配备及要求

（1）热爱消化心身事业，有5年以上消化心身疾病临床工作经验。

（2）掌握消化系统疾病的生理、病理生理机制，能够十分熟练处理消化内科常见疾病。

（3）十分熟悉脑-肠互动紊乱疾病的各类指南与共识意见。

（4）定期参与脑-肠互动紊乱疾病的门诊和住院患者管理工作。

（5）临床工作中有很好的沟通技巧。

（6）有一定心理学及精神医学的相关知识。

（7）定期参加消化心身知识的学习及培训。

3. 炎症性肠病诊疗人员配备及要求

（1）人员配备：各级综合医院炎症性肠病亚专科应当配备有一定临床经验，接受过炎症性肠病专科培训，掌握疾病基本理论、基础知识和基本操作技能，熟知炎症性肠病诊治流程，技术好、责任心强的高年资内科医师，为患者提供良好的医疗服务。三级综合医院炎症性肠病亚专科应配备一名具有副高职称以上、有5年以上临床工作经验的医师担任主任，负责科室全面工作，各诊室应配备能满足工作要求的医护人员，并有专人负责清洁消毒和医疗废物处理工作。

（2）工作制度：建立三级查房制度。

① 住院医师查房要求：了解、分析病人的检查结果，提出进一步检查和治疗意见，同时为上级医师查房做好准备，发现病情变化及时处理，并向上级医师汇报；检查医嘱执行情况；听取病人对治疗和生活方面的意见。

② 主治医师查房要求：进一步详细地询问病史，详细检查病人，并对下级医师采集的病史和查体所见进行补充和必要的修改，听取下级医师诊疗计划后，提出诊断及鉴别诊断、检查及治疗意见，做出对患者会诊、转科或转院的建议；对疑难病例，针对存在的主要问题和初步诊疗意见，提请主任医师查房，听取主任医师查房的意见。

③ 科主任或主任、副主任医师查房要求：力求解决疑难病历的诊断与治疗，并能体现出当前国内外最新医疗水平的进展；审查对新入院疑难病症或危重病人的诊断、治疗计划；进行必要的教学工作，包括对各级医师的指导，特别帮助主治医师解决在诊疗中未能解决的问题，必要时提供有指导意义的参考文献。

4. 感染性肝病诊疗人员配备及要求

加强专科培训，掌握肝病学基本理论、基础知识和基本操作技能。经过传染病防治相关法律法规、部门规章、工作制度及感染性疾病流行病学、预防、诊断、治疗、职业外伤防护和处理及消毒隔离等内容培训后，技术好、责任心强的高年资内科医师，为患者提供良好的医疗服务。

（1）人员配备：三级综合医院感染性肝病亚科应配备一名具有副高职称以上、有传染病临床工作经验的医师担任主任，负责科室全面工作，各诊室应配备能满足工作要求的医护人员，并有专人负责清洁消毒和医疗废物处理工作。

（2）工作制度

① 医护人员上岗必须穿隔离衣裤，戴工作帽、口罩，严格遵守各项操作程序和消毒隔离制度，防止院内交叉感染。

② 医护人员为患者检查前后或操作前后，需用消毒液消毒双手，再用清水清洗。

③ 感染性肝病门诊严格划分清洁区、半污染区和污染区，做到"四固定"（人员、诊室、器械、时间固定）、"六分开"（挂号、收费、取药、化验、候诊、厕所与他人分开）。

④ 坚持每日的清洁制度，用含氯消毒剂擦拭桌面、床头柜、椅子、床头及地面，诊疗床采用消毒机、紫外线照射。

⑤ 无菌持物钳（干式保存）、无菌盘 4 小时更换 1 次，体温表用 75％酒精浸泡 30 分钟消毒，注射、抽血做到一人一针一巾一带，一次性注射用品用后医院统一回收处理，病历、化验单、挂号费、传染病卡、血压计、听诊器均按有关规定消毒，废弃物如棉签、标本盒及废纸等按有关规定消毒处置，诊室所用的注射器放入黄色垃圾袋，针头放入利器盒，集中送供应室处理。

⑥ 阳性患者与阴性患者分开就诊，凡患者使用的床单等物品要放入双层黄色塑料袋中，双扎口并贴"污染"标志，按有关规定消毒处理。

⑦ 发生职业暴露（如针刺伤、血液侵及黏膜等）时，应当立刻采取保护措施，清洁伤口，完善病毒性肝病检查，上报科室主任、护士长和医疗机构主管部门，及时注射免疫球蛋白等。

5. 非感染性肝病诊疗人员配备及要求

（1）人员配备：各级综合医院非感染性肝病亚专科应当配备有一定临床经验，接受过肝病科专科培训，掌握肝病学基本理论、基础知识和基本操作技能，具有较高的理论素养与丰富的实践经验，具备诊断和处理疑难、危重肝病的能力，技术好、责任心强的高年资内科医师，为患者提供良好的医疗服务。

三级综合医院非感染性肝病亚专科应配备一名具有副高职称以上、有危重肝病临床工作经验的医师担任主任，负责科室全面工作。各诊室应配备能满足工作要求的医护人员，并有专人负责清洁消毒和医疗废物处理工作。

（2）工作制度

① 医护人员上岗必须穿隔离衣裤，戴工作帽、口罩。

② 工作人员接触病人前后用消毒液清洗双手后用流水冲净。

③ 门诊划分清洁区、半污染区和污染区。

④ 坚持每日的清洁制度，用含氯消毒剂擦拭桌面、床头柜、椅子、床头及地面，诊疗床采用消毒机、紫外线照射。

⑤ 废弃物如棉签、标本盒及废纸等按有关规定消毒处置，诊室所用的注射器放入黄色垃圾袋，针头放入利器盒，集中送供应室处理。

⑥ 发现感染性肝病病人及时转诊,按前述"感染性肝病"处理。

6. 消化内镜诊疗人员资质及要求

(1) 执业范围为与开展消化内镜诊疗工作相适应的临床专业。

(2) 具有主治医师及以上专业技术职务任职资格。

(3) 经过消化内镜诊疗技术相关系统培训并考核合格,具有开展消化内镜诊疗技术的能力。

(4) 有 5 年以上临床工作经验,目前从事消化系统疾病诊疗工作,累计参与完成消化内镜诊疗病例不少于 200 例。

(5) 对脑-肠互动紊乱疾病的各类指南与共识意见有一定的了解。

三、患者的诊治与管理

1. 脑-肠互动紊乱性疾病门诊及住院患者诊治管理

(1) 门诊患者诊疗

① 为了做好脑-肠互动紊乱性疾病的健康服务工作,采取"一般人群健康教育、高危人群健康生活指导与干预"的个体化管理防治模式,建立科学、规范、系统的脑-肠互动紊乱性疾病的防治体系,最大限度减少脑-肠互动紊乱性疾病的发生,降低脑-肠互动紊乱性疾病对人群的影响。

② 患者的发现:通过消化门诊或医联体门诊发现脑-肠互动紊乱的患者。

③ 重点人群的筛查:a. 消化道症状经久不愈(大于 6 月);b. 睡眠质量差;c. 有粪便性状或频率改变;d. 心境发生改变;e. 生活工作压力大。

④ 建立诊断人群或者重点人群的人群健康档案,通过专病门诊、普通门诊、专家门诊进行追踪建档。

⑤ 对于重点筛查的人群进行量表评分,比如 GerdQ、PHQ-9、GAD-7、HDMD、HAMD 等量表评估。

⑥ 通过量表评分结合临床表现,对诊断为脑-肠互动紊乱疾病的患者进行治疗与随访。

⑦ 随访方式与内容:本地人群可以采用门诊方式;外地人群可以通过电话、微信、短信、互联网门诊的方式;随访内容包括:症状改善情况、不良生活方式的改变、量表评分变化、药物治疗的调整。

⑧ 对于常规门诊治疗 1 个月效果不佳的患者,可在与患者沟通后建议其住院治疗。

(2) 住院患者诊治:对于住院患者,在充分完善检查并给予相应的治疗措施之后,记录患者每天的执行情况,每天腹部体征及情绪的变化,每周或一定时间内进行量表评分。若治疗 2 周效果不满意,可进行科室内会诊,必要时进行 MDT 会诊。

2. 炎症性肠病门诊及住院患者诊治管理

(1) 门诊患者诊治管理

① 首诊医师详细采集患者病史,关注腹痛、腹泻和便血等肠内症状,以及肛瘘等肠外症状,注意既往结核病史、近期旅游史、用药史(特别是 NSAID 和抗菌药物)、阑尾手术切除史、吸烟、家族史。

② 开具常规检查包括血常规、粪常规、肝肾功能、血清白蛋白、电解质、红细胞沉降率

（ESR）、C-反应蛋白（CRP）等检验，以及肠镜等检查。

③ 开具5-氨基水杨酸等药物进行初步治疗。

④ 病史、实验室检查及肠镜结果高度提示炎症性肠病的，需收治入院，进一步评估及治疗。

（2）住院患者诊治管理

① 包括详细采集病史、完善各项检验检查、诊断与鉴别诊断、治疗与随访评估等。

② 病史和体格检查：详细的病史询问应包括从首发症状开始的各项细节，特别注意腹痛、腹泻和便血的病程；还要注意既往结核病史、近期旅游史、用药史（特别是NSAID和抗菌药物）、阑尾手术切除史、吸烟、家族史；口、皮肤、关节、眼等肠外表现和肛周情况。体格检查应特别注意患者一般状况和营养状态，并进行细致的腹部、肛周、会阴检查和直肠指检。

③ 常规实验室检查：粪便常规检查和培养，根据流行病学特点，进行排除阿米巴肠病、血吸虫病等的相关检查，有条件的单位可行粪便钙卫蛋白等检查作为辅助指标；常规检查包括血常规、血清白蛋白、电解质、红细胞沉降率（ESR）、C-反应蛋白（CRP）等；巨细胞病毒、EB病毒及难辨梭状芽孢杆菌（C. diff）相关的检测也需要酌情开展以鉴别；对于拟行激素、免疫抑制剂或生物制剂治疗的患者，需要常规筛查病毒性肝炎和结核分枝杆菌感染等指标；与疾病相关的风湿免疫指标也需酌情检测和随访。

④ 内镜及影像学检查：结肠镜检查（应进入末端回肠）及活检病理是建立诊断的关键证据。对于CD患者应常规行CTE或MRE等检查及胃肠镜检查。疑诊CD但结肠镜及小肠放射影像学检查阴性者行胶囊内镜检查。发现病变局限在小肠的疑为CD者行气囊辅助小肠镜检查。有肛周瘘管行肛瘘MRI检查（必要时结合超声内镜或经皮肛周超声检查）。超声检查可作为疑有腹腔脓肿、炎性包块或瘘管的初筛检查。

⑤ 诊断及鉴别诊断：主要结合临床、实验室检查、影像学检查、内镜检查和组织病理学表现进行综合分析，在排除感染性和其他非感染性疾病的基础上进行诊断。

评估疾病严重程度：UC：改良Mayo评分；CD：克罗恩病活动指数（Crohn's disease activity index，CDAI）。

鉴别诊断：需要鉴别的疾病包括肠结核、感染性肠炎（如HIV相关肠炎、血吸虫病、阿米巴肠病、耶尔森菌感染、空肠弯曲菌感染、C. diff感染、CMV感染等）、缺血性结肠炎、放射性肠炎、药物性（如NSAID）肠病、嗜酸粒细胞性肠炎、以肠道病变为突出表现的多种风湿性疾病（如系统性红斑狼疮、原发性血管炎等）、肠道恶性淋巴瘤、憩室炎、转流性肠炎、肠白塞病等。

⑥ 治疗：根据病情可采用5-氨基水杨酸、糖皮质激素，免疫抑制剂及生物制剂治疗。治疗期间需定期进行临床症状、血检、内镜等各角度的随访监测，生物制剂及部分免疫抑制剂（如他克莫司）需要同时进行药物浓度、抗药抗体等的监测，评估药物效果，及时调整方案。

3. 感染性肝病门诊及住院患者诊治管理

医院行政管理部门制定门诊及住院患者病毒性肝炎的筛查及转诊制度，督促各部门严格执行。

① 健康查体中发现有肝功能异常者，应建议其进一步行感染性肝病的筛查。

② 感染性肝病筛查异常者，应进一步检测乙型肝炎病毒DNA（HBV DNA）、丙型肝炎病毒RNA（HCV RNA）等检查以进行明确诊断，明确感染性肝病感染者上报院感办。如甲

肝、戊肝等阳性者建议转诊感染科进一步隔离治疗;乙肝表面抗原(HBsAg)阳性、丙氨酸氨基转移酶(ALT)≥2x 正常上限、HBV DNA≥1.0×10³ Copy/mL 的慢性乙肝患者,或 HCV RNA 阳性的丙肝患者,根据具体情况行抗病毒治疗。

③ 需进行门诊手术、侵入性检查(如内窥镜检查等)等操作的患者,在操作前需常规进行感染性肝病的筛查,住院患者常规进行感染性肝病的筛查。手术、侵入性检查后,由专人负责感染性患者器械的清洁消毒和医疗废物处理工作。

④ 医院感染办公室(院感办)应对各门诊、住院病毒性肝炎的筛查及转诊情况进行不定期抽查。

4. 非感染性肝病门诊及住院患者诊治管理

① 门诊及住院患者常规进行血生化检测及肝脏超声检查,ALT、碱性磷酸酶(ALP)、γ-谷氨酰转移酶(GGT)异常升高者进一步行感染性肝病、自身免疫性肝病等非感染性肝病检验,包括抗核抗体(ANA)、抗中性粒细胞胞浆抗体(pANCA)、抗平滑肌抗体(ASMA)、抗肝肾微粒体抗体-1 型(抗 LKM-1)、抗肝细胞溶质抗原-1 型(抗 LC-1)、抗可溶性肝抗原抗体(SLA)、抗内皮细胞抗体、抗磷脂抗体、免疫球蛋白 G(IgG)、免疫球蛋白 G4(IgG4)、免疫球蛋白 M(IgM)、血清铜蓝蛋白,并进行肿瘤指标的检测如甲胎蛋白(AFP)、糖类抗原 19-9(CA19-9)以筛查肝胆肿瘤。以及腹部 CT 扫描、磁共振胰胆管成像检查,必要时可行超声内镜、内镜逆行胰胆管造影等检查,酌情行病理学检查明确诊断。非感染性肝病的治疗除了需要去除病因(如戒酒、减少高脂肪摄入、立即停止肝损伤药物、抗炎病毒治疗等)外,常用治疗药物包括保肝药物、糖皮质激素,以及免疫抑制剂等。非感染性肝病患者经积极内科治疗无效且 6～12 个月内可能死亡或终末期肝病模式指数≥15 应行肝移植评估。

② 非感染性肝病门诊及住院患者如有肝功能异常,除治疗原有肝病外,常规行感染性肝病的筛查。

5. 消化内镜诊断治疗门诊及住院患者诊治管理

① 严格遵守消化系统疾病诊疗行业标准、规范,消化内镜诊疗技术行业标准、操作规范和诊疗指南,严格掌握消化内镜诊疗技术的适应证和禁忌证。

② 实施消化内镜诊疗操作前,应当向患者及其近亲属告知诊疗目的、诊疗风险、术后注意事项、可能发生的并发症及预防措施等,并签署知情同意书。

③ 加强消化内镜诊疗质量管理,建立健全术后随访制度,按规定进行随访、记录,并按照卫生健康行政部门的要求报告相关病例信息。

④ 医疗机构和医师按照规定接受消化内镜诊疗技术的临床应用能力评估,包括病例选择、手术成功率、严重并发症、死亡病例、医疗不良事件发生情况、术后患者管理、随访情况和病历质量等。

⑤ 使用经国家药品监督管理部门批准的消化内镜诊疗相关器械,不得违规重复使用一次性医用器械。

⑥ 建立消化内镜诊疗技术相关器械登记制度,保证器械来源可追溯。

⑦ 消化心身疾病患者,内镜操作尽量由具备消化心身相关专业知识的高年资医师对患者进行解释、说明,并进行相关操作。

四、诊疗技术要求及临床诊疗路径

（一）诊疗技术要求

1. 功能性胃肠病组

① 需熟练掌握不同类型的功能性胃肠病的诊断和药物治疗。

② 熟练掌握胃肠镜等消化科常用诊疗技术。

③ 掌握一定的精神心理科医学知识,熟悉精神科常用测评量表。

④ 熟悉疾病伴随的精神应激因素,以及可能的心身症状表现。

⑤ 熟练掌握器质性疾病的鉴别诊断。

2. 炎症性肠病组

① 需熟练掌握该病的诊断和药物治疗。

② 熟练掌握胃肠镜等消化科常用诊疗技术。

③ 掌握一定的精神心理科医学知识,熟悉精神科常用测评量表。

④ 熟悉疾病伴随的精神应激因素,以及可能的心身症状表现。

⑤ 熟练掌握其与功能性胃肠病的鉴别诊断。

（二）临床诊疗路径

1. 脑-肠互动紊乱性疾病心身问题处置流程

脑-肠互动紊乱性疾病(DGBI),即所谓功能性胃肠病,作为典型的心身疾病之一,在处置此类疾病患者时,应充分注意社会心理因素在 DGBI 的发病与治疗中占据的主导作用。具体处置流程如下:

（1）社会心理因素识别与评估

① 问诊:探讨症状是否与心身障碍相关,做好问诊工作,除发病过程外,更需从应激与生活压力事件、健康态度与行为(主要涉及身体活动、饮食、睡眠、吸烟、饮酒和药物使用等)、性格特征、情绪认知、社会支持等多重心身医学角度对患者做出了解和判断。

② 心理评估:内容包括根据临床计量学原理的一些重要心理社会变量,其内容涉及指标、评定量表和其他用于描述或测量症状、体征和其他临床现象的领域。借助一系列评估量表,如 PHQ-9、GAD-7、躯体化症状量表、SCL-90 等,对患者的心理健康程度进行评定。

（2）神经递质调节药物的应用

① 应用抗焦虑类药物调节激惹、焦虑情绪,如三环类抗抑郁药,选择性5-羟色胺再摄取抑制剂如帕罗西汀、氟伏沙明等,5-羟色胺-去甲肾上腺素再摄取抑制剂如度洛西汀,去甲肾上腺素-特异性5-羟色胺抗抑郁药如米氮平,5-羟色胺受体拮抗/再摄取抑制剂如曲唑酮,以及类似作用的抗焦虑药物。

② 应用抗抑郁药提升精神动力、上调胃肠道功能,如 SSRI 类(如氟西汀、舍曲林、西酞普兰等)和 SNRI 类(如文拉法辛),以及类似作用的抗抑郁药物。

③ 应用苯二氮䓬类/非苯二氮䓬类、褪黑素类等助眠剂,以及一些中药制剂,如乌灵胶囊、舒肝解郁胶囊等,进行睡眠节律调节与作息改善。

神经递质类药物用药时注意:根据患者情况个性化选择;纠正生理功能紊乱;观察药物间相互作用;药物治疗剂量和疗程的选择;与精神科医生沟通,必要时转诊精神心理科。

(3)非药物的心理治疗

① 普通心理支持治疗:建立良好的治疗关系,以患者为中心,满足个体化需求,实现准确共情。

② 认知治疗:指导患者对健康状态的认知和应对行为,纠正患者对疾病的偏见,改变固有思维方式和行为,包括对健康状态和症状的过度关注和担忧,对饮食、排便行为等时间和次数的苛求,自我体检、自我诊病等行为。

③ 森田疗法:对带有疑病素质的 DGBI 患者效果甚佳。教会患者顺应自然,帮助患者认识痛苦不适的本质,打断精神交互作用。

2. 炎症性肠病心身问题处置流程

根据罗马委员会"肠道的多维度临床剖析(Multidimensional clinical profile,MDCP)"的原则,针对每一例炎症性肠病(IBD)患者的临床资料,按 MDCP 推荐的五个维度进行评估和分析。包括:

(1)明确 IBD 的诊断。《炎症性肠病诊断与治疗的共识意见(2018 年·北京)》建议 IBD 诊断主要结合临床、实验室检查、影像学检查、内镜检查和组织病理学表现进行综合分析,在排除感染性和其他非感染性肠炎的基础上进行诊断。

(2)评估 IBD 患者肠内及肠外相关并发症情况(肠内并发症如中毒性巨结肠、结肠癌等,肠外并发症如虹膜炎、胆汁淤积性肝硬化、肛瘘等),评估疾病的严重程度。

(3)评估患者的社会心理因素及精神心理异常表现。可以借助精神心理健康自评量表,如基于美国精神病学会制定的《精神疾病的诊断和统计手册(第五版)》(DSM－5)推荐的患者健康自评 9 项问题问卷(PHQ－9)和广泛性焦虑 7 项问题自评量表(GAD－7)。同时需要评估患者所处的人际环境和社会环境。

(4)评估 IBD 对患者生活质量的影响。

(5)注意评估和随访监控患者伴有的生理指标的异常以及药物治疗的不良反应。

3. 感染性肝病心身问题处置流程

感染性肝病患者病情易反复,抗病毒疗程长,许多患者对抗病毒治疗的目标认知不全面、不准确,导致抗病毒治疗的依从性差。同时,由于担心外界的歧视,感染性肝病患者通常选择隐藏病情,易产生精神心理症状,如焦虑、抑郁甚至自杀倾向等表现,对患者及同环境的病友有巨大的影响,需要及时给予相应的处理,建议相应的预案。

处置流程如下:

(1)熟悉各种精神疾病的症状。

(2)辨别躯体、心理因素。

(3)完善感染性肝病相关检查,给予感染性肝病相关治疗。

(4)精神心理症状的患者,进行相应的心理学评估及心理社会因素调查,采用相应的神经递质类药物治疗。

感染性肝病心身问题

躯体因素 ———— 肝病相关诊断

心理因素

肝病相关诊断
1. 详细病史采集
2. 临床特点、体检所见(腹水、静脉曲张等)门静脉高压表现)
3. 实验室检查(ALT 、 ALP 、 TBiT等肝功能指标、乙肝两对半 HBV DNA 、 HCVRNA 、免疫指标等)、 B超 、 CT 、 MMRI等辅助检查结果
4. 鉴别诊断

肝病相关处置
1. 严格的消毒隔离措施
2. 抗病毒治疗:一线核苷(酸)类似物(NUCs)、直接抗病毒药物(DAAS)、干扰素(IFN)治疗
3. 保肝治疗
4. 肝硬化并发症等对症支持治疗
5. 肝移植治疗

1. 心理学评价:
心身症状自评问卷(SCL-90)
生活事件评量表(LES)
焦虑自评量表(SAS)
抑郁自评量表(SDS)
贝克抑郁评量表(BDI)
汉密尔顿抑郁量表(HAMD)
汉密尔顿焦虑分级量表(HAMA)
扣能症筛查量表(PHQ9)
焦虑症筛查量表(GAD7)
躯体症状量表(PHQ15)
2. 心理社会因素调查:
赫尔姆斯社会再适应量表
布阴生活事件和自觉困难自适调查表(LEPS)

①针对精神心理问题的适应应,兼顾疗程应遵循精神心理专科系统的不良反应

疗效多呈剂量依赖性特征,疗程应遵循特科的指南和规范,足疗程(一般>6个月)并疗效巩固后逐渐撤药。

②以消化专科的临床问题为致诊原因和主要的临床处置目标,伴有精神和情绪异常精神心理问题的问题,严重程度尚未达到精神心理专科疾病的诊断标准,精神心理问题不能被确认为临床主要问题和临床难的主要原始病因

药物种类的选择宜兼顾精神心理和消化系统病理生理等环节的治疗机制。
①宜选择小剂量开始,逐渐增加,至疗效满意。
②起效时间越长,需要巩固治疗和逐新撤药的过程越长。
③起效迅速,疗效满意的病例,可参照消化专科常用药物的疗程管理。

③没有可以诊断或认识别的精神心理问题,但经规范的消化专科药物治疗,不能取得满意的疗效。

可尝试小剂量的神经递质药物,药物的治疗作用机制推测为外周神经和或消化系统肥器官或组织的直接作用,疗程管理可参照消化科常用药物的应用规范。

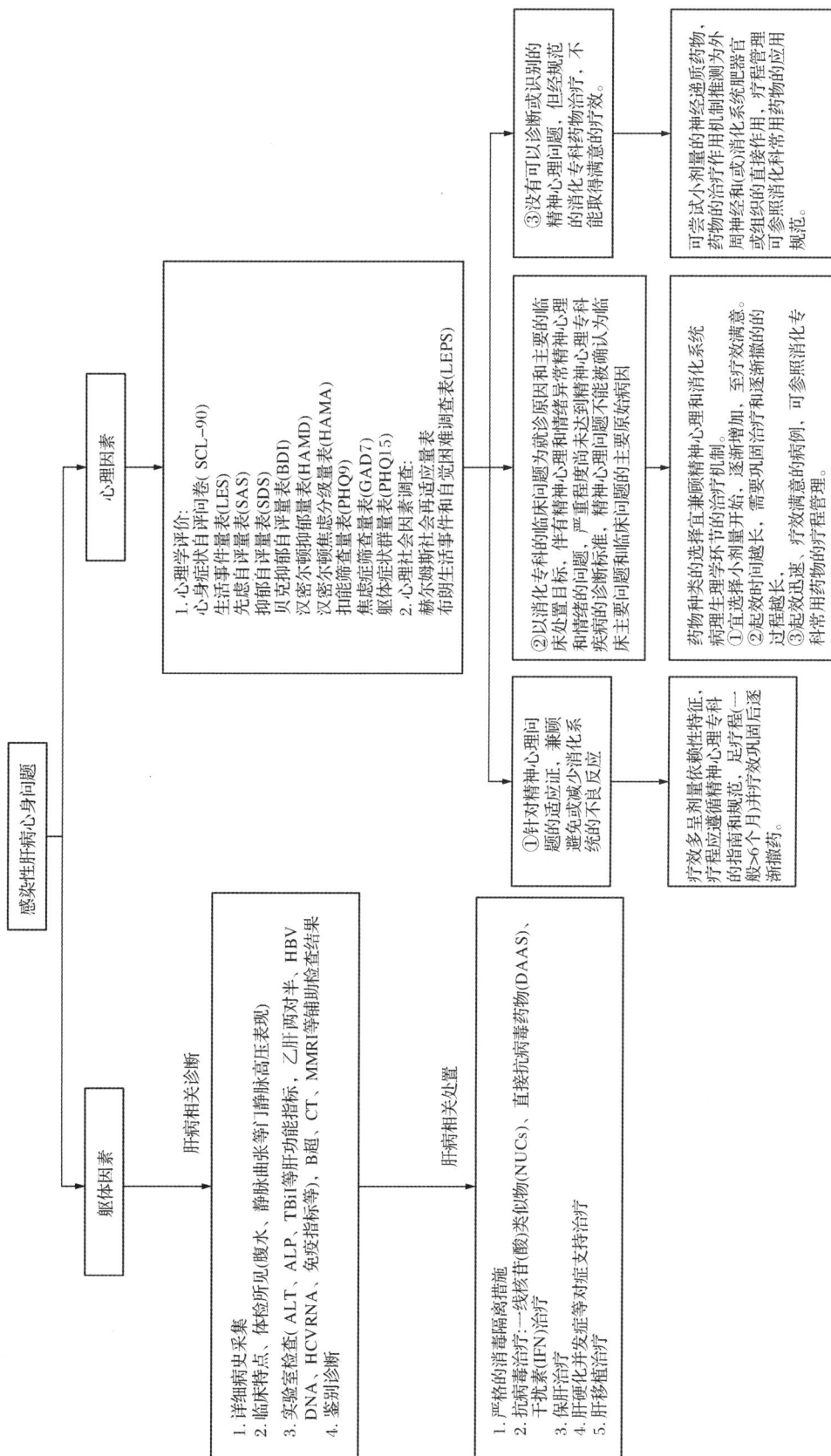

图9-1 感染性肝病心身问题处置流程

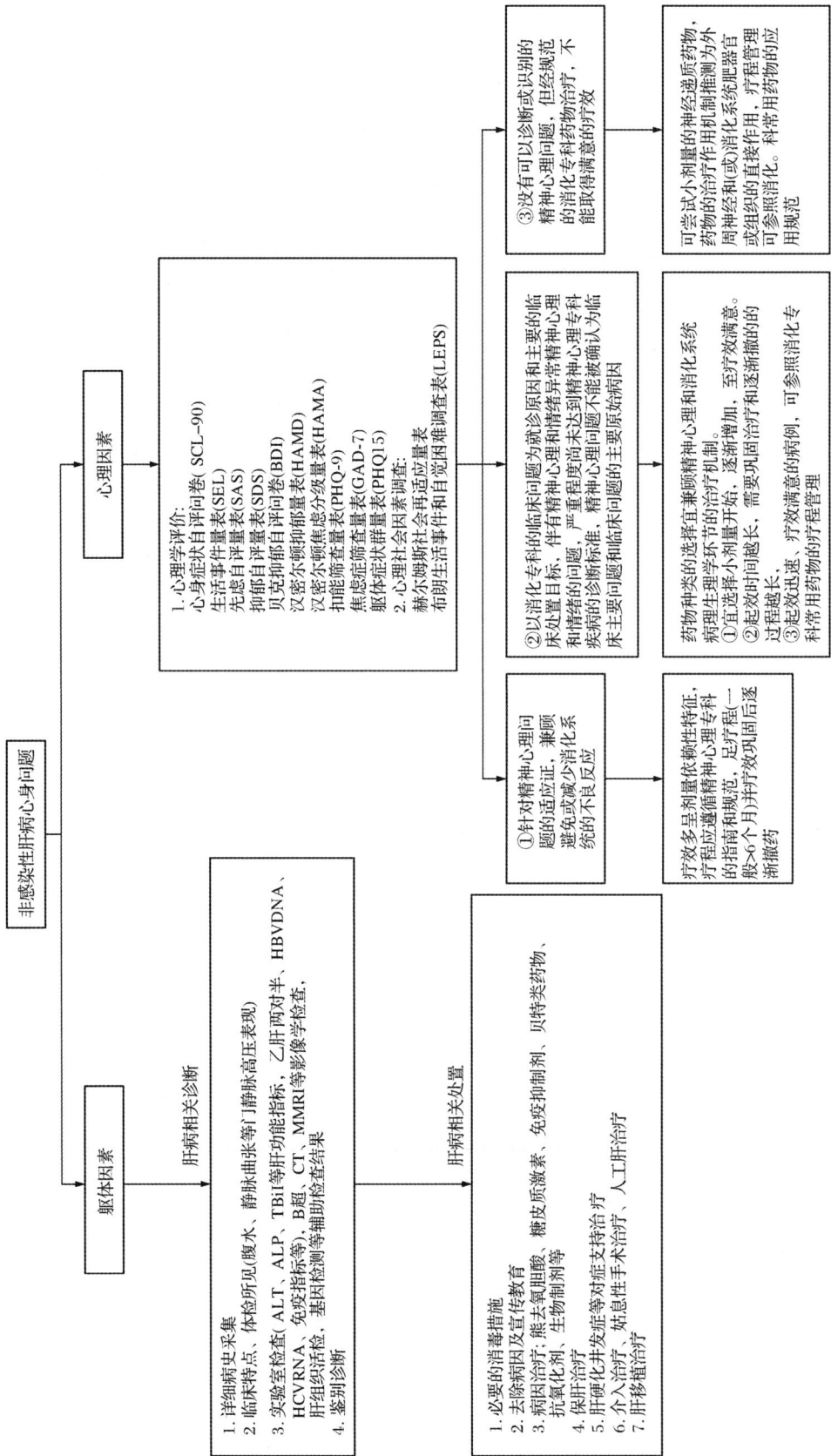

图9-2 非感染性肝病心身问题处置流程

4. 非感染性肝病心身问题处置流程

随着诊疗技术的不断提高及社会环境、生活方式的改变,越来越多的患者被确诊为非感染性肝病。非感染性肝病患者的起病通常隐匿,病程较长,症状表现轻微或不典型,易与其他疾病并存,化验检查肝功能正常或者轻度异常,易被忽视。部分非感染性肝病病程迁延,治疗效果欠佳,患者易出现焦虑、抑郁倾向等,对患者及同环境的病友有负面影响,需要及时给予相应的处理,建议相应的预案。

处置流程如下:

(1)熟悉各种精神疾病的症状。

(2)辨别躯体、心理因素。

(3)完善非感染性肝病相关检查,给予非感染性肝病相关治疗。

(4)精神心理症状的患者,进行相应的心理学评估及心理社会因素调查,采用相应的神经递质类药物治疗。

5. 消化内镜诊断治疗心身问题处置流程

(1)问诊:仔细询问消化疾病门诊及住院患者的症状,从应激与生活压力事件、健康态度与行为、性格特征、情绪认知、社会支持等多重角度进行了解和判断。

(2)心理评估:内容包括根据临床计量学原理的一些重要心理社会变量,其内容涉及指标、评定量表和其他用于描述或测量症状、体征和其他临床现象的领域。借助一系列评估量表,如 PHQ-9、GAD-7、躯体化症状量表、SCL-90 等,对患者的心理健康程度进行评定。

(3)消化心身疾病患者,内镜操作尽量由具备消化心身相关专业知识的高年资医师对患者进行内镜相关操作,并内镜所见进行解释、说明。

六、多学科联合会诊制度与流程

1. 五官科联合会诊制度与流程

为提高消化心身疾病疑难患者的诊断准确性以及临床治疗疗效,为患者提供更加个体化的综合治疗方案,提高患者的满意度,有效缩短患者的平均住院日和就医费用,对住院时间超过两周,门诊服药超过一个月的疗效不佳的患者,在本专业范围以外涉及五官科专科的情况,可由本学科消化心身专职医生向专职负责 MDT 秘书提出申请,经科室消化心身负责人同意,在医务科备案后,联系五官科专职负责 MDT 事宜的医生确定具体会诊医生。本学科须提前将医务科核定后的《多学科联合会诊申请表》送达被邀请专家,以便受邀专家了解相关病情。

五官科受邀专家在了解病情后,可以立即提出完善意见,以便在会诊当日能够获得资料,使得会诊获得更高的效率和疗效。

多学科会诊讨论内容包括:患者目前的诊断是否准确,治疗方案是否合适,是否需要进一步完善的相关检查。目前患者最急需解决的问题、并发症的处理、预后分析、今后诊疗方案,最后将讨论结果记录于病历中。

受邀科室须按照科室确定的时间、地点,准时准点出席会诊。邀请科室须由专人记录会诊内容,一式三份,一份留存患者病历中,一份留存科室档案,一份医务科备案留存。

完成会诊后,由床位医生或消化心身专职医生负责向患者及家属进行解释会诊内容,协助实施会诊内容中各项诊疗措施。

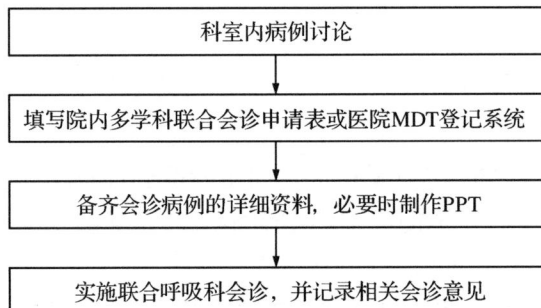

多学科联合会诊工作流程:

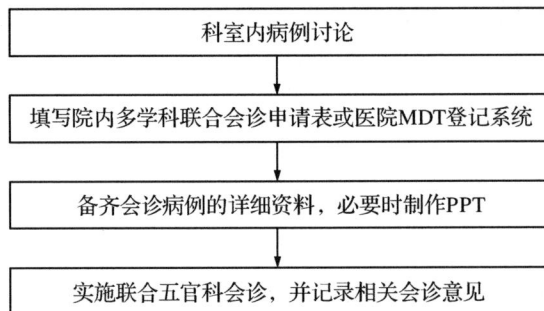

```
┌─────────────────────────────────┐
│          科室内病例讨论          │
└─────────────────────────────────┘
                 │
┌─────────────────────────────────┐
│ 填写院内多学科联合会诊申请表或医院MDT登记系统 │
└─────────────────────────────────┘
                 │
┌─────────────────────────────────┐
│ 备齐会诊病例的详细资料,必要时制作PPT │
└─────────────────────────────────┘
                 │
┌─────────────────────────────────┐
│ 实施联合五官科会诊,并记录相关会诊意见 │
└─────────────────────────────────┘
```

图9-3　五官科联合会诊流程图

2. 呼吸科联合会诊制度与流程

为提高消化心身疾病疑难患者的诊断准确性以及临床治疗疗效,为患者提供更加个体化的综合治疗方案,提高患者的满意率,有效缩短患者的平均住院日和就医费用,对住院时间超过两周,门诊服药超过一个月的疗效不佳的患者,在本专业范围以外涉及呼吸内科专科的情况,可由本学科消化心身专职医生向专职负责 MDT 秘书提出申请,经科室消化心身负责人同意,在医务科备案后,联系呼吸科专职负责 MDT 事宜的医生确定具体会诊医生。本学科须提前将医务科核定后的《多学科联合会诊申请表》送达被邀请专家,以便受邀专家了解相关病情。

呼吸科受邀专家在了解病情后,可以立即提出完善意见,以便在会诊当日能够获得资料,使得会诊获得更高的效率和疗效。

多学科会诊讨论内容包括:患者目前的诊断是否准确,治疗方案是否合适,是否需要进一步完善的相关检查。目前患者最急需解决的问题、并发症的处理、预后分析、今后诊疗方案,最后将讨论结果记录于病历中。

受邀科室须按照科室确定的时间、地点,准时准点出席会诊。邀请科室须由专人记录会诊内容,一式三份,一份留存患者病历中,一份留存科室档案,一份医务科备案留存。

完成会诊后,由床位医生或消化心身专职医生负责向患者及家属进行解释会诊内容,协助实施会诊内容中各项诊疗措施。

```
┌─────────────────────────────────┐
│          科室内病例讨论          │
└─────────────────────────────────┘
                 │
┌─────────────────────────────────┐
│ 填写院内多学科联合会诊申请表或医院MDT登记系统 │
└─────────────────────────────────┘
                 │
┌─────────────────────────────────┐
│ 备齐会诊病例的详细资料,必要时制作PPT │
└─────────────────────────────────┘
                 │
┌─────────────────────────────────┐
│ 实施联合呼吸科会诊,并记录相关会诊意见 │
└─────────────────────────────────┘
```

图9-4　呼吸科联合会诊流程图

3. 心血管科联合会诊制度与流程

心血管科患者通常起病急骤,发展迅速,病情危重,建立 MDT 模式,使患者获得最优的医疗照护,接受最佳的医疗措施,从而最大程度获益。为此,心血管科 MDT 实行会诊制度,患者进入 MDT 平台,由多学科会诊中心协调相关科室专家,进行多学科会诊,病例由主治医师收集资料,评估病情,进行汇报,详细记录多学科提出的诊疗方案,并根据会诊结果实施更全面的诊疗措施。

具体流程:① 病例筛选。② 科内讨论,收集资料。③ 由多学科会诊中心协调相关科室专家,定时进行多学科会诊。④ 制定 MDT 治疗方案,执行医嘱。

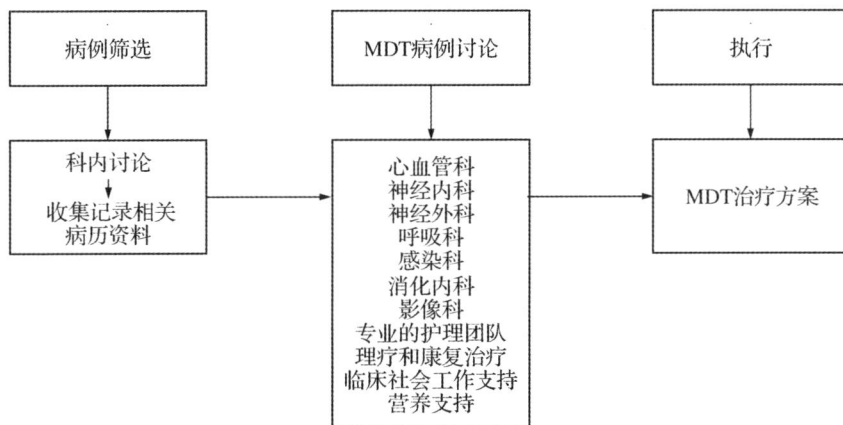

图 9 - 5　心血管科联合会诊流程

4. 感染科联合会诊制度与流程

重症感染患者常合并其他系统疾病,病情复杂,病程发展迅速,治疗难度大,建立 MDT 模式使患者获得最优的医疗照护,接受最佳的医疗措施,从而最大程度的获益。为此,感染科 MDT 实行会诊制度,患者经科内讨论,进入 MDT 平台,由多学科会诊中心协调相关科室专家进行多学科会诊。病例由主治医师收集资料,评估病情并汇报,详细记录多学科提出的诊疗方案,并根据会诊结果实施更全面的诊疗措施。

具体流程:① 病例筛选。② 科内讨论,收集资料。③ 由多学科会诊中心协调相关科室专家,定时进行多学科会诊。④ 制定 MDT 治疗方案,执行医嘱。

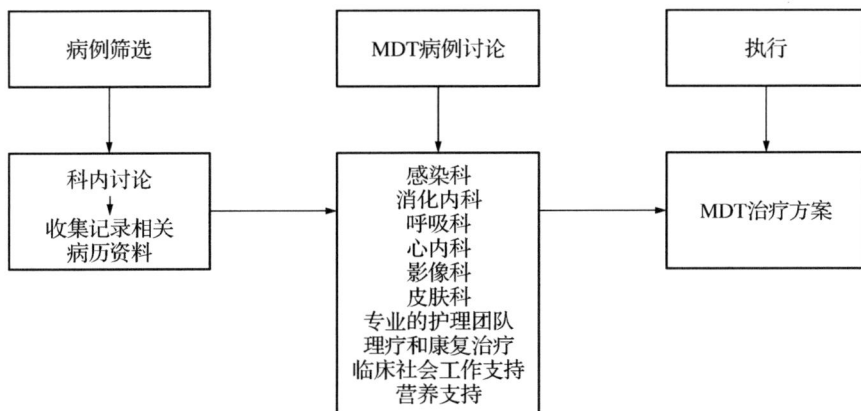

图 9 - 6　感染科联合会诊流程

5. 胃肠外科联合会诊制度与流程

对于伴发肛瘘等需要胃肠外科干预处理的 IBD 患者,以及伴发内科无法保守治疗的消化道出血、穿孔、梗阻等需要胃肠外科手术干预的 IBD 患者,主治医师或上级医师要根据病情及时组织胃肠外科会诊讨论。

具体流程:住院病人的普通会诊由主治医师提出及上级医师同意后,由床位医师填写会诊邀请单。会诊单上应详细写明患者的病情、邀请会诊的目的和要求,由主治医师签字确认后送至被邀科室。危重病人的急会诊由主治医师提出及上级医师同意后,由所在科室医务人员电话通知胃肠外科急会诊,并在会诊登记本上写明通知会诊时间,2 小时内必须将病情评估和会诊意见向患者及家属告知并书面签字。对高危者要当时告知病情风险并签字,争取患者及家属的高度配合。做好病人与胃肠外科的交接,密切监护病人术后生命体征。

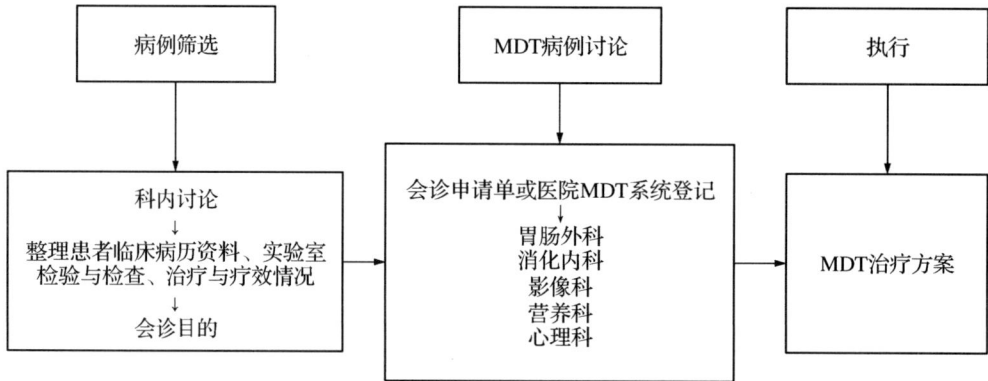

图 9-7 胃肠外科联合会诊流程

6. 风湿免疫科联合会诊制度与流程

对于伴有风湿免疫系统相关疾病或者相关生化指标异常的 IBD 患者,主治医师或上级医师要根据病情及时组织风湿免疫科会诊讨论。尽快明确诊断制定诊疗意见。

具体流程:住院病人的普通会诊由主治医师提出及上级医师同意后,由床位医师填写会诊邀请单。会诊单上应详细写明患者的病情、邀请会诊的目的和要求,由主治医师签字确认后送至被邀科室。24 小时内必须将病情评估和会诊意见向患者及家属告知。密切关注患者生化异常指标及治疗效果,及时与风湿免疫科沟通病情变化及诊治疗效。

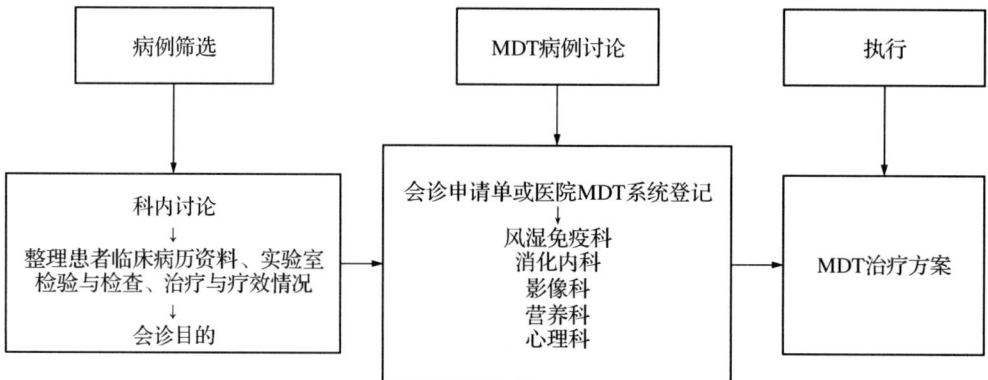

图 9-8 风湿免疫科联合会诊流程

7. 医院管理职能部门联合会诊制度与流程

对疑难、危重 IBD 患者,特别是涉及多专科的重症患者,建立由医务科总协调,多学科专家参与的多学科联合诊疗模式。由消化专科经治医师提出申请,经科主任(或科主任指定的负责人)同意后提前一天向医务科提交《院内多学科联合会诊申请表》并明确会议主持人(主持人须由副高或副高级以上职称医师担任)。医务科审核后通知相关科室专家参加会诊并将会诊专家名单反馈给申请科室。

申请科室须提前将医务科核定后的《院内多学科联合会诊申请表》送达各邀请专家,会诊单上应详细写明患者的病情、邀请会诊的目的和要求,以便受邀专家了解病情。

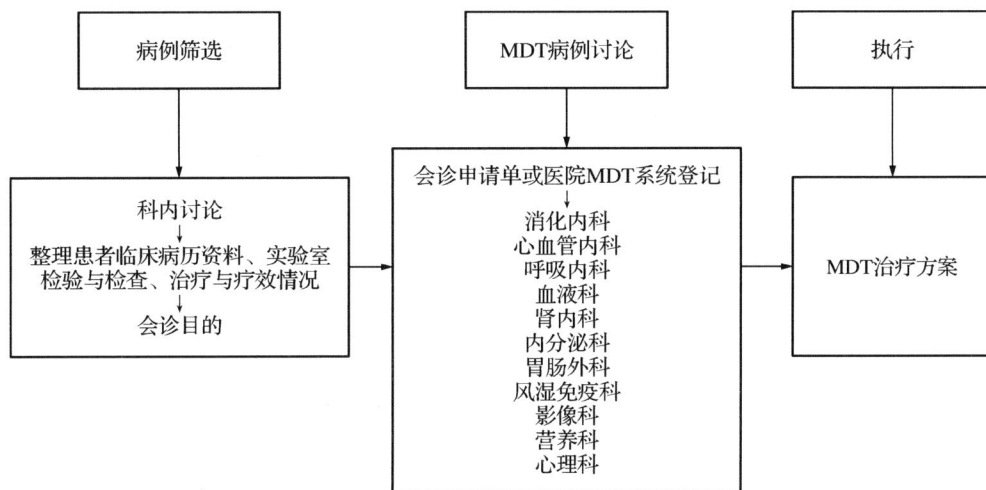

图 9 - 9　医院管理职能部门联合会诊流程

七、紧急事件应急预案及处理流程

1. 紧急精神心理专科应急预案及处理流程

当前的社会、经济及文化条件下,各行各业的人群都面临的巨大压力,尤其是患者的消化道症状长期不能获得良好的缓解,心理面临的压力就更大了。患者在消化内科就诊时,可能会出现突发严重的精神专科疾病,比如出现幻听、幻视、狂躁、自杀倾向等表现,对患者及同环境的病友有巨大的影响,需要及时给予相应的处理,建议相应的预案。

具体流程:

(1) 熟悉各种紧急精神疾病的症状,关注处于抑郁状态的患者。

(2) 一旦发现患者出现紧急精神异常,立即安置患者于安全环境,通知上级医生及患者家属,评估患者潜在的危险因素。

(3) 有自伤的危险的患者,给予约束自由,必要时给予镇静药物,单人居住,派专人看护,并且房间内无危险物品。

(4) 有走失风险的患者,告知患者家属,需专人 24 小时看护,衣服内放电话号码、姓名、联系人、居住地址。

(5) 有坠床、跌倒危险的患者,需要专人看护,必要时使用约束带。

（6）做好应急处理记录。

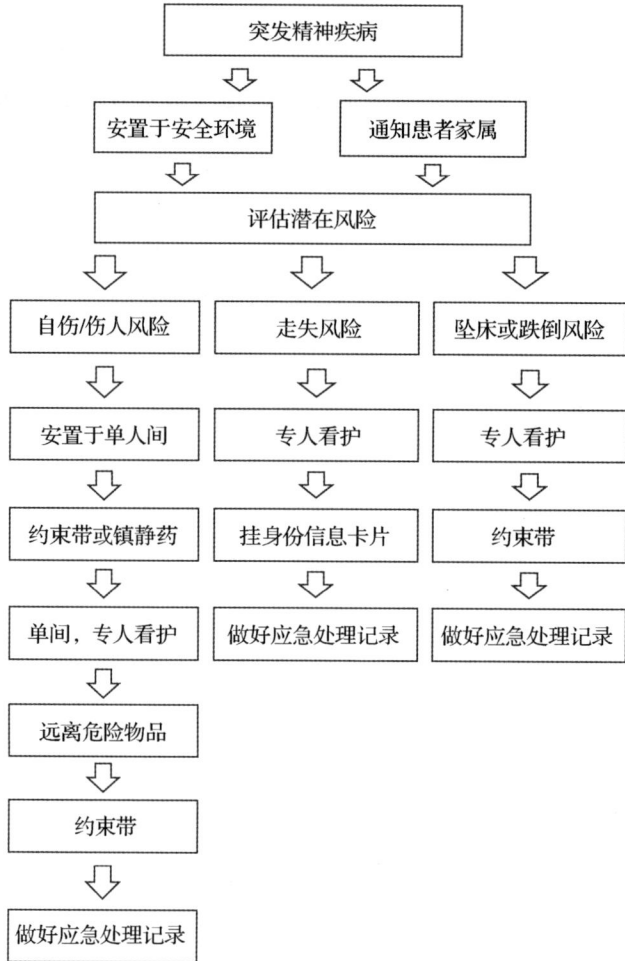

图 9-10　紧急精神心理专科应急预案及处理流程

2. 消化心身应急行政管理预案及处理流程

部分消化心身患者在消化内科就诊时，可能出现原有精神心理症状的加重或恶化的情况，如狂躁、自杀倾向等表现，或其他紧急事件，需要及时给予相应的处理，建议相应的预案。

具体流程：

（1）判断消化心身问题病人的病情程度，评估病人有无生命体征异常。

（2）将病人立即置于安全环境，如发现心跳、呼吸骤停，立即进行心肺复苏及其他相应对症处理。

（3）立即通知医生、护士，并上报行政管理部门。

（4）立即通知家属。

（5）医护人员采取抢救措施，排除危险因素，并防止事件再度发生。

（6）做好记录。

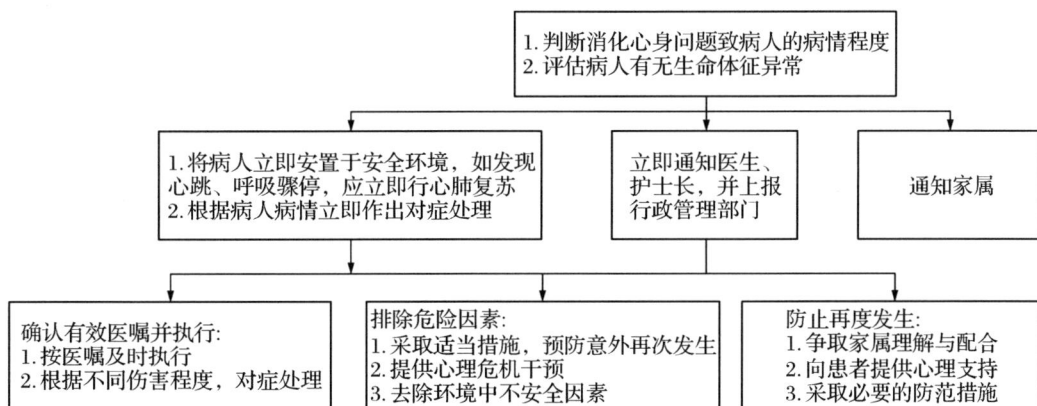

图 9-11 消化心身应急行政管理预案及处理流程

八、心身医学专业知识与技能培训

1. 脑-肠互动紊乱性疾病心身问题处置培训

定期对医务人员开展心身问题处置培训,强化医务人员的专业知识与技能。主要培训目标及内容包括:

(1)帮助建立心身消化整体医学思维。以心身整体医学理念认知和剖析需处置的消化专科临床问题,确定需要针对的精神心理和(或)情绪异常特征,以及消化系统本身的病理生理学环节。

(2)改进医患交流方式,对患者有同理心,重新树立患者对疾病的正确认知和应对,同时强调依从性对治疗的重要性。

(3)熟练掌握常用神经递质药物的详尽药理作用特点,同时逐步形成适合消化专科治疗实践的神经递质药物实用策略,包括根据不同的作用靶点和作用效应选择合适的药物,确定剂量和疗程。

(4)加强消化科与精神心理科合作与交流。

2. 炎症性肠病心身问题处置培训

(1)建立良好的医患沟通与信任关系:对于伴发心身问题的 IBD 患者,诊治实践的首要基础和核心是建立持续、良好的医患沟通和信任关系,避免让患者进行过多不必要的诊断性检查、药物及手术治疗;克服对合并精神心理疾病的病耻感;增加患者对处置策略的依从性,提升处置水平和疗效。

在诊疗实践中,应始终牢记医患各自的角色担当。一方面,患者是疾病的主体,承担疾病的处置预后,故患者有权利选择就诊的医生、采用的处置策略和具体方法。另一方面,医生应展现良好的医德和精湛的解决问题的技术。做备选治疗方案的提供者,和患者共同确定对患者利益最大化的处理方案,并做执行过程的主导者,争取获得患者的最大依从度。

(2)神经递质药物治疗:目前神经递质调节药物在 IBD 伴发心身问题患者中的应用仍无统一的共识意见,消化专科医师应参考精神科医师的建议,抉择剂量和疗程:① 消化专科疾病和精神心理障碍均是治疗的主要问题时,选择的药物种类和剂量应避免胃肠道等的不良反应。疗程应遵循精神心理专科的指南和规范。足疗程(一般6个月以上)并巩固疗效后逐渐撤药。② 以消化专科的临床问题为就诊原因和主要的临床处置目标,伴有精神心理和情绪异常的问题,但严重程度尚未达到精神心理专科疾病的诊断标准,或精神心理问题不能被确认为临床主要问题。药物种类的选择宜兼顾精神心理和胃肠道的双重治疗机制。宜选择小剂量起始,逐渐增加剂量,致疗效满意。起效时间越长,需要巩固治疗和逐渐撤药的过程越长。

(3)心理认知和行为学治疗:心理治疗,包括认知治疗和行为学治疗,两者均能改善合并精神心理问题 IBD 患者的疗效,尤其是和神经递质调节药物合并治疗时。但应注意,在我国现阶段,只有具备精神医学专业临床资质的人员才可以实施相关的精神心理治疗手段并被我国精神卫生法支持。

3. 感染性肝病心身问题处置培训

(1)培训起点要求:医学院校临床医学本科毕业(或临床医学专科毕业但后来获得了临床医学硕士或临床医学博士学位),已经获得执业医师资格证书(临床类别,内科专业),并且已经完成了内科住院医师第一阶段(3年)规范化培训。

(2)培训师资基本配置:具有高级或副高级职称的临床医生 2 名以上,具有中级职称的临床医生 3 名以上。具有临床科研设计及实验室研究背景的中高级科研人员各 1 名。具有肝脏影像学、肝脏病理学专业的临床医生各 2 名以上。负责肝病医生培养的教学干事 1 名。

(3)培训教材:最新版本的国内外权威肝脏病学、精神病学教科书、专著,国内外最新版的指南、共识、诊断标准及专家意见;国内外主流杂志上发表的最新临床研究成果、重要文献综述和荟萃分析等;国内外主流肝病学会的网站及中华医学会肝病学分会的网站及其所发布的客户端应用软件。

(4)培训方式:临床实践,包括门诊、病房的直接诊疗活动,病历书写、查房、会诊,诊疗操作等。每周 1 次教学查房、临床影像读片会、临床病理读片会;每两周一次疑难病例讨论会和杂志俱乐部(Journal Club);每月一次专题讲座(内容围绕以上基本知识和基本技能,应参阅国内外最新进展或最新文献)。

(5)培训内容:熟悉并掌握核心肝脏病学知识、核心临床技能、肝脏疾病的实验室检查、肝脏疾病的影像学诊断、肝脏疾病的病理学诊断,熟悉传染病防治相关法律法规、部门规章、工作制度,及感染性疾病流行病学、预防、诊断、治疗、职业外伤防护和处理及消毒隔离,常见精神症状及常用精神科药品,简单的心理治疗干预。

(6)临床思维、循证医学理念:通过理论学习和病案分析,特别是通过实践,逐步培养系统全面、步骤清晰、逻辑严谨的临床思维能力,从而掌握感染性肝病心身问题的诊断程序。了解循证医学的基本理念并应用于日常临床诊断和治疗决策,从而实现临床诊疗的规范化。

(7)职业精神、医学伦理、医学法规及利益冲突管理:熟悉新世纪医学职业精神和现代医学伦理的基本原则,重视对患者及其家属的人文关怀;了解感染性肝病心身问题的社会负担和医疗行为对社会的影响;依法执业、严格自律、理性维权;了解并遵守商业利益冲突管理的基本原则,避免商业贿赂行为的危害和严重后果。

(8)培训效果评估:评估内容包括知识、技能和态度。采用 360°评估方式,在各阶段采取笔试、口试、实际操作相结合;通过设计标准的表格或问卷,由上级医生评估,同级医护人员评估,带教见习生、实习生、研究生、住院医生及进修生评估,患者及家属评估。

4. **非感染性肝病心身问题处置培训**

(1)培训起点要求:医学院校临床医学本科毕业(或大学专科临床医学毕业但后来获得了临床医学硕士或临床医学博士学位)、已经获得执业医师资格证书(临床类别,内科专业),并且已经完成了内科住院医师第一阶段(3年)规范化培训。

(2)培训师资基本配置:具有高级或副高级职称的临床医生2名以上,具有中级职称的临床医生3名以上。具有临床科研设计及实验室研究背景的中高级科研人员各1名。具有肝脏影像学、肝脏病理学专业的临床医生各2名以上。负责肝病医生培养的教学干事1名。

(3)培训教材:最新版本的国内外权威肝脏病学、精神病学教科书、专著,国内外最新版的指南、共识、诊断标准及专家意见;国内外主流杂志上发表的最新临床研究成果、重要文献综述和荟萃分析等;国内外主流肝病学会的网站及中华医学会肝病学分会的网站及其所发布的客户端应用软件。

(4)培训方式:临床实践,包括门诊、病房的直接诊疗活动,如病历书写、查房、会诊,诊疗操作等。每周1次教学查房、临床影像读片会、临床病理读片会;每两周一次疑难病例讨论会和杂志俱乐部(Journal Club);每月一次专题讲座(内容围绕以上基本知识和基本技能,应参阅国内外最新进展或最新文献)。

(5)培训内容:熟悉并掌握核心肝脏病学知识、核心临床技能、肝脏疾病的实验室检查、肝脏疾病的影像学诊断、肝脏疾病的病理学诊断,熟悉传染病防治相关法律法规、部门规章、工作制度、职业外伤防护和处理及消毒隔离,常见精神症状及常用精神科药品,简单的心理治疗干预。

(6)临床思维、循证医学理念:通过理论学习和病案分析,特别是通过实践,逐步培养系统全面、步骤清晰、逻辑严谨的临床思维能力,从而掌握非感染性肝病心身问题的诊断程序。了解循证医学的基本理念并应用于日常临床诊断和治疗决策,从而实现临床诊疗的规范化。

(7)职业精神、医学伦理、医学法规及利益冲突管理:熟悉新世纪医学职业精神和现代医学伦理的基本原则,重视对患者及其家属的人文关怀;了解非感染性肝病心身问题的社会负担和医疗行为对社会的影响;依法执业、严格自律、理性维权;了解并遵守商业利益冲突管理的基本原则,避免商业贿赂行为的危害和严重后果。

(8)培训效果评估:评估内容包括知识、技能和态度。采用360°评估方式,在各阶段采取笔试、口试、实际操作评估相结合;通过设计标准的表格或问卷,由上级医生评估,同级医护人员评估,带教见习生、实习生、研究生、住院医生及进修生评估,患者及家属评估。

5. **消化内镜诊断治疗心身问题处置培训**

定期对医务人员开展心身问题处置培训,强化医务人员的内镜操作及诊断能力。主要培训目标及内容包括:

(1)帮助消化内镜操作医师建立心身消化整体医学思维。以心身整体医学理念认知和剖析需处置的消化专科临床问题。

(2)了解并熟知消化心身疾病在内镜下的表现,并以消化心身思维解释内镜下表现。

[赵树靓　陈胜良]

第十章　神经系统疾病心身医学整合诊疗中心的建设与发展

一、场地建设及设备配置

（一）门诊设置

神经系统疾病心身医学整合诊疗中心门诊工作区域包括接诊区、候诊区、诊室、治疗区（含个别治疗区、家庭治疗区、团体治疗区），医护更衣室、存储室、卫生间和污染物处理区等基本功能区域。其中，接诊区、候诊区、存储室和污染物处理区可与门诊其他部门共用。

1. 空间设施要求

（1）接诊区：分为自助接诊区与人工接诊区。自助接诊区安置自助挂号、预约、打印、评测的仪器设备。人工接诊区安置桌椅、网络办公设备、打印设备、呼叫系统、显示系统等。接诊区设相应的科普宣传资料，墙面有门诊的诊疗流程图。建立神经内科心身障碍患者诊治随访数据库，建议使用电子随访数据库。

（2）候诊区：分一次候诊区与二次候诊区。一次候诊区安置候诊椅、饮水装置；二次候诊区安置单独候诊椅。

（3）诊室：设置普通诊室、专家诊室和特需诊室。诊室标牌醒目，门口安置医生简介显示装置。诊室要求为独立诊间，适合单人就诊，以便于问诊并减少不必要的干扰。诊室环境整洁、布局合理，采光好，温度适宜。诊室内安置标准诊查桌椅、诊查床，特需诊室安排相应助理医生工位。诊室内安置标准网络、计算机、打印终端、扫码读卡、观片灯等设备，安置屏风或遮挡帘等装置。诊室内部整体安排要温馨、健康、舒适，让来访者有足够的安全感，应当运用色彩心理学、光学环境、心理声学等理论和技术进行设计、装修和装饰。个别治疗室等区域要有私密性。

（4）门诊治疗区

① 神经阻滞治疗室：安置无菌柜、操作台、监护设备、吸氧设备，治疗室应有吸氧装置及负压吸引装置以及中央监护装置，以方便急救与抢救。

② 心理治疗室：至少设置 2 间专用心理治疗室，用于个别心理治疗和家庭治疗。个别治疗室使用面积至少 10 m^2，家庭治疗室使用面积至少 15 m^2。治疗室一面墙壁应当配有单向玻璃。

③ 专项心理治疗室又分为沙盘治疗室、生物反馈治疗室、团体治疗室、催眠治疗室。其中，沙盘治疗室至少 15 m^2；生物反馈治疗室至少 15 m^2；团体治疗室至少 60 m^2；催眠治疗室使用面积至少 20 m^2。

④ 物理治疗室。

⑤ 药物治疗室：使用面积至少 30 m^2。设施包括注射器、静脉输液设备、药品管理系统、

药柜等,用于为患者提供药物治疗服务,尤其在急性精神性症状恶化时,需要立即给药。

2. 门诊规章制度

建立质量管理体系,制定各项规章制度、人员岗位职责、相关诊疗技术规范和操作规程。规章制度至少包括诊疗质量规范控制、精神药品管理制度、突发事件应急预案、医患沟通制度、会诊制度、心理诊疗保密制度、医院感染控制及消毒隔离制度、设备设施管理制度、患者登记和医疗文书书写记录管理制度、医务人员职业安全管理制度等。

(二) 病房设置

神经系统疾病心身医学整合诊疗中心病房的建设要考虑病房格局设计、环境要求、病床功能,周边设备等方面,原则上要考虑到满足病人日常需求,方便及时抢救,减少安全隐患等。

(1) 病房组成应包括病室、病人公用卫生间、浴室、隔离室、病人活动室、病人餐厅、护士办公室、医生办公室、护士站、处置室、治疗室、值班室、被服库、备餐间、污洗室、污物暂存间等用房。

(2) 病房及患者集中活动场所内不应采用装配式吊顶构造和可被吊挂的构造或构件。

(3) 患者活动区域内的门窗设置应符合下列要求:

① 窗的开启部分应做好水平、上下限位构造处理,开启部位宜配置防护栏杆。门窗插销宜选用按钮暗装构造,不应使用布幔窗帘。

② 病房门、病人使用的盥洗室、淋浴间的门应朝外开。病房门应设长条形观察窗,玻璃应选用安全玻璃。门的把手应选用不易被吊挂的形式,门铰链应采用短型铰链,不应设置闭门器。

③ 玻璃应选用安全玻璃。

④ 所有紧固件均应不易被松动。

(4) 卫生间、盥洗室、浴室应符合下列要求

① 患者使用的卫生间、浴室隔间的宽度不应小于 1.10 m,深度不应小于 1.40 m,门闩应内外双向开启、锁闭。隔间门高度应方便医护人员巡视。

② 不应设置输液吊钩、毛巾杆、浴帘杆、杆型把手(采用特殊设计的防打结把手除外)等。

③ 卫生间的地面应采用防湿滑材料,并应符合排水要求。

④ 卫生间、盥洗室、浴室使用的镜子,应采用镜面金属板或其他不易碎裂材料制成。

⑤ 淋浴喷头应采用与墙或吊顶平齐的安装方式。

⑥ 当在病房或医护人员监管不便的场所设置自动喷水喷头时,宜采用隐蔽式喷头。

⑦ 室内消火栓、灭火器等灭火设施应设置于便于医护人员监管的区域,当所在位置不便于医护人员监管时,应采取安全防护措施。

⑧ 生活热水宜采取供水温度恒定和防烫伤的技术措施。

⑨ 供患者使用的水龙头宜采用自动感应龙头。

(三) 辅助检查室

心身医学辅助检查室应该包括以下几个方面的设施:

1. 心理评估设施

（1）心理评估设备：包括心理测试软件、心理量表等，用于评估患者的心理状况，以及对患者进行心理干预。

① 心理测试软件：用于进行各种心理测试的计算机软件，常用的有 MMPI、MBTI、EPQ 等。

MMPI（Minnesota multiphasic personality inventory）：是一种广泛使用的人格测试，用于评估个体的人格特征、心理状况和心理健康问题。它包括多个量表和子量表，涵盖了多个心理领域，涉及情绪、社交、认知、焦虑、抑郁等。

MBTI（Myers-Briggs type indicator）：用于评估个体的人格类型和特征。它基于卡尔·荣格的心理学理论，包括四个维度和 16 种人格类型。这些维度包括：外向和内向、感性和直觉、思维和情感、判断和知觉。

EPQ（Eysenck personality questionnaire）：是由英国伦敦大学心理系和精神病研究所艾森克教授编制。该问卷从三个方面：情绪的稳定性（神经质维度）、内外倾向性（内向-外向维度）、倔强性（精神质维度），对人格进行描述。

② 心理量表：包括抑郁自评量表、焦虑自评量表、应激自评量表、社交障碍自评量表等。

抑郁自评量表：例如贝克抑郁自评量表（BDI）、抑郁自评量表以及 CES-D 等。这些量表可以帮助评估个人在特定时间段内所经历的抑郁症状严重程度。

焦虑自评量表：如贝克焦虑量表（BAI）、斯皮尔伯格焦虑量表（STAI）及汉密尔顿焦虑分级量表（HAMA）等。这类量表可以了解个体在特定时期内所感受到的焦虑水平。

应激自评量表：例如生活事件量表（LES）和感知应激量表（PSS）。通过这类量表可以评估个体近期面临的重要生活事件或压力因素，并测量压力感受的程度。

社交障碍自评量表：例如互动恐惧量表（FSI）和柏松社交恐惧调查表等，此类量表可用于检测社交场合中的紧张情绪，并监测社交焦虑症的症状。

（2）心理评估场地：包括面试室、沙盘室、绘画室等。

① 面试室：为心理医生和患者提供一个私密的空间，以便进行面对面的心理评估和治疗。

② 沙盘室：用于帮助患者通过沙盘游戏和小道具来表达和探索自己的内心世界。

③ 绘画室：用于帮助患者通过绘画和创作来表达和探索自己的内心世界

2. 生理监测设施

包括血压、心率、呼吸、皮肤电反应、眼动仪、脑电图、多导睡眠图等生理监测设施，用于监测患者的生理指标，以便医生了解患者身体的反应和情况。

（1）血压监测设备：用于测量动脉血压，主要包括收缩压（心脏收缩时的最高压力）和舒张压（心脏舒张时的最低压力）两项指标。

（2）心率监测设备：通过检测心电信号或脉搏波来计算每分钟心跳次数。常见的心率监测设备有心电图（ECG/EKG）设备和光学传感器（如智能手环、智能手表等）。

（3）呼吸监测器：可以实时记录个体的呼吸频率和深度，监测有关呼吸系统健康状况的关键指标。这类设备通常以呼吸带或呼吸传感器的形式佩戴在个体胸部。

（4）皮肤电反应监测器：通过测量皮肤电导率变化来监测个体生理及情绪反应。皮肤电导率随着情绪激发（如紧张、焦虑）而增加，因此可以作为情绪反应的指标。这类监测器通常以指夹或手套的形式佩戴在手指上。

（5）生物反馈设备：生物反馈设备可以通过监测患者多种生理指标（如心率、皮肤电反应等）来帮助患者解决各种身心问题。

（6）眼动仪：眼动仪是一种检测和记录人类眼球运动轨迹的设备。通过对眼球运动进行实时跟踪，研究者可以分析个体在特定任务或情境下的视线分布，了解观察者的注意力、认知过程以及心理状态等。

（7）脑电图（EEG）：脑电图是一种测量大脑电活动的方法，可以用于评估大脑功能，并帮助诊断与大脑相关的一些疾病。脑电图是神经内科、精神科等领域诊断和治疗疾病的重要辅助手段，可以帮助临床医生诊断癫痫、睡眠障碍以及脑炎等器质性疾病，有助于鉴别心身疾病与器质性精神障碍。通过分析特定任务或刺激下的脑电信号，还可以探究大脑对信息加工、注意、记忆、情绪等多种认知过程的规律。这类研究有助于帮助人们对人脑工作原理及各种心理现象的认识。

（8）多导睡眠图（PSG）：PSG是一种同时记录人体在睡眠过程中的生理信号的检查方法，包括脑电、心电、肌电、呼吸以及眼动等信号。由于心身疾病与睡眠紧密相关，多导睡眠图在精神科领域具有重要应用价值。通过多导睡眠图，可以帮助临床医生诊断失眠、睡眠呼吸暂停低通气综合征、发作性睡病、周期性肢体运动障碍、异态睡眠等睡眠障碍疾病，有助于临床医生对疗效和依从性进行评估，并及时对治疗方案进行调整。

3. 影像检查设施

包括经颅多普勒超声、CT、MRI等影像设施，用于对患者进行影像学检查。

（1）经颅多普勒超声：可以评估脑部血流动力学和血管状态，检测心源性栓子或脑血管病变的证据，临床用于辅助脑血管病的诊断和治疗。

（2）计算机断层扫描（CT）：主要用于查找潜在的脑器质性损害，如脑出血、脑肿瘤、脑积水、脑萎缩等。首次发病或无明确诱因的患者可以使用CT检查来帮助鉴别病因，从而排除器质性精神障碍。

（3）头颅MRI：与CT相比，MRI具有更高的软组织分辨率，尤其对于检测脑器质性损害具有显著优越性，可以帮助临床医生早期诊断急性脑梗死、病毒性脑炎、自身免疫性脑炎、脑肿瘤、脑萎缩等，有助于鉴别心身疾病与器质性精神障碍。

（四）心理治疗室

选在安静温馨、安全舒适、有一定的隐秘性的地方。室内应保持阳光充足，通风良好，明亮轻松，营造出温馨、平和、轻松的氛围。分预约接待室、个体治疗室、团体心理治疗室、沙盘治疗室、功能室等。

（1）预约接待室：提供预约、等候、休息及心理科普资料，心理咨询规章制度阅读的场所。

（2）个体治疗室：10 m^{2}左右，进行一对一个体治疗或夫妻、家庭治疗。

（3）团体心理治疗室：20～30 m^2，需要团体辅导工具箱，进行小组团体治疗。

（4）沙盘治疗室：10 m² 左右，由沙具、沙件等组成。

（5）功能室：音乐放松椅，心理宣泄区，生物反馈仪，VR 体验设备，香薰疗法等放松区。

（五）远程会诊室

基于国家卫生和计划生育委员会发布的《远程医疗信息系统建设技术指南》（2014 年版），遵守国家卫生健康委员会和国家中医药管理局组织制定的《互联网诊疗管理办法（试行）《互联网医院管理办法（试行）》《远程医疗服务管理规范（试行）》，建设心身中心远程会诊室。通过远程会诊，可实现"互联网＋医疗健康"的发展。

（1）网络条件：视频和音频的连续性、清晰度，图像分辨率、清晰度等方面，要满足基本的网络诊疗需求。

（2）基础设施建设：应遵守国家卫生健康委员会发布的《远程医疗信息系统建设技术指南（2014 年版）》中关于软件和硬件的要求，满足正常的远程会诊的需求。

（3）会诊资质：会诊要求设立有心身专科的医院，职称应为副主任医师及以上级别人员进行会诊。

（4）远程会诊室功能

① 进行远程会诊：通过与区域卫生信息交换与共享平台的对接，可便捷地在平台上获取各医院相关的临床诊断经验与诊疗数据，提升远程医疗整体的会诊效率和准确性。

② 开展协作门诊：可根据患者的实际病情，使上级医院专家、下级医院医生及患者共同进行远程协作门诊，为患者提供便利。

③ 进行远程诊断与确定治疗方案：通过远程会诊可以对诊断不明的患者确定诊断，提出治疗方案或治疗原则。

④ 开展继续医学教育：通过远程会诊平台，可以实现心身医学远程教育或者继续医学教育的有效开展，如教学与培训、远程科研协作等，保证基层医生培训途径的有效性与多元化。

二、人员配备与工作制度

（一）人员配备及职责

包括专科主任、主诊、住院医师、心理治疗师、护师、技师等相关医学、心理学、护理学多方面人才。

1. 专科主任

（1）资质要求：博士研究生，博士研究生导师；完成医院相关管理规定的培训；10 年以上神经内科工作经验；主任医师任职资格证。

熟练掌握神经内科疾病诊疗规范；具备较高的科研能力；具有一定的管理知识；具有高水平的专业外语知识。

有积极正确的价值取向，为团队设立愿景目标；有坚定的信念，不畏困难、持之以恒地奋斗；审时度势，采取战略思维，制定有效决策，实现变革与创新。精准高效的组织运行能力；能够正确地识人、用人，积极培养人才，建立人才梯队。能够公平公正，身先士卒，奖惩分明。

（2）职责：全面负责本专科的医疗、教学、科研、学科建设和人才培养等相关工作；进行本专科的学科建设，引领专科发展，使本专科达到国际/国内领先的水平；加强本专科的人才培养，建立合理的专科人才梯队；开展有专业特色的临床新技术和新业务，提升本专科疑难和危重疾病的临床诊治能力；带领团队进行高水平的科学研究，提高科研水平和能力；强化本专业的临床教师队伍建设，完成各项教学任务。

其中，学科、医疗、科研、人才培养和人才梯队建设等具体要求如下：

① 学科建设方面

a. 重视医学人文建设，形成专科人文核心理念。

b. 制定本专科战略发展规划，完善实施方案和细则，做好具体的部署和落实。

c. 切实加强内部管理，充分调动集体成员积极性，不断深耕专业方向、拓展专业范围。

d. 努力提高服务质量，建设新型和谐的医患关系。

e. 建立专科品牌，不断提高学科建设影响力。

② 医疗方面

a. 针对本专科疾病，特别是疑难危重疾病，掌握国际先进的诊疗技术并研发本专科的特色医疗技术，建立国内领先、国际一流的疾病诊疗平台。

b. 配合科室严格落实病房、门急诊工作及其他医疗任务。

c. 专科主任为本专科质量管理和持续改进第一责任人，针对问题提出改进措施并及时落实，不断提高医疗质量。

d. 定期组织专业组查房，并参加全科大查房。

e. 定期出专家门诊。

③ 科研方面

a. 组织并落实科室下达的各项科研任务。

b. 带领团队承担国际/国家重大、重点科研项目；指导督促成员进行各类课题申请，为本专科成员课题的顺利完成提供条件和保障。

c. 加强科研成果产出，创造有影响力的成果，注重文章发表、专利申请和科研成果奖项申报。

④ 教学方面

a. 落实科室下达的本专科教学、住院医师规培等教学工作。

b. 培养本专业博士/硕士研究生。

c. 每年至少开办一项国家级继续教育学习班，不断提高办班质量。

d. 督促本专科成员按时完成年度继续教育学习，落实百分百达标率。

e. 定期组织业务学习，掌握本专科最新国内外学术动态，不断提高专科水平。

⑤ 人才培养和人才梯队建设方面

a. 组建结构合理的人才梯队，培养专科高级人才和青年人才。

b. 有计划地培养本专业的博士生/硕士生导师。

c. 培养和引进人才，为人才成长搭建平台。

⑥ 其他工作

a. 按时参加专科主任联席会议，会上积极交流分享，会后传达并落实会议精神。

b. 完成上级领导交办的其他工作。

2. 专科主诊

（1）资质要求：博士研究生，完成医院相关管理规定的培训；10 年以上神经内科工作经验，有承担副主诊（本专业组工作 2 年以上）或主诊岗位工作经历；获得执业医师资格证书、主任或副主任医师（获得副主任医师 2 年以上）职称证书；

身体能够胜任所承担的工作；有推动主诊组发展进步的意愿；有良好的专业业务能力、较强的责任心、良好的沟通能力、应变能力与统筹安排能力。

（2）职责：全面负责主诊组各项工作。通过收治患者、定期查房、管理医疗质量、组织指导疑难危重症救治、落实"三基"训练、开展新技术、进行临床研究、申报课题和撰写论文等工作，达到确保医疗安全和质量、提高主诊组医教研水平的目标。

（3）岗位具体要求：

① 临床医疗管理方面

a. 按照医院和科室要求作为本病区的第一责任人全面负责制定、管理和执行本主诊组年度医疗工作计划，完成绩效考核指标。

b. 督促执行医疗质量管理核心制度，保障医疗安全。

c. 根据本专业组主诊组专业特色，优先收治本专业的急诊、门诊患者。

d. 服从科室工作安排，收治危重症、孕产妇。

e. 每周一次医疗查房，核查下级医生的医疗工作安全，并签字医疗文书。

f. 完成门诊、病房（或急诊）三线值班任务。

g. 负责并督导下级医师、进修医师、规培医师、研究生的相关医疗工作。

h. 积极开展新技术新业务。

i. 组织或配合完成本专业组临床研究。

② 教学管理方面

a. 执行主诊组年度教学工作计划，完成绩效考核指标。

b. 定期教学查房，完成下级医师、进修医师、规培医师、研究生教学工作。

c. 服从科室安排，参与教学考试。

③ 科研管理方面：执行主诊组年度科研工作计划，完成绩效考核指标。

④ 其他

a. 主办学术会议、继续教育学习班。

b. 参加中华医学会神经内科分会、中国医师协会神经内科医师分会等的会议发言、壁报交流、书面交流等学术活动。（参加本专业的全国会议，本专业的国际会议）

c. 完成上级领导交办的其他任务。

3. 心理治疗师

（1）资质要求：硕士研究生及以上学历，心理学、精神病学及医学相关专业，2 年三级医院心理治疗工作经验，获得心理治疗师资格证书。

具备扎实的心理学理论基础，掌握国内外常用的心理治疗、评估量表及操作方法；参加某一流派的心理治疗技术的学习并获得资格认证（认知、精分、行为等）；具有持续学习的能力。

能够熟练进行各种心理检测及独立进行心理咨询与治疗,为人谦和,有良好的沟通协调及组织能力,有责任心及团队合作意识。

(2)职责:执行心理治疗室常规工作,规范完成个案或团体咨询、治疗工作;完成心理治疗室常规的心理测量,科学合理出具心理测评报告;制定心理检查室规章制度及落实规范技术操作流程;完成科里组织的心理相关宣教工作,积极学习并开展新技术、新业务;执行实习生、进修人员的带教工作;完成心理治疗、测评的部分科研工作。

(3)岗位要求:

① 执行心理咨询与治疗及心理工作。

a. 根据临床需求开展个体心理咨询与治疗,完成个案督导及治疗师个人成长。

b. 根据专业要求开展一些团体心理治疗项目。

c. 配合院里、科里开展心理健康宣教工作。

d. 根据需求完成心理科普文章的撰写。

② 执行临床心理测评工作。

a. 完成门诊当天预约患者的各项心理检查,及时出具检查报告。

b. 完成病房患者的检查,及时出具检查报告,对个别需要床旁评估的,安排时间到病房完成。

c. 制定门诊及病房患者的预约人数及时间,对认知及智力类测评合理安排预约时间。

d. 做好当日测评人数、项目数、金额等信息的记录。

e. 保证测评设备及系统的正常运行。

f. 每周、每月向科里汇报神经心理工作量。

③ 制定落实检查室规章制度及操作流程。

a. 按照院里及科里的相关制度进行临床心理咨询、评估工作,制定本检查室的注意事项具体及落实。

b. 严格自查自纠违反操作规范的行为。

c. 对患者检查、治疗时出现的问题及时给予解决。

d. 对违反检查室制度的患者给予解释和制止。

④ 积极开展新技术、新业务。

a. 认真学习、运用国内外先进的科学技术,积极参与开展新技术、新业务及最新治疗方法,及时总结经验

b. 结合临床病例主动进行学习,提高对问题的综合分析能力,积极参加科内外的业务学习和学术活动。

⑤ 实习生及进修人员的带教工作。

a. 具有带教资格的心理技师负责实习生以及进修人员的带教工作,进行操作示范,临床技能的训练。

b. 对实习及进修人员进行日常管理,制定学习计划和目标,完成结业考评鉴定。

⑥ 其他工作。

a. 运用神经心理测评数据,积极撰写文章。

b. 完成专业组内的相关行政工作。

c. 完成上级领导交办的其他临时性工作。

4. 护师

(1) 资质要求:本科及以上学历,护理学,尤其是神经病学、精神病学、内科学等相关专业,2年三级医院心理治疗工作经验,获得护士资格证书。

具备扎实的心理学理论基础,掌握国内外常用的心理治疗、评估量表及操作方法;参加某一流派的心理治疗技术的学习并获得资格认证(认知、精分、行为等);具有持续学习的能力。

能够熟练进行各种心理检测及独立进行心理咨询与治疗,为人谦和,有良好的沟通协调及组织能力,有责任心及团队合作意识。

(2) 职责

① 执行心理治疗室常规工作,规范完成个案或团体咨询、治疗工作。

② 完成心理治疗室常规的心理测量,科学合理出具心理测评报告。

③ 制定心理检查室规章制度及落实规范技术操作流程。

④ 完成科里组织的心理相关宣教工作,积极学习并开展新技术、新业务。

⑤ 执行实习生、进修人员的带教工作。

⑥ 完成心理治疗、测评的部分科研工作。

5. 技师

(1) 资质要求:本科及以上学历,生物医学技术、计算机、心理学、神经电生理学等非临床医学相关专业。

具备扎实的专业基础知识;经过电生理、生物反馈、无创物理治疗、VR治疗等专业组1年及以上的培训;具有持续学习的能力。

能够与不同人沟通交流,为人谦和,有良好的沟通协调及组织能力,有责任心及团队合作意识。

(2) 职责

① 执行专业组内的特色治疗。

② 独立完成生物反馈、无创物理治疗、VR治疗等专业组的检查、治疗,科学合理出具相关报告。

③ 制定相关检查和治疗的规章制度及落实规范技术操作流程。

④ 完成科里组织的相关宣教工作,积极学习并开展新技术、新业务。

⑤ 执行实习生、进修人员的带教工作。

⑥ 完成非药物治疗、特色检查的部分科研工作。

(二) 工作制度

1. 基本的工作制度

基本的工作制度对于保障日常正常工作非常必要,其中共性的制度如下:

(1) 工作中始终以患者为中心,遵纪守法,遵守医院的各项规章制度,承担自己的岗位职责,完成好自己的本职工作。

（2）工作时间衣着整洁。一律穿工作服,佩戴胸卡,不穿硬底鞋、拖鞋,保持安静、整洁,不迟到早退,不随便离岗、串岗。

（3）工作中的任何处置操作时,均应佩戴工作帽、口罩,手上不戴首饰,不穿工作服进饭堂或出医院办私事。

（4）文明行医,对待患者及其家属的态度亲切和蔼,语言温和,不恶语伤人;对个别患者和/或家属提出的不合理要求,应耐心劝解,既要体贴关怀又要掌握治疗原则,不准与患者及家属争吵、斗殴,不准训斥患者。

（5）坚持首诊负责制,不准推诿患者,对急诊、重症患者,应及时接诊抢救;对于医院限于技术或设备条件,不能诊治的特殊患者,应尽快转至相应的医院。如患者病情较重,估计途中可能加重病情或死亡者,应留院处理待病情稳定后再行转院。

（6）热爱岗位,服从工作安排;同事间相互尊重,团结协作,上班时间不吵架,不搬弄是非,不闹无原则纠纷。

（7）所有工作人员轮流值班,需请假者,应事先经请假批准;未经批准,擅自不上班者,一律按旷工处理。

（8）工作中不得私自收取患者现金,如有违反者,按照科室、医院相应制度予以惩罚。

2. 门诊工作制度

（1）提前(5分钟)到岗,做好准备,准时开诊。

（2）门诊工作人员必须遵守劳动纪律,不迟到、早退、空岗。如出诊在外应保持手机通畅。

（3）工作中必须衣着整洁保持工作桌面干净、利落、完整,保持室内卫生。

（4）医生必须做到首诊负责制,不允许推诿患者。

（5）对危重患者及时办理转诊、住院。

（6）诊室中不允许吸烟、聊天及下棋、打牌等,不允许空岗,保持良好的工作秩序。

（7）按照医院要求的电子病历要求书写要求规范书写。

（8）诊疗中积极维护患者的隐私权。

（9）坚守工作岗位,不能脱岗节假日或特殊情况下必须安排人员值班。

3. 病房工作制度

（1）坚守岗位、衣帽整齐、文明礼貌、态度和蔼、服务用语规范。

（2）热情接待入院患者,耐心解答患者提出的问题。积极向住院患者宣传卫生知识,做好健康教育。

（3）认真核对入院证件,详细登记有关项目,建立住院病历。

（4）告知患者除生活必需用品外,棉被、靠背椅、折叠床不应带入病房,患者及家属配合,请其带回或存放到住院处库房内。

（5）医护联合积极接待患者,做好接待患者入病房。

（6）保持病房整洁、舒适、安静、安全,避免噪声,做到走路轻、关门轻、轻、说话轻。

（7）统一病房陈设,室内物品和床位应摆放整齐,固定位置,未经护士长同意不得任意搬动。

(8) 工作人员应遵守劳动纪律,坚守岗位。

(9) 主动与患者家属沟通积极诊治患者病情,并保护患者隐私。

(10) 病房内不接待非住院患者,不会客。

(11) 病房医护执行一般消毒隔离管理制度,并详细记录。

4. 会诊工作制度

对疑难患者、特殊患者、罕见患者,为了诊治有效且明确,建议会诊。会诊过程中,应全面整体考虑患者的状态,全面实践"生物—心理—社会"医学模式的临床医学诊治方案。

(1) 结合病史、查体、辅助检查初步排除本专科疾病者。

(2) 有其他非神经系统疾病者;存在其他躯体疾病者。

(3) 患者合并其他专科情况,需要综合治疗。

(4) 会诊前,主管大夫向患者或家属做好解释说明工作,取得理解与配合。

(5) 带组主治医师或者主治以上医师提出的基本标准是:① 组内疑难患者,经三级医师查房,诊断和治疗仍不明确;② 组内急、危、重患者,诊治不明确或者治疗效果不好。

(6) 可向院内提出会诊,也可向院外提出会诊,均按照科室相关规定进行。所产生的会诊费用,要提前与患者和/或家属充分沟通好。

5. 多学科诊疗工作制度

多学科诊疗(MDT)与会诊相似,但高于会诊。会诊通常邀请一位或两位专业专家对患者进行诊治;而 MDT 则是同时邀请不同学科专业领域的专家进行诊治,以共同制定针对患者的科学、合理、规范的治疗方案。

(1) 由病房专业组长提出,并给出需要邀请的领域专家。

(2) 充分向患者和/或家属解释 MDT 的必要性和可能发生的相应费用,赢得患者和/或家属的理解和同意。

(3) MDT 时,需提前一天书面通知医务科并明确会诊主持人及会诊专家。

(4) 病房在完成 MDT 后,立即执行 MDT 的相关诊疗意见并详细记录在患者中,以早日实现对患者的准确诊疗,挽救生命,促进早日康复。

6. 心理治疗制度

心理治疗是临床医疗中所必需的。"生物—心理—社会"医学模式就决定了个体的健康/疾病的恢复和治疗中,尤其是对于那些发病与心理社会因素密切相关的疾病来说,心理治疗尤其重要,对于患者的康复起着关键作用。

(1) 向病房和门诊患者开放,且只能本专业人员提出。

(2) 心理治疗由获得资格证书的专业人员进行。

(3) 只进行线下在医院的专门治疗,不在线和/或院外开展。

(4) 提前预约制度。门诊提前一周,病房提前 3 天预约。

(5) 心理治疗工作中严格遵守保密原则,对来访者与咨询师的谈话及相应资料保密。如遇到自杀等消极意念、消极行为者将直接向患者家属反映相关病情,便于家属/监护人积极诊治。

(6) 心理治疗是循序渐进的过程,需要耐心、信心和专业精神。

（7）心理治疗师首先确定患者是不是符合心理治疗干预，如不适合，则立即告知患者或病房，撤掉该治疗方法。

（8）心理治疗师要告知患者：心理治疗的理念是"助人自助"，只有您自己才能真正解决您的问题，不能过分依赖心理咨询，不要期待咨询师帮您对付他人、替您做决定。

（9）心理治疗师是当事人与治疗师间的一种专业性的人际互动，其效果产生于与治疗师的信赖关系之中，因此任何成功的心理治疗都需要当事人与治疗师的直接交流，因此不可以代替别人心理治疗。

7. 培训制度

（1）医护专业人员的日常培训由专人负责。

（2）遵守医院有关医务人员培训制度，完成年度继续教育、传染病教育、安全（包括火灾）教育等必须通用的培训内容，完成学分教育。

（3）培训方式多种多样，采用讲座、示教、读书报告会等，具体体现在日常的医疗活动中，包括三级查房、病历书写、疑难/死亡病例讨论、会诊讨论等。

（4）针对新职工，完成好岗前培训，包括国家法律法规、医德医风教育培训、相关业务培训。

（5）结合学科专业发展国内外新进展，定期或/和不定期组织培训，以提升全体员工的专业技能和综合素质。

（6）通过定期组织业务和法律法规知识培训，不断提升全体员工对法律法规的熟知和掌握程度。

8. 安全制度

（1）设置不同医疗工作场所的负责人，明确工作职责。

（2）遵守医院日常医疗工作安全、水电气热氧的安全操作及易燃易爆物品存放库房等重点要害部位日常安全工作的规章。

（3）建立日常医护人员与患者及其家属间沟通的基本要求，提升医患沟通质量，降低医患言语冲突，从而化解潜在的医患纠纷。

（4）积极处置患者的投诉，第一时间消除可能的扩大的医患冲突和矛盾。

（5）增强医护人员的安全意识，提高防范能力，持续提升主动发现漏洞的能力。

（6）工作中发现可疑人员和潜在危险事件，第一时间上报，消除隐患。

9. 质控制度

（1）医疗质量是临床工作的核心内容。医疗质量控制和管理是不断完善、持续改进的过程。

（2）严格执行医院有关临床的各项规章制度，包括医疗质量管理委员会、病案管理委员会、药事管理委员会、医院感染管理委员会等相应要求，在临床诊疗中落实。

（3）动态完善机制，形成医疗、护理、医技整体化、协调化、高质量的发展。

（4）医疗、护理、医技根据自己的岗位细化质量管理，提升医疗质量，体现在围绕患者，为患者的临床诊疗服务的持续化的动态改进过程，确保患者诊疗准确、及时。

（5）加强针对本专业特征的医患风险梳理和应对机制，未雨绸缪，提前完善和制定具有可操作性的化解机制、早期发现、尽早干预的机制。

（6）制定明确的医疗、护理、医技科室的日常质量管理与质量危机管理。

（7）严格落实医疗质量和医疗安全的核心制度，包括：首诊负责制度、三级医师查房制度、分级护理制度、疑难病例讨论制度、会诊制度、危重患者抢救制度、查对制度、病历书写基本规范与管理制度、交接班制度、危急值报告管理制度、技术准入制度等。

（8）对运行病历质量实行周周管理，落实病种的路径管理。

（9）持续加强全员质量和安全教育，牢固树立质量和安全意识，增强全员质量管理与改进的意识，提高参与能力，严格执行医疗技术操作规范和常规。

（10）一旦发现质控不足和漏洞，及时报告，通过检查、分析、评价、反馈等措施，持续改进医疗质量，确保患者安全，保障临床医疗质量持续提升。

（11）加强基础质量、环节质量和终末质量管理，应用临床路径、单病种质量管理规范对患者诊疗行为。

（12）重视对不良反应、不良事件的管理和处置。以此为契机，提升和改进医疗质量，促进现有医疗质量管理制度、运行机制与程序的持续改进。

10．转诊工作制度

临床工作中，针对本院尚不具备诊疗条件者，立即告知患者，予以转诊到有条件的医疗机构进一步积极诊治。转诊对象包括：具有自杀、自伤者；躁狂冲动者；排除脑炎的言语紊乱者；排除神经系统器质性疾病的木僵患者；

疾病诊治超出我院核准诊疗登记科目的患者；本院相关处置能力受限的患者，如检查血碳酸锂血药浓度者；需要到上一级医疗机构做进一步检查明确诊断的患者；其他因技术、设备条件限制不能处置的患者。

三、诊疗技术

（一）基础诊疗技术

1．病史采集

结合心身医学科多年的经验，尽管考虑患者诊断是情绪障碍，如果患者以躯体症状为主诉，首先聚焦躯体症状的问诊。问诊常常涉及以下的内容：

（1）问躯体症状：首先聚焦患者主要症状所涉及的系统问诊，然后扩散到身体的其他系统。心身医学科患者常常主诉较多，甚至患者说他从头到脚都有问题，比如一个主诉胃痛、胃胀的患者，除了问其胃痛、胃胀的程度，持续时间，病程，伴随症状，诱因，加重和缓解的因素，治疗经过以及疗效之外，还需要问问"您还有哪些地方不舒服？"当患者回答完毕后，再问"您还有哪些地方不舒服？"直到患者说"就这么多了"，此时医师需要根据临床经验，对其描述的部分重要的症状还需要仔细甄别，进行鉴别诊断（经验：要让患者有充分的机会来表达自己身上所有的不舒服。才会增加其对医师的诊断和治疗的依从性）。

（2）问睡眠情况：心身医学科的患者常常存在睡眠问题。睡眠障碍的形式对诊断有一定的意义，比如早醒提示与抑郁相关，当患者有睡眠问题时，医师常常需要这样问诊："是否有入睡困难？有无早醒？是否睡眠浅？是否经常做噩梦？睡眠中有无打鼾？打鼾时是否有呼吸暂停(问家属)？晚上睡眠不好,白天精神状态怎样？有无疲乏、头晕脑涨？晚上睡眠不好,您白天的情绪怎样？有无烦躁、易怒？这种睡眠状态对您的生活、工作或学习有多大的影响?”等等。

(3) 问情绪状态:当完成躯体症状、睡眠情况的询问之后.开始询问患者的情绪状态(切不可贸然过早去询问患者的情绪,他们常常反感医师将他的症状归咎于他的情绪)。当患者叙述有情绪问题时,一定要询问情绪问题与躯体症状的关系,首先是时间顺序上,情绪问题出现在躯体症状之前还是之后;其次,躯体症状和情绪症状是怎样交互影响的。

(4) 问成长经历与生活环境:心身医学强调不仅要关注“患了什么病?”,更需要关注“是什么人患了病?”,重点要落在“人”身上,这就需要医师去了解这个人的出生、成长环境、学业状态、生活事件、人际关系、人格特点等(经验:在询问这部分之前,一定要告诉患者,为了更好地找到疾病的原因,医师需要了解他的整个成长经历、生活环境、生活中的重大事件及性格特点等,希望得到患者的理解和配合,否则他会觉得医师问这些很奇怪,甚至不配合)。

2. 体格检查

包括一般检查(意识状态,知、情、意,脑膜刺激征,头、颈、躯干、四肢、脊柱检查);颅神经检查;运动系统检查(肌肉营养状态、肌力和肌张力检查、共济失调和步态及姿势异常);感觉系统检查(浅感觉、深感觉、复合感觉等检查);生理反射和病理反射的检查;自主神经的检查(皮肤黏膜、出汗情况、毛发指甲及内脏及括约肌功能检查。自主神经反射如竖毛试验、皮肤划纹试验、卧立位反射、发汗反射、眼心反射及颈动脉窦反射)。

3. 实验室检查

常规检查:血常规、肝功、肾功、电解质、尿常规等;

特殊检查:甲状腺功能、铁蛋白、贫血两项等。

4. 影像学检查

头颅 CT、血管造影、头颅核磁等。

5. 神经相关检查

脑电图、动态脑电图、TCD 等。

6. 精神心理检查及量表评估

(1) 心身医学科的患者在躯体症状的背后常常隐藏着大量的情绪问题,可以通过焦虑自评量表(SAS)、抑郁自评量表(SDS)、轻躁狂自评表(HCL－32)、汉密尔顿抑郁量表(HDMD)、汉密尔顿焦虑量表(HAMD)、15 项躯体症状严重程度量表(PHQ－15)、90 项症状自评清单(SCL－90)、自杀风险评估量表(NGASR)等评估。

(2) 躯体症状和情绪障碍与社会心理因素有着密切的关系,可以通过生活事件量表(LES)、社会支持评定量表(SSRS)等评估。

(3) 心身疾病的患者患病常与其个性特征有关,可以通过艾森克人格问卷(EPQ)或明尼苏达多项人格测试(MMPI)来评估。

(4) 社会功能的损害往往涉及生活自理能力、人际交往能力、工作学习能力和遵守社会规则能力等方面,可通过“个人和社会功能量表”(PSP)来评定。

（二）专科诊疗技术

1. 心率变异性分析仪

用于评估人体自主神经功能的平衡状态,主要是评估低频与高频的比值。其检测方法包括5分钟法和24小时法。5分钟法更多评价自主神经评估状态,低频与高频的比值正常在0.5～2.0之间。高于2.0,提示机体处于高交感压力状态;低于0.5,提示机体可能处于迷走为主的抑郁状态。24小时法以评价个体自主神经功能的协调能力,主要看时域指标。

2. 皮肤交感反应

皮肤交感反应(SSR)是指人体在接受刺激后出现的交感神经皮肤反射性电位,是检测自主神经病变的一种电生理方法。它来源于交感神经传出纤维释放的冲动,诱发汗腺的同步活动,属于催汗运动。SSR是定量评价植物神经功能,特别是交感神经功能状态的敏感指标。糖代谢障碍、微血管病变、周围神经损害、脑梗死、焦虑症和抑郁症等均能致SSR异常。

3. 感觉阈值测定

感觉阈值测定包括温度觉(冷觉、温觉、冷痛觉、热痛觉),刺激部位为双侧大鱼际肌、足背。感觉阈值测定可以早期发现这个病变,同时它能提供一个量化的数据,可以知道病变的程度,对于诊断和治疗后的评估都将是很好的依据,比普通的检查对周围神经病变更有价值。

4. 肌电图

肌电图(EMG)是记录神经肌肉的生物电活动,判定神经肌肉的功能状态,用于神经肌肉疾病诊断的检查方法。狭义肌电图是指同心圆针电极插入肌肉记录的肌肉静息状态和不同程度收缩状态下电活动。广义肌电图是指纪录肌肉在静息状态、随意收缩及周围神经受刺激时各种电生理特性的技术,包括神经传导速度、重复神经电刺激、单纤维肌电图及巨肌电图。

5. 多导睡眠监测

多导睡眠监测(PSG)是诊断睡眠呼吸暂停综合征的金标准。通过夜间连续的呼吸、动脉血氧饱和度、脑电图、心电图、心率等指标的监测,可以了解打鼾者有无呼吸暂停、暂停的次数、暂停的时间、发生暂停时最低动脉血氧值,及对身体健康影响的程度。临床主要用于:记录和分析睡眠,正确评估和诊断失眠;发现睡眠呼吸障碍:包括阻塞性和中枢性睡眠呼吸暂停综合征、鼾症、睡眠窒息感;确诊某些神经系统病变:包括发作性睡病、周期性肢动症、不宁腿综合征以及各种睡眠期行为障碍疾病。

6. 自主神经功能检查

(1)远端交感神经功能检查

定量发汗运动轴突反射试验:反应分为正常、减低、消失、过度、持续存在,可提示交感节后纤维的作用。

皮肤电(电位或电阻)反应:可检查多突触的躯体-交感神经反射通路。最有效的刺激是激活Ⅱ型机械感受器;常用电刺激和深吸气。中枢及外周性自主神经病变时异常。

皮肤划痕:包括白色划纹征、红色划纹征。前者反映交感神经活性,后者提示副交感神经活性;潜伏期及持续时间延长提示自主神经功能障碍。

（2）全身自主神经功能检查

温度调节发汗试验、血浆去甲肾上腺素浓度、卧位起立心电图试验、微震、交感神经功能障碍简易测试、压力反射指数、心率频谱分析、Shellong 站立试验、Valsalva 试验、冷加压试验等。

四、常见疾病的诊疗原则、临床路径、质量控制、全程管理

（一）心理神经障碍

1. 心因性头痛

（1）定义：主要由于精神因素或情绪因素引起的头痛，通常以临床综合征的形式出现，即以头痛为主诉，伴有神经精神、躯体多系统非器质性障碍。

（2）临床特点

① 头痛无明确的固定部位，疼痛在额、颞和顶枕部变换，疼痛范围不符合神经分布；头痛无规律，通常反复出现，持续、间歇时间不一，时轻时重，性质多变，多为隐痛、胀痛、压迫紧箍感，间或抽痛、搏动性痛；日常活动不加重疼痛。

② 无相关的病理损害体征。

③ 辅助检查不能解释头痛的原因。

④ 有时可找到明确的诱因，如环境因素改变、精神过度紧张、工作压力大、家庭或人际冲突加剧等。

⑤ 可伴有其他精神心理及躯体症状，如焦虑情绪、紧张、不安、失眠、乏力、头晕、记忆力减退、心悸、多汗、躯体疼痛、腹部胀满等。

（3）治疗原则：力求在改善患者症状、恢复功能的同时进行心理治疗。

① 健康教育：让患者对头痛有正确的认识，学会自我减压，改变不良生活方式，积极享受生活。

② 对症治疗：非类固醇镇痛药、肌松剂、苯二氮䓬类药物。

③ 心理治疗：支持疗法、行为放松训练、暗示疗法、分散注意力等。

④ 药物治疗：自主神经调节剂（谷维素、维生素 B6）、选择性 5-羟色胺再摄取抑制剂（SSRIs）、5-羟色胺和去甲肾上腺素再摄取抑制剂（SNRIs）、去甲肾上腺素及特异性 5-羟色胺再摄取抑制剂（NaSSA）。

⑤ 微创治疗：星状神经节阻滞术。

⑥ 物理治疗：电、磁刺激。

⑦ 中医疗法：针灸、肌肉松解、中药等。

（4）临床路径

① 进入路径：第一诊断符合心因性头痛症状特点和诊断标准，当患者同时具有其他疾病诊断时，其他为非主要就诊原因且不影响第一诊断的诊治流程，可进入路径。

② 入院后 2～4 天完善检查：常规实验室检查（血常规、尿常规、肝肾功能、血糖、血脂、C 反应蛋白、细胞因子、血沉、电解质、心肌酶、激素水平测定等）、影像学检查（头颈 CT/MR、

颈部血管彩超）、大脑皮层功能（脑电图）、右心声学造影、量表测评（头痛影响测评量表、偏头痛快速筛查量表、焦虑自评量表、抑郁自评量表、SCL－90、SSRS、LES 等）。同时给予相应治疗。

③ 入院后 4～6 天：根据检查结果回报及患者症状反馈，调整、维持及优化治疗方案。

④ 完成路径：患者诊断明确，当前治疗方案下患者症状好转且趋于平稳，可出院继续应用当前治疗方案，定期门诊复诊。

2. 心因性头晕

（1）定义：心因性头晕是与神经-精神-耳科相关的一类疾病，是患者在自身运动、体位变化及复杂的视觉冲突情况下表现出头晕的一类长期的临床症候，伴有对运动刺激的高度敏感，对复杂视觉刺激或精细视觉任务的耐受性差，不伴有活动性前庭功能障碍。患病时间多在 3 个月及以上，起病前或有疾病、情感诱因或受刺激，症状随情绪波。主要表现为非旋转性的头晕或不稳感，少数为模糊的或非真性眩晕感，检查无眼震，眼动常不配合。

（2）临床特点

① 头晕呈持续性，多表现为昏昏沉沉，注意力不集中，可伴有惊恐发作，胸闷、气促、睡眠、消化等躯体化症状。

② 站立不稳。

③ 主观感觉障碍。

④ 注意力分散或活动时头晕不显，休息时或闲时头晕明显。

⑤ 焦虑内向人格，人多或公共场所表现明显。

⑥ 患者不惜代价检查和治疗、家庭成员过分关注。

⑦ 精神状态评估：中度焦虑或伴轻度抑郁。

（3）诊断标准

① 躯体症状：慢性（＞3 个月）主观性头晕或不稳，在有复杂视觉刺激的情况下症状加重。

② 病史和体格检查：没有活动性的神经耳科疾病；没有明确导致头晕的治疗和药物；既往史可有真性眩晕发作。

③ 神经影像学检查：无异常。

④ 平衡功能检查：正常或轻微异常（异常情况不足以诊断）。

⑤ 没有其他可能导致头晕的医疗条件或药物。

（4）治疗原则：首先缓解症状，同时注意心理疏导及教育，特别是心理疏导，以消除患者精神紧张情绪。

① 药物治疗

a. 缓解症状：血管扩张及改善脑功能药物（倍他司汀、氟桂利嗪、尼莫地平、银杏叶制剂等）、抗组胺药物（苯海拉明）、抗胆碱能药物、吩噻嗪类药物（氯丙嗪）、安定类药物。

b. 伴有焦虑抑郁情绪的患者：对于转换性障碍型（癔症型）的患者，可以进行药物性诱导暗示疗法治疗；对于焦虑-抑郁状态型患者，可以应用抗焦虑药物或选择性 5-羟色胺再摄取抑制剂（SSRI）的药物；对于躁狂状态型心因性头晕患者，应该使用丙戊酸钠缓释片治疗。

② 非药物治疗:心理治疗;平衡训练;微创治疗:星状神经节阻滞术。

（5）临床路径

① 进入路径:第一诊断符合心因性头晕症状特点和诊断标准,当患者同时具有其他疾病诊断时,其他为非主要就诊原因且不影响第一诊断的诊治流程,可进入路径。

② 入院后 2～4 天完善检查:常规实验室检查(血常规、尿常规、肝肾功能、血糖、血脂、电解质、心肌酶、激素水平测定等)、影像学检查(头颈 CT/MR、颈部血管彩超)、大脑皮层功能(平衡重心摇动检查、脑电图)、前庭功能相关检查(眼震电图、前庭功能检查、甩头实验、耳石仪器检查、前庭诱发肌源性电位、纯音测听等)、量表测评(焦虑自评量表、抑郁自评量表、SCL－90、SSRS、LES、眩晕功能水平评分等)。同时给予相应治疗。

③ 入院后 4～6 天:根据检查结果回报及患者症状反馈,调整、维持及优化治疗方案。

④ 完成路径:患者诊断明确,当前治疗方案下患者症状好转且趋于平稳,可出院继续应用当前治疗方案,定期门诊复诊。

3. 睡眠障碍

（1）定义:睡眠障碍是指尽管有适宜的睡眠机会和环境,依然对于睡眠时间和(或)睡眠质量感到不满足,并引起相关的日间功能损害的一种主观体验。可单独诊断,也可与精神障碍、躯体疾病或物质滥用共病。失眠障碍的患病率为 10%～20%,其可能的危险因素包括高龄、女性和失眠障碍家族史等。失眠障碍不仅会降低患者生活质量,影响个人的工作、事业发展,还会引发一系列躯体和精神疾病,已发展成为迫切需要解决的心身健康问题。

（2）临床特点:入睡困难,入睡时间超过 30 分钟。睡眠维持障碍,夜间觉醒次数≥2 次或凌晨早醒。夜间觉醒次数≥2 次或凌晨早醒。睡眠质量下降,睡眠浅(N1%增加、N3%减少)、多梦。总睡眠时间(TST)缩短,通常少于 6 小时。睡眠效率下降,通常小于 85%。日间残留效应,次晨感到头昏、精神不振、嗜睡、乏力等。

（3）诊断标准:根据 ICSD－3,失眠障碍的诊断要点包括:① 存在入睡困难、睡眠维持困难或早醒症状;② 日间疲劳,嗜睡,社会功能受损;③ 上述症状每周至少出现 3 次,持续至少 3 个月。如果病程小于 3 个月可称为短期失眠障碍。

（4）治疗原则

① 药物治疗:a. 苯二氮䓬类药物,主要包括地西泮、艾司唑仑、劳拉西泮、氯硝西泮等。苯二氮䓬类药物可缩短入睡潜伏期、提高睡眠效率,但会改变睡眠结构,主要表现为慢波睡眠和 REM 期睡眠比例下降。b. 非苯二氮䓬类药物:新型非苯二氮䓬类药物有唑吡坦、佐匹克隆等。65 岁以上、肝功能损害的患者上述药物需减半量服用。c. 具有镇静作用的抗抑郁药:目前多数药物未获得治疗失眠的适应证,但临床上常用于失眠合并有焦虑、抑郁情绪的患者,可根据患者的个体化病情酌情使用。如曲唑酮、米氮平、多塞平。d. 其他药物:小剂量第二代抗精神病药如喹硫平、奥氮平。

② 物理治疗 主要包括光照治疗、重复经颅磁刺激治疗、经颅直流电刺激治疗、生物反馈疗法等。

③ 中医治疗:中医治疗失眠具有悠久的历史,既有药物治疗也有非药物治疗。失眠在中医学中常称为"不寐症",在辨证施治的基础上采用个体化综合治疗,常见治疗方法包括中

药、针灸、按摩、健体操等。

（5）临床路径

① 进入路径：第一诊断符合睡眠障碍症状特点和诊断标准，当患者同时具有其他疾病诊断时，其他为非主要就诊原因且不影响第一诊断的诊治流程，可进入路径。

② 入院后2~4天完善检查：常规实验室检查（血常规、尿常规、肝肾功能、血糖、血脂、电解质、心肌酶、激素水平测定等）、影像学检查（头颈CT/MR、颈部血管彩超）、大脑皮层功能（平衡重心摇动检查、脑电图）、量表测评（焦虑自评量表、抑郁自评量表、SCL-90、SSRS、LES、眩晕功能水平评分等）。同时给予相应治疗。

③ 入院后4~6天：根据检查结果回报及患者症状反馈，调整、维持及优化治疗方案。

④ 完成路径：患者诊断明确，当前治疗方案下患者症状好转且趋于平稳，可出院继续应用当前治疗方案，定期门诊复诊。

4. 记忆障碍（心因性遗忘）

（1）定义：其含义比较广，包括不良的个性特点、重大精神创伤、心理暗示作用和赔偿心态等多种心理因素造成的遗忘症。这些心理因素可能同时发生作用，也可能仅其中一个因素发生作用，造成一段时间或一时性遗忘状态。

（2）临床特点

轻度表现为容易忘了刚才发生的事，因此很难学习新的东西；有时候会迷失熟悉的路途，进而会有抑郁，不敢外出，对一大堆的信函或账单无法好好回复或处理。

中度表现为健忘的情形加重，渐渐地连老朋友的名字、自己以前做的事也忘了。对一件事物一直重复着，或一次次地问同样的问题，或一直认为没吃饭而要求家人再给。对自己说的事会张冠李戴，或编造故事来搪塞。对自己已写下来同意做的事项无法好好地执行。行为渐渐失控、易激动，怪异及到处游逛。服装不整或不合宜或每天都穿同一套衣服。思考混乱，或妄想、幻想及幻觉等，再下去则渐渐地无法自己沐浴、使用厕所用具以至于大小便失禁等。

重度表现为连家属好友都不认得了，也渐渐失去与人沟通的方法，会漫无目的地乱叫、打人，完全无法照顾自己。最后连行动及吞食都不会，而需要家人抱上下床及插胃管来喂食。

（3）治疗原则：目前尚无明确的治疗措施，通常是以心理治疗为主，包括找出并适当处理压力源、适度的倾听、催眠治疗或以药物辅助式的会谈，鼓励病人去克服症状（如回忆）。

（4）临床路径

① 进入路径：第一诊断符合心因性遗忘症状特点和诊断标准，当患者同时具有其他疾病诊断时，其他为非主要就诊原因且不影响第一诊断的诊治流程，可进入路径。

② 入院后2~4天完善检查：常规实验室检查（血常规、尿常规、肝肾功能、血糖、血脂、电解质、心肌酶、激素水平测定等）、影像学检查（头颈CT/MR、颈部血管彩超）、大脑皮层功能（平衡重心摇动检查、脑电图）、量表测评（简易智力量表、蒙特利尔认知评估量表、焦虑自评量表、抑郁自评量表、SCL-90、SSRS、LES等）。同时给予相应治疗。

③ 入院后4~6天：根据检查结果回报及患者症状反馈，调整、维持及优化治疗方案。

④ 完成路径：患者诊断明确，当前治疗方案下患者症状好转且趋于平稳，可出院继续应用当前治疗方案，定期门诊复诊。

5. 焦虑障碍（广泛性焦虑障碍）

定义：焦虑障碍是指以过分地、没有理由地担忧为主要症状的一类心理障碍，包括恐怖症、惊恐障碍、广泛性焦虑障碍、强迫症、创伤后应激障碍等主要类型。广泛性焦虑障碍（GAD）是一种常见的焦虑障碍。其焦虑没有明确的客观对象，不局限于任何特定的外部环境，症状泛化、持续、波动。病程多慢性，常反复发作，又被称为慢性焦虑。患者常有一定人格基础，起病时常和生活应激事件相关，特别是有威胁性的事件，如人际关系、躯体疾病以及工作问题等。

（1）临床特点：① 精神性焦虑：过度担心是精神焦虑的核心症状。② 躯体性焦虑：包括运动性不安与肌肉紧张。③ 自主神经功能紊乱：表现为心动过速、胸闷气短、头晕头痛、皮肤潮红、出汗或苍白、口干、吞咽梗阻感、胃部不适、恶心、腹痛、腹胀、便秘或腹泻、尿频等。④ 其他症状。

（2）诊断标准

① 一次发作中，患者必须在至少数周（通常为数月）内的大多数时间存在焦虑的原发症状，这些症状通常应包含以下要素：恐慌，为将来的不幸烦恼，感到忐忑不安、注意困难等；运动性紧张，坐卧不宁、紧张性头痛、颤抖、无法放松等；自主神经活动亢进，头重脚轻、出汗、心动过速或呼吸急促、上腹不适、头晕、口干等。

② 儿童突出的表现可能是经常需要抚慰和一再出现躯体不适主诉。

③ 出现短暂的（一次数日）其他症状，特别是抑郁，并不排斥广泛性焦虑障碍作为主要诊断，但患者不完全符合抑郁障碍、恐怖性焦虑障碍、惊恐障碍、强迫障碍的标准。

④ 如要确定 GAD 诊断，要求患病时间持续 6 个月以上。

⑤ 排除由药物、躯体疾病（如甲亢）、心境障碍、精神病性障碍或广泛性发育障碍所致的焦虑症状。

（3）治疗原则

① 综合治疗：根据生物—心理—社会医学模式，药物治疗和心理治疗对 GAD 均有效。对于轻中度的焦虑障碍、存在明显心理社会因素、药物治疗依从性差或躯体状况不适宜药物治疗（如妊娠）的 GAD 患者可优先考虑心理治疗。对于无明显诱因起病、病程持久、焦虑障碍程度较重，或伴有失眠、药物滥用、与其他精神障碍或躯体疾病共病的 GAD 患者可优先考虑药物治疗。

② 全病程治疗：GAD 是一种慢性化、易复发的疾病，推荐进行全病程治疗，包括急性期治疗、巩固治疗和维持治疗。

③ 个体化治疗：指要依据患者的不同特点，有针对性地选择药物和心理治疗方案。

④ 药物治疗：治疗 GAD 的主要药物有苯二氮䓬类抗焦虑药、$5-HT_{1A}$ 受体部分激动剂、具有抗焦虑作用的抗抑郁药，包括选择性 $5-HT$ 再摄取抑制剂（SSRIs）、$5-HT$ 和去甲肾上腺素再摄取抑制剂（SNRIs）及其他药物。

⑤ 心理治疗根据临床经验，以下几种情况较适用心理治疗：自愿首选心理治疗或坚决

排斥药物治疗者;孕产妇;有明显药物使用禁忌者;有明显心理社会应激源导致焦虑证据的人群,选用一般心理支持治疗、认知行为疗法(CBT)、家庭治疗、其他疗法等。

（4）临床路径

① 进入路径:第一诊断符合广泛性焦虑障碍症状特点和诊断标准,当患者同时具有其他疾病诊断时,其他为非主要就诊原因且不影响第一诊断的诊治流程,可进入路径。

② 入院后2～4天完善检查:常规实验室检查(血常规、尿常规、肝肾功能、血糖、血脂、电解质、心肌酶、激素水平测定等)、影像学检查(头颈CT/MR、颈部血管彩超)、大脑皮层功能(平衡重心摇动检查、脑电图)、量表测评(简易智力量表、蒙特利尔认知评估量表、焦虑自评量表、抑郁自评量表、SCL-90、SSRS、LES等)。同时给予相应治疗。

③ 入院后4～6天:根据检查结果回报及患者症状反馈,调整、维持及优化治疗方案。

④ 完成路径:患者诊断明确,当前治疗方案下患者症状好转且趋于平稳,可出院继续应用当前治疗方案,定期门诊复诊。

6. 抑郁障碍

（1）定义:抑郁障碍是指各种原因引起的以显著而持久的心境低落为主要临床特征的一类心境障碍。临床上主要表现为心境低落,与其处境不相称,可以从闷闷不乐到悲痛欲绝,甚至发生木僵,部分患者会出现明显的焦虑和运动性激越,严重者可出现幻觉、妄想等精神病性症状。部分患者存在自伤、自杀行为,甚至因此死亡。抑郁障碍的典型病程为发作性病程,但临床上有20%～30%的抑郁障碍为慢性病程,这个类型会带来更多的医疗问题,且长期预后更差。恶劣心境是慢性抑郁障碍中最常见的一种,在基层尤其是慢性病患者中更常见。

（2）临床特点:抑郁症状主要包括三个部分:情绪症状、躯体症状和认知症状。情绪症状是抑郁症的核心症状。

① 情绪/心境低落:典型的抑郁表情是忧伤,额头紧锁,双眉间呈"川"字形。

② 兴趣减退:绝大多数患者会出现兴趣减退及愉快感缺乏,常无法从日常生活及活动中获得乐趣,即使对以前非常感兴趣的活动也难以提起兴趣,对通常令人愉快的环境缺乏情感反应。

③ 疲劳感、活力减退或丧失:多数抑郁症患者会有不同程度的疲乏感,且通过休息或睡眠并不能有效地恢复精力。对工作感到困难,常不能完成任务。有时,疲劳感也可能与睡眠障碍有关。还有一些患者出现无助感,感觉很痛苦,甚至难于表达。

④ 认知症状:抑郁症患者往往思维活动减慢,言语活动减少,说话缓慢。由于思考过程困难,一些简单的问题也需要较长时间才能完成。决断能力明显降低,变得优柔寡断、犹豫不决,甚至对一些日常小事也难以做出决定。注意力不集中、容易分心、信息加工能力减退、对自我和周围环境漠不关心。

⑤ 焦虑或激越:很多抑郁症患者有焦虑、紧张等症状。患者忧心忡忡、坐立不安,不断地走动、来回踱步、搓手、无目的动作等。

⑥ 躯体症状:多数抑郁症患者表现为食欲减退,进食量少,消化功能差,常有体重减轻,也有少数患者表现为食欲增加。大多数抑郁症患者有某种形式的睡眠障碍,可以表现为入

睡困难、睡眠不深、易醒,典型表现为早醒。性欲低下在抑郁症患者中相当常见,还有非特异性症状包括头痛、颈痛、腰背痛等躯体任何部位的疼痛,口干、出汗、视物模糊、心慌、胸闷、喉头肿胀、恶心、呕吐、胃部烧灼感、胃肠胀气、消化不良、便秘、尿频、尿急等。

⑦ 自杀观念、自杀企图与自杀:由于情绪低落,自我评价低,患者很容易产生自卑、自责,并感到绝望,因此抑郁症患者很容易产生自杀观念,常比较顽固,反复出现。

(3) 诊断原则:根据国际疾病与分类第 10 版(ICD-10),抑郁症的症状学标准里包括 3 条核心症状及 7 条其他症状。核心症状:① 心境低落;② 兴趣和愉快感丧失;③ 疲劳感、活力减退或丧失。其他症状:① 集中注意和注意力降低;② 自我评价和自信降低;③ 自罪观念和无价值感;④ 认为前途暗淡悲观;⑤ 自伤或自杀的观念或行为;⑥ 睡眠障碍;⑦ 食欲下降。

当同时存在至少 2 条核心症状和 2 条其他症状时,才符合抑郁症的症状学标准。如果符合抑郁症的症状学标准,还需同时满足 2 周以上的病程标准,并存在对工作、社交有影响的严重程度标准,同时还应排除精神分裂症、双相情感障碍等重性精神疾病和器质性精神障碍以及躯体疾病所致的抑郁症状群,方可诊断抑郁障碍。

(4) 治疗原则

① 全病程治疗:目前倡导全病程治疗,包括急性期、巩固期和维持期治疗。

a. 急性期治疗(8～12 周):控制症状,尽量达到临床治愈(抑郁症状完全消失的时间大于 2 周),促进功能恢复到病前水平,提高患者生命质量。

b. 巩固期治疗(4～9 个月):在此期间患者病情不稳定,复发风险较大,原则上应继续使用急性期治疗有效的药物,并强调治疗方案、药物剂量,使用方法保持不变。

c. 维持期治疗:对有复发倾向的患者,应该至少维持治疗 2～3 年,这些患者包括第 3 次及以上的复发患者、有明显社会心理应激因素的患者、有残留症状或者发病年龄早或者有家族史的患者。维持治疗结束后,病情稳定可缓慢减药直至终止治疗,一旦发现有复发的早期征象,应迅速恢复原治疗。

② 个体化治疗:应根据临床因素进行个体化选择。不同个体对精神药物的治疗反应存在很大差异,为每个患者制订治疗方案时需要考虑患者的性别、年龄、躯体情况,是否同时使用其他药物、首发或复发、既往对药物的反应等多方面因素,决定选择的药物和剂量。考特殊人群(妊娠或哺乳期妇女)、存在药物禁忌证或患者倾向于心理治疗时,也可以考虑心理治疗。

③ 单一、足量、足疗程用药:通常抗抑郁药尽可能单一使用,并强调足量足疗程治疗。

④ 药物治疗:常用抗抑郁药根据作用机制或化学结构的不同分为以下几类:选择性 5-羟色胺再摄取抑制剂(SSRIs),5-羟色胺和去甲肾上腺素再摄取抑制剂(SNRIs),去甲肾上腺素能和特异性 5-羟色胺能抗抑郁剂(NaSSA),三环类(TCAs)和四环类(TeCAs)抗抑郁药,单胺氧化酶抑制剂(MAOIs)等。

⑤ 心理治疗:心理治疗对于轻中度抑郁症的疗效与抗抑郁药疗效相仿,但对于重度抑郁发作往往不能单独使用,需在药物治疗基础上联合使用。对于抑郁症患者可采用的心理治疗种类较多,常用的主要有支持性心理治疗、认知治疗、行为治疗、动力学心理治疗、人际心理治疗以及婚姻和家庭治疗等。

（5）临床路径

① 进入路径：第一诊断符合抑郁障碍症状特点和诊断标准，当患者同时具有其他疾病诊断时，其他为非主要就诊原因且不影响第一诊断的诊治流程，可进入路径。

② 入院后 2～4 天完善检查：常规实验室检查（血常规、尿常规、肝肾功能、血糖、血脂、电解质、心肌酶、激素水平测定等）、影像学检查（头颈 CT/MR、颈部血管彩超）、大脑皮层功能（平衡重心摇动检查、脑电图）、量表测评（简易智力量表、蒙特利尔认知评估量表、焦虑自评量表、抑郁自评量表、SCL－90、SSRS、LES 等）。同时给予相应治疗。

③ 入院后 4～6 天：根据检查结果回报及患者症状反馈，调整、维持及优化治疗方案。

④ 完成路径：患者诊断明确，当前治疗方案下患者症状好转且趋于平稳，可出院继续应用当前治疗方案，定期门诊复诊。

（二）躯体化障碍

1. 心因性疼痛

心因性疼痛是指没有器质性病变的、由心理因素导致的慢性疼痛感受，其既是一种生理感觉，又是一种情绪反应，包括情感、认知、动机以及生理多种成分在内的复杂的生理心理过程，往往是在早期的时候有受益的情形而被强化、固着下来的。

（1）临床特点及诊断依据

① 常表现为慢性疼痛，主要以躯体疼痛不适为主诉，常见有头痛、颈痛、背痛、肌肉疼痛、腹痛及排尿疼痛等。可伴有焦虑情绪，紧张、恐惧和不安，甚至窒息感和濒死感，检查可见紧张的体征，社会关系中有人患重病有类似症状而死亡，导致焦虑加剧（焦虑性疼痛）。可伴有情绪低落、愉快感丧失、睡眠障碍、食欲下降、体重下降、精力减退以及抑郁性认知、消极自杀观念或行为等（抑郁性疼痛）。

② 疼痛与神经位置不一致，不符合神经支配区。疼痛的性质、强度时时改变，与注意和暗示密切关系。疼痛申诉明显夸大，没有器质性损害的证据。

③ 心理因素是疼痛的原因，有心理社会应激因素存在，并与疼痛的出现或恶化有关，疼痛能使患者回避某些对他不利的事情，疼痛能使患者得到某些社会支持，或取得经济补偿。

（2）治疗原则及方案：有效消除疼痛，首选无创治疗，按时阶梯式给药，减少不良反应，降低心理负担，提高生活质量。

① 药物治疗：抗焦虑抑郁药、非甾体抗炎药、麻醉性镇痛药（阿片受体相关）、镇静催眠药、抗惊厥药（卡马西平、苯妥英钠、加巴喷丁）等。

② 物理治疗：经皮神经电刺激疗法，超激光疼痛治疗仪。

③ 微创治疗：神经阻滞治疗（脑神经阻滞：三叉神经分支阻滞、面神经阻滞、舌咽神经阻滞；神经节阻滞：星状神经节阻滞、半月神经节阻滞、腰交感神经节阻滞；神经丛/神经干阻滞：枕神经阻滞、椎旁神经阻滞、肩胛上神经阻滞、肋间神经阻滞、坐骨神经阻滞、股神经阻滞、闭孔神经阻滞；椎管内阻滞：硬膜外腔阻滞、骶管阻滞、蛛网膜下腔阻滞、全脊髓阻滞）和痛点注射疗法。

④ 心理治疗：暗示疗法、操作条件反射、生物反馈、分散注意力等。

⑤ 中药针灸：针刀疗法。

⑥ 手术治疗：三叉神经痛射频毁损治疗，交感神经阻滞或毁损治疗，椎间盘射频治疗，经皮激光间盘减压术、脊髓刺激术。

（3）进入路径标准及住院日

① 第一诊断符合心因性疼痛的临床特点和诊断标准。

② 除外肿瘤、炎症、损伤或畸形等其他导致疼痛的病因。

③ 当患者同时具有其他疾病诊断，但在住院期间不需要特殊处理也不影响第一诊断的临床路径流程实施时，可以进入路径。

④ 临床路径标准住院日为 5～7 天。

（4）住院期间检查项目

① 住院后所必需的检查项目：无。

② 根据患者情况可选择：感觉阈值分析、焦虑量表测评、抑郁量表测评、匹兹堡睡眠质量问卷测评，肌电图、神经传导速度、诱发电位、血常规、尿常规、便常规、肝肾功能、电解质、血糖、肌酶、血脂、铁代谢、叶酸及维生素 B12 检查，感染性疾病筛查（乙肝、丙肝、梅毒、艾滋病等）、风湿免疫指标、心电图以及有助于明确疼痛部位有无病理性损伤的相应检查等。

（5）出院标准

① 诊断明确，治疗方案确定，可门诊随访。

② 没有需要住院治疗的合并症和/或并发症。

（6）变异及原因分析

存在合并症和（或）并发症，需要进行相关的诊断和治疗，延长住院时间。

2．心因性感觉障碍

心因性感觉障碍是由明显的心理因素，如生活事件、内心冲突或强烈的情绪体验、暗示或自我暗示等引起的一组病症。可分为一般感觉障碍和特殊感觉，一般感觉障碍可表现为感觉缺失、感觉减退、感觉过敏、感觉过度、感觉倒错、感觉异常、对位感觉和疼痛。特殊感觉障碍包括：心因性耳聋，心因性失明，心因性嗅觉、味觉或平衡觉障碍。

（1）临床特点及诊断依据

① 有社会心理因素作为诱因，易受暗示的影响或经暗示治疗很快恢复。

② 感觉障碍呈多样性，浅深感觉同时全部减低或消失，其感觉障碍的区域各式各样。

③ 感觉障碍的分布不符合神经解剖生理学基础。

（2）治疗原则及方案：同"心因性疼痛"。

（3）进入路径标准及住院日

① 第一诊断符合心因性感觉障碍诊断标准。

② 除外做作障碍、诈病、糖尿病、肾病等各类症状相似的器质性疾病。

③ 当患者同时具有其他疾病诊断，但在住院期间不需要特殊处理也不影响第一诊断的临床路径流程实施时，可以进入路径。

④ 临床路径标准住院日为 5～7 天。

（4）住院期间检查项目

① 住院后所必需的检查项目：感觉阈值分析，体感诱发电位，视、听、味、嗅及平衡能力

专业评测。

② 根据患者情况可选择:结构式临床访谈量表、焦虑量表测评、抑郁量表测评、症状自评量表、匹兹堡睡眠质量问卷测评,震颤电图、诱发电位、脑电图、血常规、尿常规、便常规、肝肾功能、甲状腺功能、电解质、血糖、肌酶、血脂、铁代谢、叶酸及维生素 B_{12} 检查,感染性疾病筛查(乙肝、丙肝、梅毒、艾滋病等)、风湿免疫指标。

(5)出院标准

① 诊断明确,治疗方案确定,可门诊随访。

② 没有需要住院治疗的合并症和/或并发症。

(6)变异及原因分析

存在合并症和(或)并发症,需要进行相关的诊断和治疗,延长住院时间。

3. 心因性运动障碍(不自主运动)

心因性运动障碍又称为功能性运动障碍,表现为患者在排除已知器质性病变情况下出现各类运动障碍症状,或患者症状与已知器质性疾病不相符,多数患者都曾有巨大压力、焦虑或抑郁等精神疾病史,部分患者甚至长期受应激压力影响,目前认为其与异常的自我关注、对症状的不恰当认知和对自身运动的异常感知三个因素有关。

(1)临床特点及诊断依据:临床表现具有突发突止、复杂多样、注意力分散与夹带效应以及精神心理因素作用。依据症状学,可分为:震颤、肌张力障碍、肌阵挛、帕金森病样症状、抽动和步态障碍。

PMDs 的诊断主要依据患者的临床病史与体征、发作时的视频资料、神经测评量表及电生理检查对确诊有一定的帮助。目前主要采用 Fahn 和 Williams 制定的 PMDs 诊断标准。

① 可直接确诊,心理治疗(暗示治疗、服用安慰剂)后症状可持续缓解。

② 可临床确诊,患者发作症状与已知的运动障碍典型症状不一致,每次发作症状不一致,以及出现下列情况之一:其他假性体征(如震颤、肌张力障碍、肌阵挛等)、多种躯体化症状、明显精神异常。

③ 实验室检查结果支持的确诊,电生理证据证实的功能性运动障碍(主要是功能性震颤和功能性肌阵挛)。

④ 很可能确诊,患者发作症状与已知的运动障碍典型症状不一致,但无上述的其他特征。

⑤ 有可能确诊,患者已经存在心理障碍,且患者症状可能是功能性。

(2)治疗原则及方案:积极有效的沟通,个体化治疗,注意家庭、社会与疾病的关系,注重共病的治疗。需神经科、精神科、心理科医师共同参与的多学科、多模式干预。

① 目前对 FMDs 无特效疗法,主要是针对共病(焦虑、抑郁等)的药物治疗,包括 5-羟色胺再摄取抑制剂等。

② 非药物治疗包括心理行为治疗(包括辩证行为治疗等)、认知行为治疗、催眠暗示、患者教育、重复经颅磁刺激等。

(3)进入路径标准及住院日

① 第一诊断符合《功能性运动障碍的诊断与治疗中国专家共识》(2021)诊断标准。

② 除外做作障碍、诈病、帕金森病等各类症状相似的器质性疾病。

③ 当患者同时具有其他疾病诊断,但在住院期间不需要特殊处理也不影响第一诊断的临床路径流程实施时,可以进入路径。

④ 临床路径标准住院日为 7～10 天。

（4）住院期间检查项目

① 住院后所必需的检查项目:运动转化症状的视频评定量表,用于评估运动分离障碍患者的治疗结果。PMDs 评估量表,通过采集多种类型的运动症状信息从而得到一个整体得分,包括运动现象、解剖分布、严重程度、持续时间、运动功能的影响和运动功能的丧失。

② 根据患者情况可选择:结构式临床访谈量表、焦虑量表测评、抑郁量表测评、症状自评量表、匹兹堡睡眠质量问卷测评,震颤电图、诱发电位、脑电图、血常规、尿常规、便常规、肝肾功能、电解质、血糖、肌酶、血脂、铁代谢、叶酸及维生素 B12 检查,感染性疾病筛查（乙肝、丙肝、梅毒、艾滋病等）、风湿免疫指标、功能磁共振成像及正电子发射体层成像等神经影像的应用,以及共病风险基因筛查可能会为 PMDs 的诊断提供帮助。

（5）出院标准

① 诊断明确,治疗方案确定,可门诊随访。

② 没有需要住院治疗的合并症和/或并发症。

（6）变异及原因分析:存在合并症和（或）并发症,需要进行相关的诊断和治疗,延长住院时间。

4. 心因性瘫痪

心因性瘫痪又称为功能性瘫痪或癔症性瘫痪,是指在意识清晰的背景下,1 条或几条肢体部分或全部丧失运动能力,体格检查和辅助检查不能发现有相应的器质性损害,其神经症状也不符合神经解剖生理特点,与器质性瘫痪有本质区别。但与诈病不同,病人不是故意伪造的,该病的发生大多与精神创伤有关。

（1）临床特点及诊断依据:心因性瘫痪与真性瘫痪的临床特点见表 10-1 所示,并与真性瘫痪相鉴别。

表 10-1　心因性瘫痪与真性瘫痪的鉴别特点

	心因性瘫痪	真性瘫痪
发病年龄	多见于青年,女性	多见于中老年
病因	精神因素,如手术外伤、恐惧等	脑血管意外、外伤等
部位	常与神经支配不符或与受伤部位不符,可表现为单瘫、截瘫、偏瘫(不含面、舌瘫)、四肢瘫、上下肢交叉瘫,也可表现为皮肤感觉减退、消失,但数次检查皮肤感觉平面有变化	与神经支配或损伤部位对应
瘫痪程度	以不完全瘫痪居多(2～4 级肌力)	与神经受损程度有关
肌张力	迟缓者居多,肌张力增高者可见于任何肢体,表现为肢体呈现不同程度的伸直或屈曲状态	周围性瘫痪肌张力减弱,中枢性瘫痪肌张力增高

	心因性瘫痪	真性瘫痪
肌萎缩	慢性病例肢体可出现失用性肌萎缩,呈均匀弥漫性,无局部肌群的萎缩,程度一般较轻,不随病程延长而进行性加重	可见局部肌群的萎缩,随病程延长而进行性加重
反射	腱反射正常,无病理反射	周围性瘫痪腱反射减弱或消失,中枢性瘫痪腱反射活跃、有病理征
步态	患侧肢体拖拉式(健肢向前迈步,患肢则呈斜拉式向前跟进)	偏瘫步态

心因性瘫痪的诊断应首先结合病人的表现进行某些检查除外器质性瘫痪,并明确患者表现有无癔症的特点。可参考的诊断标准如下:

① 瘫痪肢体不伴有相应的神经、肌肉病理性损伤体征。

② 伴有典型的癔症症状。

③ 感觉障碍难以用相应部位的神经损害来解释。

④ 瘫痪肢体肌力的分离性特征,即肌力在不同体位、不同环境表现为不一致性。

(2)治疗原则及方案:心理治疗、针刺及暗示治疗、功能锻炼。

① 心理治疗要根据病人的情况因人而异,要求病人有强烈的求治心理,以及病人对医师有绝对的信赖感。为了增强病人的信赖感,可采取以下心理治疗方法:让病人看以往治愈病人的影集,有条件时看病人治疗的录像片;让治愈未出院病人现身说法。

② 针刺及暗示疗法,包括涌泉穴针刺治疗、电刺激疗法、葡萄糖酸钙静脉注射法、催眠疗法以及任何引起躯体某种感觉或反应的方法,结合暗示都可能收到治疗效果。

③ 功能锻炼是暗示治疗的延续,当病人治疗后在床上能活动时,则鼓励病人在床上活动,然后鼓励病人下床行走。锻炼时医师要陪同,纠正病人行走的姿势、步态,多鼓励病人,达到巩固疗效,直至完全康复的目的。

(3)进入路径标准及住院日

① 第一诊断符合心因性瘫痪的诊断。

② 除外吉兰巴雷综合、周期性瘫痪、脱髓鞘病、锥体外系疾病等其他神经系统疾病或内科系统疾病。

③ 临床路径标准住院日为 5～7 天。

(4)住院期间检查项目

① 住院后所必需的检查项目:无。

② 根据患者情况可选择:焦虑量表测评、抑郁量表测评、症状自评量表、匹兹堡睡眠质量问卷测评,血常规、尿常规、便常规、肝肾功能、电解质、血糖、肌酶、血脂、铁代谢、叶酸及维生素 B12 检查,颅脑 CT、MRI 等神经影像学检查。

(5)出院标准

① 诊断明确,治疗效果确切,可门诊随访。

② 没有需要住院治疗的合并症和/或并发症。

(6)变异及原因分析:存在合并症和(或)并发症,需要进行相关的诊断和治疗,延长住院时间。

5. 心因性非痫性发作

心因性非痫性发作(PNES)是一类与心理功能障碍有关的疾病,表现在运动、感觉、行为上类似癫痫发作的发作性症状,但是发作缺乏神经生物的起源且没有相应的癫痫样电生理特征改变。心因性发作机制仍不清,近期研究表明 PNES 的发生和维持可能与特定脑网络异常相关,而不同脑网络功能破坏和不同的临床表现相对应。至今,心因性非痫性发作没有特定的 ICD 或 DSM-5 编码。

(1)临床特点及诊断依据:PNES 患者清醒时发作更多,发作症状的持续时间更长,不同次发作的症状变异多,一次发作内症状有波动,多数不伴有意识丧失,发作导致的受伤少见,周围无目击者时发作少,发作和情绪关系密切。抗癫痫治疗效果不理想。

依据国际抗癫痫联盟的非痫性发作专委会的一个共识中考虑诊断需要基于病史、被目击的发作性事件和脑电图发现。诊断分为四级:

① 可能的 PNES:发作性事件是自己或者目击者描述的,发作间期脑电图未见癫痫样放电,未监测到发作期脑电图或无脑电图支持。

② 疑诊的 PNES:发作性事件是临床医生观看了发作录像,发作间期脑电图未见癫痫样放电。

③ 临床确认的 PNES:发作性事件被有经验的临床医生目击,发作期及发作间期的普通脑电图未见癫痫样放电。

④ 明确的 PNES:发作性事件被有经验的临床医生目击,并且发作期和发作间期的视频脑电图均无癫痫样放电。

(2)治疗原则及方案:对患者及家属进行疾病告知,选用合理的心理治疗,联合物理治疗,注意家庭、社会与疾病的关系,注重 PNES 共病的治疗。

① 心理治疗措施:主要采取的是针对个体的心理教育、认知行为治疗、心理动力学治疗、其他技术如催眠疗法等也可以应用。

② 物理治疗:生物反馈治疗和神经刺激治疗(颅直流电刺激、经颅磁刺激等)。

③ PNES 共病时的药物治疗:共病焦虑抑郁或共病强迫症的目标是临床治愈,可选用 SSRI 类药物,苯二氮䓬类药物,三环类抗抑郁药物,或联合第 2 代抗精神病药物作用增效治疗药物。

(3)进入路径标准及住院日

① 第一诊断符合心因性非痫性发作的诊断。

② 除外诈病、惊恐发作、癫痫、肌阵挛、抽动症、痉挛、肌强直、肌张力障碍、猝倒发作等其他神经系统疾病或内科系统疾病。

③ 可与癫痫、头痛、抽动症、多动症、孤独症谱系病、智力低下、纤维性肌痛、直立调节障碍、腹痛等共病,但共病疾病已得到良好的控制,患者当前以心因性非痫性发作为主要诊断时,可以进入路径。

④ 临床路径标准住院日为 7~10 天。

（4）住院期间检查项目

① 住院后所必需的检查项目：颅脑 CT、颅脑核磁、脑电图；

② 根据患者情况可选择：焦虑量表测评、抑郁量表测评、匹兹堡睡眠质量问卷测评、血常规、尿常规、便常规、肝肾功能、电解质、血糖、肌酶、血脂、铁代谢、叶酸及维生素 B_{12} 检查、感染性疾病筛查（乙肝、丙肝、梅毒、艾滋病等）、风湿免疫指标，必要时完善腰椎穿刺并进行脑脊液化验等。

（5）出院标准

① 诊断明确，经治疗发病次数较入院时明显减少，病情趋于稳定，可门诊随访。

② 没有需要住院治疗的合并症和/或并发症。

（6）变异及原因分析

存在合并症和（或）并发症，需要进行相关的诊断和治疗，延长住院时间。

6. 自主神经功能失调

自主神经功能失调，又称植物神经功能紊乱，是一种非器质性精神障碍的功能性疾病，根据个人不同的表现症状和不同的情况，产生的反应症状也不相同。该病多因功能障碍而造成的生理、心理和精神状态不适，表现为焦虑、强迫、癔症、躯体或植物神经系统症状，伴有头晕、失眠、记忆力下降、纳差、全身乏力的不良症状。

（1）临床特点及诊断依据：自主神经不受人的意志支配，直接或间接调节内脏器官的功能活动。当自主神经功能紊乱时：

① 呼吸系统可出现呼吸深度和频率的变化，胸闷、呼吸困难，甚至濒死感；

② 心血管系统可出现心慌心悸、阵发性高血压、周期性低血压、窦性心动过速或过缓，及类似心肌梗死的表现；

③ 消化系统可出现胃肠功能及消化液分泌障碍，腹痛腹泻、恶心呕吐、胃部不适；

④ 泌尿系统可出现尿频、尿急、排尿困难，甚至尿失禁或尿潴留；

⑤ 如症状为发作性，可表现为面部潮红、出汗异常、瞳孔扩大或缩小、心动过速或过缓、流涎、寒战等，其他尚可产生性功能紊乱、睡眠障碍等，少见者还会出现皮肤发麻、瘙痒感和疼痛感等感觉障碍。

⑥ 有不同程度的失眠、多梦、思想不集中、记忆力下降、头昏、头痛、疲劳、倦怠、自汗、眩晕、喉头异物感、神经性喘息等症状。

同时可根据以下特点帮助诊断：

① 常因不健全的个性与心理、社会因素共同作用而起病。

② 可表现为精神和躯体症状，但检查不能发现器质性病理形态变化。

③ 除部分癔症病人外，一般意识清楚，病人与外界没有失去联系。

④ 病人对疾病状态有自知力，要求治疗，人格一般没有障碍，也不会把自己病态的主观体验和想象的东西与外界现实相混淆，行为虽可有改变，但一般仍然可以保持在社会许可的范围之内。

⑤ 这组疾病可急可缓、症状多样，病理体验持续存在或反复出现。病后给工作、学习、生活、社交等方面常常带来不同程度的影响。

（2）治疗原则及方案：调节自身生活、睡眠及饮食习惯，足量足疗应用药物，辅以心理、物理治疗及对症改善的综合治疗。

① 日间适当进行运动和户外活动，夜间睡觉时要保证环境黑暗和安静，睡觉前不要吃兴奋性食物，可喝点牛奶以及泡个脚、洗个热水澡等。

② 可给予助眠药物，如 5-羟色胺再摄取抑制剂、去甲肾上腺素再摄取抑制剂，同时联合谷维素、维生素 B_1、甲钴胺等营养神经药物。

③ 心理疏导，包括自我调整心态以及找专业的心理咨询师疏导不良情绪。

④ 物理治疗，包括生物反馈治疗和神经刺激治疗（包括电、磁、声、光、热刺激疗法）。

⑤ 对症治疗，对于存在胃肠道症状患者可以应用促进胃肠动力、保护胃黏膜、益生菌或多酶片等帮助消化治疗；对于存在心脏不适症状患者可以用小剂量 β 受体阻滞剂改善心悸心慌。

（3）进入路径标准及住院日

① 第一诊断符合自主神经功能失调的诊断。

② 除外其他器质性疾病，如甲状腺功能紊乱、激素水平失调等内分泌紊乱疾病等神经系统疾病或内科系统疾病。

③ 可与呼吸、循环、消化、泌尿、血液、内分泌系统及风湿性疾病共病，但共病疾病已得到良好的控制，患者当前以自主神经功能失调为主要诊断时，可以进入路径。

④ 临床路径标准住院日为 5～7 天。

（4）住院期间检查项目

① 住院后所必需的检查项目：甲状腺功能、激素水平。

② 根据患者情况可选择：焦虑量表测评、抑郁量表测评、匹兹堡睡眠质量问卷测评、MMSE、MoCA 等量表；血常规、尿常规、便常规、肝肾功能、电解质、血糖、肌酶、血脂、铁代谢、叶酸及维生素 B12 检查，感染性疾病筛查（乙肝、丙肝、梅毒、艾滋病等）、风湿免疫指标；有助于明确各个系统器质性疾病的相关检查，如胃肠镜、心脏彩超、肺功能、尿代动力学等；必要时完善腰椎穿刺并进行脑脊液化验等。

（5）出院标准

① 诊断明确，经治疗病情严重程度降低、发生次数减少，病情趋于稳定，可门诊随访。

② 没有需要住院治疗的合并症和/或并发症。

（6）变异及原因分析

存在合并症和（或）并发症，需要进行相关的诊断和治疗，延长住院时间。

7. 其他躯体化障碍

躯体化障碍的特征是存在一种或多种，经常反复变化的，可涉及身体任何系统和器官的躯体症状，其中许多无法用医学来解释，经各种医学检查不能证实有任何器质性病变足以解释其躯体症状，常导致患者长期反复就医和显著的社会功能障碍。

假性神经症状是躯体化障碍最常见的症状之一，除上述 1～6 中的常见疾病，还包括共济失调、吞咽困难或咽部梗阻感、失音、尿潴留、复视、失明、失聪、异常嗅觉等转换症状。但神经系统检查不能发现相应的神经系统器质性损害证据或阳性体征。

（三）神经系统疾病引起的器质性精神障碍

神经系统器质性病变如颅内感染、边缘性脑炎等均可引起精神病性症状，也可出现生动鲜明的幻觉和妄想。这类患者往往同时伴有意识障碍,症状波动性较大,有昼轻夜重的变化规律,幻觉多为恐怖性幻视。原发疾病往往有确切的临床及实验室证据,如脑电图异常、脑脊液及脑影像学改变等。精神症状与原发疾病有密切联系,随着原发疾病的恶化而加重,随着原发疾病的改善而好转。

1. 路易体痴呆的临床路径

路易体痴呆(DLB)是一种常见的神经退行性疾病,其特征是波动性认知障碍、帕金森病(PD)样症状、反复生动的视幻觉和快速眼动睡眠行为障碍(RBD)。

反复出现生动的视幻觉:50%～80%的 DLB 患者复杂的视幻觉,大部分的视幻觉都是痛苦和可怕的场景,十分详细且生动,常在晚上发生,主诉为五颜六色的小动物或小矮人在房子里走来走去。

另外,近年提出了前驱期 DLB 概念,其核心症状即主要是轻度认知障碍、谵妄和精神发作。对于缺乏其他病因、诱因的谵妄发作或表现为晚发型抑郁、以幻觉或系统性妄想为主要特点的晚发型精神病(系统性妄想包括 Capgras 综合征,即一种误认性幻觉,其特征是将外人误认为家庭成员或被看护人所熟悉的人,而不认识自己真正家人)患者,要注意有无波动性的轻度认知障碍、有无帕金森综合征(应与抑郁障碍的精神运动性迟滞以及药源性帕金森综合征鉴别)以及有无 RBD 现象(应与药源性 RBD 相鉴别),可参考下述 DLB 提示性生物标志物协助确定诊断。

(1) DLB 的诊断标准:2021 年《中国路易体痴呆诊断与治疗指南》,将诊断分为"很可能的 DLB"和"可能的 DLB",具体标准如表 10 - 2。

表 10 - 2　DLB 诊断标准

必要条件
痴呆即进行性认知功能减退,且其严重程度足以影响到患者正常的社会和职业功能以及日常生活活动能力。
在早期阶段并不一定出现显著或持续的记忆功能障碍,但随着疾病进展会变得明显。注意力、执行功能和视觉功能的损害可能早期出现。
核心临床特征(前三者可能早期出现且持续整个疾病病程)
① 波动性认知功能障碍,伴有注意力和警觉性显著变化;
② 反复出现的视幻觉,通常是十分详细且生动的;
③ 快速动眼期(REM)睡眠行为障碍,可能在认知功能下降之前出现;
④ 出现帕金森综合征核心症状的一种或多种,包括:运动迟缓、静止性震颤或肌强直。
支持性临床特征
① 对抗精神病药物高度敏感;　　　　　　　　　　② 姿势不稳;
③ 反复摔倒;　　　　　　　　　　　　　　　　　④ 晕厥或其他短暂性意识丧失;
⑤ 严重自主神经功能障碍(包括便秘、体位性低血压、尿失禁);　⑥ 嗜睡;
⑦ 嗅觉减退;　　　　　　　　　　　　　　　　　⑧ 幻觉;
⑨ 妄想;　　　　　　　　　　　　　　　　　　　⑩ 淡漠;
⑪ 焦虑和抑郁。

提示性生物标志物 ① 通过 SPECT/PET 显示的基底节多巴胺转运体摄取下降; ② 123I - MIBG 心肌扫描成像异常(摄取减低); ③ 多导睡眠图证实快速眼动期肌肉弛缓消失。
支持性生物标志物 ① CT/MRI 显示内侧颞叶结构相对保留; ② SPECT/PET 灌注成像/代谢扫描显示普遍低灌注或低代谢;FDG-PET 成像显示枕叶活性下降,伴或不伴有扣带回岛征(指后扣带回活性异常增高); ③ EEG 出现显著的后部慢波,且出现前 α 波和 θ 波之间周期性波动。
不支持 DLB 的特征 出现其他可导致类似临床症状的躯体疾病或脑部疾病包括脑血管疾病,尽管这并不能排除 DLB 的诊断,并且由于可能存在混合的或多种的病理改变而加重临床表现。 痴呆严重时才出现帕金森综合征样表现。
诊断很可能的 DLB a. ≥2 条核心临床特征;有或没有提示性生物标记物证据; b. 只满足 1 条核心特征,伴有≥1 个的提示性生物标记物证据。 很可能的 DLB 的诊断不应该仅建立在生物标记物上。
诊断可能的 DLB a. 只满足 1 条核心特征,无提示性生物标记物证据; b. 有≥1 条的提示性生物标记物的证据,但是无核心特征。

(2) DLB 的治疗原则及治疗方案:DLB 是仅次于 AD 的第二常见的神经变性性痴呆,面对急剧的病情恶化,很多 DLB 患者容易出现如谵妄的精神状态的恶化,而多巴胺能药物和抗胆碱能药物会对认知和行为产生不利影响,导致混乱和精神疾患。所以,DLB 的药物治疗要权衡利弊,综合考虑;应减少抗精神病药物及抗胆碱药物的使用。

① 药物治疗

• 认知药物治疗:多奈哌齐和卡巴拉汀(ⅠA 类证据,A 级推荐);美金刚(ⅡA 类证据,B 级证据);加兰他敏(ⅢB 类证据,B 级推荐)。

• 精神行为症状(BPSD)的药物治疗:多奈哌齐、卡巴拉汀(ⅠA 类证据,A 级推荐);美金刚(ⅠB 类证据,A 级推荐);喹硫平(ⅢB 类证据,B 级推荐);奥氮平(C 级推荐);利培酮(C 级推荐);氯氮平(D 级推荐);5-羟色胺再摄取抑制剂(D 级推荐)。

• 运动症状的药物治疗:左旋多巴(ⅡB 类证据,B 级推荐);唑尼沙胺(C 级推荐);金刚烷胺(D 级推荐)。

• RBD 的药物治疗:氯硝西泮(ⅢA 类证据,B 级推荐);褪黑素(Ⅳ类证据,C 级推荐)。

• 自主神经症状药物:尚无用于治疗的证据基础。药物推荐(Ⅴ类证据,D 级推荐)。

② 非药物治疗

非药物疗法包括物理和作业疗法、锻炼、社交、认知疗法、行为疗法、强光疗法、环境改善、音乐疗法和其他潜在的替代疗法。非药物治疗建议(Ⅴ类证据,D 级推荐)

（3）住院期间的检查项目

① 住院后所必需的检查项目：生化全套、血常规、甲状腺功能及维生素 B_{12} 水平等；睡眠多导监测、头颅 MRI 或 CT、EEG、认知检查。

② 根据患者情况可选择。

（a）根据 DLB 的核心临床表现进行量化评估。

如针对波动性认知功能障碍，可采用临床波动评估量表（表 10 - 3）进行评估。

表 10 - 3　临床波动评估量表

评分	问题
0:否 1:是; 9:未知	患者是否曾经有自发的警觉性和注意力受损，即虽然清醒，看起来很迷茫，昏昏欲睡，不知道周围发生了什么（需要有清楚的例子来证明存在各种表现/认知情况的意识障碍，才可以进行肯定评分）。这些症状是否在上个月发生？
0:否; 1:是; 9:未知	患者最近每天或每周的意识模糊程度是否有很大变化？它会恶化然后有短暂的改善，即会上下波动吗？（如果在过去 1 个月中至少举出两次有表现/认知情况的差异例子，则认为存在明显的波动） 如果存在波动性的意识模糊，则应进行严重程度评分
波动的频率：总分指数（频率×持续时间），一般在 0～12 分。如果为 16 分，则说明是持续状态，而非波动性	
1:每月 1 次 2:每周～每月 3:每天～每周 4:≥每天	意识模糊的频率
0:数秒 1:≤5 分钟 2:5 分钟～1 小时 3:≥1 小时 4:≥1 天	波动的持续时间
等级 1 的严重程度　　　　　总分　　　　等级 2 的严重程度	

（b）通过单光子发射计算机断层成像术（SPECT）或单电子发射计算机扫描（PET）成像检测基底节中多巴胺转运体（DAT）；123I-MIBG 心肌扫描成像异常定量节后交感神经摄取水平（可区分）；FDG-PET 了解有无枕叶活性下降以及扣带回岛征（指后扣带回活性异常增高），卧立位血压检测（或卧立位逐波血流）。

（4）出院标准

① 诊断明确，药物治疗方案确定，可门诊随访。

② 没有需要住院治疗的合并症和/或并发症。

2. 自身免疫性脑炎

（1）自身免疫性脑炎（autoimmune encephalitis，AE）的诊断标准：根据《中国自身免疫性脑炎诊治专家共识（2022 年版）》，诊断标准包括临床表现、辅助检查、确诊实验与排除其他病因四个方面。

表 10-4　自身免疫脑炎诊断标准

A. 临床表现

急性或者亚急性起病(<3 个月),具备以下 1 个或者多个神经与精神症状或者临床综合征。

① 边缘系统症状:近事记忆减退、癫痫发作、精神行为异常,3 个症状中的 1 个或者多个。

② 脑炎综合征:弥漫性或者多灶性脑损害的临床表现。

③ 基底节和(或)间脑/下丘脑受累的临床表现。

④ 精神障碍,且精神心理专科认为不符合非器质疾病。

B. 辅助检查

具有以下 1 个或者多个的辅助检查发现,或者合并相关肿瘤。

① 脑脊液异常:脑脊液白细胞增多($>5\times10^6$/L),或者脑脊液细胞学呈淋巴细胞性炎症,或者特异性寡克隆区带阳性。

② 神经影像学或者电生理异常:磁共振成像(magnetic resonance imaging,MRI)边缘系统 T_2 或者液体衰减反转恢复序列(fluid attenuated inversion recovery,FLAIR)异常信号,单侧或者双侧,或者其他区域的 T_2 或者 FLAIR 异常信号(除外非特异性白质改变和卒中);或者正电子发射体层摄影(positron emission tomography,PET)边缘系统高代谢改变,或者多发的皮质和(或)基底节的高代谢。脑电图异常,表现为局灶性癫痫或者癫痫样放电(位于颞叶或者颞叶以外),或者弥漫或者多灶分布的慢波节律。而成年抗 NMDAR 脑炎患者出现异常 δ 刷状波(extreme delta brush)常对应住院时间延长及不良预后。

③ 与 AE 相关的特定类型的肿瘤,例如:边缘性脑炎合并小细胞肺癌,抗 NMDAR 脑炎合并卵巢畸胎瘤。

C. 确证实验

抗神经细胞抗体阳性。其中,抗神经元表面抗原抗体和部分抗神经突触胞内抗原抗体(如 GAD 抗体)检测主要采用间接免疫荧光法(indirect immunofluorescence assay,IIF)。根据抗原底物分为基于细胞底物的实验(cell based assay,CBA)与基于组织底物的实验(tissue based assay,TBA)2 种。CBA 采用表达神经元细胞表面抗原的转染细胞,TBA 采用动物的脑组织切片为抗原底物。CBA 具有较高的特异度和敏感度。应尽量对患者配对的脑脊液与血清标本进行检测,脑脊液与血清的起始稀释滴度分别为 1:1 与 1:10。抗神经细胞内抗原抗体(多数为副肿瘤抗体)和部分抗神经突触胞内抗原抗体[如两性蛋白抗体]检测主要采用免疫印迹方法。但其带来的假阳性或假阴性问题不容忽视。因此必要时需结合临床并通过 TBA 或 CBA 予以验证。

D. 合理排除其他疾病

排除感染类疾病,代谢性和中毒性脑病、桥本脑病、中枢神经系统肿瘤、遗传性疾病、神经系统变性病等

诊断标准

包括可能的 AE 与确诊的 AE:

① 可能的 AE:符合 A、B 与 D 3 个诊断条件。

② 确诊的 AE:符合 A、B、C 与 D 4 个诊断条件。

(2)自身免疫性边缘性脑炎的诊断标准:满足全部以下四项条件可确诊自身免疫性边缘性脑炎:

A. 亚急性(3 个月内迅速进展)起病的工作记忆缺陷(短期记忆丧失)、癫痫发作、精神症状,提示边缘系统受累。

B. MRI 的 FLAIR 序列示双侧颞叶内侧异常信号影。

C. 至少符合以下 1 项:

a. 脑脊液白细胞增多(白细胞计数$>5\times10^6$/L);

b. 脑电图提示源自颞叶的痫样放电或慢波活动。

D. 合理排除其他病因。

满足全部四项条件可确诊自身免疫性边缘性脑炎；若前三项条件中的某一条未能符合，则需抗神经元抗体阳性才能确诊。

（3）AE的治疗原则及治疗方案：AE的治疗包括免疫治疗、对癫痫发作和精神症状等的症状治疗、支持治疗和康复治疗。对合并肿瘤者进行切除肿瘤等抗肿瘤治疗。

免疫治疗：分为一线免疫治疗、二线免疫治疗、长程（维持）免疫治疗、升级免疫治疗和添加免疫治疗等。一线免疫治疗包括糖皮质激素、静脉注射免疫球蛋白（intravenous immunoglobulin，IVIg）和血浆置换，已在AE患者中广泛应用。所有首次发病的AE患者均应接受一线免疫治疗。对于可能的AE，可酌情试用一线免疫治疗。静脉注射糖皮质激素（如静脉注射甲泼尼龙）应作为首选的一线免疫治疗。一般情况下，应联合使用糖皮质激素与IVIg；对于重症AE患者，可联合使用糖皮质激素冲击治疗与IVIg。对于重症或难治性AE患者，可考虑以多轮（两轮或以上）IVIg为基础的强化（重复）一线免疫治疗。

所有AE复发患者均应接受一线免疫治疗，并应考虑及时（在一线免疫治疗后2周内）启动二线免疫治疗和（或）长程（维持）免疫治疗。根据病情严重程度、免疫治疗反应、复发次数及治疗相关不良反应等个体情况，复发患者的长程（维持）免疫治疗疗程应达到12～24个月。

（4）住院期间的检查项目

① 住院后必需的检查项目：甲功全项、腰穿脑脊液（常规、生化、OB、细胞学检查、自身免疫抗体谱、副肿瘤抗体谱，后二者需要同时查血相关项目）、脑电图2小时＋蝶骨电极、头MRI＋DWI＋强化、甲状腺超声/腹部超声/前列腺或子宫附件B超、胸部CT。

② 根据患者情况可选择：血乳酸、脑脊液病毒全项、脑脊液Ⅱ代测序，必要时可做头PET、全身PET-CT、血尿有机酸筛查。

（5）出院标准

① 诊断明确，药物治疗方案确定，可门诊随访。

② 没有需要住院治疗的合并症和/或并发症。

3. Wernicke脑病

（1）Wernicke脑病的诊断标准：根据2010 EFNS Wernicke脑病的诊断、治疗和预防。

① 临床诊断应考虑酗酒者与非酗酒者的临床表现不同（推荐等级C），虽然酗酒者的患病率较高，但我们应该考虑到所有可能导致维生素B_1缺乏的躯体疾病（最好的临床实践要点-GPP），详见表10-5。

表10-5　在非酗酒者中各种病因病例数列表

躯体疾病	例数	占比（%）
癌症	113	18.1
胃肠手术	105	16.8
妊娠剧吐	76	12.2
绝食/禁食	64	10.2

躯体疾病	例数	占比（%）
胃肠道疾病	48	7.7
艾滋病	31	5.0
营养不良	26	4.2
透析及肾脏疾病	24	3.8
呕吐	24	3.8
精神疾病	15	2.4
干细胞/骨髓移植	15	2.4
感染	14	2.2
中毒	9	1.4
甲状腺疾病	9	1.4
偏食	8	1.3
医源性疾病	6	1.0
缺氧性脑病	5	0.8
其他	2	0.3
未知病因	12	1.9
总计	19	3.0

② 酒精中毒患者的临床诊断需要以下四个体征中的两个：a. 进食差；b. 眼部症状；c. 小脑功能失调；d. 精神状态改变或轻度记忆损害（B级）。

（2）住院期间的检查项目

① 在给予干预前应该立即测定血清样本中的维生素 B_1 水平。

② 应该检查 MRI 用于酒中毒和非酒中毒患者急性 WE 的支持诊断。

（3）WE 的治疗原则和治疗方案

① 维生素 B_1 适用于治疗可疑或有 WE 临床表现的患者。在给予碳水化合物之前，应首先给予维生素 B_1 每次 200 mg，每日 3 次，最好是静脉途径（水平 C）。

② 维生素 B_1 的总体安全性非常好（B级）。

③ 减肥手术后，我们建议至少随即补充维生素 B1 至少 6 个月，并且要非肠道给药（GPP）。

④ 肠外维生素 B_1 应给予所有进入急诊室的高危人群。

（四）神经系统疾病与心身疾病共病

卒中（stroke）是急性脑血管病的一种类型，多表现为突然发生的脑部受损征象，如意识障碍、局灶症状和体征。如症状持续超过 24 小时，或影像学上发现责任病灶，则称为卒中，又称为脑血管意外，包括缺血性卒中和出血性卒中，后者包括脑出血及蛛网膜下腔出血。如症状持续时间小于 24 小时，且影像学未发现责任病灶则称为短暂脑缺血发作。

多种危险因素与卒中有关，可干预的危险因素，包括高血压、糖尿病、高脂血症、心脏病、高同型半胱氨酸血症以及吸烟酗酒久坐等不健康的生活方式;不可干预的危险因素,包括年龄、性别、遗传、种族等等。

卒中后抑郁(post-stroke depression,PSD)是指发生于卒中后,表现为一系列抑郁症状和相应躯体症状的综合征。属于身心疾病范畴,是卒中后常见且可治疗的并发症之一,如未及时发现和治疗,将影响卒中患者神经功能的恢复、生活质量的改善以及回归社会的能力。

目前研究显示 PSD 影响卒中预后,不仅能够延长卒中患者的住院时间,增加治疗费用,而且阻碍卒中患者神经功能的恢复,使患者丧失独立生活能力,增加死亡率。因此,PSD 早期识别、准确诊断和及时治疗非常重要。

在我国卒中患者主要就诊于神经内科,包括首诊和后期的治疗,因此大多数 PSD 患者的诊断和治疗需要神经科医生。但是由于各种原因,目前多数神经科医生尚不能及时、正确识别和处理 PSD,进而影响 PSD 患者的预后,对患者和家庭、社会造成了严重的影响,这不仅仅是医疗问题,同时也是社会以及公共卫生问题,引起了社会越来越多的关注。

1. 卒中后抑郁的分类

PSD 属于抑郁的一种特殊类型,目前尚没有统一的概念和诊断标准。国际疾病分类第 10 版(ICD－10)将 PSD 归入"器质性精神障碍",美国精神障碍诊断和统计手册第 5 版(DSM-V)将其归入"由于其他躯体疾病所致抑郁障碍",中国精神障碍分类与诊断标准(CCMD－3)将其归入"脑血管病所致精神障碍"。其核心在于卒中后出现的抑郁障碍,常影响患者生活。

2. PSD 的发病机制

PSD 属于身心疾病范畴,与各种因素有关,发生机制比较复杂,涉及社会—心理—生物等多个方面。目前认为卒中病灶部位、遗传因素、生物学因素、社会心理因素,以及高龄和女性等其他因素与 PSD 的发生发展密切相关。

3. PSD 的临床表现

PSD 的临床表现多种多样,是在卒中症状的基础上发生,一般分为核心症状和非核心症状。PSD 的核心症状主要是抑郁症状,大部分时间内总是感到不开心、闷闷不乐,甚至痛苦。兴趣及愉快感减退或丧失,对平时所爱好、有兴趣的活动或事情不能像以往一样愿意去做并从中获得愉悦。易疲劳或精力减退,每天大部分时间都感到生活枯燥无意义,感到度日如年;经常想到活在世上没有什么意义,甚至生不如死;严重者有自杀的倾向。PSD 的非核心症状包括各种生理症状,如体重减轻、入睡困难、眠浅多梦、易惊醒和早醒、不明原因疼痛、食欲减退或亢进、性欲减退等;心理症状,如紧张不安、焦虑和运动性激越等;以及认知症状,如注意力下降、健忘、犹豫不决、自我评价降低、自责、自罪、无价值感、自杀和自伤等。

4. PSD 的诊断

需要明确卒中与抑郁障碍发生的时间顺序,抑郁障碍必须出现在卒中之后,并符合各自的诊断标准。

5. PSD 的治疗

PSD 的治疗目标是控制症状,改善神经功能,提高患者生活质量,帮助其回归社会。

PSD 发病机制复杂,既有卒中造成的脑损害及其伴随的认知损害、功能残疾、生活质量下降,也有既往情感障碍病史、人格特征、应对方式、社会支持等社会心理因素等等,因此需要全病程综合治疗,包括心理治疗、药物治疗和康复训练等等,以期达到最佳的治疗效果。目前最佳治疗是在参照循证医学证据的同时,充分遵循个体化治疗的原则,并考虑风险因素及患者(家属)意愿等,选择适宜的治疗手段及治疗药物。在治疗过程中,需要注意监控和评估治疗的依从性、疗效、不良反应及症状复发的可能性。

(1) 心理治疗:所有卒中患者均应进行心理评估,进行个体化的心理支持、健康教育等。社会支持的缺乏可能会延长 PSD 的持续时间。如果患者 PSD 症状较轻且不伴认知与交流障碍者,或者不适宜药物治疗,首选心理治疗;如果症状较重,严重影响卒中康复、日常生活及社会功能者、心理治疗疗效不佳,可考虑药物治疗和(或)联合心理治疗。此外,其他辅助治疗手段如音乐、放松训练、冥想、锻炼等也可用于 PSD 患者。

(2) 药物治疗:药物治疗需要在个体化基础上,综合考虑风险因素(如癫痫、跌倒和谵妄)及药物的不良反应,选择适宜的抗抑郁药物。常用为 SSRI 和 SNRI 类药物,如舍曲林、西酞普兰、帕罗西汀、文拉法辛、度洛西汀等等。治疗过程中,应监控和评估药物治疗的依从性、疗效、不良反应、症状的变化等。药物治疗剂量应个体化,需要足量、足疗程,在抑郁症状缓解后至少应维持治疗 4～6 个月以上,以预防复发。如果药物正规治疗后 4～6 周抑郁症状无明显改善,应考虑精神科医师会诊。

6. 会诊及转诊

在治疗过程中应该警惕 PSD 患者出现极端情况:重度 PSD;伴有自杀风险[自杀想法和(或)自杀行为];积极治疗效果不明显,病情持续加重。应请精神科医师会诊或转诊精神科治疗。

五、联络会诊及多学科团队建设

(一) 联络会诊

1. 会诊程序

(1) 提供心身医学会诊服务的科室遵照所在医院的有关规定执行院内外会诊。

(2) 会诊由专人负责,定期进行科室内轮换。因工作安排或请假不能完成会诊时需上报上级医师,由科室指定其他医师完成。

(3) 会诊记录:按照医疗规定完整、及时完成会诊记录的书写。

(4) 会诊中所遇医疗问题及时请示上级医师,并可申请病例讨论。

(5) 会诊中涉及医疗以外问题,需及时上报相关部门。

2. 联络程序

(1) 提供心身医学会诊服务的科室根据所在医院各病房的实际需求,选定某些病房,经与该专科负责人协商后,在一定时期内有规律地(每周一次)提供联络服务。根据实际需求酌情更换病房。

(2) 联络服务由科室指定专人负责,定期进行轮换。

(3) 提供联络服务的医生每周参加病房的常规查房≥1 次,应病房医生的要求对患者的精神心理问题进行干预,同时从精神、心理层面关注患者的诊疗过程、医患互动及治疗团队成员互动过程,结合专业技术适时给予协助。

(4)联络会诊中遇疑难问题或复杂情况,及时请示上级医师。提供心身医学会诊服务科室的全体医生定期讨论联络会诊中的问题及分享体会,总结经验。

(5)联络会诊中涉及医疗以外问题,需及时上报相关部门。

3. 联络会诊医师任职资格

(1)具有医师执业资格,完成精神卫生专业住院医师规范化培训第一阶段,工作3年或以上;

(2)掌握精神卫生和临床心理知识和技能,了解本学科和相关学科的理论和实践进展。

4. 联络会诊医师培养模式

(1)开展联络会诊精神医学服务的医师在完成精神科基本技能的培训后,接受系统的心身医学与心理治疗培训、内科培训。

(2)开展联络会诊精神医学服务的医师,以每周一次的频率进行督导。督导内容包括精神卫生服务中涉及的医患关系、人际互动、临床技能、心理治疗策略及专业耗竭等内容。

(3)科室通过每周一次的疑难病例访谈和讨论会议,现场考察联络会诊精神医学医师收集病史、完成精神科检查、建立医患关系、进行初步心理治疗、进行诊断和鉴别诊断的能力,通过联络会诊案例的报告和临床思路讨论,提高联络会诊能力。

5. 联络会诊医师职责

(1)按照工作安排,依照联络会诊程序完成联络会诊工作。

(2)定期向上级医师汇报会诊量及重点、疑难病例。

(3)保证联络会诊医疗服务质量,针对疑难及危重病例积极申请病例讨论,努力提高专业服务能力。

(4)发现不良事件和安全隐患时应及时报告。

(二)多学科团队建设

(1)提供联络服务的医生参加联络科室病房的常规查房期间,通过从精神、心理层面关注患者的诊疗过程、医患互动及治疗团队成员互动过程,提高联络科室成员对心身医学基本知识和技能的理解。

(2)鼓励与邀请对心身医学有兴趣的其他科室成员参加系统的心身医学培训,掌握心身医学基本技能。

(3)邀请已接受心身医学技能培训的其他科室医生参加科室的疑难病例访谈讨论,通过案例的现场访谈和临床思路讨论,提高他们的心身医学技能。

(4)提供心身医学会诊服务的科室可根据患者需求,针对不同障碍/综合征,开展多学科联合诊疗,邀请相关兄弟科室,特别是接受了系统心身医学培训的兄弟科室成员参加,为患者提供多学科团队的优质服务,并在进行多学科诊疗过程中互动学习,提升多学科团队的临床诊疗能力。

六、精神心理紧急事件处理原则及处理流程

（一）精神心理紧急事件处理原则

精神心理紧急事件也就是心理危机，其本身并不是心理疾病，而是当事人面临突如其来的无法用惯常有效方法处理的特殊困境时的心理反应，有望通过科学心理危机干预获得良性结果。心理危机干预只有在对被干预者心理状况全面科学评估的基础上，以科学的方法步骤有序开展，才可能取得较好结果。心理危机干预的开展首先要秉持"科学、规范、有序、有效"的原则。一般在危机发生后的数小时、数天、数星期都是进行心理危机干预的最佳时间。危机后的心理重建工作越早开展越有效。危机干预工作者一般必须是经过专门训练的心理学家、社会工作者、精神科医生等。

1. 干预基本原则

（1）心理危机干预是医疗救援工作的一个组成部分，应该与整体救灾工作结合起来，以促进社会稳定为前提，要根据整体救灾工作的部署，及时调整心理危机干预工作重点。

（2）心理危机干预活动一旦进行，应该采取措施确保干预活动得到完整的开展，避免再次创伤。

（3）对有不同需要的受灾人群应综合应用干预技术，实施分类干预，针对受助者当前的问题提供个体化帮助。严格保护受助者的个人隐私，不随便向第三者透露受助者个人信息。

（4）以科学的态度对待心理危机干预，明确心理危机干预是医疗救援工作中的一部分，不是"万能钥匙"。

2. 干预基本技术

重点人群是指目标人群中经过评估有严重应激症状的人群。对重点人群采用"稳定情绪""放松训练""心理辅导"技术开展心理危机救助。

（1）稳定情绪技术要点

① 倾听与理解。目标：以理解的心态接触重点人群，给予倾听和理解，并做适度回应，不要将自身的想法强加给对方。

② 增强安全感。目标：减少重点人群对当前和今后的不确定感，使其情绪稳定。

③ 适度的情绪释放。目标：运用语言及行为上的支持，帮助重点人群适当释放情绪，恢复内心平静。

④ 释疑解惑。目标：对于重点人群提出的问题给予关注、解释及确认，减轻疑惑。

⑤ 实际协助。目标：给重点人群提供实际的帮助，协助重点人群调整和接受因灾难而改变的生活环境及状态，尽可能地协助重点人群解决面临的困难。

⑥ 重建支持系统。目标：帮助重点人群与主要的支持者或其他的支持来源（包括家庭成员、朋友、社区的帮助资源等）建立联系，获得帮助。

⑦ 提供心理健康教育。目标：提供灾难后常见心理问题的识别与应对知识，帮助重点人群积极应对，恢复正常生活。

⑧ 联系其他服务部门。目标：帮助重点人群联系可能得到的其他部门的服务。

（2）放松训练要点：包括：呼吸放松、肌肉放松、想象放松。分离反应明显者不适合学习放松技术（分离反应表现为：对过去的记忆、对身份的觉察、即刻的感觉乃至身体运动控制之间的正常的整合出现部分或完全丧失）。

（3）心理辅导要点：通过交谈来减轻灾难对重点人群造成精神伤害的方法，个别或者集体进行，自愿参加。开展集体心理辅导时，应按不同的人群分组进行，如：住院轻伤员、医护人员、救援人员等。

① 目标：在灾难及紧急事件发生后，为重点人群提供心理社会支持。同时，鉴别重点人群中因灾难受到严重心理创伤的人员，并提供到精神卫生专业机构进行治疗的建议和信息。

② 过程：

第一，了解灾难后的心理反应。了解灾难给人带来的应激反应表现和灾难事件对自己的影响程度，也可以通过问卷的形式进行评估。引导重点人群说出在灾难中的感受、恐惧或经验，帮助重点人群明白这些感受都是正常的。

第二，寻求社会支持网络。让重点人群确认自己的社会支持网络，明确自己能够从哪里得到相应的帮助，包括家人、朋友及社区内的相关资源等。画出能为自己提供支持和帮助的网络图，尽量具体化，可以写出他们的名字，并注明每个人能给自己提供哪些具体的帮助，如情感支持、建议或信息、物质方面等等。强调让重点人群确认自己可以从外界得到帮助，有人关心他/她，可以提高重点人群的安全感。给儿童做心理辅导时，目的和活动内容相同，但形式可以更灵活，让儿童多画画、捏橡皮泥、讲故事或写字。要注意儿童的年龄特点，小学三年级以下的儿童可以只画出自己的网络，不用具体化在哪里得到相应的帮助。

第三，应对方式。帮助重点人群思考选择积极的应对方式；强化个人的应对能力；思考采用消极的应对方式会带来的不良后果；鼓励重点人群有目的地选择有效的应对策略；提高个人的控制感和适应能力。

此外，严重患者，可以药物干预。例如 5-羟色胺再摄取抑制剂（SSRIs）（如帕罗西汀、五羟色胺）和去甲肾上腺素和再摄取抑制剂（SNRIs）（如文拉法辛），可作为急性应激障碍和 PTSD 患者的一线治疗药物，不建议作为预防性用药；苯二氮䓬类、第二代抗精神药等也能对 PTSD 的部分症状起到一定缓解作用。大众对心理危机干预方法有一定了解，将有助于应对各类紧急情况带来的心理冲击，并能与身边的人相互支持，及时发现、及时求助、及时干预心理危机。

（二）常见精神心理紧急事件处理流程

1. 惊恐发作

（1）支持性心理治疗：减轻患者对所出现的惊恐发作的担忧和焦虑，提高对治疗的动机和信心。

（2）惊恐障碍药物治疗：目前仍然首选苯二氮䓬类，如阿普唑仑 0.4～0.8 mg，每日 3 次或 4 次。

（3）具有抗焦虑作用的抗抑郁剂：如阿米替林、多虑平、帕罗西丁等有时也可作为首选。以丙米嗪为例，一般治疗剂量通常为 150～250 mg/d，个别可超过 300 mg/d。应注意此类药物宜从小剂量如 12.5 mg/d 开始,并缓慢加量。药物治疗:一般在惊恐发作完全控制后维持6～12 个月,再缓慢减药。

(4) 心理治疗:放松技术、生物反馈、森田治疗、认知治疗、催眠治疗、家庭治疗、分析性心理治疗等,可单独使用,也可与其他治疗方法结合运用。

2. 心因性非癫痫性发作

心因性非癫痫性发作(psychogenic non-epileptic seizure,PNES)是一种临床症状与癫痫相似但不伴癫痫样脑电改变的发作性疾病,常被误诊为癫痫。目前 PNES 的确诊手段是视频脑电图监测,但其最佳监测时长并无定论。近年来,多样的生理信号、脑影像学、实验室检查数据以及机器学习的应用为 PNES 与癫痫的精准鉴别提供了新思路。首先,在确诊PNES 后,可与患者进行交流,帮助其认识到 PNES 不同于癫痫发作,是心理因素导致的,交流后可短暂改善其发作情况。进一步的干预措施包括认知行为治疗、心理动力人际关系,这些措施可能对治疗有效,进一步防止其复发。药物治疗包括减少单纯 PNES 患者的 AEDs使用量、降低 PNES 合并癫痫发作患者 AEDs 的不良反应和心理合并症的药物治疗。

因此,诊断为 PNES 后应继续于神经科随访,以监测抗癫痫发作药物的安全停药、解答患者疑问,以及在出现新事件时重新评估。PNES 的任何治疗方法都缺乏相关证据。心理干预是主要治疗手段,包括认知行为治疗(CBT)。然而,一项随机试验显示 CBT 没有益处。药物治疗对 PNES 无效,但应根据指征用于治疗精神共病。

3. 头晕

头晕的治疗应根据眩晕不同的病因进行,临床上头晕分为两种:一是中枢性头晕,治疗原则应控制血压、血糖、血脂,给予同型半胱氨酸、抗血小板聚集、他汀稳定斑块,扩张血管等治疗。二是周围性头晕,常见有美尼埃氏病、耳石症,治疗原则为给予扩张耳蜗血管改善循环治疗;耳石症给予手法复位治疗。日常生活上应放松心情,规律作息,适当运动,避免过度疲劳,保持良好睡眠状态,防止头晕反复发作。

4. 精神病样症状

(1) 患者常伴有意识不清、兴奋激越甚至攻击行为,这时需要采取保护性措施。比如用束缚带把患者束缚在病床上,同时给予镇静催眠类药物,如肌注地西泮、氟哌啶醇等。要特别注意患者是否会发生自杀、误伤,此时采取的急救措施,除严密看管好患者外,患者若有戴眼镜、假牙,应立即予以拿掉,以防误伤。为预防患者突发意识障碍、昏迷,让患者平卧床上。其他不会有严重后果的精神病发作,采取安慰、支持的方法。如果患者情绪激动,可以鼓励患者表达和宣泄不良情绪。患者出现坐立不安,可帮助患者转移注意力,教给患者自我放松与训练的方法。

(2) 药物治疗可以缓解绝大部分症状,抗精神病药物治疗应作为首选的治疗措施,药物治疗应作为治疗中重要的组成部分。

(3) 治疗时需足量、足疗程,并积极进行全病程治疗。

(4) 精神病治疗是长期治疗,药物选择应考虑症状、副反应、个体耐受性,同时考虑经济承受能力和可获得性。

5. 失眠

（1）消除疾病：消除疾病是指消除与失眠相关的躯体疾病，如肝病、心脑血管疾病、过敏性疾病等，这些疾病的患者可能出现焦虑、烦躁、皮肤瘙痒、疼痛等症状，容易导致失眠。因此消除疾病是失眠的治疗原则之一。

（2）养成健康的生活习惯：治疗失眠需要帮助患者养成健康的生活习惯，每天固定时间起床，坚持规律作息。同时避免喝刺激性饮品，如咖啡、浓茶等，这对失眠有一定辅助治疗的作用。因此养成健康的生活习惯也是失眠的治疗原则之一。

（3）心理治疗：心理治疗是失眠的治疗原则之一。失眠可能是重大精神创伤、心理负担过重、压力过大等原因引起的，因此对于有心理问题的患者进行有针对性的心理治疗，才能有效治疗失眠。

（4）药物治疗：药物治疗是失眠的治疗原则之一，失眠的患者在医生的指导下服用药物进行辅助治疗，如苯二氮䓬类与非苯二氮䓬类镇静催眠药（佐匹克隆、地西泮片、艾司唑仑片、马来酸咪达唑仑片等），能有效缓解症状。

6. 疼痛

（1）如果出现疼痛性疾病，患者应避免盲目用药，一般需要遵循先诊断、后治疗，合理用药，以有效、安全为主的原则，以及先简后繁、先无创后有创、先可逆后毁损的原则等。

① 先诊断、后治疗：

a. 重视诊断和鉴别诊断：疼痛症状常掩盖原发疾病，易致误诊、漏诊、延误病情。

b. 诊断性治疗：患者疼痛难忍时，常需暂时止痛。然而，这种措施绝不是最终目的，必须密切观察治疗后的反应，以有助于确诊。

c. 复诊时应核实诊断的正确性：如有可疑应及时予以纠正，或进一步检查。

② 合理用药，以有效、安全为主的原则：

a. 合理用药：注意用药正确，保证疗效，剂量恰当，治疗期限合理，用药后产生的危害性较小。

b. 规范用药：规范用药是保证有效、安全的关键，以口服为主，确保主动按时给药、按阶梯给药、个体化给药。对非癌性疼痛疾病，遵医嘱应用非甾体抗炎药物时，要坚持疗程，不宜频繁更换和（或）同类药物重叠使用。对糖皮质激素（甾体类）药物，应严格掌握适应证和禁忌证，注意和记录用药剂量、日期和总剂量，联合用药要注意配伍禁忌和副作用的增加。

③ 先简后繁、先无创后有创、先可逆后毁损的原则：选择治疗措施应以安全、有效和术者熟练掌握者为首选方法，实施各种治疗措施，以无创、安全的措施达到治疗目的为原则。神经阻滞疗法应根据疼痛部位，判定其支配的神经再决定预阻滞的神经性质和部位，并应遵循"先末梢后中枢，先可逆后损毁"的原则。需要注意坚持相辅相成、综合治疗，节省医疗资源、减轻医疗负担的原则，以及保护患者生理功能、提高生活质量的原则等。建议患者注意多休息，避免过度劳累、剧烈运动，同时避免情绪激动，以免加重疼痛症状，影响日常生活。

七、心身医学专业知识与技能培训

（一）神经-精神症状的鉴别诊断

1. 脑卒中的精神心理症状

脑卒中是指由于脑血管疾病引起的脑部血液循环障碍,导致脑组织受损的疾病。脑卒中患者除了出现神经系统症状,如肢体瘫痪、言语障碍、感觉障碍等,还可能出现一些精神心理症状。例如,抑郁症状,包括情绪低落、自责、无助感、对未来缺乏信心等;焦虑症状,包括不安、烦躁、紧张、易激惹等;人格改变,如易怒、冷漠、情感淡漠、易疲劳等;认知障碍,如注意力不集中、记忆力下降、判断力减退、失去方向感等。这些精神心理症状会对患者的康复产生不良影响,应及时采取措施进行干预和治疗。

2. 癫痫的精神心理症状

癫痫是一种神经系统疾病,会引起不同类型的癫痫发作和其他症状,包括精神心理症状。常见的精神心理症状包括:情感问题,如情感失调、焦虑、抑郁、易激惹、情感淡漠、易怒等;认知问题,如注意力不集中、记忆力下降、学习和语言障碍等;行为问题,如情绪失控、攻击性行为、抽动症状、强迫症状等;其他问题,如幻觉、妄想、失去自我意识,对环境和社交生活的退缩等。这些精神心理症状会影响癫痫患者的生活质量和治疗效果。及早识别和治疗这些问题是重要的。

3. 帕金森病的精神心理症状

帕金森病是一种神经系统退行性疾病,常见的精神心理症状包括:抑郁症状,如常常出现悲观、自责、无助感等抑郁情绪,甚至出现自杀倾向;焦虑症状,患者可能感到不安、害怕、紧张、恐惧等;精神运动性兴奋症状,可能表现为兴奋、焦躁、易激惹、不安等;失眠:由于病症本身或是使用药物的原因,患者可能出现失眠现象;注意力不集中,帕金森病患者可能出现记忆力下降、注意力不集中等认知方面的症状;幻觉和妄想,极少数情况下,患者可能会出现幻觉和妄想等精神症状。以上精神心理症状需要由专业医生进行评估和及时的治疗。

4. 多发性硬化的精神心理症状

多发性硬化是一种中枢神经系统慢性疾病,除了典型的神经系统症状外,也会出现一些精神心理症状,包括但不限于:抑郁和焦虑,多发性硬化患者可能会经历情绪低落、悲伤、无助、恐惧和紧张等精神状态,这些情绪可能会加重其他症状;记忆障碍,多发性硬化可能会导致认知障碍,如注意力不集中、短期记忆受损和学习和执行任务能力下降;意志力和自我控制的受损,多发性硬化患者可能会经历意志力下降、行为控制失常和冲动性行为;性功能障碍,多发性硬化患者可能会经历性欲减退、勃起困难和性交疼痛等性功能障碍。以上是多发性硬化患者可能出现的一些精神心理症状,但具体情况因人而异。如果患者出现了任何不寻常的精神心理症状,应及时就医寻求专业帮助。

5. 病毒性脑炎的精神心理症状

病毒性脑炎是由病毒感染引起的脑部疾病,除了一些脑部症状外,还会出现一些精神心理症状,主要包括:意识障碍,患者可能表现为昏迷、嗜睡、意识混浊等;精神症状,如烦躁不安、焦虑、抑郁等,甚至出现幻觉和妄想;记忆障碍,患者可能出现记忆力下降、注意力不集中等;言语障碍,患者可能出现言语不清、口齿不清、语言混乱等;感情障碍,患者可能出现情感波动、易激惹等。需要注意的是,由于病毒性脑炎的症状复杂多样,而且可能会随着病情的发展而改变,因此需要医生进行全面的精神心理评估和诊断。

6. 阿尔茨海默病的精神心理症状

阿尔茨海默病(老年性痴呆)是一种神经退行性疾病,常伴随着一系列的精神心理症状,包括:记忆力减退,患者逐渐遗忘新的信息,而对过去熟悉的信息仍有一定记忆力;情感失调,患者可能出现情感不稳定、易激惹或情绪低落等症状;认知障碍,患者逐渐失去判断力、计算力、理解力、语言表达和理解能力等;行为异常,患者可能出现失眠、夜间嗜睡、社交退缩、轻信陌生人、重复性行为等症状;萎缩症状,患者可能出现肌肉萎缩、失去平衡感、肢体僵硬、步态不稳等症状。这些症状往往会随着病情的进展而加重,并对患者的日常生活和社交能力造成很大影响。治疗方案包括药物治疗、心理干预和康复训练等。

(二)精神心理评估原理和方法

精神心理评估是一种系统、综合的评价方法,主要通过对个体的心理、情感和行为等方面进行分析,以确定其精神状态的问题和水平。精神心理评估可以用于诊断各种精神障碍和其他心理问题,以及确定治疗方案和疗效的评估。以下将介绍精神心理评估的原理和方法。

1. 精神心理评估原理

精神心理评估是基于心理学、精神病学、神经科学、医学等多学科的理论和实践基础。其评估原理主要包括:

(1)人格理论:个体的人格是由遗传、环境和文化等多种因素共同塑造的。通过对人格的评估,可以了解个体的特质、行为模式和应对方式等信息。

(2)心理动力学理论:个体的行为和情感是受到内在心理力量的驱动。通过分析个体的防御机制、冲突和动机等信息,可以了解其心理和情感状态。

(3)认知理论:个体的思维和行为是基于认知和信念的,通过评估个体的认知过程和思维方式,可以了解其行为模式和情感状态。

(4)神经生物学理论:精神障碍可能涉及神经生物学异常,通过评估神经系统的功能和病理特征,可以了解个体的神经生物学状态。

2. 精神心理评估方法

精神心理评估可以通过多种方法进行,常见的评估方法包括:

(1)面谈:面谈是精神心理评估的基本方法,通过与个体进行面对面的对话,了解其心理、情感和行为等方面的情况。

(2)行为观察:通过观察个体的言行举止、面部表情和身体姿态等,了解其行为模式和情感状态。

(3)心理测量工具:包括自评量表、面谈量表和行为观察量表等,可以用于评估个体的心理和情感状态。

(4)神经心理学测试:通过对个体的认知和神经功能进行测试,了解其认知过程和神经功能状态。

（5）影像学检查：包括脑部 CT、MRI 和 PET 等影像学检查，可以评估个体的神经生物学状态。

（三）神经科心身疾病治疗方法

神经系统疾病的精神心理症状治疗方法取决于症状的类型和严重程度。以下是常用的治疗方法：

1. 药物治疗

药物治疗是最常见的治疗方法之一。常用的药物包括抗抑郁药、抗焦虑药、抗精神病药等。这些药物可以帮助控制精神症状，改善患者的生活质量。在使用药物治疗时，需要注意以下几个方面。首先，抗抑郁药通常用于治疗抑郁障碍，但对于与抑郁障碍相关的其他精神心理症状，如焦虑和睡眠问题，也可能有效。然而，抗抑郁药的副作用包括恶心、头晕、性功能障碍等，需要医生根据患者的具体情况进行评估和监测。其次，抗焦虑药主要用于治疗焦虑障碍和相关的躯体症状，如心悸、出汗、手脚发麻等。但是，长期使用抗焦虑药可能会导致成瘾和药物滥用。因此，在使用抗焦虑药时，需要遵循医生的建议，遵循适当的剂量和用药时间，并定期进行复查。最后，抗精神病药物通常用于治疗精神分裂症和其他相关疾病。但是，这些药物可能会导致副作用，如运动障碍、心血管疾病和代谢障碍等。因此，在使用抗精神病药物时，需要医生根据患者的具体情况进行评估和监测，并进行适当的剂量控制和药物调整。总之，使用药物治疗神经疾病相关的精神心理症状需要遵循医生的建议和指导，并严格遵守药物的用药说明书，以最大程度地减少副作用和药物滥用的风险。同时，定期进行复查和评估，以确保治疗的有效性和安全性。

2. 心理治疗

心理治疗可以帮助患者学会应对精神症状和情绪问题的技能。常用的心理治疗包括认知行为疗法、精神动力学疗法、眼动脱敏疗法等。针对神经疾病相关的精神心理症状，心理治疗是一种常见的非药物治疗方法。

（1）认知行为疗法（CBT）：CBT 是一种基于思维和行为的心理治疗方法。该方法通过调整患者的负面思维和行为模式，从而改善神经疾病相关的精神心理症状。例如，通过减少自我批评、负面自我评价和过分关注体验的行为，减轻抑郁和焦虑症状。CBT 的疗程通常持续数周至数月。

（2）意象重建疗法：意象重建疗法通过引导患者控制意象和场景，帮助其放松身心并减轻心理压力。患者通常会被引导进入某种深度放松状态，然后根据其特定的问题和目标，选择恰当的意象进行想象。

（3）眼动脱敏与再处理疗法（EMDR）：EMDR 主要用于治疗创伤后应激障碍（PTSD）。通过引导患者在回忆创伤事件时关注眼前的运动刺激，例如移动手指或使用特殊的眼动仪，患者可以逐渐减少对创伤事件的强烈情感反应。

（4）心理动力学疗法：心理动力学疗法基于弗洛伊德的精神分析理论，旨在揭示患者潜意识中的冲突和不满，帮助其更好地理解自我和行为模式，并改善神经疾病相关的精神心理症状。该疗法需要长时间的治疗过程，并需要患者对治疗的投入和信任。

总之,针对神经疾病相关的精神心理症状,不同的心理治疗适用于不同类型的疾病和患者。在实践中,医生应该根据患者的具体情况和需求来选择最合适的心理治疗方法。

3. 物理治疗

物理治疗可以改善神经系统疾病的精神症状。常用的物理治疗包括电疗、磁疗、光疗、音疗等。

4. 中医治疗

中医治疗可以改善神经系统疾病的精神症状。常用的中医治疗包括针灸、推拿、中药等。

5. 社会支持

社会支持可以帮助患者应对精神症状和情绪问题。社会支持包括家庭支持、社会团体支持、社会福利支持等。

需要注意的是,治疗神经系统疾病的精神心理症状需要个体化的治疗计划,因为每个患者的情况是不同的。治疗计划需要根据患者的年龄、病情、生活方式和偏好等方面进行调整和优化。同时,在治疗过程中需要进行定期的复查和评估,以便及时调整治疗计划。

[王玉平]

第十一章 疼痛心身医学整合诊疗中心的建设与发展

一、场地建设

根据心身医学诊疗中心环境指南基本要求和疼痛相关疾病诊疗的实际需求,一个完备的疼痛心身医学整合诊疗中心除应设有候诊间、医师诊疗间(门诊诊室)、患者休息室、技师休息室、工作人员更衣室、储藏室、卫生间等配套设施外,还应包括常规诊疗室、影像学诊疗室、手术治疗室、康复理疗室、心理治疗室等。

(一)门诊设置

1. 诊室

包括普通门诊、专家门诊和专病门诊(如神经病理性疼痛、癌症疼痛、肌肉骨骼疼痛、躯体形式疼痛等)。

2. 常规诊疗室

用于神经电生理检查、医用红外热像、感觉神经定量检测、神经阻滞术等,配备相关检查评估设备。神经阻滞术操作室可依照门诊处置室建设标准进行设置,具备无菌和常规抢救条件(包括急救药物和设备)。一般不小于 $6~m^2$。

3. 影像学诊疗室

用于 x 线,超声波,红外线成像,脊髓造影检查等,场地大小根据配备的设备而定。涉及射线检查的应具备相应的防护措施。

4. 手术治疗室

用于椎间盘髓核成形术、硬膜外腔镜术等,可依照门诊手术室建设标准进行设置,如需分为无菌区、半无菌区、非无菌区,设置清洁通道、污染通道,具备麻醉、监护、手术、输液、抢救条件,配备器械消毒设备及手术台、麻醉监护仪及相关专用设备等。

5. 康复理疗室

用于疼痛康复治疗以及心理相关物理治疗场地,可配备疼痛物理治疗仪、心理科物理治疗设备,以及生命监测、抢救等设备。场地大小根据配备的设备和治疗床的数目而定,各床位之间设置屏风或隔帘。

6. 心理治疗室

一般用于一对一个别心理咨询及治疗,有时也可用于一对多的家庭心理治疗。可配备心理评估系统、沙盘等。要求安静隔音,温馨舒适,应设置来访者和治疗师沙发,沙发应方便移动,方便不同流派的治疗师依据治疗设置而布置。

（二）病房设置

1. 基本标准

住院床位设置应当与其功能定位、服务能力和患者就医需求相适应。能够开展常见的、多发的疼痛病、其他疑难疼痛相关疾病、心理疾病等诊疗。基本标准为5～10张床位。

2. 推荐标准

与其功能定位、服务能力和患者就医需求相适应。能够开展部分疼痛病疑难重症病例诊疗。推荐标准为15张以上床位。

二、医疗设备配置

可配置疼痛物理治疗仪(如体外冲击波、经皮电刺激、高能量激光、红外偏振光、中频、超短波、超声波、威伐光、磁疗、红光等)、臭氧发生器、射频治疗仪、低温等离子治疗仪、低能量激光治疗仪、医用超声仪器、内热针治疗仪等疼痛诊疗设备,心理科低频脉冲治疗、脑反射治疗、松弛治疗、生物反馈治疗、经颅磁刺激等治疗设备,以及生命监测、抢救等设备。

有条件的可配置脊柱内镜系统等。

三、人员配备与工作制度

（一）人员配备

疼痛心身医学整合诊疗中心主任应具备副主任医师以上职称,特殊情况下也可由高年资主治医师担任。人员均应具备疼痛科专科培训合格资质。卫生技术人员与实际开放床位数之比≥0.88∶1,医师数与实际开放床位数之比≥0.4∶1。护理岗位人员数与实际开放床位数之比≥0.4∶1。护理岗位人员数与医师数之比≥1.5∶1。根据工作需要可配备物理治疗师。

（二）岗位职责及要求

1. 医师岗位职责及要求

(1) 资质要求:具备麻醉科、骨科、神经内科、神经外科、神经内科、风湿免疫科、肿瘤科、精神科或康复医学科等专业知识之一和临床疼痛诊疗工作经历及技能的执业医师。

(2) 职责:① 负责门诊日常工作的组织和管理;② 负责门诊患者的接诊,制定评估和治疗计划,推荐心理治疗师参与接诊,发起联络会诊申请;③ 负责撰写患者的诊疗档案,参与患者临床诊疗;④ 负责制定患者随访计划;⑤ 定期开展健康教育。

2. 心理治疗师岗位职责及要求

(1) 资质要求:具有医学背景,并具有一定的专科工作经验;通过由卫生行政管理部门实施的执业资格考试,并取得心理治疗执照。

(2) 职责:① 协助疼痛科医师对患者进行心理治疗、行为认知指导等治疗;② 坚持保密原则,从来访者及家属等信息源获得有关来访者的心理问题、心理障碍的资料;③ 对来访者的心理成长、人格发展、智力、社会化及家庭、婚姻生活事件等进行全面评估,概括心理和生理测查;④ 对来访者作出心理诊断,制定心理治疗计划,并指导实施;⑤ 在心理咨询中发现来访者有精神障碍或躯体疾病时应及时告知医师,如发现来访者有危害其自身生命或危及社会安全的情况,有责任立即采取必要的措施,防止意外事件发生。

3. **康复治疗师岗位职责及要求**

(1) 资质要求:取得康复治疗师资格证;完成一定学时专业临床技能培训并获得培训证书;具备相关的临床工作经验。

(2) 职责:① 执行康复医师的康复处方;② 根据康复处方,为患者制定具体的康复方案;③ 对患者进行相关疾病的健康宣教。

4. **护理人员岗位职责及要求**

(1) 资质要求:具有护师职称;有一定的疼痛专科护理工作经验;完成一定学时的专业技能培训课程并获得培训证书。

(2) 职责:① 为患者建立详细的健康档案,做好患者预约登记和随访;② 对患者进行详细的问诊,全面掌握患者的病情和家庭状况,协助医师和康复师充分评估患者的疼痛情况、心理状态、家庭情况及社会的能力;③ 协助医生处理突发的医学事件;④ 协助医生开展患者以及家属的宣教和培训,发放日常宣传手册以及相关视频,指导家属如何对患者进行家庭生活照顾,进行用药指导、安全指导及饮食营养指导;⑤ 协助和指导患者的康复治疗。

(三) 工作制度

1. **首诊负责制**

严格执行首诊负责制及岗位责任制,首诊接诊医生必须认真检查和处理,并在病历中详细记录,诊断要明确。由于许多疾病以疼痛为首诊症状,对其他专科疾病的患者,可转他科诊治。诊断有疑问者,可请有关科室会诊,不得借故不给检查或处置。

2. **三级医师查房制度**

(1) 住院医师查房:① 主要任务:密切观察病情变化,在诊疗计划原则下对病情作对症处理,遇疑难复杂问题及时报告上级医师决定。② 每日至少查房两次:病情发生变化情况下随时查房。特殊情况应在病程记录中记载,并向上级医师报告。③ 检查医嘱执行情况和报告单:分析检验结果,提出进一步检查或治疗意见。④ 加强与患者的沟通:做好患者的思想工作,督促患者配合执行医嘱,如按时服药、卧床休息、适宜活动、饮食要求等。⑤ 做好上级医师查房前的准备:备好病历、影像检查片子、检验报告和所需检查器材,上级医师查房时要报告病情,提出要解决的问题,及时做好查房记录。

(2) 主治医师查房:每日上午带领住院医师对所管患者进行系统查房一次,接到下级医师或护士报告应随时到场重点查房。对新入院、重危、诊断未明及疗效不好的患者进行重点检查和讨论,必要时报告主任(副主任)医师或提交病例讨论。检查病历并纠正错误记录,检查医嘱执行情况及治疗效果,提出治疗及手术方案,对出、转院问题做出决策。了解患者病情变化并征求对饮食、生活的意见,耐心解释患者提出的问题,做好患者的思想工作。

(3) 主任(副主任)医师查房:每周查房至少2次。查房前下级医师应做好有关准备,查房时经管医师简要报告病情后做必要的补充。主任医师应认真听取下级医师的报告和需要解决的问题,严格要求下级医师。审查入院、重危病员的诊断、治疗计划,解决疑难病例诊疗问题,决定重大手术及特殊检查治疗,进行必要的教学工作。审查和决定会诊,讨论病例。

3. 疑难病例讨论制度

(1)目的:明确疑难病例的诊断;讨论不同意见的诊疗计划;提出合理的治疗方案。

(2)讨论流程:凡遇疑难病例,应及时提交科内,组织病例讨论,由主任(副主任)医师提出,科主任决定,确定讨论时间;必要时邀请相关科室专家参加;可能作重大诊疗决策的疑难病例讨论,应报告医务处派员参加;疑难病例讨论由科主任主持,经管医师报告病情,主治医师或主任(副主任)医师分析病例的难点及需要解决的问题;讨论的意见由科主任小结,决策讨论的意见应全部归入病历存档。

4. 术前病例讨论制度

(1)目的:完善术前检查,把握手术适应证,做好术前准备,保证手术质量,预防手术风险,增强责任意识。

(2)内容:术前讨论由科主任或主任(副主任)医师主持。手术医师应报告病例的术前诊断,手术指征、术式及准备情况。术前讨论应认真研究手术医师提出的手术方案,严格掌握手术指征,充分预估手术中可能遇到的问题以及解决的方法。将讨论记录存入病历。所有手术必须进行术前讨论,重大、疑难及新开展的手术尤不可缺。

5. 出院病例、死亡病例讨论制度

(1)目的:总结经验教训,提高诊疗效果,提升业务水平。

(2)内容:科室应在病例归档期限内按照病案管理要求对出院病历进行最后审查。出院病例讨论一般以诊疗小组为单位进行。死亡病例讨论以科室为单位进行。对存在问题提出改进办法。

6. 交接班制度

值班医师在下班前应将危重病员、新入院及当天手术患者的病情和处理事项及需要连续观察患者的注意事项记入交班本,做好交班工作。接班医师应认真阅读交班记录,认真查阅病历,了解患者的基本病情、诊疗过程及检查报告等,并到床头巡视,必要时应做相应的检诊。对于危重患者应进行床头交接班。交接班必须在完成阶段诊疗工作后进行,应检查值班装备情况及通信联络是否畅通,发现情况应作记录,及时解决。交接班医师均应在交接班本上签名。

7. 查对制度

在开医嘱、处方或进行治疗时,应查对患者姓名、性别、床号、住院号。执行医嘱时要进行"三查七对"。

8. 新技术准入制度

鼓励不断引进新技术,开展新项目,提高自身业务水平。必须具备相应条件要求,必须遵照技术准入制度,由项目负责人认真填写"开展新技术、新疗法申请表",经科室论证、同意后,由科主任签字后上报医务处及相关职能科室。先申报审核,有关部门批准后方可执行。

9. 危重患者抢救制度

抢救患者时,在班医务人员要及时到场,措施得当。在班最高职称医务人员要承担抢救指挥责任并立即向上级医师和科主任报告。抢救下达的口头医嘱,护士应复诵一遍,抢救结束后医师应据实补记。抢救记录应在抢救后及时补记,特殊情况 6 小时内一定要补记完成。抢救时需要他科会诊的,应按急会诊要求办理。

10. 其他制度

包括:患者知情同意制度、手术分级制度、分级护理制度、学习制度等。

四、疼痛相关常见疾病

(一) 与疼痛有关的躯体疾病

表 11-1　基本标准:应当能够诊疗的与疼痛有关的身体疾病

疾病名称	诊断手段	主要治疗方法
颈源性头痛	病史、体格检查以及影像学、实验室等辅助检查	药物治疗、神经阻滞治疗、神经射频治疗等
股骨头坏死(早期)	病史、体格检查以及影像学、实验室等辅助检查	药物治疗、体外冲击波治疗、关节腔注射(臭氧、富血小板血浆等)、关节腔减压术等
骨质疏松症(压缩性骨折)	病史、体格检查以及影像学、实验室等辅助检查	药物治疗、椎体成形术等
腰椎间盘突出症	病史、体格检查以及影像学、实验室等辅助检查	药物治疗、椎间盘微创介入技术(射频及臭氧消融术、胶原酶溶核术等)
腰椎管狭窄症	病史、体格检查以及影像学、实验室等辅助检查	药物治疗、神经阻滞、神经根松解术等
糖尿病周围神经病变	病史、体格检查以及影像学、实验室、电生理等辅助检查	药物治疗、交感神经阻滞、神经调控术(如射频脉冲技术)等
带状疱疹后神经痛	病史、体格检查以及影像学、实验室等辅助检查	药物治疗、神经阻滞、射频脉冲治疗等
纤维肌痛症	病史、体格检查以及影像学、实验室等辅助检查	药物治疗、软组织松解术、射频治疗、银质针治疗、内热针治疗等
癌症相关性疼痛	病史、体格检查以及影像学、实验室等辅助检查	药物治疗、选择性神经阻滞和神经毁损、外周 PCA、鞘内药物输注治疗等
腰脊神经后支综合征	病史、体格检查以及影像学、实验室等辅助检查	药物治疗、脊神经后支射频脉冲、内镜下脊神经后支松解术等
强直性脊柱炎	病史、体格检查以及影像学、实验室等辅助检查	药物治疗、局部阻滞、椎间关节射频治疗等

表 11－2　推荐标准:建议能够诊疗的与疼痛相关的躯体疾病

疾病名称	诊断手段	主要治疗方法
颈椎间盘突出症	病史、体格检查以及影像学、实验室等辅助检查	药物治疗、神经阻滞、椎间盘微创介入治疗(臭氧、射频、等离子消融、低能量激光修复等)
三叉神经痛	病史、体格检查以及影像学、实验室等辅助检查	药物治疗、选择性神经阻滞、半月神经节射频治疗、微球囊压迫术等
舌咽神经痛	病史、体格检查以及影像学、实验室等辅助检查	药物治疗、选择性神经阻滞、舌咽神经射频治疗等
腰椎手术后疼痛综合征	病史、体格检查以及影像学、实验室等辅助检查	药物治疗、鞘内药物输注、神经调控术(包括周围神经电刺激、脊髓电刺激、射频脉冲技术等)
幻肢痛	病史、体格检查以及影像学、实验室等辅助检查	药物治疗、射频脉冲技术、脊髓电刺激等

（二）与疼痛有关的心理疾病

1. 焦虑

焦虑是指遇到预期不利的情况或执行无把握的任务时,个体的自尊心与自信心受挫,或失败感和内疚感增加,预感到不祥和担心而形成的一种紧张不安及带有恐惧和不愉快的情绪。病态的焦虑可在缺乏相应客观因素时产生。常常伴有心悸、气急、出汗、四肢发冷、震颤等自主神经功能失调的表现和运动性坐立不安。焦虑可引起疼痛,常见为紧张性头痛,也可有背痛、腹痛、胸痛或肌肉痛,疼痛部位较不固定。反之,疼痛亦可引起焦虑情绪。如慢性腰痛和骨骼肌疼痛患者常伴有焦虑情绪,肿瘤患者的精神症状也以焦虑最为突出。焦虑和恐惧都是由于患者对身受的痛苦失去控制感而产生的情绪反应,治疗疼痛的有效措施之一是消除其恐惧和提供心理支持,这样做不仅有助于减轻疼痛,而且会大大减少镇痛药的使用量。

2. 抑郁

抑郁是一种显著而持久的心境低落状态,临床表现还包括思维迟缓、认知功能损害、意志活动减退和躯体症状等。可伴发各种各样的疼痛。有时,由于疼痛症状突出,可能将抑郁症漏诊。抑郁情绪所致的非器质性的慢性疼痛中,有些患者抑郁的感觉较轻,如仅表现为缺少愉快感或高兴不起来,但躯体疼痛却持续而顽固。这类疼痛早期以头痛为常见,其程度和性质随心境变化而变化,而后可发展为躯体其他部位疼痛,如背痛腹痛、腰痛。患者往往认为心境抑郁是疼痛不愈的结果,而不是原因,有时可使缺少临床经验的医生忽略抑郁的病因作用。同时,抑郁在慢性疼痛患者中普遍存在,研究发现,40%～60%的慢性疼痛患者都伴随抑郁症状。疼痛可以引起抑郁,抑郁也可以引起和加重疼痛,慢性疼痛和抑郁共存时,需要同步治疗。临床研究表明,抗抑郁治疗能够有效缓解甚至治愈慢性疼痛。

3. 躯体症状障碍

目前采用"躯体症状障碍(somatic symptom disorder,SSD)"来描述那些以突出与显著痛苦不适和损害相关的躯体症状为主，但心理因素是疼痛等不适形成、发展、维持和加重的首要因素的疾患。患者声称疼痛剧烈，但可能缺少器质性疼痛时所伴有的那些生理反应。疼痛的时间、性质、部位常常变化，镇痛剂、镇静剂往往无效，而抗抑郁药物可能获得意外的功效。不过这一症状的澄清并非易事，必须小心排除许多有关疾病。病程迁延通常会持续6个月以上，并使社会功能受损。

4. 神经衰弱

神经衰弱的诊断概念已逐渐废除，现多诊断为"慢性疲劳综合征（CFS）"，主要症状包括精神易兴奋和脑力易疲劳，情绪烦恼、易激惹与紧张，大量的躯体不适症状，包括疼痛，常见紧张性头痛，即头部紧箍感、胀痛感，同时伴有睡眠障碍。

5. 疑病症

疑病症的基本特征是持续存在的先占观念，即认为可能患有一种或多种严重进行性躯体疾病。患者对自身的健康状况或身体的某一部分过度关注，其关注程度与实际健康状况很不相称。患者反复就医或反复要求医学检查，虽经各种检查显示正常和医师的解释保证，其疑虑仍不能消除。疼痛是本病最常见的症状，有一半以上的患者主诉疼痛，常见部位为头部、腰部和胸部，有时感觉全身疼痛，但疼痛缺少相应的体征。患者往往具有敏感、多疑、焦虑等性格特征。

6. 分离性障碍

分离性障碍的特点是部分或完全丧失了对过去的记忆、身份意识、即刻感觉及身体运动控制四个方面的正常整合。分离性感觉障碍为常见的临床表现形式之一，可能出现疼痛，疼痛特点为痉挛性发作性，甚至轻微抚摸可引起剧烈疼痛，与心理暗示有明显关系，并具有模仿夸张的色彩。此类患者往往具有癔症的其他症状。

五、诊疗技术要求

（一）非心理医学诊疗技术

1. 健康宣教

疼痛是身体发出的警告信号，提示身体出现某种异常，应该及时寻求医疗帮助。长期忍受疼痛会对身体造成很大的负担，甚至会影响到日常生活和工作。疼痛管理不仅仅是通过药物来缓解疼痛，还包括物理治疗、心理治疗、饮食调节等多方面综合治疗。了解自己的疼痛类型、程度和频率，可以帮助医生更好地制定治疗方案。不要自行购买和使用止痛药，因为不同类型的疼痛需要不同的药物治疗。同时，过量使用止痛药也会对身体产生不良影响。生活方式的改变也可以帮助缓解疼痛，例如适当的运动，保持良好的姿势，减轻压力等。如果疼痛严重影响到了正常生活和工作，一定要及时就医，遵从医生的治疗建议。

2. 药物治疗

药物治疗是疼痛治疗的一种最常用的方式，疼痛治疗的效果取决于我们对于药物的合理选择和应用。疼痛有多种复杂的机制存在，合理的疼痛治疗不仅要考虑疼痛的严重程度，还应考虑其潜在的发病机制。疼痛治疗强调的是"多模式"的方法，其中药物治疗是基础。

（1）非甾体抗炎药（NSAIDs）：是一类具有解热镇痛且多数兼具抗炎、抗风湿、抗血小板聚集作用的药物，主要用于炎症、发热和疼痛的对症治疗。在我国，NSAIDs 是仅次于抗感染药物的第二大类药物。NSAIDs 药仅有中等程度镇痛作用，对各种严重创伤性剧痛及内脏平滑肌绞痛无效；对临床常见的慢性钝痛如头痛、牙痛、神经痛、肌肉或关节痛、痛经等则有良好镇痛效果；不产生欣快感与成瘾性。故 NSAIDs 在临床广泛应用。常用的 NSAIDs 主要有阿司匹林、吲哚美辛、布洛芬、双氯芬酸、酮洛酸、美洛昔康、塞来昔布、帕瑞昔布、氟比洛芬酯、依托考昔、洛索洛芬钠等。

（2）对乙酰氨基酚：对乙酰氨基酚是乙酰苯胺类解热镇痛药，具有解热、镇痛作用，但抗炎抗风湿作用弱，可口服、静脉注射、肌内注射及直肠给药。对乙酰氨基酚适用于感冒发热、关节痛、神经痛、头痛及偏头痛、肌肉痛、痛经、癌性疼痛及术后疼痛等。长期大量用药会导致肝肾功能异常。

（3）阿片类药物：阿片类药物为一类最经典、止痛作用最强的镇痛药，通过作用于阿片受体而产生镇痛和呼吸抑制效应。阿片类药物镇痛作用强大，多用于剧烈疼痛。阿片类药物因其连续多次应用后易产生成瘾性和依赖性，成为国家严格管控的药物之一。阿片类药物尤其是强阿片类药物主要用于急性疼痛和中至重度慢性疼痛，有成瘾性等不良反应，属于国家《麻醉药品和精神药品管理条例》中慢性疼痛及癌痛的治疗药物。阿片类药物无器官毒性，故而成为癌痛、艾滋病患者等长期疼痛治疗的主要药物，且认为其无封顶作用，可大量甚至无限量使用，但也应遵循能达到最大止痛和不产生不易耐受的副作用为原则。短期用药可使用速释剂型，长期治疗时应优先选用控缓释剂型。常用的阿片类药物主要有哌替啶、吗啡、芬太尼、羟考酮、布托啡诺等。

（4）抗癫痫药：疼痛通常分为伤害感受性疼痛和神经病理性疼痛两大类，伤害感受性疼痛通常对 NSAIDs 药物和阿片类药物反应较好，而神经病理性疼痛则对抗癫痫类药物有很好的反应。常用于止痛的抗癫痫药主要有卡马西平、普瑞巴林、加巴喷丁、奥卡西平等。

（5）抗抑郁药：慢性疼痛不仅给患者造成躯体上的痛苦，同时也产生心理上的反应，其中抑郁情绪尤其突出，抑郁与疼痛相互影响常常形成恶性循环，极大地影响着慢性疼痛患者的康复。抗抑郁药可显著改善一些疼痛症状，其镇痛作用既有继发于抗抑郁作用的效应，也具有不依赖其抗抑郁作用的独立镇痛效应。常用于止痛的抗抑郁药主要有氟西汀、帕罗西汀、度洛西汀、文拉法辛、阿米替林等。

（6）抗焦虑药：抗焦虑药物包括苯二氮䓬类、5-HT_{1A} 受体部分激动剂、β 受体拮抗剂等。临床研究表明这些药物对伴失眠、焦虑不安等精神症状的急慢性疼痛和精神疾病引起的疼痛有良好的镇痛作用，对三环类抗抑郁药无效的慢性疼痛、神经病理性疼痛和癌性疼痛也有一定疗效。

（7）糖皮质激素：糖皮质激素药理作用广泛，具有抗炎、免疫抑制、抗毒素、抗休克作用以及能对代谢、中枢神经系统、血液和造血系统等产生影响，在疼痛治疗中主要利用其抗炎和免疫抑制作用。糖皮质激素种类较多，可分为：① 短效激素：包括氢化可的松、可的松；② 中效激素：包括泼尼松、泼尼松龙、甲泼尼龙、曲安西龙；③ 长效激素：包括地塞米松、倍他米松等。

（8）中枢性骨骼肌松弛剂：很多慢性疼痛与肌肉痉挛密切相关，而中枢性骨骼肌松弛剂有很好的止痛效果。主要有巴氯芬、乙哌立松、替扎尼定、氯唑沙宗等。

（9）局部麻醉药：局部麻醉药是一种能暂时、完全和可逆地阻断神经传导功能的药物。它在临床麻醉和疼痛中的应用相当广泛，主要用于神经阻滞疗法。临床上用于疼痛治疗的局部麻醉药主要有利多卡因、丁哌卡因、罗哌卡因、氯普鲁卡因等。

（10）其他药物：如可乐定、氯胺酮、维生素、胶原酶等。

3．中医无创治疗

① 中药贴敷：使用适当的中药材制成药贴，敷于疼痛部位，可以缓解疼痛并促进局部血液循环。② 针灸：通过针刺穴位或用灸法刺激穴位，调节身体气血运行，缓解疼痛。③ 推拿按摩：通过手法按摩局部肌肉和穴位，促进局部血液循环和淋巴循环，缓解疼痛。④ 中药口服：根据不同病因，使用不同的中药组合，可以缓解疼痛并改善身体内部环境。

4．物理治疗

表 11 - 3　基本标准：应具备的关键医疗技术能力

关键技术	主要适用范围
神经介入技术（包括超声、X 线下定位）	神经病理性疼痛、肌肉骨骼疼痛、颈源性头痛、退行性骨关节病、周围神经病变、癌性相关性疼痛、三叉神经痛
射频治疗技术（热凝和脉冲）	周围神经卡压征、退行性骨关节病变、带状疱疹后神经痛、椎间盘源性颈痛、椎间盘源性腰痛、糖尿病周围神经病变、交感相关性疼痛、复杂性区域疼痛综合征
等离子消融术	颈椎间盘突出症、腰椎间盘突出症、椎间盘源性颈痛、椎间盘源性腰痛
髓核化学溶解术	颈椎间盘突出症、腰椎间盘突出症
椎间盘激光修复术	颈椎间盘突出症、腰椎间盘突出症、椎间盘源性颈痛、椎间盘源性腰痛
臭氧治疗术（含注射术、大自血技术等）	退行性椎间盘病变、骨性关节炎、肌肉骨骼疼痛、神经病理性疼痛
体外冲击波治疗技术	肌肉骨骼疼痛、神经病理性疼痛、肌张力障碍疾病
富血小板血浆（PRP）技术	骨关节炎、椎间盘源性疼痛、肌腱病、早期股骨头坏死
银质针、内热针治疗术	肌肉骨骼疼痛

表 11 - 4　推荐标准：建议应具备的关键医疗技术能力

关键技术	主要适用范围
脊柱内镜技术	颈椎间盘突出症、腰椎间盘突出症、轻度腰椎管狭窄症
患者自控镇痛（PCA）技术	手术后慢性疼痛、癌症相关性疼痛
脊髓电刺激技术	顽固性神经病理性疼痛
经皮球囊压迫术（PBC）	三叉神经痛
椎体成形术	椎体压缩性骨折

（二）心理医学诊疗技术

1. 认知行为治疗

认知行为治疗（cognitive behavioral therapy，CBT）由 Beck 在 1960 年代发展而来，是目前最有影响力的心理治疗方法之一，广泛应用于多种精神障碍的治疗。CBT 是将行为治疗和认知治疗结合，通过认知和行为的一些理论及技术方法来改变个体歪曲的认知和非适应性的行为。CBT 在疼痛中的应用集中在帮助患者注意和改变消极的思维模式，这些消极的思维模式通常会增加疼痛的体验，导致疼痛行为反应和对日常活动的回避。CBT 可以帮助患者理解疼痛是一种压力源，就像其他压力源一样，他们可以适应和应对。CBT 方法把焦点放在与疼痛有关的想法和情绪上，能够有效地中止伴随慢性疼痛而来的抑郁和无能感，降低中枢对疼痛的敏化作用。在治疗过程中，医生帮助患者及家属了解可能加剧疼痛的环境因素，并且指导他们改变这些因素（如调节生活方式，包括饮食睡眠和运动）。医生可以指导患者如何使用特殊的认知方式控制疼痛，如注意和分散注意，引导想象自我催眠等，作为对药理学方法的补充。

2. 支持疗法

支持疗法（supportive therapy）由 Thorne 于 1950 年首先提出，是最具广泛适用性、最基础的心理治疗，是许多特殊心理治疗的基础性手段，很多具有特定治疗作用的心理治疗的实施，常常是建立在成功的支持性心理治疗的基础之上。支持疗法主要采取劝导、启发、鼓励同情、支持、评理、说服、消除疑虑和提供保证等交谈方法，主要是支持和帮助患者认识和适应目前所面对的现实，改善心境，提高信心，从而促进心身康复。医生合理地运用与患者所建立的良好关系，让患者产生被理解的体验，利用治疗者的权威、专业知识，来关怀支持患者，使患者发挥其潜在能力，提高应付危机的技巧，提高适应困难的能力，舒缓精神压力，帮助患者走出心理困境，避免精神崩溃的发生。在治疗过程中，医生不用去分析患者的潜意识，而主要是支持和帮助患者适应目前所面对的现实，故又称为非分析性治疗。支持疗法主要包括详细倾听、认真解释、合理建议、适当保证、调整关系五个环节。

3. 精神分析疗法

精神分析疗法（psychoanalysis therapy）是由奥地利学者弗洛伊德以精神动力学理论为基础所创立的心理治疗方法。其基本理论核心是：人的精神活动可分为潜意识、前意识和意识。应用此疗法使患者从无拘束的会谈中领悟到心理障碍的症结所在，并逐步改变其行为模式，从而达到治疗的目的。精神分析的实践表明，有些疼痛是十分复杂的心理机制造成的，一旦陷入潜意识，它可能在日常生活的事件中莫名其妙地重新出现。对于这类患者，可进行精神分析，找到造成疼痛的潜意识心理根源，从而使疼痛得到缓解。这种疗法重视和强调患者敢于揭示自己内心世界，否则治疗效果不佳。慢性疼痛治疗，不宜单纯使用精神分析疗法，最好与其他疗法结合使用。

4. 行为疗法

行为疗法（behavior therapy）是在行为主义心理学的理论基础上发展起来的一个心理治疗派别，是根据经典条件反射、操作条件反射、模仿学习等理论确立的治疗方法。慢性疼痛患者常常表现出许多与疼痛有关的适应不良性行为,如不敢活动,过分静止,经常服止痛药,长期卧床等。行为治疗家认为通过学习或条件反射形成的不良习惯,可按相反的过程进行治疗即消除患者原来形成的条件反射,建立新的条件反射和健康的行为。目标在于移除疼痛行为的强化因素,并且提供对好的行为的奖赏。在行为治疗中,除医生的作用外,更强调患者的自我调节,也可要求患者的家庭成员配合,忽视患者的疼痛行为(如抱怨、休息等),用言语夸奖或者患者喜欢的其他奖赏方式强化其正性行为(如坚持运动、锻炼及自信的表情等)。

5. 暗示疗法

暗示疗法(suggestion therapy)是一种具有悠久历史的心理治疗的方法。治疗者采用言语、动作或其他方式,使被治疗者在不知不觉中受到积极暗示的影响,从而不加主观意志地接受治疗师的某种观点、信念、态度或指令,解除心理上的负担和压力,实现消除疾病症状或强化某种疗法疗效的目的。暗示疗法是以某种信息影响别人的心理活动的特殊方式,其方式很多,语言文字、表情、手势、安慰剂药物都可以作为暗示手段,通过这些手段使患者受到积极的暗示,以达到治疗目的。暗示疗法治疗的效果往往取决于患者的易感性和对暗示的顺从性,患者对医生的信任是暗示治疗的基础。

6. 催眠疗法

催眠疗法(hypnosis)是指用言语暗示或催眠术将人诱导进入一种特殊的意识状态,借助暗示性语言,将医生的言语或动作整合入患者的思维和情感,以消除病理心理和躯体障碍的一种心理治疗方法。催眠是一种增加痛觉阈限和疼痛耐受性的迅速、有效和安全的方法。在疼痛治疗中,催眠激发了患者从意识中分离出痛苦的能力,因为像焦虑一样,疼痛不仅仅是一种躯体感受,而且是一种大脑制造的体验,来源于大脑对环境的认识。研究表明,在接受催眠时,人因焦虑而激活的脑区受到了抑制。催眠治疗慢性疼痛的目标是让患者掌握应对慢性疼痛的一种方法,使其能够改变疼痛的强度,减轻对生活的影响,并且能够在治疗时间以外忍受疼痛。在慢性疼痛的催眠治疗当中,很多因素对治疗效果有影响,其中最重要的就是催眠暗示性,患者的暗示性和催眠的效果呈正相关。

7. 松弛疗法

松弛疗法(relaxation therapy)又称放松训练,是指通过一定的肌肉松弛训练程序,有意识地控制自己的生理、心理活动,降低唤醒水平,改善躯体及心理功能紊乱状态,达到治疗疾病的作用。压力和紧张会使疼痛加剧,学会如何放松,可以帮助患者管理疼痛。深呼吸是最简单的放松方法。深呼吸、肌肉松弛、想象的结合是高效的放松手段,但需要规律的训练。可让患者想象一个使自己放松的场景,深呼吸,并让患者依次练习放松各组肌肉,最后做到全身松弛。这种方法主要用于消除紧张和焦虑,打断"焦虑—肌肉紧张—进一步焦虑"所形成的恶性循环。放松疗法可使交感神经活动降低,氧耗减少,心率、呼吸变慢,解除患者的焦虑、恐怖,有助于疼痛的缓解。

8. 眼动脱敏与再加工治疗

眼动脱敏与再加工治疗(eye movement desensitization and reprocessing,EMDR),又称为眼动心身重建法,属于行为疗法中暴露疗法的一种形式。它是最新型的心理治疗方法,可以促使消极想法和负性情绪快速而稳固地缓解。EMDR 由美国心理学家 Francine Shapiro 于 20 世纪 80 年代末创造。她在一个偶然的机会中发现,快速转动眼球能缓解苦恼,经过一系列实验之后,提出了 EMDR 疗法。在 EMDR 治疗过程中,要求患者识别出能够让其感觉更好的问题或条件,并且指出与负性感受和想法相关的问题。患者被指示关注消极的想象、感觉和想法,同时进行快速眼动,通过患者追踪治疗师双手的运动来实现。EMDR 既能改变疼痛的强度,也能改变痛觉记忆的方式。不过,EMDR 疗法不能由患者自我施行,必须靠专业人士在患者眼前移动手指,同时用提问来引导回忆才有效。

9. 生物反馈治疗

生物反馈治疗(biofeedback therapy)是松弛疗法与生物反馈技术相结合的产物,其治疗原理是由于慢性疼痛患者会有一系列情绪变化,从而出现呼吸、心率、肌电、脑电、心电、皮温等生物生理信息的改变,将这些自己意识不到的信息经过检测放大,以光亮、仪表、数字或图像显示出来,经眼及耳反馈给本人。通过具体的训练,让其增强对一些不由自主、意识不到的生理过程的控制,例如控制肌肉紧张或放松,改变患者身体局部或全部皮温等,从而改变病理过程,达到控制情绪、缓解疼痛、功能恢复的目的。

六、临床诊疗原则及路径

(一) 诊疗原则

1. 整体原则(生物—心理—社会医学模式)

整体原则主张将生物、心理和社会三个方面作为一个整体来考虑,以达到更加全面和有效的治疗效果。应针对患者的生理机能进行评估和治疗,包括疼痛的生物学机制、身体疾病和功能障碍等;应探讨患者的情感、认知和行为等心理因素对疼痛的影响,并采用心理治疗方法,如认知行为疗法、放松训练等来缓解疼痛;还应考虑患者所处的社会环境对疼痛的影响,如工作、家庭、人际关系等,同时提供社会支持和康复计划,以帮助患者恢复正常的生活。

2. 多学科联合原则

多学科联合原则指在治疗过程中,不同学科的专业医师和治疗师共同协作,为患者提供全方位、多层次的治疗服务。这种多学科联合的治疗方式可以使治疗效果更加显著,能够更好地满足患者的需求。疼痛心身医学整合诊疗中心的专业医师和治疗师应包括:① 疼痛科医师,负责评估疼痛的程度和类型,并制定治疗计划;② 精神科医师或心理治疗师,评估患者的心理状态和行为,提供心理治疗和支持。③ 物理治疗师,提供物理治疗和康复训练,缓解疼痛和改善功能;④ 药剂师,提供药物治疗建议,监测药物治疗反应;⑤ 社会工作者,评估患者的社会需求,提供社会支持和康复计划;⑥ 营养师,评估患者的营养状况,提供饮食建议和营养支持。

3. 精准治疗原则

指根据患者的个体差异和特点,制定个性化的治疗方案,以提高治疗效果和满意度。首先应做到个体差异评估,通过对患者的生理、心理、社会、文化等方面进行综合评估,了解患者的疼痛类型、程度、持续时间、影响因素等,以制定个性化的治疗方案;其次还要做到治疗方案个性化,即根据患者的个体差异,制定个性化的治疗方案,包括药物治疗、物理治疗、心理治疗、社会支持等;再次要做好治疗效果监测,通过对患者的治疗效果进行监测和评估,及时调整治疗方案,以达到最佳的治疗效果;最后也要重视患者教育,向患者提供有关疼痛的相关知识,帮助患者更好地理解自身情况,提高治疗依从性,促进康复。

4. 交替多疗法原则

其主要思想是通过交替使用多种治疗方法来达到更好的治疗效果。这种方法可以减少单一治疗方法的副作用和风险,同时也能够最大限度地发挥各种治疗方法的优势。医生会根据患者的具体情况和病情选择不同的治疗方法进行交替使用,如药物治疗、物理治疗、心理治疗等。这样可以避免患者对某种治疗方法产生耐受性,同时也能够提高治疗效果。医生需要根据患者的具体情况和病情制定个性化的治疗方案,并且需要密切观察患者的治疗反应和不良反应,及时进行调整。

5. 平等原则

其主要思想是尊重患者的权利和尊严,使患者在治疗过程中处于平等地位。首先,医生应该尊重患者的意愿,充分听取患者的意见和建议,并将其纳入治疗方案中。另外,医生应该与患者进行充分的沟通,让患者了解疾病的情况、治疗方法、治疗效果和风险等信息,以便患者做出自主决策。此外,医生还应该尊重患者的文化背景、宗教信仰和个人习惯等因素,避免对患者的价值观和信仰产生冲击,从而建立起医患之间的信任和良好的合作关系。

6. 环境舒适原则

其主要思想是通过提供良好的医疗环境,为患者创造舒适、安全、温馨的治疗场所,从而提高患者的治疗效果和生活质量。主要包括以下几个方面:① 环境卫生,保持治疗室内外的环境清洁和卫生,避免交叉感染的发生;② 空气流通,保持治疗室内空气流通,减少空气污染和异味,使患者呼吸到新鲜的空气;③ 光线充足,保证治疗室内有足够的光线,使患者感到明亮和舒适;④ 噪声控制,避免治疗室内外的噪声干扰患者的治疗和休息;⑤舒适设施,提供舒适的治疗床、治疗椅、床上用品、休息区等设施,让患者感到舒适和温馨。

7. 长期随访原则

对于需要长期治疗的患者,我们应该保持与患者的联系,定期进行随访。针对每个患者的特殊情况,制定个性化的治疗计划,并在随访中进行调整。长期随访需要多学科医生的联合治疗,包括心理治疗师、物理治疗师、社会工作者等。在定期随访中,对患者的病情进行综合评估和记录,以便及时发现病情变化,调整治疗方案,同时为患者提供相关的疾病知识和自我管理技能培训,帮助患者更好地掌控自己的病情。通过长期随访,医护人员可以建立与患者之间的信任关系,增强患者对治疗的信心和依从性。

（二）诊疗路径

1. 门诊诊疗路径

（1）病史采集:根据患者主诉,进行问诊,内容包括发病可能的病因和诱因、纵向病情变化、有助于鉴别诊断的横向问诊,及伴随症状询问饮食、睡眠、大便、小便和体重变化情况,药物过敏史、相关的既往患病史,相关的个人史和家族史,女性必要时询问月经史、婚育史等。

尤其注意采集患者疼痛相关的症状及社会、心理方面的病史。

（2）临床检查：对患者进行体格检查，着重对疼痛及相关部位进行检查，并对患者进行精神检查。

（3）疼痛测量与心理评估

① 视觉模拟评分法（visual analogue scale，VAS）：是一种简单、有效、快速的疼痛强度测量方法，已广泛地用于临床和研究工作中。VAS通常采用10cm长的直线，两端分别标有"无疼痛"（0）和"最严重的疼痛"（10）（或类似的词语描述语），患者根据自己所感受的疼痛程度，在直线上某一点作一记号，以表示疼痛的强度和心理上的感受。从起点至记号处的距离长度也就是疼痛的强度。VAS亦可用于评估疼痛的缓解情况，疼痛缓解的评估也就是初次疼痛评分减去治疗后疼痛评分的数值，此方法称为疼痛缓解的视觉模拟评分法。

② 口述描绘评分法（verbal rating scales，VRS）：是另一种评价疼痛强度和变化的方法，该方法是采用形容词来描述疼痛的强度。文献报道有许多不同的VRS，包括4级评分、5级评分、6级评分、12级评分和15级评分。这些词通常按从疼痛最轻到最强的顺序排列，最轻程度疼痛的描述常被评估为0分，以后每级增加1分，因此每个形容疼痛的形容词都有相应的评分，以便于定量分析疼痛，患者的疼痛程度评分就是最适合其疼痛水平有关的形容词所代表的数字，常用的VRS是5级评分法。VRS也可用于疼痛缓解的评级。

③ 数字评分法（numerical rating scales，NRS）：常用于测定疼痛的强度，目前临床应用广泛，是术后疼痛机构诊治大量患者时最易使用的方法。a. 11点数字评分法（NRS-11）：此方法要求患者用0～10这11个点来描述疼痛的强度。0表示无疼痛，疼痛较强时增加点数，10表示最剧烈的疼痛。此为临床上最简单最常使用的评估疼痛的方法，容易被患者理解和接受，可以口述也可以记录，结果较为可靠。b. 101点数字评分法（NRS-101）：与11点数字评分法相似，在1根直尺上有从0～100共101个点，0表示无痛，100表示最剧烈的疼痛，由于可供选择的点增多，从而使疼痛的评分更加数据化。

④ 疼痛问卷表：是根据疼痛的生理感受、情感因素和认识成分等多方面因素设计而成，因此能较准确的评价疼痛的强度与性质。常用的疼痛问卷表有McGill疼痛问卷表（MPQ）、简化的McGill疼痛问卷（SF-MPQ）、简明疼痛问卷表（BPQ）等。

⑤ 行为疼痛测定法（BRS）：由于疼痛对人体的生理和心理都会造成一定的影响，所以疼痛患者经常表现出一些行为和举止的改变，通过观察记录这些变化，可以为临床疼痛评估提供一些较客观的辅助依据。常用的有六点行为评分法（BRS-6）、疼痛日记评分法（PDS）等。

⑥ 躯体症状量表-8（SSS-8）：是一种用于评估个体躯体症状和心理因素之间关系的自评量表，包括8个项目，评估结果分为5个等级。用于测量过去7天内个体在身体方面的不适程度和对身体不适的反应。SSS-8主要用于评估个体是否存在躯体化障碍、疼痛障碍、抑郁症状等心理因素所致的躯体症状，并可以用于监测治疗效果。

⑦ 抑郁自评量表（SDS）：是一种用于评估个体抑郁程度的常用工具。包含20个问题，每个问题都有4个回答选项，分别是"从不"、"偶尔"、"相当多"和"几乎总是"。通过回答这些问题，可以得出一个总分，总分越高表示个体的抑郁程度越高。一般来说，得分在20～44之间表示轻度抑郁，45～59表示中度抑郁，60及以上则表示重度抑郁。

⑧ 焦虑自评量表（SAS）：是一种用于评估个体焦虑程度的常用工具。包含20个问题，

每个问题都有 4 个回答选项,分别是"从不""偶尔""相当多"和"几乎总是"。通过回答这些问题,可以得出一个总分,总分越高表示个体的焦虑程度越高。一般来说,得分在 20～44 分之间表示轻度焦虑,45～59 分表示中度焦虑,60 分及以上则表示重度焦虑。

⑨ 症状自评量表(SCL-90):该量表包括 90 个问题,涵盖了多种心理症状,如焦虑、抑郁、强迫症状、敌对行为等。每个问题都有 5 个答案选项,从"没有"到"非常严重"。通过患者自我评分,可以得知患者各方面的症状程度和变化情况,对于评估患者的心理健康状况、制定治疗方案和观察治疗效果具有重要的参考价值。

(4) 影像学检查:疼痛的影像学检查包括 B 超、X 线、CT、MRI 等。结合造影等技术,这些影像学检查可以帮助医生观察病变的部位、程度和类型,从而确定病因和制定治疗方案。

(5) 神经电生理/生化检查:疼痛的神经电生理/生化检查包括肌电图(EMG)、神经传导速度检查(NCV)、脑电图(EEG)、电解质、炎症标志物、骨代谢指标等。这些检查可以帮助医生了解神经系统的功能状态,确定疾病的类型和程度,从而制定更加有效的治疗方案。

(6) 诊断及病因分析:疼痛的诊断和病因分析需要医生根据患者的症状、疾病史、体格检查、精神检查、影像学检查、神经电生理/生化检查等多方面信息进行综合分析。常见的疼痛病因包括:① 骨骼和关节疾病,如骨折、骨质疏松、关节炎等;② 神经系统疾病,如颈椎病、坐骨神经痛、带状疱疹等;③ 肌肉和软组织疾病,如肌肉劳损、肌肉萎缩、纤维肌痛等;④ 内脏器官疾病,如胃肠溃疡、肝胆疾病、胰腺炎等;⑤ 心理障碍,如焦虑症、抑郁症、躯体症状障碍等。

(7) 鉴别诊断:疼痛心身医学整合诊疗中心对疼痛患者的症状是否与心理障碍有关应作重点鉴别,这决定了患者是否需要进行精神心理科治疗。常见的鉴别点如下:① 与心理障碍相关的疼痛患者在病前往往发生过情绪冲突或有社会心理因素;② 心理障碍相关的疼痛经检查常不能发现相应主诉的躯体病变,或病变的严重程度、范围与患者主诉的程度与范围不相称;③ 心理障碍相关的疼痛可能缺少器质性疼痛时所伴有的那些生理反应;④ 心理障碍相关的疼痛的时间、性质、部位常常变化;⑤ 镇痛剂、镇静剂往往无效,而抗抑郁药物可能获得意外的功效;⑥精神检查、心理评估发现患者存在临床意义的心理症状。

(8) 治疗方案及建议:疼痛的治疗方案因疼痛的病因和程度不同而异,但通常包括以下几个方面:① 药物治疗,根据疼痛的类型和程度,医师可能会开具镇痛药、抗炎药、神经调节药等药物来缓解疼痛,如患者有心理障碍,可适当使用抗焦虑抑郁药物治疗;② 物理治疗,如物理疗法、针灸、按摩等可以改善局部血液循环、促进肌肉松弛、减轻疼痛,心理科物理治疗可帮助患者放松,减轻心理负担;③ 手术治疗,如果疼痛是由器质性病变引起的,可能需要手术治疗;④ 心理治疗,如认知行为疗法、放松训练等可以帮助患者调整情绪、减轻焦虑、抑郁等心理问题,从而缓解疼痛。除了以上治疗方案,还可建议患者适当休息、保持良好的姿势、控制体重、减少吸烟和饮酒等。此外,患者还应注意饮食营养,避免过度劳累,保持心情愉悦等,以帮助缓解疼痛。

2. 住院诊疗路径

(1) 定期进行病史记录:患者入院后,由经治医师通过问诊、查体、辅助检查获得有关资料,并对这些资料进行归纳分析,书写成住院志。形成住院志之后,对患者病情和诊疗过程所进行的连续性记录。记录内容包括患者的病情变化情况、重要的辅助检查结果及临床意义、上级医师查房意见、会诊意见、医师分析讨论意见、所采取的诊疗措施及效果、医嘱更改及理由、向患者及其近亲属告知的重要事项等。

（2）分析病史并修正治疗方案：治疗小组在患者入院进行初步治疗后，随着患者治疗的进行，根据陆续返回的检查结果，医师应重新评估患者的病情，确定疾病的类型、程度和病因。根据评估结果，医师可以制定治疗计划，包括药物治疗、物理治疗、手术治疗、心理治疗等，医师应考虑患者的个体差异，制定出最适合患者的治疗方案。

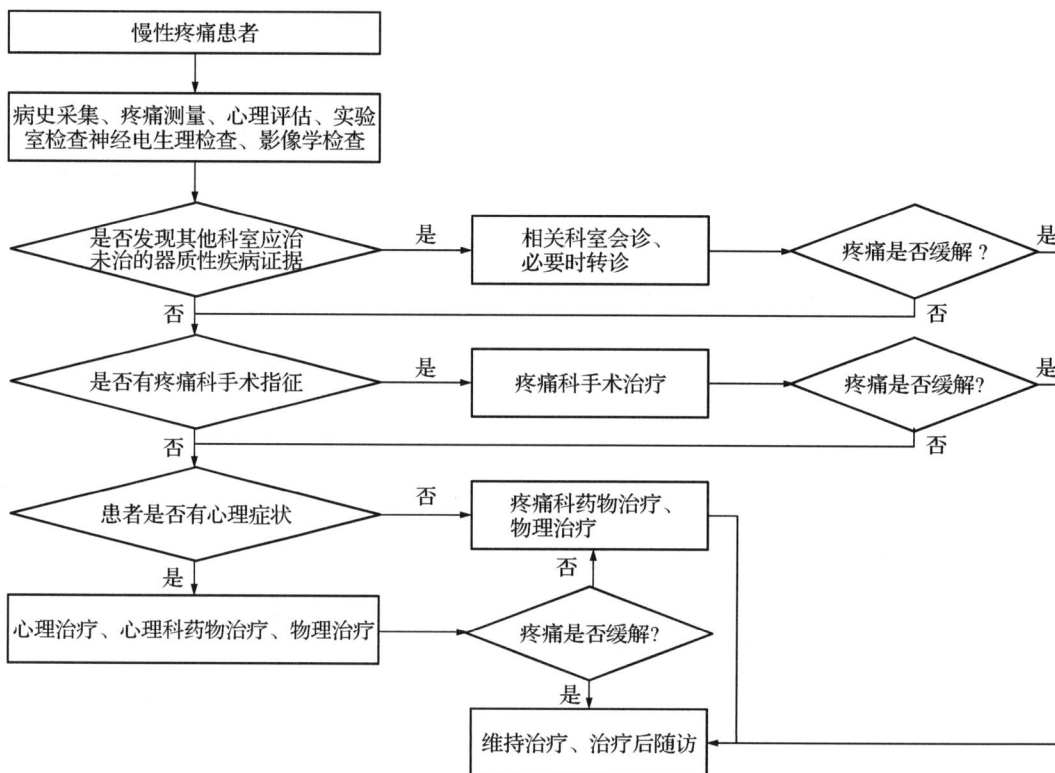

图 11-1　疼痛心身医学整合诊疗中心基本诊疗路径

七、多学科联合会诊制度与流程

（一）心理因素所致疼痛相关疾病会诊制度及流程

① 确认病人的疼痛症状是否与心理因素有关，如果有必要，主管医师可以进行身体检查和相关实验室检查，以排除其他可能的病因。② 主管医师可以向专业的心理医生或者精神科医师咨询，以了解病人的心理状况，并评估心理因素对疼痛的影响。③ 在确定病人需要会诊后，主管医师将病人的详细病历和检查结果发送给会诊医师，并约定好会诊时间。④ 在会诊过程中，会诊医师应仔细回顾病人的病历和检查结果，对病人进行详细的体格检查与精神检查，并与主管医师进行讨论，以确定最佳的治疗方案。⑤ 会诊医师出具详细的会诊记录，主管医师执行方案并监测病人的治疗效果。⑥ 一般来说，心理因素所致疼痛需进行常规精神科药物治疗或心理治疗，必要时也可行心理科物理治疗。⑦ 会诊医师定期随访病人，确保诊断正确、治疗有效。

（二）疼痛所致心理障碍疾病会诊制度及流程

① 确认病人的心理症状是否与疼痛有关，如果有必要，主管医师可以进行身体检查和相关实验室检查，以排除其他可能的病因。② 主管医师可以向专业的心理医生或者精神科医师咨询，以了解病人的心理状况，并评估疼痛对心理状态的影响。③ 在确定病人需要会诊后，主管医师将病人的详细病历和检查结果发送给会诊医师，并约定好会诊时间。④ 在会诊过程中，会诊医师应仔细回顾病人的病历和检查结果，对病人进行详细的体格检查与精神检查，并与主管医师进行讨论，以确定最佳的治疗方案。⑤ 会诊医师出具详细的会诊记录，主管医师执行方案并监测病人的治疗效果。⑥ 一般来说，疼痛所致心理障碍以疼痛治疗为主，心理科治疗为辅，可进行小剂量精神科药物治疗或心理治疗，必要时也可行心理科物理治疗。⑦ 会诊医师定期随访病人，确保诊断正确、治疗有效。

（三）心身相关障碍会诊制度及流程

① 确认病人是否存在心身相关障碍症状，例如身体疼痛、头痛、胃痛等；是否同时伴随有心理方面的症状，例如抑郁、焦虑、失眠等。② 主管医师可以向专业的心理医生或者精神科医师咨询，以了解病人的心理状况，并评估躯体症状与心理症状的关系。③ 在确定病人需要会诊后，主管医师将病人的详细病历和检查结果发送给会诊医师，并约定好会诊时间。④ 在会诊过程中，会诊医师应仔细回顾病人的病历和检查结果，对病人进行详细的体格检查与精神检查，并与主管医师进行讨论，以确定最佳的治疗方案。⑤ 会诊医师出具详细的会诊记录，主管医师执行方案并监测病人的治疗效果。⑥ 一般来说，心身相关障碍的躯体症状治疗和心理症状治疗应同步进行，躯体疾病对症、对因治疗，并可进行常规精神科药物治疗或心理治疗，必要时也可行心理科物理治疗。⑦ 会诊医师定期随访病人，确保诊断正确、治疗有效。

（四）疼痛心身医学多学科会诊制度与流程

① 主管医师针对 MDT 治疗相关的特点、收费、局限性等事项向患者本人或其家属进行说明，征得患者本人或其家属的同意，必要时签订知情告知书。② 主管医师预约 MDT 门诊。③ 主管医师准备好各项资料，内容包括病史、症状、体征、辅助检查等信息，可由 MDT 秘书进行进一步整理和数字化制作。④ 主管医师带领患者前往 MDT 门诊就诊，必要时由知情者陪同。⑤ MDT 组医师对患者进行病史询问、体格检查、精神检查。⑥ MDT 组讨论，成员一般包括疼痛科医师、精神科医师、心理治疗师、护师、药师、物理治疗师等专业医护人员，作出诊治建议，并提交书面 MDT 小结给患者。⑦ 主管医师团队严格按照制定的治疗方案和行动计划进行治疗和监控患者的病情变化。⑧ 主管医师需定期随访患者，根据患者的病情变化及时调整治疗方案，确保治疗效果的最大化。患者出院后也需随访其治疗效果、病情变化和恢复情况，给予病人如何用药、如何康复等专业技术性指导，告知患者何时回院复诊，给予病情变化后的处置意见。

八、紧急事件应急预案及处理流程

（一）常规紧急事件

1. 过敏性休克

（1）患者一旦发生过敏性休克，应立即停止使用引起过敏的药物，就地抢救，并迅速报告医生。（2）立即平卧，遵医嘱皮下注射肾上腺素 1 mg，小儿酌减。如症状不缓解，每隔 30 分钟再皮下注射或静脉注射 0.5 mg，直至脱离危险期，注意保暖。（3）改善缺氧症状，给予氧气吸入，呼吸抑制时应遵医嘱给予人工呼吸；喉头水肿影响呼吸时，应立即准备气管插管，必要时配合施行气管切开。（4）迅速建立静脉通路，补充血容量，必要时建立两条静脉通路。遵医嘱应用晶体液、升压药维持血压，应用氨茶碱解除支气管痉挛，给予呼吸兴奋剂，此外还可给予抗组胺及皮质激素类药物。（5）如发生心搏骤停，应立即进行胸外按压、人工呼吸等心肺复苏的抢救措施。（6）观察与记录，密切观察患者的意识、体温、脉搏、呼吸、血压、尿量及其他临床变化，患者未脱离危险前不宜搬动。（7）按《医疗事故处理条例》规定 6 小时内及时、准确地记录抢救过程。

2. 呼吸循环骤停

（1）立即终止一切操作，将患者平放于地或者硬板床上。（2）立即判断患者状态，开启心肺复苏急救流程。（3）同时立即开放静脉通路，连接监护设备。（4）专人负责急救车药物准备与给药。（5）抢救同时立即上报医务部及质控科，组织相关专家共同讨论治疗方案。（6）抢救结束后及时做好登记，补全抢救记录，及时总结反馈总结，积极上报不良事件。

3. 局部麻醉药物中毒

（1）停止应用相关药物。（2）使用面罩吸氧，必要时进行气管插管控制呼吸，以保证供氧。（3）用苯二氮䓬类等药物如安定、咪唑安定等，以控制惊厥。（4）应用升压药，抗心律失常药等，支持循环功能。（5）如呼吸、心跳停止，则按心、肺、脑复苏处理。（6）积极上报不良事件。

4. 术中大出血

（1）及时准备止血用物，密切配合医生手术。（2）推抢救车并组织抢救。（3）保持静脉通道畅通，必要时再开放一条静脉通道。（4）及时向台上提供止血用品。（5）紧急输血，补充血容量。（6）及时执行医嘱，准确用药：执行口头医嘱时，需要复述一遍，双方确认后在执行，书面医嘱，直接执行。（7）密切观察生命体征，做好病情记录。

5. 晕厥

（1）判断患者症状，一般状态为面色苍白、头晕、眼花、恶心呕吐等。（2）判断患者出现晕厥的原因：

心源性晕厥，严重心律失常：① 患者立即平卧，吸氧；② 进行心电监护；③ 处理原发疾病；④ 评估效果，监测生命体征，记录。

血管减压性晕厥：① 患者立即平卧，注意室内空气流通；② 给予吸氧；③ 保暖、抬高下肢；④ 饮糖水或滴注 5% 葡萄糖盐水；⑤ 评估效果，监测生命体征，记录。

直立性低血压晕厥:① 平卧并取头低足高位;② 重者可给予 25%葡萄糖盐水注射;③ 评估效果,监测生命体征,记录。

精神性晕厥:保持环境安静,给予镇静剂,针刺人中,使用面罩吸氧。

（二）心理因素相关紧急事件

1. 疼痛所致抑郁症患者自杀自伤行为

（1）防范措施:① 护理人员应加强巡视,了解患者心理状况。对有自杀倾向的患者给予心理疏导并及时通知主管医生,向护士长或科主任汇报,进行重点交接班。② 医师及时与患者家属沟通,与其共同做好患者心理护理,密切观察患者情绪变化。尽量减少不良刺激,告知其需 24 小时陪护,不得离开患者,并要求患者家属在告知书上签字。③医护人员检查患者室内环境、用物,清除不安全的器具和药品,必要时对患者给予针对性约束。

（2）应急预案:① 医护人员一旦发现患者自杀或自伤,立即判断情况,就地抢救,报告护士长、科主任,通知患者家属。② 保护现场,清理无关人员,减少不良影响,保存自伤自杀用具,寻访目击证人,协助公安部门调查取证。③ 做好相关护理记录、病程记录。若患者自杀死亡,应做好尸体料理。患者家属不在场时,需两名医务人员共同清理患者遗体并签字,遗物暂由护士长保存。④ 做好患者家属的安抚工作,维护工作秩序,保证正常工作的进行。⑤ 呈报医疗护理安全不良事件。⑥ 对自杀未遂患者,应进一步做好心理护理、精神科治疗、疼痛治疗等,并加强防范措施,避免患者再次自杀。

2. 分离障碍所致发作性痉挛性疼痛

（1）心理治疗:需配合家属对患者进行正面的心理暗示或语言暗示等,对患者进行鼓励,帮助患者放松身体和呼吸,按摩紧张的肌肉,并可以使用深呼吸、渐进性肌肉松弛等技巧。

（2）药物治疗:需根据患者个体情况进行针对性治疗,如左乙拉西坦、卡马西平等抗癫痫药物可治疗肌肉痉挛,巴氯芬、替扎尼定、乙哌立松等药物对肌肉痉挛也有一定疗效。必要时可以局部应用 A 型肉毒毒素药物注射,来减轻肌肉痉挛。若患者出现紊乱行为则针对紊乱行为进行用药治疗,以镇静作用强的针剂为主,如氟哌啶醇、氯丙嗪、奋乃静、氯硝西泮、劳拉西泮等。

九、心身医学专业知识与技能培训

（一）心理（精神科）医师培训

疼痛心身医学整合诊疗中心需对心理医师或精神科医师进行培训,以确保他们能够为疼痛患者提供全面的治疗。培训通常包括以下内容:

1. 临床心理学方面

（1）心理评估技能:医师需要掌握各种心理评估工具和技术,以便能够准确地评估患者的心理健康状况。（2）心理治疗技能:医师需要掌握各种心理治疗技术,例如认知行为疗法、心理动力学疗法等,以便能够为患者提供有效的心理治疗。（3）团体治疗技能:医师需要掌握团体治疗技术,以便能够为患者提供支持性和教育性的团体治疗。

2. 疼痛心理学方面

（1）疼痛心理学知识：医师需要了解疼痛与心理之间的关系，以及如何应用心理学知识来缓解患者的疼痛。（2）疼痛管理技能：医师需要掌握各种疼痛管理技术，例如药物治疗、物理治疗等，以便能够为患者提供全面的治疗。

3. 疼痛患者心理治疗常用药物方面

疼痛心身医学整合诊疗中心还需对医师进行药物培训，包括抗抑郁药、抗焦虑药、镇痛药、抗炎药等。具体药物详见本章"五、诊疗技术要求"中"（一）非心理医学诊疗技术"下的药物治疗"相关内容。

（二）心理治疗师培训

疼痛心身医学整合诊疗中心需对心理治疗师进行培训，以确保心理治疗师能够胜任疼痛患者的心理治疗，具体包括：

1. 影响疼痛的社会心理因素

（1）心理健康问题或疾病：焦虑、抑郁和其他心理健康问题或心理疾病可以影响疼痛的感觉和处理。这些问题可能导致患者对疼痛更加敏感，并且难以应对和调节自己的情绪。（2）社会支持：缺乏社会支持可能会使患者感到孤单和无助，从而加重疼痛的感觉；相反，得到家庭、朋友或医疗专业人员的支持可能会减轻疼痛的感觉。（3）疼痛认知：患者对疼痛的认知和信念也会影响他们的疼痛感受和处理。过度关注疼痛、担心疼痛会加重疼痛的感觉，而积极应对和控制疼痛的信念则可能减轻疼痛的感觉。（4）文化和社会因素：文化和社会因素也会影响疼痛的感受和处理，这可能会影响患者对疼痛的感觉和应对方式。

2. 疼痛患者常用心理治疗方法

疼痛心身医学整合诊疗中心还需对心理治疗师进行相应的心理治疗培训，包括认知行为疗法、支持疗法、精神分析疗法等。具体心理治疗方法详见本章"五、诊疗技术要求"中（二）心理医学诊疗技术"下的相关内容。

十、学科建设

1. 科室管理

制定目标明确的中长期、短期发展规划并严格执行，落实目标责任制。定期进行工作总结，及时发现问题并整改。树立医疗安全风险管理意识，建立医疗风险防范机制。落实医疗安全事件报告制度和预警制度，建立医疗质量与安全持续改进机制，定期分析医疗安全风险点。提升医疗服务质量和效率，重点改进医疗服务模式，增强群众获得感。

2. 专科发展

根据患者就医需求和学科发展要求，重点关注慢性肌肉骨骼疼痛、癌症相关性疼痛、神经病理性疼痛、内脏与血管性疼痛病等。

3. 医疗质量管理

落实《医疗质量管理办法》和《医疗质量安全核心制度要点》（2018年版）要求，加强医疗质量管理制度建设,建立完善医疗质量管理体系与工作机制,运用医疗质量管理工具持续改进医疗质量。按照医疗技术操作规范、临床诊疗指南等规范临床诊疗行为。开展单病种和临床路径管理,加强抗菌药物临床应用管理,促进临床合理用药。严格控制高值医用耗材的不合理使用,加大对异常、高额医疗费用的分析。

4. 教学

有明确教学计划并严格执行。加强在岗人员的继续教育和培训,定期选派专业人员外出进修学习,不断提高服务能力和水平。

5. 科研

通过对当地人口健康数据的研究,重点诊疗常见慢性疼痛疾病,通过组建疼痛专科联盟、远程医疗协作网等途径,依托当地医疗教育资源,积极牵头、参与多中心、大样本的临床研究,不断提升临床科研能力。

［程志祥　骆艳丽］

第十二章　睡眠心身医学整合诊疗中心的建设与发展

一、场地建设

（一）睡眠心身医学门诊部

1. 场地要求

由于睡眠医学与临床多个学科（如精神病医学科、神经科、呼吸内科、耳鼻喉科等）之间存在交叉，因此可在相应学科的门诊部开设睡眠门诊单元。条件允许者可设置独立的睡眠心身医学门诊，包括独立诊室与心理测量室，诊室及心理测量室内均需配置必要的办公和诊疗设备，心理测量室内需配备相关心理测评工具。此外，睡眠心身医学门诊还应设置科普宣传资料角。

2. 心理测评量表

常用的睡眠医学相关的心理测评量表包括以下：

（1）匹兹堡睡眠质量指数（Pittsburgh sleep quality index，PSQI）：用于评估近 1 个月的睡眠质量。总分≥8 分即考虑存在睡眠质量问题。

（2）失眠严重程度量表（insomnia severity index，ISI）：用于评估近 2 周主观失眠的严重程度，分数越高失眠症状越严重。评分标准如下：0～7 分，无临床意义的失眠（睡眠正常）；8～14 分，亚临床失眠（轻度）；15～21 分，临床失眠（中度）；22～28 分，临床失眠（重度）。

（3）爱泼沃斯嗜睡量表（Epworth sleepiness score，ESS）：该量表设有 8 道题，分别评定 8 种情境下受试者的嗜睡程度，分数越高代表日间嗜睡程度越严重。国内外研究常以 ESS>10 代表个体存在日间嗜睡症状。

（4）清晨型与夜晚型评定量表（morningnsee-eveningness questionnaire，MEQ）：该量表设有 19 道题，根据量表总评分分为夜晚型（16～41 分）、中间型（42～58 分）、清晨型（59～86 分）。

（5）STOP-Bang 问卷：一种能有效预测中重度阻塞性睡眠呼吸暂停综合征（OSAS）的筛查工具。得分≥3 分，提示为 OSAS 高危人群，0～2 分为低风险。

（6）睡眠障碍问卷（sleep disorders questionnaire，SDQ）：该量表包含 176 项问题，旨在诊断常见的睡眠障碍，主要用于睡眠障碍的流行病学调查，也可作为支持睡眠障碍诊断的辅助指标。

（7）国际不宁腿综合征量表（international restless legs scale，IRLS）：该量表包括 10 个项目，包括不宁腿综合征的症状、频率、强度及其造成的影响等，用于评估过去一周不宁腿综合征的严重程度。该量表为 0～4 级评分，总分为 0～40 分。得分越高表示受损更多，严重度更高。

（8）阿森斯失眠量表（Athens insomnia scale，AIS）：该量表共 8 个条目，前 5 个条目用于评估睡眠的质和量,后 3 个条目用于评估失眠患者的日常生活情况。AIS 的评定时间为 1 个月,根据不同需求,可选择使用 AIS-8 版(包括所有 8 个问题)或 AIS-5 版(仅前 5 个夜间睡眠问题)。每题的评分范围为 0～3,AIS-8 总分为 0～24 分,AIS-5 总分为 0～15 分。分数越高,代表失眠越严重。

(9) 快速眼动睡眠行为障碍筛查问卷(RBDSQ):是筛查 REM 睡眠行为异常的自评量表,共有 10 个题目,包括梦境内容、梦境与行为的关系、致伤和神经系统疾病等方面的内容,要求受试者针对这些问题回答“是”和“否”。总分为 0～13 分,5 分以上认为异常。

(10) 9 项患者健康问卷抑郁量表(PHQ-9):评估患者近 2 周的抑郁症状,常作为抑郁障碍的辅助诊断。评分标准如下:0～4 分,没有抑郁;5～9 分,轻度抑郁;10～14 分,中度抑郁;15～19 分,中重度抑郁;20～27 分,重度抑郁。

(11) 7 项广泛性焦虑自评量表(GAD-7):评估患者近 2 周的焦虑症状,分数越高提示焦虑的可能性越大。评分标准如下:0～4 分,无焦虑症状;5～9 分,轻度焦虑;10～14 分,中度焦虑;15～21 分,重度焦虑。

(12) 32 项轻躁狂症状自评量表(HCL-32):该量表设有 32 个可能为轻躁狂症状的条目,结果解释包括两个因子,分别反映轻躁狂的积极方面(例如:活跃、自信等)及负性方面(例如:急躁、冲动等)。总分≥14 即双相情感障碍筛查阳性。

(13) 心境障碍问卷(MDQ):该问卷设有 13 个问题,主要筛查患者是否有躁狂症状,是双相谱系障碍筛查的重要工具之一。

(二) 睡眠监测中心

1. 场地要求

睡眠监测中心由睡眠检查室和中心监控室两大核心部分构成,是通过多导睡眠监测(polysomnography,PSG)进行睡眠障碍诊断和睡眠医学研究的重要医疗服务机构。其中,睡眠检查室作为接受睡眠监测患者的就寝房间,应做到每位患者单独设置一间,同时满足“干净安静,柔光恒温”的基本要求。通常情况下,设置四间睡眠检查室即可满足监测需求。中心监控室为睡眠技师和医师通过电脑实时监测和调节患者睡眠及呼吸情况的工作间。此外,一个完备的睡眠医学中心还应设有候诊间、急诊室、治疗观察室、临床晤谈区、工娱活动室、医师值班室、技师值班室、行政管理办公室和工作人员办公室、卫生间及洗浴设施、无障碍设施、储藏室、用餐区等配套设施。

2. 睡眠监测设备要求

睡眠监测在睡眠疾病的诊断和治疗方面具有重要的地位。常用的监测设备主要有多导睡眠监测、便携式睡眠监测和体动记录仪等。

(1) 标准多导睡眠监测技术:PSG 通过监测人体睡眠和觉醒时的多种生理活动来进行睡眠相关疾病的临床诊断和疗效评价,目前已经成为睡眠医学临床和科研领域最常用的核心技术。PSG 记录参数包括脑电图(EEG)、眼电图(EOG)、肌电图(EMG)、心电图(ECG)和呼吸活动(包括血氧饱和度和呼吸模式)以及其他生理和躯体活动信号(如腿动、鼾声和体位等)。通过整晚的监测数据,判读患者的觉醒、睡眠分期、呼吸事件、血氧降低事件、心脏事件、肢体运动、心肺功能以及体动。因此,PSG 被广泛地应用于诊断睡眠障碍和警觉性的判断,可供了解人体睡眠各期和觉醒状态时多个器官系统的功能活动以及它们之间的相互关系,诊断发现一些与睡眠有关的疾病或病理生理异常。但标准 PSG 监测存在设备与检查环境要求高、检查和分析技术复杂、人力消耗大、费用相对昂贵等缺点,因此寻找费用相对节省而同时能够满足临床需要的诊断方法也越来越为人们所重视。

（2）便携式睡眠监测:亦被称作睡眠中心外监测或家庭睡眠呼吸监测,主要在任何适合患者睡眠的实验室以外的地方应用。无医务人员监测的便携式设备的使用仅限于以下情况:① 患者有临床症状提示存在中、重度的 OSAS(鼾声响亮、可观察到呼吸暂停、夜间睡眠期出现噎呛、日间思睡、高血压以及中重度肥胖),必须尽快进行治疗而暂时无法安排 PSG 检测者。② 因病情无法在睡眠检查室进行检查的患者。③ 经过标准 PSG 检查确定诊断并已经开始治疗(非气道正压通气治疗)后,可应用便携式设备进行随访,评估治疗效果;症状复发时复查,尤其是需要重复多次复查时。

需注意,便携式睡眠监测不应用于以下情况:① 筛选"高危"(肥胖、高龄)但无症状的患者;② 症状轻微者(因为检查阴性预测值较低,如若检查结果为阴性,仍需要进行标准 PSG 监测);③ 单个症状的评价(例如:不伴有打鼾及呼吸暂停的日间嗜睡或不伴有日间嗜睡和呼吸暂停的打鼾);④ 病情不稳定者(这类患者在检查中可能需要医疗看护);⑤ 家庭持续气道正压通气压力滴定。

（3）体动记录仪:体动记录仪基于睡眠时极少有肢体活动,而在清醒状态下活动增多的基本原理,能够保证在持续数天或数周内每天 24 小时不间断监测,记录多项睡眠参数,并可绘制每日的睡眠-清醒周期图,用于诊断和评估多种临床睡眠障碍以及治疗结果。应用指征包括以下:

① 帮助确定正常健康成人和疑似某些睡眠障碍患者的睡眠模式。

② 协助评估昼夜节律睡眠障碍,如睡眠时相提前综合征、睡眠时相延迟综合征、倒班相关睡眠障碍,并帮助评估其治疗效果。

③ 对不能进行 PSG 监测的 OSAS 患者,可用体动记录仪评估睡眠时间。结合监测呼吸事件,使用体动记录仪比使用卧床时间可能更加提高评估 OSAS 严重程度的精确度。

④ 对失眠患者,包括抑郁、焦虑障碍伴有的失眠,体动记录仪可描述昼夜节律模式或睡眠障碍的模式,并评估其治疗效果。

⑤ 确定嗜睡患者的昼夜模式以及评估平均每日的睡眠时间。

⑥ 特殊人群和特殊环境的使用。用于描述和监测正常婴儿和儿童、生活在社区或老年疗养院的老年人睡眠昼夜节律模式和记录治疗效果,尤其是用于联合其他的方法(如睡眠日记和/或照顾者观察评估治疗效果)。

（三）睡眠心身医学病房

睡眠障碍常与抑郁障碍、焦虑障碍等精神障碍共病。因此,条件允许者可开设睡眠心身医学病房,使得监测与治疗可同步进行,从而简化诊治流程,更好地服务于患者。

二、人员配备与工作制度

标准的睡眠医学中心,一般由管理人员、医务人员、技术人员、行政及后勤人员等组成。

（一）管理人员

1. 资质要求

（1）副高级及以上职称；（2）获得中华人民共和国医师资格证书；（3）完成睡眠医学专业培训，擅长睡眠障碍诊治。

2. 职责

（1）审核医疗技术人员的从业资格；（2）监管专业技术人员的职业规范；（3）监督诊疗流程及质量，包括设备的正确操作和校准；（4）监督医疗服务价格及收费。

（二）医务人员

睡眠医学中心的医务人员包括执业医师、执业护士、心理治疗师等，其职责为共同完成患者的评估、诊断和治疗工作。资质要求包括以下：

1. 执业医师

（1）获得中华人民共和国医师资格证书并完成医师执业注册；（2）完成睡眠医学专业培训。

2. 执业护士

（1）获得中华人民共和国护士资格证书并完成护士执业注册；（2）经过急救培训并获得有效的心肺复苏术证书。

3. 心理治疗师

（1）获得心理治疗师资格；（2）掌握失眠的认知行为治疗等心理治疗技术；（3）定期参加心理治疗督导。

（三）技术人员

技术人员主要是指睡眠技师。

1. 资质要求

（1）在具有睡眠相关技术培训资质的睡眠中心进修至少3个月；（2）三级医院需至少有1名睡眠技师取得国际注册多导睡眠技师认证或经国内行业协会制定的多导睡眠监测技术规范培训的继续教育证书；（3）经过急救培训并获得有效的心肺复苏术证书。

2. 职责

（1）完成各类睡眠监测，按照标准的操作流程进行各类睡眠监测，对睡眠分期以及临床事件（如呼吸事件、心脏事件、肢体运动事件、觉醒事件等）进行评判，生成准确的睡眠监测报告；（2）完成相关治疗及干预；（3）负责设备管理及维护；（4）正确识别处理紧急事件。

（四）行政及后勤人员

行政人员负责接听咨询电话、组织预约以及资料数据保存等工作。后勤人员负责医疗耗材采购、水电及设备维修、保洁、消毒、配餐、信息保障等工作。

三、诊疗范围及工作流程

（一）诊疗范围

诊疗范围应包括

（1）失眠障碍：慢性失眠障碍、短期失眠障碍。

（2）中枢性过度睡眠：发作性睡病、特发性嗜睡症、Kleine-Levin综合征、疾病相关过度睡眠、药物或物质滥用所致过度睡眠、睡眠不足综合征。

（3）睡眠相关呼吸障碍：中枢性睡眠呼吸暂停、阻塞性睡眠呼吸暂停、睡眠相关低通气或低氧血症。

（4）睡眠-觉醒昼夜节律障碍：睡眠觉醒时相延迟障碍、睡眠觉醒时相提前障碍、非24小时睡眠觉醒障碍、不规律睡眠觉醒节律障碍、时差变化睡眠障碍、倒班工作睡眠障碍。

（5）睡眠相关运动障碍：不宁腿综合征、周期性肢体运动障碍、睡眠相关腿痉挛、睡眠相关磨牙、睡眠相关节律性运动障碍、婴儿良性睡眠肌阵挛、入睡期脊髓固有肌阵挛。

（6）异态睡眠障碍：非快速眼动睡眠相关异态睡眠、快速眼动睡眠相关异态睡眠。

（二）工作流程

1. 睡眠心身医学门诊工作流程

（1）患者注册登记。

（2）自评量表初步筛查：患者应填写睡眠障碍及常见精神障碍相关量表以作初步筛查。

（3）病史采集：以睡眠问题为主诉的患者，在病史采集过程时，需围绕患者主诉进行询问，同时不遗漏睡眠疾病的常见症状，包括失眠、睡眠呼吸暂停、打鼾、日间过度思睡、猝倒、睡眠幻觉、睡眠瘫痪、睡行、磨牙、睡眠呻吟、夜惊、梦语、周期性腿动、不宁腿、夜间腿痉挛、遗尿等；且由于睡眠疾病常合并其他精神障碍，包括抑郁障碍、焦虑障碍等，因此也应当进行相关病史采集，并结合相关量表评估结果，做出初步诊断，给予相应治疗。如若需行进一步监测才能明确诊断和/或实施治疗，患者可进一步前往睡眠中心病房申请预约。

2. 睡眠监测中心工作流程

（1）监测前病史采集与评估

① 一般信息采集：患者的年龄、性别、家庭成员状况、基础疾病病史和睡眠病史、睡眠习惯、药物使用情况等。

② 睡眠记录和结构式访谈。

③ 量表评估：睡眠量表用于主观评定患者的睡眠问题，此外，患者也应完成焦虑、抑郁等相关量表的评估。

④ 体格检查：血压（睡前及觉醒后）、心率、脉率、体温（昼夜节律紊乱患者需监测最低核心体温）；身高、体重、体重质量指数（BMI）、颈围；评定颌面形态（观察有无下颌后缩、下颌畸形）；鼻咽喉部检查（观察有无扁桃体肿大及悬雍垂、舌体、腺样体肥大）；心、肺、腹及神经系统检查等。

⑤ 检验：血常规、尿常规、肝肾功能、糖脂代谢、铁代谢、甲状腺功能、性激素、皮质醇、同型半胱氨酸等。睡眠时相延迟综合征患者需进行微光褪黑素分泌（DLMP）试验来测定24小时唾液、血浆褪黑素值或尿液中褪黑素代谢产物6-羟基硫酸褪黑素的变化；发作性睡病患者需行脑脊液食欲素检测；可疑神经疾病继发睡眠障碍者需行腰椎穿刺术以排除神经系统疾病。

⑥ 检查：必要时完善心电图、X线头影测量（包括咽喉部测量）及X线胸片、肺功能、脑

电图(伴颅脑疾病者)、肌电图(不宁腿综合征与周围神经病无法鉴别者);睡眠相关运动障碍、中枢性嗜睡、成人异态睡眠患者应完善头部 CT 或 MRI。

（2）睡眠监测流程

① 相关知情同意书签字。

② 睡眠监测(注意:无独立行为能力、合并严重躯体疾病、监测中可能发生危险行为的患者应有家属陪护)。

③ 监测后信息收集核对。

④ 数据判读和填写睡眠监测分析报告。

3. 睡眠心身医学病房工作流程

监测前病史采集、评估及睡眠监测流程与睡眠监测中心工作流程一致,同时需针对患者的精神症状进行相应处理,给予抗抑郁、抗焦虑、镇静催眠等治疗。

四、诊疗技术要求

（一）三级综合性医院（或医联体中心医院）睡眠及相关疾病诊疗标准

1. 睡眠及其相关疾病诊疗环境

应分别设置睡眠专科门诊诊室、睡眠专科监测实验室以及睡眠障碍患者治疗病房。

2. 配置规范的睡眠障碍诊断与呼吸治疗仪器

（1）睡眠监测仪器设备(包括多导睡眠监测、便携式睡眠监测仪和体动记录仪)。

（2）呼气末二氧化碳监测与经皮二氧化碳分压监测设备。

（3）气道正压通气治疗与无创正压通气治疗设备。

3. 能规范开展以下睡眠实验室诊断性试验

（1）多导睡眠监测。（2）睡眠中心外成人睡眠呼吸监测。（3）体动记录仪监测。（4）多次睡眠潜伏期试验。（5）清醒维持试验。（6）不宁腿制动试验。（7）动脉血气监测/或医院有公用监测设备。（8）呼气末二氧化碳监测。（9）经皮二氧化碳分压监测。可选试验:食管压力测定、睡眠清醒昼夜节律障碍诊断性试验(微光褪黑素分泌试验)。

4. 能规范开展以下睡眠障碍的实验室治疗

（1）气道正压治疗压力滴定。（2）无创正压通气治疗压力滴定。（3）氧疗滴定。（4）认知行为治疗。可选治疗:经颅磁治疗、生物反馈治疗、针灸、电刺激治疗、音乐治疗等。

（二）二级医院（或医联体同级医院）睡眠及相关疾病诊疗标准

1. 睡眠及其相关疾病诊疗环境

应设置睡眠专科门诊诊室,可常规开展成人家庭睡眠呼吸监测,条件允许者可设置多导睡眠监测室。

2. 配置睡眠障碍诊断与呼吸治疗仪器

（1）睡眠监测仪器设备(包括多导睡眠监测、便携式睡眠监测仪和体动记录仪)。

（2）气道正压通气治疗与无创正压通气呼吸治疗设备。

3. 能规范开展以下睡眠实验室诊断性试验

(1) 睡眠中心外成人睡眠呼吸监测。(2) 体动记录仪监测。可选:多导睡眠监测、多次睡眠潜伏期试验。

4. 能规范开展以下睡眠障碍的治疗

(1) 单纯阻塞性睡眠呼吸障碍气道正压通气治疗。(2) 无创正压通气治疗随访与管理。(3) 指导家庭氧疗。(4) 短期认知行为治疗。可选:生物反馈治疗、针灸治疗等。

（三）一级医院与社区医疗服务中心睡眠及其相关疾病诊疗服务标准

(1) 积极开展睡眠及其相关疾病知识培训。(2) 能科学使用睡眠及其相关疾病筛查工具。(3) 有条件者可以开展成人家庭睡眠呼吸障碍监测。(4) 开展睡眠健康科学普及教育。(5) 有经过培训的专业医师负责疑似睡眠及其相关障碍患者的健康管理。

五、临床诊疗原则及路径

根据全面详细的病史采集、精神检查(包括睡眠障碍相关量表评估)、体格检查、辅助检查(包括睡眠障碍相关检查),按照睡眠障碍的临床诊治路径开展相应的诊疗。

（一）失眠障碍临床路径

失眠障碍是以频繁而持续的入睡困难或睡眠维持困难并导致睡眠满意度不足为特征的睡眠障碍。失眠障碍还包括社会功能损害,与大多数精神障碍相似。失眠障碍既可以独立存在,也可以与其他精神障碍共病。

1. 诊断

《国际睡眠障碍分类》第 3 版(ICSD-3)按照病程是否大于 3 个月,将失眠障碍分为短期失眠障碍和慢性失眠障碍,具体标准如下:

(1) 慢性失眠障碍诊断标准:必须满足标准 A～F。

A. 患者主诉或由患者家长或照护者发现,以下一项或以上:① 入睡困难;② 睡眠维持困难;③ 比期望的时间早醒;④ 在适当的作息时间拒绝就寝;⑤ 无父母或照护者干预时,入睡困难。

B. 患者主诉或由家长或照护者发现,以下一项或多项与夜间睡眠困难相关的症状:① 疲劳/不适;② 注意力、专注力或记忆力受损;③ 社会、家庭、职业功能受损或学业表现下降;④ 情绪障碍/易激惹;⑤ 白天嗜睡;⑥ 行为问题(如多动、冲动、攻击性行为);⑦ 积极性、精力或动力不足;⑧ 发生错误/事故的倾向增加;⑨ 对睡眠关注或不满意。

C. 睡眠/觉醒困难主诉不能单纯以睡眠机会不充足(如分配了充足的睡眠时间)或睡眠环境不佳(如环境安全黑暗、安静、舒适)解释。

D. 上述睡眠困难和相关日间症状每周出现至少 3 次。

E. 上述睡眠困难和相关日间症状出现持续至少 3 个月。

F. 上述睡眠困难和相关日间症状不能被另一种睡眠障碍更好地解释。

(2) 短期失眠障碍诊断标准:符合慢性失眠障碍中的 A～C、F 标准,但病程不足 3 个月和/或相关症状出现的频率未达到每周 3 次。

2. 鉴别诊断

失眠障碍需与其他睡眠障碍（如睡眠呼吸障碍、不宁腿综合征、周期性肢体运动障碍、昼夜节律失调性睡眠-觉醒障碍等）、精神障碍（如抑郁障碍、焦虑障碍等）相鉴别，还应明确失眠是否由躯体疾病、精神活性物质及药物使用引起。

3. 治疗原则

（1）总体目标：改善睡眠质量和/或睡眠时间；改善失眠相关日间功能损害；减少或防止短期失眠慢性化；减少与失眠相关的躯体疾病或精神障碍共病的风险；尽可能避免失眠治疗带来的负面效应。

（2）失眠障碍的治疗：应遵循按需、间断、足量原则，同时兼顾个体化。从小剂量开始，到达有效剂量后不轻易调整剂量。

① 非药物治疗：a. 认知行为治疗是失眠障碍的一线治疗方法，包括睡眠卫生、认知治疗、睡眠限制、刺激控制、松弛疗法；b. 物理治疗，包括光照疗法、重复经颅磁刺激、生物反馈疗法、经颅直流/交流电疗法；c. 中医治疗，包括针灸治疗、中药治疗。

② 药物治疗：包括苯二氮䓬受体激动剂、褪黑素受体激动剂、具有镇静作用的抗抑郁药、食欲素受体拮抗剂以及非典型抗精神病药物。

（二）睡眠相关呼吸障碍临床路径

睡眠相关呼吸障碍（sleep disordersred breathing，SDB）是一组以睡眠呼吸节律异常和/或通气异常为主要特征的疾病。表现为夜间睡眠打鼾伴呼吸暂停和白天嗜睡、疲劳、注意力不集中等。呼吸暂停引起反复发作的夜间低氧和高碳酸血症。SDB 主要包括 OSAS、中枢性睡眠呼吸暂停、睡眠相关低通气症、睡眠相关低氧血症等。睡眠呼吸障碍的评估包括 OSAS 相关症状的病史和体征、嗜睡量表评估、上气道检查和 PSG。PSG 是诊断睡眠呼吸障碍的"金标准"。

1. 诊断

根据 ICSD-3，OSAS 的诊断必须满足下列（A+B）或 C 项标准：

（1）出现以下至少一项：① 患者主诉困倦、非恢复性睡眠、乏力或失眠；② 因憋气、喘息或气哽从睡眠中醒来；③ 同寝者或其他目击者报告患者在睡眠期间存在习惯性打鼾、呼吸中断或二者皆有；④ 已确诊高血压、2 型糖尿病、充血性心力衰竭、心房纤颤或其他心血管疾病、脑卒中、认知功能障碍以及心境障碍。

（2）PSG 或 OCST 证实监测期间发生呼吸事件≥5 次（包括阻塞性睡眠呼吸暂停、混合性呼吸暂停、低通气和呼吸努力相关觉醒）。

（3）PSG 或 OCST 证实监测期间发生呼吸事件≥15 次（包括阻塞性睡眠呼吸暂停、混合性呼吸暂停、低通气和呼吸努力相关觉醒）。

2. 鉴别诊断

OSAS 主要需要与以下疾病进行鉴别：单纯鼾症、肥胖低通气综合征、内科疾病或神经肌肉疾病相关的睡眠低通气、中枢性睡眠呼吸暂停；引起白天嗜睡的疾病，如发作性睡病、不宁腿综合征和周期性腿动；引起夜间呼吸困难的疾病，如夜间惊恐发作、胃食管反流、支气管哮喘、充血性心力衰竭和夜间心绞痛发作等。

3. 治疗原则

（1）治疗目标：解除睡眠呼吸暂停，纠正睡眠期低氧，改善睡眠结构，提高睡眠质量和生命质量，降低 OSAS 的相关合并症发生率和病死率。

（2）OSAS 的治疗

① 控制危险因素：减轻体重，调整睡眠体位（如侧卧位），避免烟酒刺激，慎用镇静类药物，避免日间过度劳累，避免睡眠剥夺。

② 无创气道正压通气治疗：此为成人 OSAS 患者的首选和初始治疗手段。适应证包括：a. 中、重度 OSAS；b. 轻度 OSAS 但临床症状明显，合并或并发心脑血管疾病、糖尿病等；c. OSAS 患者围手术期治疗；d. 经过手术或其他治疗后仍存在的 OSAS；e. OSAS 合并慢性阻塞性肺疾病。

③ 口腔矫正器治疗：适合单纯打鼾和轻、中度 OSAS 患者，特别有下颌后缩者。

④ 手术治疗：仅适合于手术确实可解除上气道阻塞的患者，应严格掌握手术适应证。

⑤ 病因治疗：纠正引起 OSAS 或使之加重的基础疾病，如应用甲状腺素治疗甲状腺功能减退导致的睡眠呼吸暂停等。

（三）中枢性过度睡眠临床路径

中枢性过度睡眠指非呼吸相关的白天过度睡眠，凡具有日间过度嗜睡（excessive daytime sleepiness，EDS）者，均需在睡眠医学病房进行标准的整夜多导睡眠监测，次日白天行 MSLT 检查。中枢性过度睡眠主要包括：发作性睡病（1 型和 2 型）、特发性嗜睡症、Kleine-Levin 综合征及躯体/精神/睡眠呼吸疾病所致白天过度嗜睡。这里主要介绍发作性睡病。

发作性睡病的主要临床表现为发作性 EDS、猝倒、入睡前幻觉、睡眠瘫痪、夜间睡眠紊乱。EDS、猝倒、入睡前幻觉和睡眠瘫痪合称发作性睡病四联症。其中，猝倒、入睡前幻觉、睡眠瘫痪可能与 REM 睡眠相关。此外，发作性睡病还可伴有肥胖、性早熟、精神障碍、认知功能损害、偏头痛等症状。发作性睡病是一类终身性疾病，部分患者的猝倒发作会随着年龄的增长而减轻甚至消失，但 EDS 会持续存在，且病情可能出现波动。

1. 诊断

诊断：根据 ICSD-3，发作性睡病可分为发作性睡病 1 型和发作性睡病 2 型。

（1）发作性睡病 1 型的诊断标准：需同时满足以下几项：

A. 患者存在白天难以遏制的困倦和睡眠发作，症状持续至少 3 个月。

B. 满足以下 1 项或 2 项条件：① 有猝倒发作（符合定义的基本特征）；经过标准的 MSLT 检查平均睡眠潜伏期≤8min，且出现≥2 次睡眠始发 REM 睡眠现象（sleep onset REM periods，SOREMPs）；推荐在 MSLT 检查前进行整夜 PSG 检查；PSG 出现 SOREMP 可以替代 1 次白天 MSLT 中的 SOREMP。② 免疫反应法检测脑脊液中 Hcrt-1 浓度≤110 pg/mL 或<正常参考值的 1/3。

（2）发作性睡病 2 型的诊断标准：需同时满足以下几项：

A. 患者存在白天难以遏制的困倦和睡眠发作，症状持续至少 3 个月。

B. 标准 MSLT 检查平均睡眠潜伏期≤8 分钟,且出现≥2 次 SOREMPs;推荐 MSLT 前进行 PSG 检查,PSG 出现 SOREMP 可以替代 1 次白天 MSLT 中的 SOREMP。

C. 无猝倒发作。

D. 脑液中 Hcrt‑1 浓度没有进行检测,或免疫反应法测量值>110 pg/ml 或>正常参考值的 1/3。

E. 嗜睡症状或 MSLT 结果无法用其他睡眠障碍如睡眠不足、OSAS、睡眠时相延迟综合征、药物使用或撤药等解释。

2. 鉴别诊断

① EDS 需要与以下疾病鉴别:OSAS、特发性睡眠增多、Kleine-Levin 综合征、睡眠不足综合征和睡眠-觉醒节律紊乱、神经和精神类疾病及药物和物质滥用等。

② 猝倒需与癫痫、假性猝倒、低血压、短暂性脑缺血发作、晕厥、神经肌肉疾病及睡眠瘫痪等相鉴别。

3. 治疗原则

(1) 总体目标:① 通过认知行为治疗和药物治疗减少白天过度睡眠、控制猝倒发作、改善夜间睡眠;② 调适心理行为,帮助患者尽可能恢复日常生活和社会功能;③ 尽可能减少发作性睡病伴随的症状或疾病;④ 减少和避免药物干预带来的不良反应。

(2) 发作性睡病的治疗

① 非药物治疗:行为心理治疗,包括规律日间小睡、睡眠卫生教育、社会支持、心理支持。

② 药物治疗:使用促觉醒药物治疗日间嗜睡;使用抗抑郁药改善猝倒症状;使用镇静催眠药治疗夜间睡眠障碍。

(四)异态睡眠临床路径

异态睡眠是指发生在入睡、睡眠期间或从睡眠中唤醒期间的异常行为,包含运动行为、情绪、感知、做梦和自主神经系统功能相关的睡眠异常,导致自伤或伤人、睡眠中断、不良健康效应和不良心理社会效应。运动行为常导致自伤或伤及同床者。异态睡眠分为两种睡眠状态,即非快速动眼睡眠(non-rapid eye movement,NREM)期相关异态睡眠和快速眼动睡眠(rapid eye movement,REM)期相关异态睡眠。最常见的非快速动眼睡眠异常是磨牙症、梦游症、意识模糊和睡惊;最常见的快速眼动睡眠异常是噩梦、快速眼动行为障碍和复发性睡眠麻痹。这里主要介绍 REM 期睡眠行为障碍。

1. 诊断

根据 ICSD‑3,RBD 具体标准如下:

必须同时满足 A～D 项标准:

A. 反复发作睡眠相关发声和/或复杂动作。

B. 异常行为经 PSG 证实出现于 REM 睡眠,或者基于梦境扮演病史推测异常行为出现在 REM 睡眠。

C. PSG 提示快眼动期肌电失弛缓(RSWA)。

D. 不能以另一种睡眠疾病、精神障碍、药物和物质应用所解释。

2. 鉴别诊断

RBD 需与睡眠期癫痫、意识模糊性觉醒、睡惊症、睡行症、梦魇、创伤性应激障碍等相鉴别。

3. 治疗原则

(1) 总体目标：① 通过非药物治疗和药物治疗改善夜间睡眠异常行为；② 减少与 RBD 相关的躯体疾病或精神障碍共病的风险；③ 减少和避免药物干预带来的不良反应。

(2) 防护措施：安全的睡眠环境，包括在地板上放置床垫，对玻璃窗进行安全性保护等，必要时同床者与患者分室居住。

(3) 药物治疗：① 氯硝西泮是治疗 RBD 的有效药物，可显著减少 RBD 行为和外伤的发生；② 褪黑素治疗 RBD 优势明显且不良反应较少，该药对于治疗合并路易体痴呆（dementia with Lewy bodies，DLB）、帕金森病、多系统萎缩（multiple system atrophy，MSA）的 RBD 患者有明确疗效；③ 多巴受体激动剂普拉克索对 RBD 有一定疗效；④ 镇静催眠药物：右佐匹克隆与佐匹克隆是可以兴奋 GABA 能神经元的镇静催眠药物，在治疗 RBD 时，可小剂量睡前服用。

(五) 睡眠相关运动障碍临床路径

睡眠相关运动障碍是指一系列干扰正常睡眠及在入睡前和刚入睡后出现的简单的、无目的性的刻板运动。睡眠相关运动障碍常常是神经系统疾病的首发症状或主要症状，因此在进行 PSG 检查前要详细地询问病史和症状发作特点，完成必要的神经影像检查（CT、MRI）和其他神经电生理检查。所有睡眠相关运动障碍（包括不宁腿综合征、周期性肢体运动障碍睡眠相关性腿痉挛、睡眠相关性磨牙、睡眠相关节律运动障碍、婴儿睡眠良性肌痉挛等）都应该进行整夜 PSG。这里主要介绍不宁腿综合征（RLS）的临床诊疗。

1. 诊断

根据 ICSD - 3，RLS 具体标准如下：

必须同时满足 A～C 项标准：

A. 迫切需要活动腿部，通常伴有腿部不适感或认为由于腿部不适感造成，这些症状必须符合以下几项：a. 休息或不活动状态下症状出现或加重，如躺着或坐着；b. 运动可部分或完全缓解症状，如散步或伸展，至少活动时症状缓解；c. 症状全部或主要发生在傍晚或夜间，而不是白天。

B. 上述症状不能以其他疾病或行为问题解释（如腿部抽筋、姿势不适、肌痛、静脉曲张、下肢水肿、关节炎、习惯性跺脚）。

C. RLS 的症状导致忧虑、苦恼、睡眠干扰，或引起心理、身体、社会、职业、教育、行为或其他重要功能的损害。

2. 鉴别诊断

不宁腿综合征应该与一些静息状态时移动双腿强烈欲望的疾病相鉴别，如夜间痉挛、位置性腿部不适、静坐不能、外周神经系统病变、外周血管病变等疾病。

3. 治疗原则

(1) 总体目标：① 通过非药物治疗和药物治疗改善 RLS 症状；② 减少与 RLS 相关的躯

体疾病或精神障碍共病的风险;③ 减少和避免药物干预带来的不良反应。

(2) RLS 的治疗

① 非药物治疗:去除各种继发性 RLS 的病因,停用可诱发 RLS 的药物或食物,规律睡眠作息时间,睡前洗热水澡及肢体按摩,适量活动。

② 药物治疗:多巴胺及多巴胺受体激动剂、加巴喷丁、镇静催眠药物(氯硝西泮)、阿片类药物、铁剂。

(六)昼夜节律失调性睡眠觉醒障碍临床路径

1. 诊断

根据 ICSD - 3,昼夜节律失调性睡眠-觉醒障碍(circadian rhythm sleep disorder, CRSWD)具体标准如下:

必须满足 A～C 三个标准:

① 慢性反复发生的睡眠觉醒紊乱,主要由于内源性昼夜定时系统变化或内源性昼夜节律与期望的睡眠-觉醒时间/个体环境/社会工作时间的不协调所致。

② 昼夜节律可导致失眠、嗜睡或二者均有。

③ 睡眠觉醒紊乱可导致临床显著不适或致精神、身体、社会、职业、教育或其他重要功能受损。

2. 总体目标

以睡眠卫生教育、调整作息时间、重置昼夜节律为主,根据需要适当使用药物治疗辅助改善和重建 CRSWD。

CRSWD 的治疗主要是重置昼夜节律:

(1) 睡眠健康教育指导:目的是改善睡眠卫生习惯。

(2) 调整作息时间:主要用于倒班相关睡眠障碍、时差变化睡眠障碍、睡眠时相延迟、睡眠时相提前、不规则睡眠-觉醒节律(老年痴呆和家居护理及非 24 小时昼夜节律相关睡眠障碍的患者除外)。

(3) 昼夜时相的调整:①定时光暴露疗法;②褪黑素疗法;③其他,如定时的剧烈运动。

(4) 药物治疗:按需服用催眠、促觉醒药物。镇静睡眠药主要用于改善夜班工作者睡眠和旅行时差导致的失眠。促觉醒药物可以改善时差变化睡眠障碍和倒班相关睡眠障碍者的警觉性,但必须权衡用药的风险。如莫达非尼可以改善倒班相关睡眠障碍者夜班工作的警觉性。

六、多学科联合诊疗制度与流程

睡眠疾病有着病程长、难治愈、花费大等特点,是多种疾病的危险因素,且多数睡眠障碍患者可能合并其他疾病。睡眠医学与临床多个学科(包括呼吸、心血管、内分泌科等,及耳鼻咽喉、口腔、泌尿生殖科等)存在交叉。因此,建立一套多学科联合诊疗制度,明确专科与非专科之间的协作流程,对完善综合治疗具有重大意义。

(一)联合诊疗制度

睡眠中心与其他学科间的科间会诊,应当与综合医院其他科间会诊一样,制定相应的规章制度,保证医疗质量和医疗安全。

（二）联合诊疗流程

联合诊疗流程主要分为三大步骤（以睡眠专科发出会诊申请为例）：（1）由睡眠专科医师评估会诊指征，总结病情，明确会诊目的，书写并提交会诊单。（2）会诊结果有异议时，需进行会诊专科讨论或由更高年资的专科医师协助完成会诊。（3）睡眠专科医师对会诊意见进行小结，完善病情记录，制定并执行下一步诊疗计划。如需转科治疗，则进行转科、病情交接等相关操作。

当患者出现病情骤变、生命体征不稳定时，应申请急会诊，快速启动应急预案，进行相关抢救措施。急会诊的详细流程操作应根据病情危急程度适当调整。当会诊医师无法快速有效地制定后续治疗方案时，应立即更改会诊医师，由更高年资的专科医师参与诊疗工作。

（三）联合诊疗时间要求

院内常规会诊、院内紧急会诊及跨院会诊均有着相应的时间要求，接下来以睡眠专科发出会诊申请为例分别进行简要说明。

1. 院内常规会诊

常规会诊要求会诊医师在会诊申请发出后 48 小时内进行会诊。会诊完成后，睡眠专科医师应在 24 小时内完成会诊意见小结及相关病程记录，并根据会诊意见完成相关医嘱执行。如患者需要转科，应在会诊完成的 24 小时内完成转科治疗相关手续。

2. 院内紧急会

紧急会诊要求会诊医师在申请发出后至多 20 分钟内进行面对面会诊。会诊结束后 2 小时内会诊医师需书写详细完整的会诊意见。睡眠专科医师需在会诊结束后 2 小时内进行会诊意见小结。如患者需要转科治疗，应在 2 小时内进行患者转科相关工作。

3. 跨院会诊

发出会诊后，会诊医师一般需要在 3 个工作日内对患者进行面对面会诊，会诊结束后 24 小时内书写详细完整的会诊意见。睡眠专科医师在接收会诊意见的 24 小时内进行小结。

（四）联合诊疗单格式内容

联合诊疗单（即会诊单）分为申请会诊记录和会诊意见记录两部分。申请会诊记录应简明扼要地描写患者的基本信息、病情及诊疗情况、申请会诊的理由和目的等；会诊意见记录应包括会诊医师的病情补充、会诊意见等。书写内容应严格遵守《病历书写规范》的要求。

（五）联合诊疗医师资质要求

建议会诊医师为获得中级职称或以上的临床医师。其中，对于诊断仍不明确、疑难病例、危重症病例或要求急会诊的病例，会诊工作则应当由具有相当经验的中级职称医师或高级职称医师负责。

对于其他学科申请睡眠专科医师会诊时的会诊医师资质要求，应当根据睡眠专科的实际人员架构决定。如失眠、阻塞性睡眠呼吸暂停等常见睡眠障碍的会诊，建议由中级职称或以上的睡眠专科医师负责，而中枢性嗜睡症、异态睡眠等相对少见、临床症状不典型、诊断较难的睡眠障碍会诊，则需要由具有相当经验的中级职称或高级职称的睡眠专科医师负责。

七、紧急事件应急预案及处理流程

为保障患者能够顺利、安全地完成睡眠相关诊疗,睡眠医学门诊及睡眠医学病房均需针对可能出现的意外事件制定应急预案,还应增强工作人员应急意识和独立处理突发意外事件的能力,从而尽可能地避免和减少突发意外事件造成人身和财产损失。睡眠医学门诊应遵循门诊常规应急预案及处理,以下重点阐述睡眠中心病房应急预案及处理流程。

(一) 睡眠监测前危险因素的评估与应急处置

睡眠监测室工作人员在监测前应结合检查目的预先评估患者基本状况,了解监测疾病的病情特点以及潜在危险因素,提前对可能存在的危险因素进行消除或预防处置,有效降低睡眠监测中发生意外事件的风险。

1. 危险因素的评估

(1) 筛查患者是否存在高龄、过度肥胖、肢体残疾等潜在危险因素。

(2) 明确患者有无高血压、糖尿病、脑卒中等潜在高危疾病史。

(3) 对患者进行详细的病史采集及精神检查(必要时行相关量表评估),重点询问睡眠监测疾病的表现形式、危害情况、严重程度等病情特点。

(4) 常规测量血压、心率、血氧,并对心、肺等重要脏器进行查体。

2. 应急处置

(1) 对病情危重或不稳定患者谨慎进行睡眠监测,尤其是监测室急救条件有限,远离急救机构时。如必须进行睡眠监测,尽可能选择在普通病房或重症病房进行床旁睡眠监测。

(2) 存在高龄、虚弱、严重 OSAS 等潜在高危因素以及基础疾病众多的患者,在行睡眠监测时必须要求有家属陪伴,签署知情同意书。

(3) 监测前血压明显升高者在监测过程中应多次测量血压,观察血压变化。

(4) 加强急救设备规范化使用培训及急救技能、突发意外事件处置演练。

(5) 定期检查各种急救药物是否齐全,急救设备是否可以正常使用。

(二) 睡眠监测过程中危急值的判断和应急处置

监测过程中可能出现某些危及生命的异常指标或数值,对其及时处置可避免发生严重后果。睡眠监测技师应提高警惕,对这些异常指标或数值做到"早发现、早报告、早处置",并做好记录。

1. 危急值的判断

(1) 呼吸暂停事件持续 2 分钟以上。

(2) 呼吸事件经 CPAP 治疗后血氧饱和度持续低于 88%。

(3) 心脏停搏持续 $\geqslant 5s$。

(4) 有症状的心动过缓持续 1 分钟以上。

(5) 有症状的心动过速持续 1 分钟以上。

(6) 持续室性早搏二联律/三联律。

2. 应急处置

监测技师应及时唤醒患者,立即报告值班医生,密切观察相应指标变化,根据患者情况决定是否终止睡眠监测改为分液呼吸机人工压力滴定治疗,对于继发意识丧失或恶性心律失常者必要时行 CPR 急救处置。

（三）睡眠监测过程中环境突发事件的处置

针对在睡眠监测过程中可能遭遇的环境突发事件(包括停电、触电、辐射、台风、地震、火灾、洪涝、海啸、网络信息安全和恐怖袭击等),制定相应的处置措施。

八、心身医学专业知识与技能培训

（一）专科临床培训

睡眠专科医师需要建立相对系统且全面的睡眠医学知识体系。结合美国睡眠医学实践中的 1 年专科培训方案,建议当前我国睡眠专科医师应轮转科室及相应轮转时间如下:睡眠科 6 个月,精神科 2 个月,呼吸内科 1 个月,神经内科 1 个月,口腔颌面外科或耳鼻喉科 1～3 个月,其他内科(如心内科、内分泌科、老年科)1～3 个月。睡眠专科医师需熟练掌握各个病种及其亚型的诊疗理论与实践,包括失眠障碍、睡眠相关呼吸障碍、睡眠相关运动障碍、中枢性过度睡眠、异态睡眠等。

（二）医学技能培训

睡眠医学专科的临床工作涉及以下多种诊疗操作,需专科医师熟练掌握。

(1)病史采集:建议采集内容包括但不限于个人信息、既往疾病史、主诉的睡眠障碍症状、用药信息(需重点记录影响睡眠的药物和治疗其他睡眠相关疾病的药物)。

(2)睡眠量表评估:要求睡眠专科医师选取相应量表进行评估和筛查。

(3)多导睡眠监测:要求睡眠专科医师掌握多导睡眠图的相关技术及原理,能正确地进行接线操作、分图判读及结果解读。

(4)多次小睡潜伏期测试:要求睡眠专科医师掌握多导睡眠监测的分期判别规则和潜伏期测试的检查方法,能在测试时准确迅速做出睡眠分期判断,并在正确时间点唤醒患者结束当次小睡测试。

(5)清醒维持试验:要求睡眠专科医师掌握睡眠分期规则及试验的检查方法,能准确迅速判断患者是否入睡。

(6)持续气道正压通气压力滴定:要求睡眠专科医师掌握压力滴定规则,能指导患者独立自主进行通气治疗(包括正确佩戴鼻面罩,使用呼吸机等),并能判断常见不良反应及掌握相应处理对策。压力滴定结束后,睡眠专科医师应根据滴定结果并结合患者主观使用情况,为患者制定个体化的持续气道正压通气压力治疗方案。

(7)失眠认知行为疗法:睡眠专科医师应熟练掌握失眠认知行为疗法的五项内容,包括睡眠卫生教育、睡眠限制疗法、刺激控制疗法、松弛疗法、认知疗法。

［潘集阳］

第十三章　皮肤疾病心身医学整合诊疗中心的建设与发展

　　皮肤病患者的心身问题非常常见。与内脏疾病不同,位于体表的皮肤问题具有可见性,而且暴露部位的皮损可被他人发现与评论,加之很多人认为皮肤病可能都具有传染性,导致皮肤病患者容易有心理负担以及病耻感。同时,大量研究证实,精神压力是银屑病、特应性皮炎、荨麻疹、斑秃、痤疮等皮肤病复发及加重的原因。此外,有些精神障碍以皮肤症状为主要表现,如以反复洗手为突出表现的强迫症,为皮肤或毛发上并不存在的或者极其微小的瑕疵而困扰的躯体变形障碍,以及拔毛癖、皮肤搔抓障碍和寄生虫妄想症等。

　　英国的一项全国性调查结果显示,85%的皮肤病患者存在明显的心理问题。其中,3%的皮肤病患者存在强迫、躯体化障碍或精神分裂等原发性精神障碍,8%的患者因皮肤病出现焦虑、抑郁等继发性精神病理状况,14%的患者的皮肤问题因精神压力而加重,17%的患者需要心理干预来缓解继发于其皮肤问题的社会心理障碍。国内有研究证明,皮肤科门诊多种疾病患者存在焦虑抑郁状态。皮肤病既可以是精神障碍、社会心理问题的原因,也可以是其结果,其间的关系极为复杂。

　　由于缺乏相关的知识,患者和医生常常忽略与皮肤病相关的压力或心理因素的作用。利用生物—心理—社会医学的理论有助于更好地解释心身性皮肤病的易感、诱发以及维持因素。管理心身性皮肤病患者的关键是了解心理因素对皮肤病的影响以及皮肤病引起的精神障碍。对患者进行全面的检查与评估有助于正确理解皮肤病患者的心身问题,并对长期管理慢性皮肤病患者,提高治疗依从性产生有益的影响。

　　对于心身性皮肤病应采取多学科融合的多维度治疗,皮肤科医生、精神科医生和心理治疗师等都应参与到心身性皮肤病患者的治疗中。除常规的皮肤病治疗药物外,许多研究均已证实:认知行为治疗、行为逆转疗法、压力管理技术和精神药物均可以有效缓解多种心身性皮肤病的严重程度。

　　目前国内尚未建立科学、规范的皮肤病心身医学整合诊疗体系,导致许多心身性皮肤病的漏诊、误治。规范诊疗体系的建立有助于提升医疗服务的内涵与质量,为患者提供适宜的诊疗服务,提高心身性皮肤病的识别率和治疗率,从而改善患者预后,提高其生活质量,有效降低心身性皮肤病患者的家庭负担和国家医疗负担。

一、场地建设

1. 心身性皮肤病门诊建设

心身性皮肤病门诊诊室的设置考虑方便患者就诊,兼顾患者的隐私保护。

（1）心身性皮肤病门诊诊室:① 诊室要求为固定的、独立的诊间,适合单人就诊,以便于接诊时不被干扰;② 诊室需配备必要的办公和诊疗设施,如电脑、电子病历诊疗系统、听诊器、血压计等设施或工具;③ 诊室需备有简易的精神心理筛查工具,可进行常规的评估;④ 诊室内设皮肤病和精神心理相关的科普宣传资料角,诊室墙面有心身性皮肤病门诊的诊疗流程图。

(2) 门诊心理评估/治疗室:① 需设置独立、安静的房间,并设置醒目的"请勿打扰"的标志;② 配备相关心理学测评量表及工具;③ 建立患者诊治随访数据库,建议使用电子随访数据库;④ 配备必要的办公及资料储存设施,如电脑、打印机、资料柜等。

2. 设备

要求配备必要的办公和诊疗设施,如电脑、电子病历诊疗系统、打印机、听诊器、血压计、血糖仪、精神心理筛查量表、生物反馈治疗仪等。

二、人员配备与工作制度

1. 人员配备

门诊人员原则上由心身性皮肤病专业医师、心理治疗师(咨询师)和护师组成。

(1) 心身性皮肤病专业医师

① 资质要求:a. 具有皮肤病与性病学专业主治医师以上职称,且具备一定的皮肤病与性病专科临床工作经验;b. 完成至少 20 学时的心身性皮肤病专业技能培训课程并获得培训证书。

② 职责:a. 负责心身性皮肤病门诊日常工作的组织和管理;b. 负责心身性皮肤病门诊患者的接诊,评估心理状态,完成治疗计划,推荐心理治疗师参与诊治;c. 负责对精神心理状态评估病情严重的患者的精神心理科转诊;d. 负责撰写患者的诊疗档案;e. 负责制定患者的随访计划;f. 组织和参加相关的临床研究;g. 定期开展心身技能培训和患者健康教育。

(2) 心理治疗师

① 资质要求:a. 具有医学背景,并具有一定的专科工作经验;b. 通过由卫生行政管理部门实施的执业资格考试,并取得心理治疗执照。

② 职责:a. 协助皮肤性病科专业医师对患者进行心理治疗、认知行为治疗指导等治疗;b. 坚持保密原则,从来访者及家属等信息源获得有关来访者的心理问题、心理障碍的资料;c. 对来访者的心理成长、人格发展、智力、社会化及家庭、婚姻生活事件等进行全面评估,概括心理和生理测查;d. 对来访者作出心理诊断,制定心理治疗计划,并指导实施;e. 在心理咨询中发现来访者有精神障碍或躯体疾病时,应及时转诊至精神心理专科;f. 在心理咨询与心理治疗过程中,如发现来访者有危害其自身生命或危及社会安全的情况,有责任立即采取必要的措施,防止意外事件发生。

(3) 护师

① 资质要求:a. 具有护师职称,一定的皮肤性病专科护理工作经验;b. 完成至少 20 学时的心身性皮肤病专业技能培训课程并获得培训证书。

② 职责:a. 为患者建立详细的健康档案,做好患者预约登记和随访;b. 对患者进行详细的问诊,全面掌握患者的病情和家庭状况,协助医师和心理治疗师充分评估患者的生理心理状态、家庭功能及社会功能;c. 协助医生处理突发的医学事件;d. 协助医生开展患者以及

家属的宣教和培训,发放日常宣传手册以及相关视频,指导患者家庭生活照顾、用药指导、安全指导及饮食营养及运动指导;e. 协助和指导心身性皮肤病患者的康复治疗。

2. 工作制度

① 皮肤病医师达到主治医师阶段,接受至少 20 学时的心身性皮肤病医学临床技能培训并获得培训证书,可单独出诊。② 皮肤病医师与心理治疗师可联合出门诊。③ 对重度焦虑抑郁或有法律风险的患者,建立与精神心理专科联络会诊或转诊的工作机制。

三、常见疾病、患者收治及病程管理

1. 诊疗范围

诊疗范围包括:① 皮肤病与精神心理障碍共患的疾病,如特应性皮炎、银屑病、痤疮、脱发、老年瘙痒症、带状疱疹相关疼痛等;② 以皮肤症状为主诉的精神心理障碍,如寄生虫妄想、拔毛癖、搔抓障碍等;③ 服用精神心理科药物导致的皮肤病,如药疹、痤疮等。

2. 评估工具

除初级诊疗中心开展的常规评估工具以外,增加特定皮肤病调查问卷,以评估患者对皮肤病的看法及对治疗的满意度。

四、临床诊疗原则及路径

(一)诊疗原则

心身性皮肤病门诊医师应认识到焦虑、抑郁既与躯体疾病有关,又与患者人格特征、患者认知特点、应对疾病的方式、应激事件、社会支持、经济状况等社会心理因素有关,应考虑综合性治疗策略。对于皮肤疾病与精神心理障碍共病的患者,应进行皮肤病与精神心理疾病同治;对于以皮肤症状为主诉的精神心理障碍患者,应转诊至精神心理专科治疗。

(二)诊断

根据病史、体格检查及皮肤科专科体格检查、实验室及影像学检查、皮肤专科检查结果,做出皮肤病诊断。通过自评或他评量表筛查,评估焦虑、抑郁、强迫状态以及患者的睡眠状况和疾病对生活质量的影响。通过特定皮肤病调查问卷以及皮肤病生活质量指数(DLQI),评估患者对皮肤病的看法及对治疗的满意度,明确是否存在精神心理障碍,精神心理障碍的程度以及可能的病因诊断。

患者有如下临床症状以及客观检查结果,提示为心身性皮肤病患者:① 患者因皮肤病或皮肤症状来就诊。常见的疾病有特应性皮炎、银屑病、痤疮、斑秃、老年瘙痒症等,常见的皮肤症状有瘙痒、局部或全身皮肤有蚁行感等感觉异常。② 患者存在焦虑抑郁和/或失眠的临床表现,其焦虑抑郁评估分值超过正常值或躯体化症状评分超过正常值。

1. 症状体征

常见的心身性皮肤病症状体征如下:

(1)特应性皮炎:① 剧烈瘙痒。② 典型湿疹样皮损和年龄特异性分布模式,即在婴幼儿,表现为湿疹样皮损,如红斑、丘疹、渗出及抓痕或苔藓样变,主要好发于面部、颈部及四肢伸侧,腹股沟及腋窝很少受累;在儿童和成人,湿疹样皮损好发于四肢屈侧或皱褶部位。③慢性或复发性病程。一般具备以上三条标准即可初步诊断。

(2) 银屑病:① 境界清楚的红色丘疹、斑块,上覆银白色鳞屑。② 有典型的"蜡滴现象""薄膜现象""点状出血现象""束状发"等,进展期可出现"同形反应"。③ 好发于头皮、背部和四肢伸侧。④ 伴或不伴瘙痒;⑤ 皮损反复发作,多数冬重夏轻。

(3) 痤疮:轻度寻常痤疮表现为散在的粉刺或较小(<5 mm)的炎症性丘疹,皮肤受累局限,没有炎症性结节,不伴瘢痕形成。中重度寻常痤疮则表现为大量粉刺性或炎症性丘疹以及脓疱、结节,皮损散在面、颈、胸背等身体多个区域,数量较多,伴有瘢痕形成。

(4) 脱发:斑秃主要表现为头皮突然出现单发或多发的片状脱发,边缘清楚,脱发斑片区域边缘拉发试验为阳性。拔毛癖也表现为斑片状脱发,但脱发不限于头皮,可发生于任何有毛发的部位,脱发形状往往不规则,边缘不整齐,脱发区毛发并不完全脱落,可见大量牢固的断发。拔毛癖多见于儿童,通过拔毛行为史可以诊断。拉发试验为阴性。

(5) 瘙痒症:局部皮肤或全身皮肤瘙痒,但无原发皮损,可见抓痕、结痂等继发性皮损。

(6) 主诉为皮肤病的常见的精神障碍:当患有皮肤病,如痤疮、粉刺时,常会诱发搔抓障碍的发生。最常见的受累部位是脸和手臂,夜间为重,有时睡眠时也会发生。除搔抓皮肤外,还有其他方式,如皮肤摩擦、挤压、切割、牙咬等,但是搔抓伴皮肤疼痛者少见。大多数患者使用指甲搔抓,也有一些使用镊子、针或其他工具。患者可能寻找特定种类的结痂来抠剥,有 32%~35% 的患者会吞咽抠剥下来的皮肤。寄生虫妄想患者坚信自己被微生物或寄生虫侵袭,感觉有虫体在身上爬,并常常携带装有皮屑或其他组织碎片的"样本"向医生证实自己的判断。

2. 辅助检查

(1) 实验室检查:常规检查包括血常规、肝功能、肾功能、电解质、尿常规、甲状腺功能等,特殊检查包括免疫球蛋白(IgA、IgG、IgM、IgE)、补体、心肌酶谱、自身免疫抗体谱、性激素六项、肿瘤标记物等。

(2) 影像学检查:B 超、CT 等。

(3) 皮肤专科相关检查:真菌或寄生虫镜检可用于鉴别寄生虫妄想和真正的真菌/寄生虫感染;皮肤镜检查主要用于鉴别不同类型的脱发。例如拔毛癖主要表现为典型的火焰发、卷曲发和多根断发的征象;皮肤活检主要用于病程较长、皮损不典型的特应性皮炎或银屑病。

(4) 量表测评:建议通过医院焦虑抑郁量表(HADS)包括评估抑郁严重程度的七个项目和评估焦虑严重程度的七个项目;焦虑或抑郁评分介于 0~21 之间(正常、轻度、中度或重度的焦虑和/或抑郁)。此外,其他的问卷和量表可以用于描述特定皮肤病对生活质量的影响或其临床表现的严重程度。皮肤病生活质量指数(DLQI)是评估成年人皮肤疾病对生活质量的影响的一种有用工具,在儿科则建议使用儿童皮肤病生活质量指数(children's dermatology life quality index,CDLQI)。

3. 诊断流程

(1) 心身性皮肤病门诊初诊:心身性皮肤病门诊医师接诊 PHQ - 2/GAD - 2 评分≥3

分的患者,并进行病史采集。完整和准确的病史对心身性皮肤病患者的诊断非常重要。因此,医生要全面、认真、仔细、耐心地听取患者讲述病史,以取得患者的信任和高度配合。首先,要全面了解患者的基本情况,包括年龄、职业、受教育情况、家庭关系等;其次,应详细询问现病史及诊疗经过、诊疗效果、就诊体验等;最后,要认真询问患者个人史、成长史、既往病史及诊治、社会关系及家族史等。通过上述交流,不仅门诊医师能够获得患者的疾病全貌资料和初步的信任,同时交流内容为患者能够配合之后的诊疗奠定基础。完成病史采集后,为患者进行体格检查,体格检查包括一般查体和皮肤病专科查体。

（2）辅助检查:通过问诊,明确初步诊断,根据皮肤病的初步诊断为患者开具皮肤病相关辅助检查,在心理治疗师的协助下对患者进行精神心理状态评估,根据患者提供的病史选择其他应该进行的问卷调查,如 HADS、匹兹堡睡眠量表（PSQI）、DLQI、D 型人格问卷、压力感知问卷等。

（3）根据病史及辅助检查,明确皮肤病诊断及合并的精神心理疾病状态及严重程度。

（三）治疗策略

治疗策略主要分为皮损治疗、精神心理共病治疗两个层面。皮损的治疗可以参照各个疾病的国内外诊疗指南与专家共识,这里不再赘述。以下列出常见的心身性皮肤病的皮肤与精神心理疾病同治的方案,以及心身性皮肤病常用的精神心理治疗药物和非药物治疗方法。

1. 常见的心身性皮肤病的治疗

（1）特应性皮炎

① 药物治疗:局部治疗可以选择糠酸莫米松、氟替卡松、卤米松软膏等糖皮质激素类药物;也可应用他克莫司软膏、吡美莫司乳膏、克立硼罗软膏及 JAK 抑制剂膏剂等非糖皮质激素制剂。这两类药物均可以抑制瘙痒和皮肤免疫炎症反应。对于重度或泛发性 AD,可以考虑系统应用针对 IL-4 受体的生物制剂,或小分子药物如 JAK 抑制剂,或采用短期糖皮质激素控制严重程度后桥接应用免疫抑制剂,或应用传统免疫抑制剂。这些药物具有明显的缓解瘙痒和清除皮损的作用,但也应注意长期应用免疫抑制剂的副作用。对于合并焦虑及睡眠障碍的严重瘙痒患者可联合加巴喷丁或普瑞巴林,或联合具有抗焦虑作用的抗抑郁药物,如多塞平和米氮平,以辅助缓解顽固性瘙痒。

② 非药物治疗:首先针对患者及家属进行患者教育。指导患者使用包含尿素、凡士林、神经酰胺等成分的润肤剂,以修复皮肤屏障,缓解皮肤炎症,减轻瘙痒。其次可以采用针对慢性搔抓行为的习惯逆转疗法,控制 AD 的发生发展。该疗法包括意识训练、诱导非搔抓反应取代搔抓行为及增强控制搔抓习惯的动机（如搔抓愉悦性）。特别是联合应用习惯逆转疗法和外用治疗方法时,可显著减少 AD 患者的搔抓行为并改善皮肤疾病状态。

（2）银屑病

① 系统药物治疗：ⅰ. 维 A 酸类药物,如阿维 A 等;ⅱ. 免疫抑制剂,如甲氨蝶呤（MTX）、环孢素 A 等;ⅲ. 生物制剂,如司库奇尤单抗、依奇珠单抗、阿达木单抗、依那西普融合蛋白等;ⅳ. 小分子靶向药物,如磷酸二酯酶抑制剂阿普米司特等。

② 局部外用药物治疗:包括糖皮质激素、维 A 酸类、维生素 D_3 类似物以及钙调神经磷

酸酶抑制剂等。

③ 物理治疗：包括 UVA、UVB 照射，激光治疗，也可采用糠麸浴、淀粉浴、温泉水浴、中药沐浴等。

④ 心理治疗：对合并精神心理因素的患者同时进行心理治疗，主要包括认知行为治疗、支持性心理治疗、行为性心理治疗、人际性心理治疗等。

（3）痤疮：轻度寻常痤疮的治疗主要以外用维 A 酸类药物、过氧苯甲酰及抗生素为主。目前中重度痤疮的系统性治疗主要包括异维 A 酸和抗生素的治疗。尽管一些证据表明异维 A 酸与抑郁及自杀意念的风险增加有关，但这类患者通常有抑郁症的既往史或家族史。在一项纳入 2 939 名痤疮患者的荟萃分析中，与接受其他药物治疗的患者相比，接受异维 A 酸治疗的痤疮患者在治疗结束时并未出现显著增加的抑郁症状。相反，患者治疗后的抑郁评分显著下降。但鉴于异维 A 酸对精神疾病的潜在作用，建议在开始使用异维 A 酸之前应进行详细评估（包括对精神障碍进行常规筛查），并在使用药物时进行定期监测，同时对患者进行心理健康教育。另外，生物反馈疗法和认知行为治疗对许多痤疮患者也有一定的疗效。

痤疮可以对患者产生严重的心理影响，经常表现为抑郁症状。及时有效的治疗不仅有助于最大限度地降低永久性瘢痕的风险，而且有助于心理及生活质量的改善。适当的心理干预、美容治疗与药物治疗相结合，有助于减少不良反应并改善治疗效果。

（4）脱发：米诺地尔几乎适用于所有弥漫性非瘢痕脱发的治疗。男性雄激素性脱发可口服非那雄胺，女性雄激素性脱发可选择环丙孕酮或螺内酯。休止期脱发和轻度斑秃患者去除病因后通常可以自愈，也可以采用外用糖皮质激素、皮损内注射或激光等治疗；中重度斑秃患者可以采用局部免疫疗法，使用糖皮质激素或者免疫抑制剂以及 JAK 抑制剂。抗抑郁药可以改善伴有重度抑郁障碍的斑秃患者的症状。

非药物治疗方面，催眠疗法已用于斑秃治疗。对于拔毛癖患者，应评估其精神心理障碍的严重程度。轻中度患者可尝试习惯逆转疗法治疗；重度患者或此治疗改善不佳者，建议转诊至精神心理专科。

（5）瘙痒症：瘙痒症的治疗首先应排除或治疗系统性疾病（如肝硬化、胆汁淤积、糖尿病、血液系统疾病等）。基本治疗措施包括防止皮肤干燥，保持皮肤湿润，保持凉爽，避免烫洗、搔抓等局部刺激，避免穿刺激性衣物，忌食刺激性食物等。

瘙痒症的系统药物治疗包括：① 抗组胺药（如羟嗪和苯海拉明）对夜间瘙痒有效。② 抗抑郁药，如多塞平治疗与焦虑和抑郁相关的瘙痒，但因其损害认知能力，老年人慎用。③ 选择性 5-羟色胺再摄取抑制剂（如帕罗西汀、舍曲林、西酞普兰和艾司西酞普兰）可减少中枢神经对瘙痒的感觉。④ 抗惊厥药（如加巴喷丁和普瑞巴林）能够提高痒觉神经的兴奋阈值，减少神经递质的释放从而抑制瘙痒。⑤ 沙利度胺具有直接神经效应、免疫调节作用和镇静作用，也可用于瘙痒治疗。

外用常用药有止痒剂（如炉甘石洗剂、辣椒素、含薄荷、樟脑的乙醇制剂等）、表面麻醉剂（如含有普莫卡因、利多卡因、丙胺卡因的外用药）、外用钙调神经磷酸酶抑制剂（如吡美莫司、他克莫司）、外用糖皮质激素等。

非药物治疗方面，心理治疗主要对与瘙痒相关的认知、情绪和行为进行心理干预。瘙痒-搔抓循环的治疗可以应用习惯逆转训练、放松训练和认知行为疗法。物理治疗有紫外线疗法(UVB、UVA 和 PUVA)和淀粉浴。

（6）拔毛癖：选择性 5-羟色胺再摄取抑制剂和 5-羟色胺和去甲肾上腺素再摄取抑制剂能改善部分症状，奥氮平、喹硫平及阿立哌唑可改善拔毛行为，安非他酮缓释剂和纳洛酮在一些研究中显示有较好的疗效。抗癫痫药托吡酯、心境稳定药拉莫三嗪可能有效，需进一步验证。

习惯逆转治疗是目前非药物治疗的一线治疗方法，主要分四个部分：a. 自我监测，记录拔毛行为；b. 意识训练，提高对于某些诱发拔毛场景及拔毛行为的意识；c. 刺激控制，防止或干扰拔毛行为，如运动、绘画、听音乐等，通过转移注意力等方式干扰拔毛行为；d. 竞争反应训练，用其他行为代替拔毛行为，如紧握拳头、捏搓手球等，形成新的习惯动作。

2. 心身性皮肤病门诊常用的精神心理药物与非药物治疗方法

（1）西药

① 选择性 5-羟色胺再摄取抑制剂 SSRIs：SSRIs 是当今治疗焦虑、抑郁的一线用药，一般服用 1 周以上起效，该类药物用于患者相对安全。

适应证：各种类型和各种不同程度的抑郁障碍，包括焦虑症、疑病症、恐惧症、强迫症、惊恐障碍、创伤后应激障碍等。

禁忌证：对 SSRIs 类过敏者禁用，禁止与单胺氧化酶抑制剂、氯米帕明、色氨酸联用。

用法：SSRIs 类药物镇静作用较轻，可白天服用；若患者出现困倦、乏力，可晚上服用。为减轻胃肠道刺激，通常餐后服药。建议心血管病患者从最低剂量的半量开始，老年体弱者从 1/4 量开始，每 5～7 天缓慢加量至最低有效剂量。

② 苯二氮䓬类(benzodiazepines，BDZ)：用于焦虑症和失眠的治疗。特点是抗焦虑作用起效快。常用的长半衰期药物有地西泮、艾司唑仑等；常用的短半衰期药物有劳拉西泮、阿普唑仑、奥沙西泮等。长半衰期的药物更适合用于伴有失眠的情况，睡眠前用药，由于老年患者代谢慢，第 2 天上午往往也有抗焦虑效果。但应注意其肌松作用，老年人要防止跌倒、体位性低血压，重症患者要注意呼吸抑制。

③ 新型抗抑郁药：褪黑素受体激动剂和 $5-HT_{2C}$ 受体拮抗剂（如阿戈美拉汀），阿戈美拉汀治疗抑郁症患者的抑郁症状，焦虑和抑郁症状均有显著改善，并具有良好的耐受性。

④ 5-羟色胺受体拮抗和再摄取抑制剂 SARI：代表药物曲唑酮，主要用于有轻中度抑郁或焦虑合并失眠的患者，建议睡前使用。

⑤ SNRIs 的代表药物文拉法辛、米那普仑、度洛西汀及 NaSSA 的代表药物米氮平：这两类药物抗焦虑抑郁效果较好，但 SNRIs 类药物偶有升高血压风险，NaSSA 类药物有促进食欲、增加体重和糖代谢紊乱风险，临床使用时应咨询精神科意见，并加强监测。

（2）非药物治疗：皮肤病可以对心理产生重大影响，而心理可以通过神经免疫内分泌、心理学和行为学机制对皮肤病产生显著影响。由于应激会触发或加重许多炎症性皮肤病，因此重要的是教导患者采用非药物疗法，练习安全面对压力的方式。针灸、芳香疗法、自律训练、生物反馈、减慢呼吸速率技术、短程动力学心理疗法、认知行为疗法、EFT、EMDR、引导意象、催眠、冥想、音乐、安慰剂、萨满鼓或暗示等心身医学的非药物治疗方法，可以安全地改善心身皮肤病患者的状况。

① 针灸和穴位按压:文献报道,用针在特定部位局部刺激皮肤神经有助于减轻压力。治疗部位是人体的十二经脉和位于中线的任脉、督脉上的穴位。按摩印堂(两眉之间)、安眠(胸锁乳突肌下)、合谷(拇指与食指间掌骨中部)、神门(腕横纹尺侧)、内关(前臂屈侧腕横纹上 2.5 个手指宽)等穴位能够减压、放松、镇定,可以患者自己施行,方法是在每个穴位上给予适当的压力并保持大约 3 分钟。

② 芳香疗法:通过将精油与基础油按比例稀释后涂抹在皮肤上进行直接接触按摩的芳香疗法是一种成功的减压舒缓放松的方式。非接触芳香治疗联合放松技术可以建立某种特殊香气与放松反应的反射。天竺葵精油有抗菌和抗抑郁成分,茉莉精油有抗抑郁、镇定和放松的特性,薰衣草精油有镇痛、抗菌、杀菌、消炎和镇定的效果。香蜂草是一种天然的抗抑郁药。

③ 自律训练:进行自律训练时可采用仰卧或坐姿,闭眼,寻找舒适的体位,并让自己专注于当下身体的变化。首先将精力集中在手臂和双腿,同时默念六次"我的手臂和双腿非常沉重"(肌肉放松);再集中于双手和双脚,默念六次"我的手脚非常暖和"(血管舒张)。然后默念"我的心跳平稳有力"(调节并放缓心跳);接下来默念六次"它让我呼吸"(从胸式呼吸转变为腹式呼吸);然后默念六次"我的腹部充满温暖"(平缓胃肠等内脏活动);最后默念"我的额头很凉爽"六次(精神放松)。自律训练有助于缓解焦虑,且对特应性皮炎的治疗效果优于常规皮肤治疗。

④ 生物反馈:利用仪器将与心理、生理活动过程有关的体内信息(如肌电活动、皮肤温度、心率、血压、脑电波等)加以处理,以视觉或听觉的方式显示于人(即信息反馈),训练人们通过对这些信息的认识,学会有意识地控制自身的心理生理活动,以达到调整机体功能、防病治病的目的。

⑤ 呼吸放松技巧:将呼吸从焦虑状态的每分钟 20 次的表浅胸式呼吸放缓至正常的每分钟 12 次,再减慢至每分钟 6 次的腹式呼吸,可将紧张、焦虑患者从以交感神经兴奋为主导的战逃反应、冻结反应状态转换为副交感兴奋主导的休息、消化、愈合模式。与呼吸相关的活动,例如唱歌、吟诵或吹乐器也可以放缓呼吸。在中医和瑜伽传统中,呼吸是疗愈过程中的重要部分。

⑥ 短程动力疗法(brief dynamic psychotherapy, BDT):减压作用可以明显改善特应性皮炎患儿的症状。6 个月内接受 11~18 次治疗,可以帮助处于应激下的皮肤病患者,尤其是那些心身皮肤病患者。

⑦ 认知行为治疗:帮助改变功能障碍的思维模式(认知)或行为方式(行为)的认知行为治疗可以缓解压力。这些方法包括习惯逆转治疗。在认知行为疗法中增加催眠可以促进虚拟厌恶疗法,并加强脱敏和其他 CBT 治疗手段的效果。

⑧ 情绪释放技术(emotional freedom techniques, EFT):与穴位按压有关。首先选择一个充满负面情绪的回忆或问题,把全部精力集中在这个想法、回忆或场景,按压锁骨下的酸痛点,坚定地重复:"尽管我在某件事情上遇到了问题,但我深深地、完全地接受我自己。"同时用食指和中指顺序按压位于头部、胸部和手上的 14 个穴位。EFT 可以抵消充满消极情绪的回忆和症结,减少焦虑、紧张,并可以提升表现力。

⑨ 眼动脱敏与再加工(eye movement desensitizing and reprocessing, EMDR):同样选

择一个充满负面情绪的回忆或症结,聚焦精力在其上,然后交替做双向活动,如目光盯住一根手指并随之左右摇晃,通过耳机听左右交替的声音,感受手持手柄交替发生的左右震动或者交替敲击左右大腿远端或上臂。与 EFT 相比,EMDR 对创伤后应激障碍(PTSD)的作用稍好一些。当与 EFT 联合使用时,称为 EMDR 和 EFT 的整合疗法(wholistic hybrid derived from EMDR and EFT,WHEE),可以降低焦虑与压力,提高表现力。有研究报告 EMDR 对特应性皮炎和银屑病有效。

⑩ 引导意象:引导意象通过渐进式放松、深入、引导想象画面、重新唤醒等步骤引导患者进入恍惚状态,是催眠的一种形式。

⑪ 催眠:催眠的过程包括引导患者缩小意识、注意力集中、选择性觉醒、暗示感受性增强的恍惚状态,以达到放松、缓解疼痛和瘙痒或改变习惯的目的。催眠可以改善甚至治疗多种皮肤疾病,例如剥脱性痤疮、斑秃、特应性皮炎、先天性鱼鳞病样红皮病、出汗不良性湿疹、红斑肢痛症、疖、舌痛症、单纯疱疹、多汗症、寻常型鱼鳞病、扁平苔藓、神经性皮炎、钱币状湿疹、疱疹后神经痛、瘙痒、银屑病、玫瑰痤疮、拔毛癖、荨麻疹、寻常疣和白癜风。4 岁以上的大多数孩子都可以接受催眠,8～12 岁达到接受催眠能力的巅峰时期。在此之后,接受催眠能力在成年期会有轻微的下降。

⑫ 冥想:冥想是一种高效的减压方式,可以被大致分为两类:静坐冥想和正念冥想。静坐冥想时将注意力集中于一件具体的事物上,如一支蜡烛的火苗、一个图像、一个声音、一个词汇;而正念冥想的重点则是情绪不停留固着,广泛感知周围环境中的物体、声音、其他感觉或者想法。静坐冥想聚焦于单一的事物,正念冥想接受所有的刺激,两种冥想都会让人进入恍惚状态。

⑬ 其他:音乐、安慰剂、渐进式放松等。

五、多学科联合会诊制度与流程

对于病情复杂、沟通困难的心身性皮肤病患者,心身性皮肤病医师需及时请精神科/心身医学科医师会诊,对于疑难、精神心理障碍病情较重的患者及时转诊,有以下情况时需及时请会诊或将患者转诊精神心理专科。

1. 建议以下情况及时请精神心理专科会诊

(1)病情较轻的难治性病例,即经过一次调整治疗仍不能耐受副作用或仍无改善者,请会诊。

(2)依从性不好的病例,在医师恰如其分地交代病情和处理必要性、注意事项前提下,仍反复中断治疗,导致病情波动者。

2. 建议以下情况直接转诊至精神心理专科

(1)重症病例,重症焦虑或抑郁,或伴有明显迟滞、激越、幻觉,或转为兴奋、敌对者;符合精神分裂症与其他中重度精神病性障碍临床诊断标准。

(2)危险病例,符合重度抑郁诊断标准,具有自杀行为或已发生自杀未遂者,或有自伤自残或伤人危险者。

六、紧急事件应急预案及处理流程

1. 紧急转诊

具有以下情况需立即转诊至精神专科机构：

（1）患者目前有明确的自杀计划，比如计划跳楼并去楼顶踩点，囤积大量的药物，写遗书或购买大量活性炭等；近期已经实施过自杀行为；伴有其他自伤自残风险。

（2）出现精神病性症状。

（3）合并严重的抑郁、双相情感障碍。

（4）伴有物质依赖。

（5）伴有严重躯体疾病，联合用药可能存在不良反应。

（6）服药后出现意识障碍、血压明显升高、大量出汗或肝功能异常等严重药物不良反应。

2. 紧急处置

（1）伴有急性焦虑发作时，有条件的机构可临时给予劳拉西泮 0.5～1.0 mg 或者阿普唑仑 0.4～0.8 mg 口服，必要时可予地西泮 5～10 mg 肌内注射。紧急处置后，应建议立即转诊至精神专科机构。

（2）如果患者目前有强烈的自杀观念，或有明显的自罪自责，应告知家人务必加强看护，防范患者实施自杀行为。如果患者已出现自杀行为，可针对自杀行为做相应处理，比如止血、洗胃等。紧急处置后，应建议立即转诊至精神专科机构。

七、心身医学专业知识与技能培训

应建立人员继续教育制度和培训记录，制定并落实工作人员培训计划，使工作人员具备与本职工作相关的专业知识和技能。承担心身性皮肤病门诊规范化培训任务的医院应具备专用的培训教室、并具备电子化示教能力。心身性皮肤病医师培养模式建议如下：

心身性皮肤病医师首先是一名合格的皮肤性病科医生，应对皮肤性病科常见疾病的诊断、治疗及预后有着正确的认识；对皮肤性病科的疑难病症要有较强的分析能力。只有在牢固的皮肤性病科知识基础上，才能更好地分辨哪些症状为精神心理因素所致，哪些症状是皮肤性病科疾病引致，避免误诊误治。

皮肤性病科医师达到主治医师阶段，接受心身性皮肤病医学培训，对以躯体症状为主诉就诊的轻中度焦虑抑郁患者，给予评估和对症治疗。主要培训模块包括对患有抑郁症、焦虑症和其他常见的精神疾病（睡眠障碍、躯体障碍、药物依赖等）的皮肤性病科疾病患者的识别、医患沟通技巧、认知行为疗法，以及皮肤疾病伴发精神心理障碍患者的常见精神药物的使用、识别，转诊重症精神心理障碍患者等。

在培训基础上，通过案例示教、角色扮演、查房讨论及与临床操作，完成临床实习 3 个月。

-------------------------------- 参考文献 --------------------------------

[1] TOMAS - ARAGONES L，MARRON S．Body image and body dysmorphic concerns[J]．Acta

sermato‐venereologica，2014，96(217)：47‐50.

[2] 张艺丹，张海萍. 常见心身性皮肤病患者焦虑抑郁状态的现况调查[J]. 东南大学学报(医学版)，2020，39(5)：638‐642.

[3] 杨雪琴. 心身性皮肤病概述[J]. 临床皮肤科杂志，2004，33(3)：190‐192.

[4] INAGAKI M，OHTSUKI T，YONEMOTO N，et al. Validity of the Patient Health Questionnaire (PHQ)-9 and PHQ-2 in general internal medicine primary care at a Japanese rural hospital：A cross-sectional study[J]. General Hospital Psychiatry，2013，35(6)：592‐597.

[5] 弗朗卡，贾费洛尼. 应激与皮肤疾病：从基础到临床[M]. 张海萍，谢志强，译. 北京：清华大学出版社，2021.

[6] 徐艳江，王敏华，孙素姣. 生活质量量表在皮肤科的应用[J]. 皮肤病与性病，2020，42(3)：345‐347.

[7] 张文，蔡涛. 新型抗癫痫药物治疗慢性瘙痒研究进展[J]. 中国药业，2020，29(10)：153‐156，后插1‐后插4.

[8] SHENEFELT P D. Mindfulness-based cognitive hypnotherapy and skin disorders[J]. The American journal of clinical hypnosis，2018，61(1)：34‐44.

[9] CHANDRASEKARAN S，DE SOUSA J F M，PAGHDAR S，et al. Is isotretinoin in acne patients a psychological boon or a bane：A systematic review[J]. Cureus，2021，13(8)：e16834.

[10] 杨雪琴. 生物反馈疗法防治心身性皮肤病的基础及临床研究[J]. 中国临床医生，2013，41(1)：16‐18.

[11] SAMUELS D V，ROSENTHAL R，LIN R，et al. Acne vulgaris and risk of depression and anxiety：A meta-analytic review[J]. Journal of the American Academy of Dermatology，2020，83(2)：532‐541.

[12] HAUTMANN G，HERCOGOVA J，LOTTI T. Trichotillomania[J]. Journal of the American Academy of Dermatology，2002，46(6)：807‐826.

[13] 中国中西医结合学会皮肤性病专业委员会老年皮肤病学组. 老年皮肤瘙痒症诊断与治疗专家共识[J]. 中国皮肤性病学杂志，2018，32(11)：1233‐1237.

[14] 黄建国，黄朝顿，龚启英，等. 5‐羟色胺与瘙痒[J]. 中国皮肤性病学杂志，2014，28(10)：1072‐1074，1082.

[15] 黄建国，黄朝顿，龚启英，等. 5‐羟色胺与疼痛[J]. 中国皮肤性病学杂志，2015，29(9)：974‐977.

[16] 刘玉梅. 合理使用苯二氮䓬类药物治疗失眠症[J]. 临床合理用药杂志，2012，5(23)：64.

[17] 刘志东，宋雪岩. 失眠治疗的进展[J]. 中华临床医学实践杂志，2007，6(2)：181，188.

[18] 刘旺林，鄢骏，张琦，等. 曲唑酮对混合性焦虑和抑郁障碍伴睡眠障碍患者睡眠质量的影响[J]. 临床合理用药杂志，2022，15(31)：4‐7.

[19] 贡联兵. 选择性5‐羟色胺和去甲肾上腺素再摄取抑制剂临床应用与评价[J]. 中国医院用药评价与分析，2009，9(5)：323‐325.

[张海萍　心身皮肤病协作学组]

第十四章 肿瘤心身医学整合诊疗中心的建设与发展

现有的数据显示,在肿瘤科就诊的患者大多存在精神心理问题,因此肿瘤科医生需担负起鉴别诊断、对症治疗和发起联络会诊的首诊责任。肿瘤心身医学整合诊疗中心门诊为有焦虑、抑郁障碍的肿瘤患者提供规范诊治的场所,以提高诊治率。

一、场地建设

(一) 门诊设置

1. 肿瘤心身医学整合诊疗中心门诊诊室

门诊诊室的设置在方便患者就诊的同时需兼顾病人隐私保护。

(1) 诊室要求为独立诊间,适合单人就诊,以便于问诊并减少不必要的干扰;

(2) 建议将门诊的诊室固定,并设置醒目的"肿瘤心身医学整合诊疗中心门诊"的标志;

(3) 诊室需配备必要的办公和诊疗设施,如电脑、电子病历诊疗系统、听诊器、叩诊锤、血压计等查体工具;

(4) 诊室需备有简易的精神心理筛查工具,可进行常规的评估;

(5) 诊室内设肿瘤医学和精神心理相关的科普宣传资料角,诊室墙面应有诊疗流程图。

2. 肿瘤心身医学整合诊疗中心门诊心理评估/治疗室

(1) 需要独立、安静的房间,并设置醒目的"请勿打扰"的标志;(2) 配备相关心理学测评量表及工具;(3) 建立患者诊治随访数据库,建议使用电子随访数据库;(4) 配备必要的办公及资料储存设施,如电脑、打印机、资料柜等。如有条件,可备有录音笔,摄像机等专用设备。

(二) 门诊工具

1. 精神心理主观测量

在肿瘤科就诊的存在精神心理问题的患者以及肿瘤疾病患者常见的精神心理问题主要为焦虑、抑郁、躯体化形式障碍、失眠、谵妄,患者的人格障碍、认知能力、疾病状态等影响患者的精神心理状态。精神心理主观测量指通过精神心理自评问卷或他评问卷,判断患者的精神心理状态。精神心理主观测量虽不能作为诊断工具,但有助于评估患者的精神心理状态。

(1) 抑郁焦虑评估:自评问卷推荐采用"二问法",即使用患者健康问卷-2项(PHQ-2)进行抑郁筛查,使用广泛性焦虑问卷2项(GAD-2)进行焦虑筛查,或采用"三问法"初步筛出可能有问题的患者。

"二问法"主要评定过去两周内是否有兴趣或快感以及心境的改变情况。问卷内容为:在过去两周内,你被下面的问题烦扰了多久? ① 做事情没什么兴趣或乐趣;② 感到沮丧、抑郁或绝望。评分等级为 0~3 级,"0"表示没有,"1"表示几天,"2"表示一半以上天数,"3"表示几乎每一天。两个条目得分之和为量表总分,总分范围 0~6 分。

"三问法"如下:① 是否有睡眠不好,已经明显影响白天的精神状态或需要用药;② 是否有心烦不安,对以前感兴趣的事情失去兴趣;③ 是否有明显身体不适,但多次检查都没有发现能够解释患者症状的原因。如有两个回答"是",或 PHQ - 2 得分≥3 分、GAD - 2 得分≥3 分,则建议采用 PHQ - 9、GAD - 7 进一步评估抑郁和焦虑的程度。

他评问卷推荐采用汉密尔顿焦虑抑郁评估问卷,使用他评问卷要求他评者接受过精神心理基础知识培训。躯体症状较多时推荐患者健康问卷-15 项(PHQ - 15)或躯体化症状自评量表进行评估。

(2) 其他精神心理测量:在肿瘤心身医学整合诊疗中心门诊可能用到的其他精神心理相关评估工具包括:生活事件问卷、压力感知问卷、匹兹堡睡眠质量问卷、MMSE 或 MOCA 认知功能评价,以及谵妄筛查问卷"意识模糊评定法"(CAM)的简本(4 个条目)或全版(11 个条目)。

2. 精神心理客观测量

(1) 睡眠呼吸监测:多导睡眠呼吸监测通过监测患者睡眠过程中的脑电、肌电、血压、心率、鼻气流、脑电、胸部运动、腹部运动等,反映睡眠中呼吸、心血管、中枢神经等多系统的变化,主要用于诊断睡眠呼吸障碍,包括睡眠呼吸暂停综合征、鼾症、上气道阻力综合征,也用于其他睡眠障碍的辅助诊断,如发作性睡病、不宁腿综合征、失眠分类等。

(2) 脑功能监测:脑功能监测是通过电极记录下来脑细胞群的自发性、节律性电活动,是临床上最常用的一种检查方法,主要用于检测颅内器质性病变以及大脑功能状态,包括记忆、应激、联想、工作负荷、激越等状态,辅助用于老年痴呆、焦虑及抑郁评估。

(三) 门诊模式

(1) 门诊病例对象:肿瘤疾病与精神心理障碍共病,或怀疑自己患有肿瘤的单纯精神心理障碍患者,而不包括其他心理障碍患者。

(2) 肿瘤科医师达到主治医师级别,接受至少 20 学时的肿瘤心身医学整合诊疗中心医学临床技能培训并获得培训证书,可单独出诊。

(3) 肿瘤科医师与精神心理科医师联合出门诊。

(4) 对中重度焦虑、抑郁症状或有法律风险的患者,建立与精神科联络会诊、MDT 诊疗或精神科转诊工作机制。

二、人员配备

肿瘤心身医学整合诊疗中心门诊人员原则上由肿瘤科医师、精神科医师、心理治疗师(心理咨询师)和护师组成。

1. 肿瘤心身医学整合诊疗中心专业医师

(1) 资质要求:具有肿瘤医学专业或全科医学专业主治医师以上职称,有一定的肿瘤医学专科临床工作经验;完成至少 20 学时的肿瘤心身医学整合诊疗中心专业技能培训课程并获得培训证书。

（2）职责：负责肿瘤心身医学整合诊疗中心门诊日常工作的组织和管理；负责门诊患者的接诊，制定评估和治疗计划，推荐心理治疗师参与接诊，发起联络会诊申请；负责撰写病人的诊疗档案；负责制定病人的随访计划；组织和参加相关的临床研究；定期开展健康教育。

2. 心理治疗师

（1）资质要求：具有医学背景，并具有一定的专科工作经验；通过由卫生行政管理部门实施的执业资格考试，并取得心理治疗职业资格证书。

（2）职责：协助医师对患者进行心理治疗、行为认知指导等治疗；坚持保密原则，从来访者及家属等信息源获得有关来访者的心理问题、心理障碍的资料；对来访者的心理成长、人格发展、智力、社会化及家庭、婚姻生活事件等进行全面评估，概括心理和生理测查；对来访者作出心理诊断，制定心理治疗计划，并指导实施；在心理咨询中发现来访者有精神障碍或躯体疾病时，应及时告知医师，如发现来访者有危害其自身生命或危及社会安全的情况，有责任立即采取必要的措施，防止意外事件发生。

3. 护师

（1）资质要求：① 具有护师职称，有一定的肿瘤科专科护理工作经验；② 完成至少 20 学时的肿瘤心身医学整合诊疗中心专业技能培训课程并获得培训证书。

（2）职责：为病人建立详细的健康档案，做好病人预约登记和随访；对病人进行详细的问诊，全面掌握病人的病情和家庭状况，协助医师和康复师充分评估病人的心理状态、疼痛情况、身体状况与家庭及社会的能力；协助医生处理突发的医学事件；协助医生开展病人以及家属的宣教和培训，发放日常宣传手册以及相关视频，指导病人家庭生活照顾，用药指导、安全指导及饮食营养指导；协助和指导患者的康复治疗。

4. 康复师

（1）资质要求：① 取得康复师资格证；② 完成至少 20 学时肿瘤心身医学整合诊疗临床技能培训并获得培训证书；③ 具备相关的临床工作经验。

（2）职责：执行肿瘤心身医学整合诊疗中心专业医师的双心康复处方；根据双心康复处方，为患者制定具体的康复方案（包括Ⅰ期、Ⅱ期、Ⅲ期康复）；对患者进行相关疾病的健康宣教。

三、常见疾病、患者收治及病程管理

（一）常见疾病

1. 抑郁障碍

肿瘤患者常见抑郁表现：① 情绪低落（烦躁不安）；② 失去兴趣或乐趣；③ 食欲改变；④ 睡眠障碍；⑤ 能量损失；⑥ 神经认知功能障碍；⑦ 精神运动的激动或减慢；⑧ 过分的愧疚；⑨ 有自杀意念和行为。当病人或其家属报告有抑郁症状或临床怀疑抑郁障碍时，不应一概认为是对癌症相关应激情境的反应，而应该对他们进行评估、诊断。

2. 焦虑障碍

焦虑指对未来的事情感到难以预测与驾驭而紧张不安的一种情绪状态，临床中注意肿瘤患者的焦虑临床症状及综合征。在肿瘤患者中需要留意以躯体症状为主的表现形式,如自主功能兴奋、失眠、呼吸困难等,患者有时会掩盖心理或认知方面的表现,这也是晚期患者最常见的焦虑症状。癌症患者在疾病的所有阶段都容易受到焦虑的影响。

3. 适应障碍

适应障碍是癌症患者最常见的精神综合征,大多数肿瘤患者有适应障碍。主要表现有,情感障碍,如焦虑、抑郁、害怕和紧张;适应不良的行为障碍,如退缩、不遵守制度或医嘱;生理功能障碍,如睡眠障碍、食欲不振、体重减轻等。

4. 躯体症状及相关障碍

躯体症状及相关障碍包括躯体症状障碍、疾病焦虑障碍、转换障碍、做作性障碍等,其共同特征是显著痛苦和与损害有关的突出的躯体症状,患者聚焦于对躯体的担忧。癌症躯体化症状并不威胁生命,但是会放大癌症造成的残疾,干扰治疗依从性和决策,导致恢复延迟、不良结局和复发,降低整体幸福感和生活质量。面对癌症群体,由于躯体症状很容易跟癌症本身、细胞毒性药物抗癌治疗、放疗、精神疾病等所导致的躯体症状重叠,因此诊治癌症群体中的这类患者面临相当大的挑战,毕竟处理癌痛、化疗引起的疲乏和躯体化症状的疼痛、疲乏是完全不一样的。

5. 谵妄

谵妄是癌症患者最常见的一组非特异的脑器质性综合征,其特征是意识、认知功能或知觉紊乱,具有急性发作和波动过程。患者意识清晰度水平降低,同时产生大量的错觉和幻觉,以幻视为多,言语性幻听较为少见。幻觉内容多为生动而逼真的、形象性的人物或场面。在这些感知觉障碍影响下,患者多伴有紧张、恐惧等情绪反应和相应的兴奋不安、行为冲动、杂乱无章。思维方面则言语不连贯。对周围环境定向可丧失。多在夜间加重,持续数小时至数日不等,一般与病情变化有关。如果出现急性精神错乱,必须根据临床和诊断标准进行临床评估。

6. 睡眠障碍

睡眠障碍指睡眠的数量变化、质量下降、时间变化或节律紊乱,包括失眠、睡眠过多、睡眠相关性运动性障碍、睡眠相关性呼吸障碍和异态睡眠。肿瘤患者睡眠障碍主要分为两大类:失眠、睡眠紊乱和(或)过度睡眠。失眠是癌症患者中最常见的睡眠障碍,表现为入睡困难、经常醒来,还有其他与失眠有关的疾病。

(二) 患者收治及病程管理

1. 病史采集

(1) 全面了解患者病史,包括发病诱因、症状性质、相关病史及危险因素、起病前中后的心理状态及心理状态演变,如心理应激的可疑来源,患者对自身问题的认知,以及患者的性格特点、人际关系、家庭环境、生活史等。(2) 详细的体格检查,如甲状腺、乳腺触诊,神经系统查体等,明确是否存在占位或感觉异常、压痛等。

2. 问卷量表

门诊使用的量表有 PHQ-2、GAD-2、PHQ-9、GAD-7、生活事件问卷、压力感知问卷、匹兹堡睡眠质量问卷、MMSE 或 MOCA 认知功能评价、CAM 等。病房使用的量表有汉密尔顿焦虑量表、汉密尔顿抑郁量表、明尼苏达多项个性测验、躁狂状态评定量表（HCL-32）、艾森克个性测验，症状自评量表、认知方式等。

3. 临床检查

神经电生理/生化检查包括血常规、生化、甲状腺功能、性激素、肿瘤标志物等；影像学检查包括头颅核磁、胸部 CT 等。

4. 鉴别诊断及病因分析

肿瘤心身医学整合诊疗门诊鉴别诊断思路如下：肿瘤科就诊患者常见的躯体化症状包括胸痛、背痛、腹痛、胸闷气短等。

（1）胸痛鉴别诊断：对于有胸痛的患者，首先需要排除心肌缺血，其他需要排除的常见疾病包括血液科肿瘤、主动脉夹层、肺栓塞、胸椎病变、肋软骨炎、食道裂孔疝、反流性食管炎、胸膜炎等。

（2）闷气短的鉴别诊断：对于存在胸闷气短的患者，重点需要除外心肌缺血、心力衰竭、肺栓塞以及肺部肿瘤，睡眠呼吸暂停等，初步筛查包括血肌钙蛋白、脑钠肽、D-二聚体、心电图、超声心动图，动态心电图或运动负荷试验，必要时行心血管有创影像学检查、胸部 CT、肺功能等。

（3）背痛鉴别诊断：对于存在背痛的患者，重点需要除外心肌缺血、胸椎间盘突出，胸椎结核，及肺部肿瘤，初步筛查包括血肌钙蛋白、心肌酶、心电图、胸部 CT、胸椎 CT 等。

对于存在上述症状的患者，客观检查结果无法解释患者的症状，鉴别诊断中应考虑精神心理问题，采用精神心理测评工具以及客观评估手段进行评估。

5. 诊断

根据病史、体格检查、神经心理评估、实验室及影像学检查结果进行诊断，同时对患者的躯体症状和精神心理状态进行综合分析，应包括生物学诊断和精神心理状态学诊断。生物学诊断包括胸闷、胸痛、背痛、消瘦待查等，精神心理状态学诊断包括焦虑状态、抑郁状态等，避免给予患者精神心理疾病学诊断，如焦虑症、抑郁症和躯体形式障碍、疑病障碍等。

患者有如下临床症状以及客观检查结果，则高度提示患者存在心理障碍：具有反复困扰患者的躯体症状不适，例如胸闷、胸痛、背痛、腹痛、消瘦等；并具有如下四种情况种的三种：① 发病前可能存在明显的心理社会等应激因素，并贯穿疾病的演变过程；② 物理检查可能发现有躯体症状和体征不相符，实验室客观检查结果和主观症状不相符；③ 患者存在焦虑抑郁和/或失眠的临床表现，焦虑抑郁评分超过正常值或躯体化症状评分超过正常值。④ 在使用抗焦虑抑郁药物治疗改善临床症状。

6. 治疗

治疗原则：在强调治疗患者肿瘤疾病的同时，关注患者的精神心理问题，遵循社会—心理—生物医学模式，强调综合治疗，对患者进行多层次、多角度地干预，包括药物治疗和非药物治疗。

（1）非药物治疗：适用于所有肿瘤心身医学整合诊疗中心患者，尤其对于轻度焦虑抑郁患者为首选，推荐使用的非药物治疗包括心理教育、认知行为治疗、减压训练、虚拟现实技术、运动训练、生物反馈、传统中医技术等。

① 生物反馈:生物反馈治疗是根据生物反馈的原理,通过采集与分析人的脑电波形的指标,来确定人的精神和心理状态,并且这些信号以容易理解的视觉、听觉等形式展现出来,使患者能够了解自身生理的变化,通过反复的训练与治疗帮助患者达到认知、调控自身生理变化,以达到治疗疾病的目的。目前主要用于治疗抑郁症、失眠、癫痫以及神经症等。

② 虚拟现实技术:虚拟现实技术暴露疗法(virtual reality exposure therapy,VRET)是一种新颖的焦虑症治疗技术,属于认知行为疗法的一种,已有研究证实 VRET 对一些特殊焦虑症治疗有作用,如创伤后应激障碍症、社交焦虑障碍等。

③ 正念冥想:通过个体或小组培训,指导患者掌握正念冥想技术,促使大脑分泌一系列与焦虑、抑郁、失眠等疾病存在密切联系的神经递质和激素,从而实现对上述精神心理问题的治疗。

④ 其他工具:包括经颅电刺激、沙盘治疗、音乐治疗、色彩治疗、专业认知行为治疗、家庭治疗等。

(2)药物治疗:药物选择的原则,首先考虑抗焦虑抑郁药物的安全性,其次考虑抗焦虑、抑郁药物的疗效强弱。其药物的适应证、禁忌证、治疗量及使用注意事项等参见第八章"药物治疗"。

四、肿瘤心身医学整合诊疗中心门诊会诊及转诊

1. 对于疑难、病情较重的患者,肿瘤科医师需及时请精神科医师会诊,必要时及时转诊,有以下情况时需及时会诊或转诊精神科:

(1)难治性病例,即经过一次调整治疗仍不能耐受副作用或仍无改善者。

(2)依从性不好的病例,在医师恰如其分地交代病情和处理必要性、注意事项前提下,仍反复中断治疗,导致病情波动者。

(3)重症病例,重症焦虑抑郁,或伴有明显迟滞、激越、幻觉,或转为兴奋、敌对者;符合精神分裂症与其他中重度精神病性障碍临床诊断标准。

(4)危险病例,符合重度抑郁诊断标准,具有自杀行为或已发生自杀未遂者,或有伤人危险者。

(5)投诉病例,抱怨医师处理不当,理由根据并不充分者。

2. 普通转诊、紧急转诊及紧急处置

(1)紧急转诊:

具有以下情况需立即转诊至精神专科机构:

① 患者目前有明确的自杀计划,比如计划跳楼并去楼顶踩点,囤积大量的药物,写遗书或购买大量活性炭等;近期已经实施过自杀行为。伴有自伤风险。

② 出现精神病性症状。

③ 合并严重的抑郁、双相情感障碍。

④ 伴有物质依赖。

⑤ 伴有严重躯体疾病,联合用药可能存在不良反应。

⑥ 服药后出现意识障碍、血压明显升高、大量出汗或肝功能异常等严重药物不良反应。

（2）紧急处置

① 伴有急性焦虑发作时,有条件的机构可临时给予劳拉西泮 0.5～1.0 mg 或者阿普唑仑 0.4～0.8 mg 口服,必要时可予地西泮 5～10 mg 肌内注射。紧急处置后,应建议立即转诊至精神专科机构。

② 如果患者目前有强烈的自杀观念,或有明显的自罪自责,应告知家人务必加强看护,防范患者实施自杀行为。如果患者已出现自杀行为,可针对自杀行为做相应处理,比如止血、洗胃等。紧急处置后,应建议立即转诊至精神专科机构。

（3）普通转诊

① 出现多个抑郁症状,考虑有抑郁症可能,本院不能明确诊断,需明确诊断者。

② 两种抗抑郁药物规范治疗 4 周症状改善不明显。

③ 出现难以耐受的药物不良反应。

④ 伴有人格障碍。

⑤ 伴有多种躯体疾病。

⑥ 治疗依从性差。

⑦ 家庭支持系统差。

⑧ 出现焦虑症状,本院精神科不能明确诊断,需转诊至精神专科医院或综合医院精神科明确诊断。

（4）MDT 会诊:多学科诊疗团队（multi-disciplinary team,MDT）是由两个以上相关学科的专家组成相对固定的专家组,针对某一器官或系统疾病进行的临床讨论会,以共同制定科学、合理、规范的治疗方案。对合并多系统疾病的患者,经相关专科治疗后效果改善不明显者,必要时可进行 MDT 会诊以明确下一步诊疗方向。

五、质量管理指标

肿瘤心身医学整合诊疗中心门诊应做到:（1）精神心理障碍及肿瘤患者的筛查与预防;（2）首次就诊或转诊来肿瘤心身医学整合诊疗中心门诊患者的规范化评估、诊断、治疗与预防;（3）肿瘤心身医学整合诊疗中心门诊患者的规范化随访和预防干预;（4）开展肿瘤心身医学整合诊疗中心门诊相关非药物治疗;（5）严重精神心理障碍及肿瘤患者向精神科或肿瘤心身医学整合诊疗中心示范门诊双向转诊。

六、肿瘤心身医学整合诊疗中心科普及门诊间网络建设

肿瘤心身医学整合诊疗中心门诊应通过义诊、各互联网平台、媒体等多种渠道有组织有计划地开展肿瘤心身医学整合诊疗中心医学科普知识的普及和推广,进一步实现精神心理障碍及肿瘤患者自我居家管理及远程监护,帮助精神心理障碍及肿瘤患者真正做到康复。

肿瘤心身医学整合诊疗中心门诊数据库的建设可以实现对临床数据的集中和重用,从而充分发掘历史诊疗数据的宝贵价值,提高医疗质量,同时通过对数据的科学、合理、有效利用,又可以反哺医教研管。各级肿瘤心身医学整合诊疗中心（心理＋肿瘤）门诊均应积极参与肿瘤心身医学整合诊疗中心门诊数据库建设、管理及上报工作,最终实现网络数据共享。

[邹韶红　肿瘤心身协作学组]

第十五章 内分泌疾病心身医学整合诊疗中心的建设与发展

很多内分泌疾病患者同时存在多种的心身疾病,比如糖尿病、甲状腺疾病、更年期综合征、肥胖症患者等常常合并焦虑/抑郁障碍、躯体化障碍、进食障碍、睡眠障碍等。以抑郁障碍为例,目前已有研究数据显示,糖尿病患者中至少四分之一伴有抑郁症状或患有抑郁障碍,而抑郁障碍患者并发糖尿病的风险亦增加 37%。糖尿病共病抑郁障碍,导致这两种疾病的预防都变得更差,包括疾病的严重程度、并发症出现率、治疗抵抗率和死亡率等增加,患者的生活质量和糖尿病自我管理能力下降,个人和社会的医疗成本显著增加。此外,国外有研究报道,33.9%的甲状腺功能减退患者患有不同程度的抑郁障碍,提示甲状腺功能减退也和抑郁也有着密不可分的联系。由于心身疾病的症状容易与内分泌疾病混杂在一起,很多患者常因本身患有糖尿病、甲状腺疾病等基础病而首诊就诊于内分泌科。因此,内分泌专业医生需要担负起鉴别诊断、对症治疗和发起多学科联合会诊的职责。内分泌心身医学整合诊疗中心的建设能够为内分泌合并心身疾病患者提供规范诊治的场所,有助于提高诊治的效率。

为促进我国内分泌疾病心身医学事业的发展,提高内分泌专业临床医生对心身疾病的认识及诊治水平,增强早期识别、早期筛查、规范诊治、合理用药和及时转诊管理的能力,中华医学会心身医学分会心身内分泌协作学组撰写了此部分内分泌疾病心身医学整合诊疗中心的发展与建设相关规范,以推动各级医疗机构逐渐开设内分泌疾病心身医学门诊或建设内分泌心身医学整合诊疗中心,合理配置医疗资源,最大程度为内分泌合并心身疾病患者及高危人群提供有效的诊疗服务,提高患者的社会获得感和幸福指数,推进"健康中国"目标的实现。

一、场地建设

(一)门诊设置

内分泌心身医学门诊应至少设置一间门诊诊室及一间心理评估/治疗室。

1. 门诊诊室要求

(1)独立诊间,便于问诊并减少不必要干扰。

(2)须满足温馨、舒适、私密的要求,让就诊患者有足够的安全感。

(3)将内分泌心身医学门诊诊室位置固定,并设置醒目的"内分泌心身医学门诊"标志。

2. 设备要求

(1)诊室需配备必要的办公和诊疗设施,如电脑、电子病历诊疗系统、打印机、听诊器、血压计等查体工具。

(2)诊室需备有简易的精神心理筛查工具,可进行常规的评估。

（3）诊室内设有常见内分泌疾病和精神心理疾病相关的科普宣传栏、教育手册等。

3. 心理评估/治疗室要求

（1）需要独立、安静的房间。

（2）配备相关心理学测评量表及工具。

（3）建立患者诊治随访数据库，便于临床与科研资料的管理。

（4）配备必要的办公及资料存储设施，如电脑、打印机、档案夹、资料柜等。

（二）病房设置

病房设置主要以内分泌科病房为依托，病床不少于 2 张（单独病房或混合病房），应远离嘈杂区域，病室保持安静，必要时设置安全保护设施。

二、人员配备与工作制度

内分泌疾病心身医学整合诊疗中心的人员配备包括中心负责人、内分泌专业医师、心理治疗师和护师，有条件可以增加精神科专业医师和康复治疗师。

（一）中心负责人

1. 资质要求

中心负责人应为具有副主任医师及以上职称的执业医师，具有内分泌及代谢性疾病专业背景，掌握常见的内分泌心身疾病的诊断、治疗原则，还需具备鉴别焦虑、抑郁、躯体化障碍等心身疾病的能力，能为内分泌合并心身疾病患者制定具体的诊疗方案。

2. 职责

中心负责人负责带领团队制定各项管理制度、操作规程及工作细则，保证工作规范化、流程化以及诊疗过程的安全性；负责制定中心的未来发展规划；积极参与国内外学术会议及心身医学专业知识与技能培训，了解目前该领域最新科研动态、医疗新技术新项目，助力诊疗中心扩大中心的诊疗范围，不断培养专科人才，提高社会效益及经济效益。

（二）内分泌专业医师

1. 资质要求

具有内分泌专业主治医师以上职称，具有一定的内分泌疾病临床诊治工作经验；完成至少 20 学时的心身医学专业知识及技能培训课程并获得培训证书。

2. 职责

负责内分泌心身医学门诊及病房日常工作的组织和管理；负责内分泌心身医学门诊及病房患者的接诊，制定评估和治疗计划；推荐心理治疗师参与接诊，发起联络会诊申请；负责书写患者的病历档案；负责制定病人随访计划；组织和参加相关的临床研究；定期开展心身相关科普宣传和健康教育。

（三）心理治疗师

1. 资质要求

具有医学背景，并具有一定的专科工作经验；通过由卫生行政管理部门实施的执业资格考试,具备心理治疗资质。

2. 职责

协助内分泌专业医师对伴有心身障碍的患者进行心理治疗;坚持保密原则,从就诊患者及家属等信息源获得有关就诊患者的心理问题、心理障碍的资料;对就诊患者的心理成长、人格发展、智力、社会化及家庭、婚姻生活事件等进行全面评估;对就诊患者作出心理诊断,制定心理治疗计划,并指导实施;在心理咨询中发现就诊患者有精神障碍或躯体疾病时应及时告知医师,如发现患者有危害其自身生命或危及社会安全的行为,有责任立即采取必要的措施,防止意外事件发生。

(四)护师

1. 资质要求

具备护师职称,具有一定的内分泌专科护理工作经验;完成至少 20 学时的心身医学专业知识及技能培训课程并获得培训证书。

2. 职责

为就诊患者建立详细的健康档案,做好病人预约登记和随访工作;对病人进行详细的问诊,全面掌握病人的病情和家庭状况,协助医师评估病人的心理状态;协助医生处理突发的医学事件;协助医生开展患者及家属的宣教和培训工作,发放日常宣传手册以及传播相关视频,对患者进行用药指导、安全指导及饮食营养指导;协助和指导患者的康复治疗。

(五)康复治疗师

1. 资质要求

具有康复治疗师或以上资格证;掌握临床医学及康复医学知识;掌握各种康复技术和应用康复器材;完成至少 20 学时心身医学临床技能培训并获得培训证书。

2. 职责

执行内分泌专业及精神医学科医师的康复处方,包括运动疗法、作业疗法、物理疗法、心理疗法、语言疗法等;根据康复处方,为患者制定具体的康复方案,如有氧运动、针灸、冥想、瑜伽、重复经颅磁刺激、生物反馈等;对患者进行相关疾病的健康宣教。

三、常见疾病、患者收治及病程管理

内分泌心身医学整合诊疗中心的诊治范围主要包括糖尿病合并焦虑/抑郁障碍、睡眠障碍、甲状腺疾病合并焦虑/抑郁障碍,肥胖症合并焦虑/抑郁障碍、进食障碍、更年期合并焦虑/抑郁障碍等。下面以糖尿病合并焦虑/抑郁障碍为例,介绍患者的收治及病程管理。

与普通人群相比,2 型糖尿病人群中焦虑/抑郁患者更为常见,糖尿病患者患焦虑/抑郁的风险是正常人群的 2 倍。约 25% 的 2 型糖尿病或 1 型糖尿病患者存在不同程度的抑郁状况。2 型糖尿病和焦虑抑郁之间可能存在双向关系,2 型糖尿病会加重焦虑抑郁的发生,而焦虑抑郁又会增加 2 型糖尿病的风险。此外,糖尿病发病年龄、病程、血糖控制情况、慢性并发症及社会经济地位均与焦虑/抑郁的发生相关。

糖尿病患者合并焦虑/抑郁会降低生活质量,降低自我护理能力,导致血糖水平控制不佳,并发大血管及微血管病变的概率增加,甚至增加患者的死亡率。而荟萃分析显示,社会心理干预可使糖化血红蛋白和心理健康结果得到改善。因此,对于糖尿病合并焦虑抑郁患者的有效管理具有非常重要的意义。

对糖尿病伴焦虑/抑郁障碍患者的管理内容包括以下几个方面:

1. 心理状态的评估

心理状态评估应贯穿于糖尿病治疗全程。焦虑/抑郁量表是一种快速、简单的评估工具,可以帮助患者根据自身的感受判断是否存在精神心理问题。在糖尿病患者初次诊断、定期管理随访、住院期间、出现新的并发症、血糖不达标、生活质量改变、自我管理能力下降或生活环境发生重大变化时,应及时进行心理状态的评估。

2. 心理治疗方法

心理治疗主要包括认知行为疗法和精神分析疗法。心理治疗由内分泌疾病心身整合诊疗中心的心理治疗师或有经验的精神科专业医师进行,以便为患者提供专业的心理治疗服务。

3. 转诊到精神心理专科

当出现下面的情况时,建议转诊到精神心理专科进一步评估和诊疗(表 15－1):

表 15－1　需要将糖尿病患者转诊到精神心理专科进行评估和治疗的情况

经过抑郁筛查量表发现有抑郁症状
存在进食行为障碍、进食紊乱,或进食模式紊乱的表现
发现有为减轻体重而故意遗漏胰岛素或口服药的行为
经过筛查发现存在焦虑或低血糖恐惧
怀疑存在严重精神疾病
在青少年和家庭中存在自我行为管理困难、反复因糖尿病酮症酸中毒住院或重度糖尿病相关痛苦
执行糖尿病自我管理行为的能力下降或受损
在接受减肥手术之前和之后,经评估显示持续需要心理调整支持

4. 抗焦虑/抑郁药物治疗

药物治疗适用于中度以上焦虑、抑郁、伴有躯体症状的轻度焦虑抑郁、惊恐发作患者。选择性 5－羟色胺再摄取抑制剂(SSRIs)、选择性 5－羟色胺和去甲肾上腺素再摄取抑制剂(SNRIs)、去甲肾上腺素和特异性 5－羟色胺能抗抑郁药(NaSSA)、去甲肾上腺素和多巴胺再摄取抑制剂(NDRI)、选择性 5－羟色胺再摄取激活剂(SSRA)、选择性去甲肾上腺素再摄取抑制剂(NRI)等常作为抑郁患者的 A 级推荐药物(表 15－2)。

在选择抗抑郁药物种类时需要关注药物的不良反应,尤其是药物对体重、血压、血糖等代谢方面的影响。

(1)抗抑郁药物引起的体重增加是常见的不良反应。长期服用抗抑郁药物的研究数据显示,65.3%的患者出现了体重增加不良反应。根据报告短期和(或)长期治疗中体重增加的程度和体重的变化,抗抑郁药物大致分为:体重增加风险较高的药物(体重显著增加＞

7%,≥1.5 kg的体重变化)、体重增加中等风险的抗抑郁药物(体重显著增加>7%,体重增加 0.5~1.4 kg)、体重增加风险较低的抗抑郁药物(短期和长期治疗中会降低体重或不影响体重)。在常用抗抑郁药物中,米氮平、帕罗西汀、西酞普兰等增加体重风险较高,而氟西汀、文拉法辛、安非他酮等对体重的影响较小。由于体重增加作为肥胖、心血管疾病、糖尿病的已知危险因素,很大程度会影响糖尿病合并抑郁障碍患者的服药依从性,在抗抑郁药物治疗过程中,应密切监测体重变化,尽量选择对体重影响小的药物。

(2) 不同种类的抗抑郁药对血压的影响不尽相同,需要分别对待。研究发现,文拉法辛容易引起血压升高,并且以舒张压升高为主,而接受阿米替林、瑞波西汀、曲唑酮等药物治疗的患者容易出现直立性低血压。因此需要在用药过程中密切监测血压的变化。

(3) 关于抗抑郁药对血糖的影响结论不一。近期的一项荟萃分析结果发现,氟西汀可改善空腹血糖和糖化血红蛋白。2019 年发表在《印度药物科学杂志》上的一篇综述指出:度洛西汀可能不利于血糖控制;氟西汀和艾司西酞普兰等可能对控制血糖有积极作用;帕罗西汀、氟伏沙明、米氮平等可能会升高血糖。对于糖尿病合并抑郁障碍患者选择用药时,尽量不选择对血糖影响大的药物,用药过程中需注意监测血糖,避免血糖波动。

表 15-2　内分泌疾病患者抗焦虑/抑郁治疗推荐药物

药物种类	药物名称	优点	缺点	用量
选择性 5-羟色胺再摄取抑制剂(SSRIs)	氟西汀	对强迫症状、焦虑症状、神经性贪食均有效;体重增加副作用轻	性功能异常;与抗凝血药合用可增加出血风险	20~80 mg/d
	帕罗西汀	对焦虑症状有效,高剂量时有镇静作用	可致体重增加及性功能障碍;与抗凝血药合用可增加出血风险	20~50 mg/d
	氟伏沙明	对强迫症状有效;有镇静作用;体重增加罕见	中枢神经系统症状较多,如失眠、激越、震颤、头痛等;性功能障碍及出血风险	100~200 mg/d
	舍曲林	对强迫及焦虑症状有效;体重增加罕见;很少引起泌乳素升高	可致失眠/激越;性功能障碍及出血风险	20~200 mg/d
	艾司西酞普兰	可快速改善重度抑郁症状;体重增加罕见	与抗凝血药合用可增加出血风险	10~20 mg/d
选择性 5-羟色胺和去甲肾上腺素再摄取抑制剂(SNRIs)	文拉法辛	非典型抑郁患者、共病焦虑患者、伴躯体症状患者效果较好;体重增加罕见	失眠/激越;恶心、呕吐;出血风险;剂量相关的血压升高	75~225 mg/d
	度洛西汀	非典型抑郁患者、共病焦虑患者、伴躯体症状患者效果较好;体重增加罕见	恶心、呕吐;性功能障碍;出血风险	40~60 mg/d

药物种类	药物名称	优点	缺点	用量
苯二氮䓬类（BDZs）	地西泮	起效迅速；有口服、注射等制剂；体重增加罕见	有成瘾性；有剂量相关镇静作用	4～40 mg/d
	奥沙西泮	起效迅速；体重增加罕见	有成瘾性	30～120 mg/d
	阿普唑仑	起效迅速；镇静作用较弱；体重增加罕见	有成瘾性	1～4 mg/d
去甲肾上腺素和特异性5-羟色胺能抗抑郁药（NaSSA）	米氮平	对伴有睡眠紊乱及焦虑症状患者疗效较好；性功能不良反应较轻	体重增加常见，影响代谢	15～45 mg/d
去甲肾上腺素和多巴胺再摄取抑制剂（NDRI）	安非他酮	可用于迟滞性抑郁、双相抑郁；体重增加罕见	可致过度激活	<450 mg/d
三环类抗抑郁药（TCAs）	阿米替林	可用于失眠、难治性抑郁、广泛慢性疼痛综合征患者	对体重影响较明显；副作用较多	50～150 mg/d
	氯米帕明	可用于失眠、难治性抑郁、强迫障碍共病患者	对体重影响较明显；副作用较多	100～200 mg/d
5-羟色胺平衡抗抑郁药（SMA）	曲唑酮	对伴有失眠患者效果较好；可作为增效剂与其他抗抑郁药合用；体重增加及性功能障碍副作用较少	镇静作用较强	50～600 mg/d
选择性去甲肾上腺素再摄取抑制剂（NRI）	瑞波西汀	适用于精神动力不足、认知损害的患者；体重增加罕见	每天需2次给药；有激活作用	8～10 mg/d，每日两次给药
5-HT部分激动剂	丁螺环酮	无依赖性抗焦虑药，无撤药反应；无性功能障碍；无体重增加	起效慢	20～30 mg/d
	坦度螺酮	无依赖性抗焦虑药；无体重增加	起效慢	30～60 mg/d
第二代抗精神病药SGAs	喹硫平	辅助治疗抑郁、焦虑；可作为情感稳定剂	体重增加常见；镇静作用显著	<300 mg/d

四、临床诊疗原则及路径

（一）诊疗原则

内分泌疾病心身医学强调在治疗患者内分泌疾病的同时，还要关注患者的精神心理因素，遵循社会—心理—生物医学模式，强调综合治疗，对患者进行多层次、多角度干预，包括药物治疗和非药物治疗。

（二）诊疗路径

1. 患者的注册登记

对于普通内分泌门诊的患者以及内分泌疾病心身医学门诊的就诊患者，通过询问病史，如发现患者可能存在精神心理问题，在进行临床常规检查及治疗的同时，采用量表形式进一步评估患者心理状态。

2. 内分泌疾病心身医学门诊初诊思路

以糖尿病为例，门诊医师接诊精神心理自评量表评分异常的患者，在初诊时完成如下工作：① 全面了解患者病史，包括起病前、中、后的心理状态及心理状态演变，如心理应激的可疑来源，患者对自身问题的认知，以及患者的性格特点、人际关系、家庭环境、生活史等。② 对患者进行详细的体格检查以及精神科检查，体格检查如心肺腹、甲状腺查体、足背动脉搏动、肢体感觉神经查体等，精神科检查如意识、情绪、自制力等。开具必要的实验室检查，如血糖、尿常规、生化、糖化血红蛋白、甲状腺功能、眼底照相、外周血管超声、神经传导速度等，明确糖尿病的血糖控制情况及并发症的严重程度。③进行全面的心理测评，评估患者精神心理状态及相关社会因素。

3. 内分泌疾病心身医学疾病的诊断及鉴别诊断

以糖尿病为例，鉴于糖尿病合并抑郁/焦虑障碍具有普遍性且危害严重，建议在糖尿病患者中常规进行抑郁/焦虑障碍筛查。抑郁障碍的主要表现包括：情绪低落，高兴不起来；兴趣减退甚至丧失，缺乏愉快感；精力差；早醒；食欲差，体重下降；注意力不集中，记忆力差；自卑、自责、自杀观念；晨重暮轻等。焦虑障碍的主要表现包括：坐立不安，精神紧张；感头晕/步态不稳；害怕失控；心慌，胸闷，气短，口干，恶心，腹部不适感；对很小的意外反应增强，易激惹等。对于存在上述症状的糖尿病患者，应进行全面的心理评估，同时完善检查排除内分泌疾病及其他器质性疾病导致的精神障碍。根据病史、体格检查、神经心理评估、实验室及影像学检查结果，对患者的躯体症状和精神心理状态综合分析进行诊断。需注意抑郁状态需要与脑器质性疾病、躯体疾病、某些药物和精神活性物质等引起的继发性抑郁障碍、精神分裂症、双相情感障碍等相鉴别。此外，精神分裂症、痴呆患者等也会出现焦虑症状，需要注意鉴别。有关抑郁症、焦虑症的诊断及鉴别需要精神科专业医师的协助。

4. 内分泌心身医学疾病诊疗流程

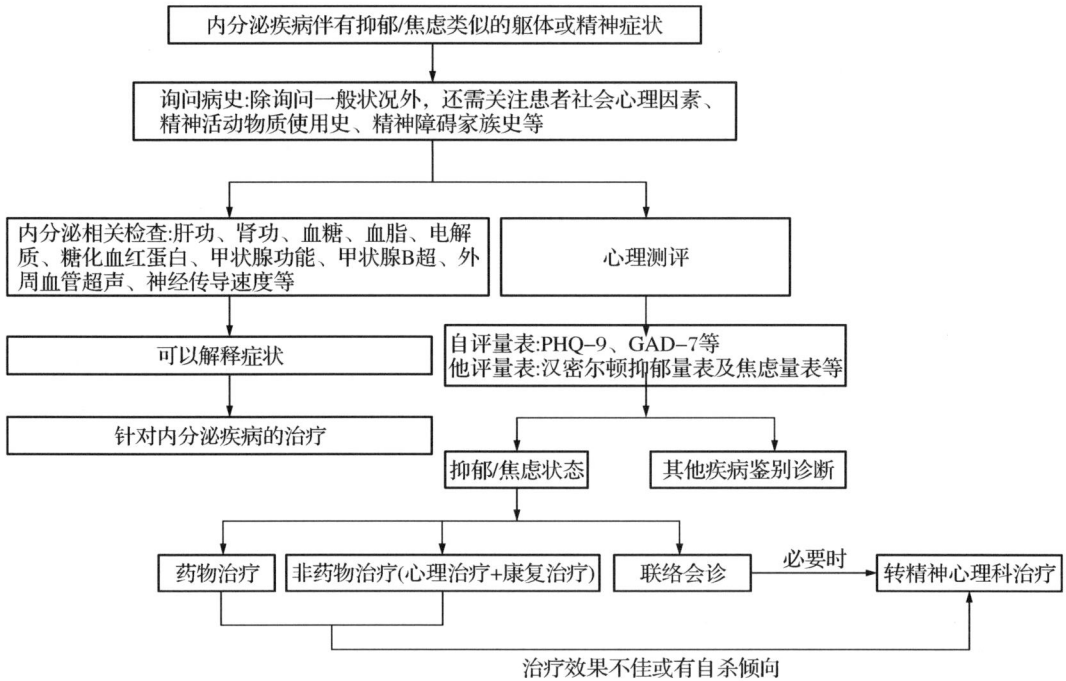

图 15-1 内分泌心身医学疾病诊疗流程

五、多学科联合会诊制度与流程

多学科诊疗是由两个及以上相关学科的专家组成相对固定的专家组,针对某一器官或系统疾病进行临床讨论,以共同制定科学、合理、规范的治疗方案。作为一门交叉学科,内分泌疾病心身医学除了涉及内分泌系统及精神心理学之外,还会与心血管内科、神经内科等多门学科存在交叉。无论是内分泌专业医师,还是精神心理科医师,有时难以独立完成伴有多系统疾病的诊疗工作。因此结合内分泌心身医学整合诊疗中心的临床实践特点,建立一套多学科联合诊疗制度,对患者的综合治疗具有重大意义。

对合并多系统疾病的患者,按照常规门诊、转诊仍不能有效处理,或经相关专科治疗后效果改善不明显者,需要多学科共同处理或会诊时,按照会诊流程向相关科室发出会诊要求,以明确下一步诊疗方向。心身内分泌整合诊疗中心应当与综合医院其他科室之间会诊一样,制定相应的规章制度,保证医疗质量和医疗安全。

(一)会诊指征

1. 申请心内科会诊指征

临床上,糖尿病患者长期血糖控制不佳容易导致心血管疾病,包括冠状动脉粥样硬化性心脏病、各种心律失常等,其中不乏治疗难度较大的严重疾病。建议内分泌专业医师在处理伴有较复杂的心血管疾病患者时,申请心内科专科医师会诊协助诊治。

(1)冠状动脉粥样硬化性心脏病:冠状动脉粥样硬化性心脏病(又称冠心病)是冠状动

脉发生严重粥样硬化性狭窄或阻塞,或在此基础上合并痉挛以及血栓形成,引起冠状动脉供血不足、心肌缺血或梗死的一种心脏病。部分患者可无临床症状,有症状者主要表现为胸闷、胸痛、心悸、呼吸困难等。糖尿病被称为冠心病的等危症,糖尿病患者发生心血管事件的风险明显高于非糖尿病患者。在诊疗中心收治患者的过程中,如患者发生心绞痛、心肌梗死,需要及时给予抗动脉硬化、扩冠等治疗,并申请心内科会诊,尽快明确心脏血管条件,给予及时干预。

（2）各种心律失常:如患者在诊疗过程中发生各种类型的心律失常,如房性心律失常、室性心律失常、心脏传导阻滞等,由于部分类型可能导致危及生命的事件,应尽快申请心内科专业医师会诊指导治疗。必要时申请急会诊,并启动应急预案及相关抢救措施。

2．申请神经内科会诊指征

糖尿病并发脑卒中为非糖尿病的 4～10 倍,男性糖尿病中脑卒中为一般人群的 2.6 倍,女性为 3.8 倍,糖尿病合并脑卒中的发病率 16.4%～18.4%,中老年高达 44.1%。部分糖尿病合并脑卒中患者症状并不典型,可能表现为情绪的改变。通过对患者进行详细的病史采集以及全面的体格检查,对于疑似脑卒中的患者,完善影像学检查,申请神经内科会诊协助诊治。

3．申请精神医学科会诊指征

如内分泌心身医学门诊未设精神医学科专业医师,当经过精神量化评估后,发现精神障碍相对严重的患者,应申请精神医学科会诊协助诊治。如双相情感障碍:双相情感障碍属于心境障碍的一种类型,指既有躁狂发作,又有抑郁发作的一类疾病。患者可在某段时间内表现为心境高涨、思维奔逸、活动增多,而在另一段时间内则出现截然不同的抑郁心境,少数患者甚至可以两种心境并存,在极短的时间内,甚至同时具有上述两种矛盾表现。由于双相情感障碍较焦虑症、抑郁症少见,病情比较复杂,常需要精神医学科专科会诊协助诊治。

（二）会诊流程

对需要多学科会诊的患者,首先科室进行相关检查,积极治疗,对效果作出评价,科室讨论后确认诊治方面还需要多学科会诊,向医务处提出申请,医务处审核后通知相关科室专家参加会诊并将会诊专家名单反馈给申请科室,同时组织相关科室专家进行会诊。多学科会诊讨论内容包括:患者目前的诊断、治疗方案是否准确、适宜,需要进一步做的相关检查,目前患者最需解决的问题,并发症的处理,预后分析,确定今后诊疗方案。最后将讨论结果记录于病历中。组织会诊科室须提前做好会诊准备,受邀请的会诊专家需按时到达会诊地点,认真负责完成会诊工作,会诊后及时书写会诊记录。

（三）会诊时间要求

受邀请科室严格按照邀请科室确定的时间、地点准时参加,对于紧急情况下发出的多学科联合会诊,按照急会诊时限要求（30 分钟到达现场）。

（四）会诊医师资质要求

由于内分泌疾病患者常合并心脑血管疾病,病情相对复杂,可能涉及多个学科,因此建议被邀请科室安排熟悉本专业理论及技术操作、有一定临床经验、责任心强、态度认真的获得中级职称或以上的临床医师,以助准确、快速判断病情,在规定时限内完成会诊,给出后续诊治方案。如遇疑难或复杂病例,会诊建议由具有丰富经验的中级职称医师或高级职称医师负责。

六、紧急事件应急预案及处理流程

(一) 低血糖应急预案及处理流程

低血糖是糖尿病治疗过程中可能发生的严重并发症之一,常见于老年、肾功能减退以及并发严重微血管和大血管病变的患者。低血糖也是血糖控制达标过程中应该特别注意防范的问题。对非糖尿病患者来说,低血糖症的诊断标准为血糖<2.8 mmol/L,接受药物治疗的糖尿病患者血糖<3.9 mmol/L 则属于低血糖。在糖尿病治疗过程中,尤其是应用胰岛素、磺脲类和非磺脲类胰岛素促泌剂药物治疗的患者均可能会出现低血糖。

低血糖的临床表现与血糖水平以及血糖的下降速度有关,可表现为交感神经兴奋(如心悸、焦虑、出汗、头晕、手抖、饥饿感等)和中枢神经症状(如神志改变、认知障碍、抽搐和昏迷)。老年糖尿病患者的低血糖急性起病时可表现为神经系统受损、表情淡漠、抑郁、少言、少动、昏迷、偏瘫、意识模糊、运动性失语,病情持续发展则可能导致神经系统的不可逆损害。广泛损害可表现为意识不清、烦躁不安、精神异常。发生低血糖后及时处理非常重要,当患者出现上述症状时,快速测定指尖血糖,若血糖<3.9 mmol/L,即需要补充葡萄糖或含糖食物。严重的低血糖需要根据患者的意识和血糖情况给予相应的治疗和监护,具体处理流程如下(图 15-2):

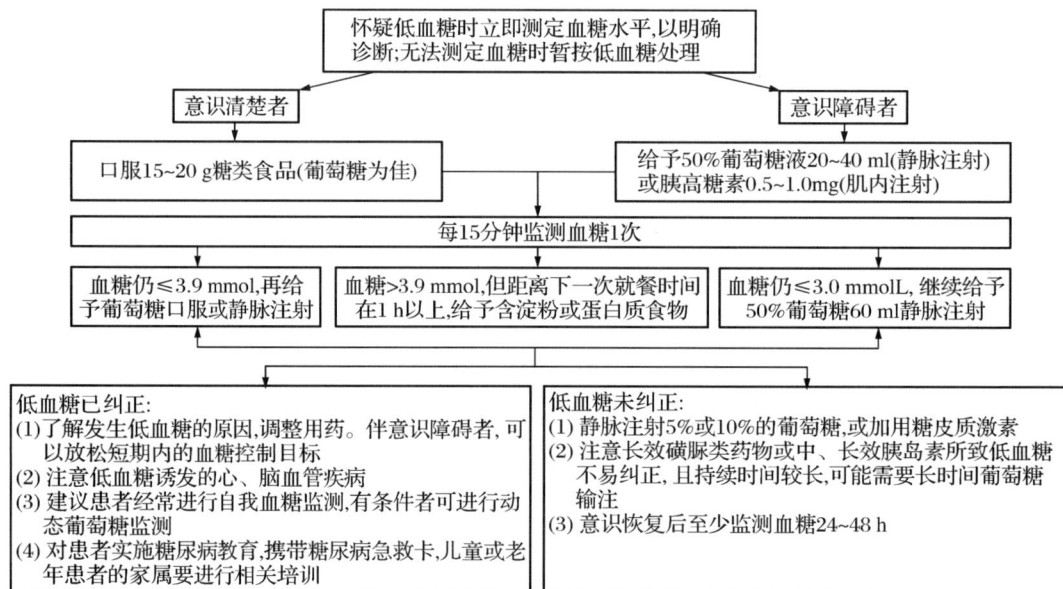

图 15-2 低血糖的诊治流程

(二) 自伤自杀的应急预案及处理流程

由于患者多伴有焦虑、抑郁等精神心理异常,可能在诊治过程中出现自伤自杀行为,因此制定患者自伤自杀应急预案及防范措施。

1. 应急预案

（1）住院患者发生自伤自杀时，进行初步评估并采取措施，立即通知中心负责人及护士长。

（2）若患者生命体征稳定，经中心负责人评估后确实是否需外诊。如无需外诊，则由中心负责人继续救治，并加强观察，注意保护现场，留取影像资料。

（3）若患者生命体征不稳定，应立即就地抢救，启动医疗救治应急系统。

（4）抢救成功后，按医嘱给予进一步生命支持和监测；若抢救无效，待宣布患者死亡后，按要求做好尸体料理。

（5）及时通知家属并详细告知家属情况，做好解释安抚工作，做好相关记录。如家属有疑义时，由医务处、医调处、护理部协助解决。

（6）事后中心负责人组织医护人员对事件进行讨论，分析原因，查找漏洞，制定并落实改进措施，做好记录。

（7）执行不良事件主动上报制度，填写意外事件上报，逐级审核。

2. 防范措施

（1）对评估出自伤自杀高度风险及以上、有严防自伤自杀医嘱的患者，在患者床头应设"红色"标识。应将患者安置在重点病室，限制其活动范围，必要时专人看护。

（2）护士按要求巡回到位，认真交接班，做好物品安全检查；严格执行发药制度。

（3）密切观察患者的情绪变化，随时进行风险评估并制定护理措施；识别患者隐瞒病情的表现，警惕反常的情绪变化，尽早采取措施，预防自伤自杀等意外事件的发生。

（4）做好基础护理，保证入量，观察患者的食欲及体重变化，同时应加强对患者睡眠情况的观察和护理。

（5）对患者态度和蔼、耐心，注意交流技巧，理解患者的内心情感体验，建立良好的治疗性人际关系。

（6）加强心理护理，增强患者战胜疾病的信心，适时做好健康宣教。

（7）患者出现自伤自杀行为时，医护要果断做出反应，执行自伤自杀应急预案。

（三）住院患者发生跌倒/坠床的应急预案

（1）发现患者跌倒/坠床时，护士应立即赶到患者身边，同时派人通知医生，迅速查看患者全身状况和局部受伤情况，初步判断其意识、生命体征、有无骨折、伤口等情况。

（2）配合医生对患者进行检查，根据伤情采取必要的急救措施。

（3）病情允许时，协助患者移至病床上。

（4）必要时向上级领导汇报，夜间通知总值班并通知家属。

（5）加强巡视至病情稳定，有病情变化及时报告医生。

（6）详细记录患者跌倒/坠床发生的时间、地点、经过及抢救过程，做好交接班。

（7）对患者进行跌倒/坠床风险再评估，对患者及家属进行预防跌倒/坠床再教育并采取改进措施。

（8）严格按照流程填写不良事件报告。

七、心身专业知识与技能培训

随着社会的进步,人民群众对精神、心理、情感的需求日益增加,人们追求的健康不仅仅是躯体健康,而是身心全面健康。随着医学的发展,医学模式将由生物医学模式逐渐转为社会—心理—生物医学模式,心身医学正是促进医学模式从纯生物医学模式发展为社会—心理—生物医学模式的重要推手,通过心身医学教育的普及,促进临床医护人员掌握心理学知识,掌握心身医学技能,有助于医护人员给予患者心身灵的全人照顾。然而现实生活中,很多临床医生对心身疾病缺乏足够的认识和重视,因此建立一套成熟、有效率的心身专业知识和技能培训方案极为重要,这不仅能提高内分泌医生识别心身疾病的能力,还能保证内分泌疾病心身医学事业的可持续发展,为患者带来更好的医学指导和诊疗服务。

心身专业知识和技能培训课程应包含理论课程及案例报告,培训时间为 20 个学时,采用线下培训或网络授课的培训形式。培训目标:提高学员对临床各种常见心身疾病患者的识别和诊断能力,提升学员对常见心身疾病患者的临床干预能力。基础课程主题包括:① 心身医学的概念;② 国内外心身医学的最新进展;③ 情绪与心身医学;④ 压力与心身医学;⑤ 心身医学基本评估方法和干预技术;⑥ 综合医院临床专业心身障碍的识别和处理;⑦ 内分泌疾病合并焦虑抑郁障碍的诊断和治疗;⑧ 内分泌疾病合并睡眠障碍的诊断和治疗;⑨ 内分泌疾病合并进食障碍(厌食症、贪食症)的诊断和治疗;⑩ 临床案例分析。

培训结束后,内分泌疾病心身医学整合诊疗中心对学员进行考核,考核通过者获得心身医学知识培训证书。

------------------------------ **参考文献** ------------------------------

[1] ANDERSON R J, FREEDLAND K E, CLOUSE R E, et al. The prevalence of comorbid depression in adults with diabetes: A meta-analysis[J]. Diabetes Care, 2001, 24(6): 1069 - 1078.

[2] KNOL M J, TWISK J W R, BEEKMAN A T F, et al. Depression as a risk factor for the onset of type 2 diabetes mellitus. A meta-analysis[J]. Diabetologia, 2006, 49(5): 837 - 845.

[3] 张玲, 王刚. 糖尿病共病抑郁症的诊断、评估与治疗[J]. 中华糖尿病杂志, 2016, 8(4): 195 - 198.

[4] MOHAMMAD M Y H, BUSHULAYBI N A, ALHUMAM A S, et al. Prevalence of depression among hypothyroid patients attending the primary healthcare and endocrine clinics of King Fahad Hospital of the University (KFHU)[J]. Journal of family medicine and primary care, 2019, 8(8): 2708 - 2713.

[5] KOCALEVENT R D, HINZ A, BRÄHLER E. Standardization of the depression screener patient health questionnaire (PHQ-9) in the general population[J]. General hospital psychiatry, 2013, 35(5): 551 - 555.

[6] SPITZER R L, KROENKE K, WILLIAMS J B W, et al. A brief measure for assessing generalized anxiety disorder: The GAD - 7[J]. Archives of internal medicine, 2006, 166(10): 1092 - 1097.

[7] ZUNG W W. A self - rating depression scale[J]. Archives of general psychiatry, 1965, 12: 63 - 70.

[8] 刘硕，刘晓红. 如何利用自评式量表在老年人群中筛查抑郁[J]. 中国临床保健杂志，2020，23（5）：586-589.

[9] ZUNG W W. A rating instrument for anxiety disorders[J]. Psychosomatics，1971，12（6）：371-379.

[10] 唐秋萍，程灶火，袁爱华，等. SCL-90 在中国的应用与分析[J]. 中国临床心理学杂志，1999（1）：16-20.

[11] 张亚林，杨德森. 生活事件量表[J]. 中国心理卫生杂志，1999，（增刊）：101-103.

[12] STANFORD S C，LEMBERG R. A clinical comparison of men and women on the eating disorder inventory-3（EDI-3）and the eating disorder assessment for men（EDAM）[J]. Eating disorders，2012，20（5）：379-394.

[13] 潘霄，童天朗，柏涌海，等. 成人睡眠障碍标准化评估量表的临床应用[J]. 内科理论与实践，2020，15（3）：146-151.

[14] HAMILTON M. A rating scale for depression[J]. Journal of neurology，neurosurgery，and psychiatry，1960，23（1）：56-62.

[15] HAMILTON M. The assessment of anxiety states by rating[J]. British journal of medical Psychology，1959，32（1）：50-55.

[16] 中华医学会糖尿病学分会. 中国 2 型糖尿病防治指南（2020 年版）[J]. 中华糖尿病杂志，2021，13（4）：315-409.

[17] HARKNESS E，MACDONALD W，VALDERAS J，et al. Identifying psychosocial interventions that improve both physical and mental health in patients with diabetes：a systematic review and meta-analysis[J]. Diabetes care，2010，33（4）：926-930.

[18] POWERS M A，BARDSLEY J K，CYPRESS M，et al. Diabetes self-management education and support in adults with type 2 diabetes：A consensus report of the American diabetes association，the association of diabetes care & education specialists，the academy of nutrition and dietetics，the American academy of family physicians，the American academy of PAs，the American association of nurse practitioners，and the American pharmacists association[J]. Diabetes care，2020，43（7）：1636-1649.

[19] 中国妇女孕前肥胖诊治路径专家委员会. 中国妇女孕前肥胖合并抑郁焦虑障碍诊治路径[J]. 中国妇幼健康研究，2019，30（5）：532-541.

[20] 李凌江，马辛. 中国抑郁障碍防治指南[M]. 2 版. 北京：中华医学电子音像出版社，2015.

[21] CARTWRIGHT C，GIBSON K，READ J，et al. Long-term antidepressant use：Patient perspectives of benefits and adverse effects[J]. Patient preference and adherence，2016，10：1401-1407.

[22] 吕钦谕，陆佳晶，易正辉. 抗抑郁药物对体重影响机制的研究进展[J]. 神经疾病与精神卫生，2021，21（6）：381-387.

[23] ARTERBURN D，SOFER T，BOUDREAU D M，et al. Long-term weight change after initiating second-generation antidepressants[J]. Journal of clinical medicine，2016，5（4）：48.

[24] GAFOOR R，BOOTH H P，GULLIFORD M C. Antidepressant utilisation and incidence of weight gain during 10 years' follow-up：Population based cohort study[J]. BMJ，2018，361：k1951.

[25] BLUMENTHAL S R，CASTRO V M，CLEMENTS C C，et al. An electronic health records study of long-term weight gain following antidepressant use[J]. JAMA psychiatry，2014，71（8）：889-896.

[26] 韦龙静，阎锐，姚志剑. 文拉法辛对血压和校正 QT 间期的影响[J]. 中国药业，2016，25(13)：5 - 7.

[27] ZHANG Z Z，DU Y，CHEN L Z，et al. Effects of the selective serotonin reuptake inhibitor fluoxetine on glucose metabolism：A systematic review[J]. Asian journal of psychiatry，2022，73：103092.

[28] MENG H，LU J，ZHANG X. Metabolic influences of commonly used antidepressants on blood glucose homeostasis[J]. Indian journal of pharmaceutical sciences，2019，81(2)：188 - 199.

［张松筠　董越华　卢伟　陶红　何庆］

第十六章 心身重症医学整合诊疗中心的建设与发展

心身重症医学整合诊疗中心是处理和研究由心身疾病引起的创伤、器官功能障碍、危及生命的病理状况的发生、发展规律及系统综合救治的诊疗中心，主要负责对危重患者提供及时、全面、系统、持续、严密的监护和救治。心身重症医学整合诊疗中心应具备与其功能和任务相适应的场所、设备、设施和人员条件，其发展和建设主要涉及以下几个部分。

一、场地建设

根据诊疗流程和不同疾病救治的需求，场地建设可分为心身重症医学门诊、抢救室、监护室。心身重症医学整合诊疗中心的场地建设应当遵循的总原则：室内室外建设必须方便重症患者转运、诊疗和救治；转运通道通畅，救治场所宽敞，硬件设备齐全，救援电话通畅；心身重症医学整合诊疗中心应尽可能设置专门的手术室、医学影像科、检验科、输血科（血库）、药房等科室或临近上述科室，以方便重症患者的检查和治疗。整体布局还应当考虑心身重症患者伴发传染病，需要有隔离单间。具体场地建设细节如下：

（一）清洁区及污染区应严格设置

清洁区及污染区设置方面，应当规划合理的医疗流向，包括人员流动和物流，为医务人员、患者和医疗污物等设置符合医院感染控制相关要求的进出通道。有条件者，建议设置洁净物品供应通道，设置或预留自动化物流传输通道。

（二）整体布局规划

在整体布局方面应划分医疗区、办公区、污物处理区和生活辅助区等功能区域，各区域应相对独立，以减少干扰并有利于控制感染，并应具有良好的采光和通风条件（可装备空气净化系统）。

1. 医疗区

除监护室、监护病房、抢救室、门诊区外，还包括中央工作站、配药室、医疗物品材料室、实验室、后勤室（供应被服、膳食、生活用品，提供维修、保洁、消毒等服务）、安保室（维持医疗秩序，负责消防安全）、家属接待室、收费处等。

（1）医疗区主要部门的职责：监护室主要运用于昏迷、休克等病情较严重的病人，家属可定期通过实时视频探视病人；病人病情缓解、意识清晰后可转至监护病房，必要时家属可陪护，以便治疗。门诊区主要承担患者住院前诊断、紧急会诊、紧急手术、出院患者复查和随访等诊疗任务。

（2）医疗区医疗设备配置要求：医疗区应配备一定比例的医疗设备，包括抢救车、除颤仪、呼吸机、呼吸气囊、吸痰吸氧装置、血气分析仪、床旁彩超、床旁心电图、心电监护仪、血液净化仪、微量注射泵、肠内营养输注泵等。监护病房和门诊除配置上述设备外，还应配置物理及心理治疗区所需要的诊疗设备,譬如无抽搐电休克仪、经颅磁刺激治疗仪、经颅直流电刺激仪器、生物反馈仪器、沙盘等。门诊区还应设置药房、化验室、超声室、内镜室(胃镜、纤维支气管镜等),条件允许的可设置 X 线摄片、CT、核磁共振等影像学检查室。监护病房和门诊均可设置心理治疗所需的冥想室、瑜伽室等,并配置相应的器材和装置。

(3)医疗区病房、病床要求:单间病房使用面积不小于 $18 \ m^2$,多人间病房应保证床间距不小于 $2.5 \ m$。为减少交叉感染的风险,尽可能设置单间病房或分隔式病床,根据需求可设置一定数量负压病房,其设计应符合收治传染性疾病重症患者的需求。需配备防压疮床垫;为便于观察,病床之间、病床与中心工作站之间尽可能保持视觉通透,病房之间可使用半玻式隔断,中间装配窗帘;病床旁配备能够变换角度和焦距的高清视频、音频系统,以满足病情监测、远程查房、家属探视等需求,病床外的其他区域根据实际需要配置或预留线路。

每张床单元均应按"生命岛"模式设置,即单元床拥有独立的电、气控制开关;每个房间的空气净化系统可独立控制,患者可以根据需求调整合适的房间温度和湿度;每床配备完善的功能设备带或功能架,提供电、氧气、压缩空气和负压吸引等功能支持。每张监护病床装配电源插座 12 个以上、氧气接口 2 个以上、压缩空气接口 2 个和负压吸引接口 2 个以上。应有备用的不间断电力系统(UPS)和漏电保护装置;每个电路插座都应具备独立的电路短路器,医疗用电与生活用电的线路应当分开。

2. 办公区

办公区包括主任办公室、医师办公室、护理办公室、示教室等。应配备先进的医疗信息管理系统,实现门诊区、监护室、监护病房的诊疗信息一体化,并可自动切换,能满足临床医疗、教学、科研、远程医疗、科室行政管理等综合功能需求,并具备升级功能。

3. 污物处理区

污物处理区包括内镜清洁消毒室、污(废)物处理室等。

4. 生活辅助区

生活辅助区包括工作人员休息室、更衣室、值班室、盥洗室等。各功能区房间的数量和空间可根据病床数量、工作人员数量等因素确定。功能用房面积与病房面积之比应在 1.5∶1以上。

二、人员配备与工作制度

为了给心身重症患者提供高质量的诊疗服务,人员配备和工作制度至关重要。

(一) 人员配备

心身重症医学整合诊疗中心必须配备足够数量、受过专门训练的医护人员,医护人员除了需要掌握精神病与精神卫生学、心身医学、心理治疗和咨询等学科内容外,还需掌握重症医学的基本理念、基础知识和基本操作技术,具备独立工作的能力。

心身重症医学整合诊疗中心人员配备,一般由管理人员、医务人员、技术人员、行政人员、后勤人员等组成。其中医师人数与床位数之比应为 0.8∶1 以上,护士人数与床位数之比应为 3∶1 以上;可以根据需要配备适当数量的医疗辅助人员,若有条件还可配备相关的设备技术与维修人员。

1. 管理人员

心身重症医学整合诊疗中心必须有 1 名中心主任,且必须为重症医学专家,全面负责医疗、护理工作及学科发展建设。

(1) 中心主任必须满足以下要求:① 获得医师资格证书;② 硕士及以上学历;③ 副高级及以上专业技术职务任职资格;④ 完成重症医学、精神病学、临床心理学等与心身重症相关全部课程的系统学习;⑤ 具有至少 2 年以上医疗行业管理经验。

(2) 中心主任主要职责:① 审核所有医疗技术人员的从业资格;② 监督和管理所有专业技术人员的职业规范;③ 确保所有员工遵守医疗道德准则以及伦理规范;④ 必须对诊疗流程和质量进行直接、持续的监督,包括设备的正确操作和校准;⑤ 对医疗服务价格及收费进行监督,确保医疗服务价格及收费符合国家医保和物价政策。⑥ 每月至少花 8 小时的时间履行上述职责。⑦ 应有疾病救治的职责。

2. 医务人员

医务人员包括执业医师(重症医学、精神病与精神卫生学专业)、护理人员、心理及物理治疗师、脑电图医师等,共同完成患者的评估、诊断和治疗工作。

(1) 执业医师资质和要求:① 获得医师资格证书;② 硕士及以上学历;③ 完成医师执业注册;④ 完成重症医学、精神病学、临床心理学等与心身重症相关的全部课程的系统学习;⑤ 医师专业要求:一级或二级学科涉及临床医学、重症医学、精神病学与精神卫生学、临床心理学等专业;⑥ 完成省级或国家级住院医师规范化培训。⑦ 技术能力要求:掌握心肺复苏、电复律与心脏除颤术、人工气道建立与管理、氧疗与机械通气技术、纤维支气管镜、深静脉及动脉置管技术、血流动力学监测技术、持续血液净化、胸穿、心包穿刺及胸腔闭式引流术等技术。

(2) 执业护士资质和要求:① 获得护士资格证书;② 大专及以上学历;③ 完成护士执业注册;④ 完成精神科和重症医学科专科护士培训。⑤ 具备急救相关技能,包括心肺复苏、心电监护及除颤技术、气管插管、给氧技术、重症患者营养支持技术、血流动力学监测等。⑥ 护士长应当具有中级以上专业技术职务任职资格,在重症监护领域工作 3 年以上,具备一定管理能力。

(3) 心理治疗师资质和要求:① 获得心理治疗师资格;② 掌握认知行为治疗、正念疗法等心理治疗技术;③ 定期参加心理治疗督导。

(4) 物理治疗师资质和要求:① 医师或技师,前者获得医师资格证书,后者通过医学类相关专业的技师认证;② 硕士及以上学历;③ 完成医师或技师执业注册;④ 完成重复经颅磁刺激、经颅直流电刺激、生物反馈等物理治疗技术的系统培训。

3. 技术人员

脑电图、内镜、超声、影像、生化检验等技师在相关技术培训资质的机构接受专业技术培训,每两年参加一次培训,每次培训不少于 3 个月。

4. 行政及后勤人员

心身重症医学整合诊疗中心要有从事文秘工作的员工,文秘员工主要负责接听咨询电话、组织预约以及资料数据保存等工作。行政人员可以由心身重症医学整合诊疗中心单独聘任,也可以共用所在医疗机构聘任的行政人员。

心身重症医学整合诊疗中心所在医疗机构要有提供后勤保障服务的人员,后勤人员主要负责医疗耗材采购、水电及设备维修、保洁、消毒、配餐、信息保障等工作。

(二)工作制度

为保障心身重症医学整合诊疗中心医疗工作有序高效运行,需制定相关规章制度及工作人员的行为准则。以下从人员制度、硬件管理制度、软件管理制度三个方面进行阐述:

1. 人员制度

工作人员应遵从医学道德准则,重视隐私保护制度,对患者医疗健康信息严格保密。此外还包括职责和权利制度(包括主任、各级医师、技师、护士、卫生管理人员、设备及信息维护人员等的职责,严格遵守各项核心制度、考勤休假轮班制度等,以及培训、考核、进修、学习等相关制度)。心身重症医学整合诊疗中心定期对医务人员进行急救培训及考核,尤其需要培训癫痫发作、谵妄、药物中毒、恶性综合征、急性胰腺炎、自杀常见创伤等的相关知识和抢救技能,还有环境紧急事件如火灾、水灾的应急处置、医患矛盾的处理等。

2. 硬件管理制度

硬件管理制度包括心身重症医学整合诊疗中心所有监护、检查及治疗设备的申请、备案、使用、维护保养、消毒、送修制度,日常消耗用品的领用及记录制度等。

3. 软件管理制度

医疗文书记录必须规范、齐全,包括门诊病历、住院病历、病程记录、医嘱单、诊疗单、诊疗同意书、药物副反应量表等;遵守病案的记录、保存及登记制度,电子数据的采集、存储及共享制度,监测风险及安全评估制度,监测质量管理制度,医疗风险防范及应急预案,医院感染防控及上报制度,物件及人员消毒制度,疑难病例讨论制度,多学科会诊讨论制度,患者宣教及医患沟通制度和随访制度等。

三、常见疾病收治及医疗管理

(一)常见疾病

心身重症医学整合诊疗中心主要收治患有心身疾病相关、有潜在风险的危及脏器功能或生命的疾病的病患。常见的有恶性综合征、木僵、进食障碍急性胰腺炎或水电解质酸碱平衡紊乱、一氧化碳中毒、安眠药中毒、昏迷(颅脑外伤、中毒、低血糖等因素引起)、自杀引起的脏器破裂、失血失液性休克、呼吸衰竭、心功能不全、严重心律失常、急性肾功能不全、严重肝功能障碍、胃肠功能障碍与消化道大出血、严重内分泌与代谢紊乱危象等。

(二)患者收治原则与流程

1. 收治原则

(1)急性、可逆、危及生命的器官或者系统功能障碍或衰竭,经过严密监护和加强诊疗,短期内可能得到恢复的患者。

(2)存在各种高危因素,具有潜在生命危险,经过严密的监护和有效诊疗可能减少死亡风险的患者。

（3）在慢性器官或者系统功能障碍的基础上，出现急性加重且可能危及生命，经过严密监护和诊疗可能恢复到原来或接近原来状态的患者。

（4）重大突发公共卫生事件产生的重症患者。

2. 收治标准

（1）需严密的呼吸监测或呼吸支持治疗的病人：① 吸入氧浓度大于 50% 的病人。② 需要呼吸支持治疗，包括需要机械通气治疗或呼吸功能突然急性恶化需立刻进行气管插管和机械通气的病人。③ 需要面罩式持续正压通气或无创性通气治疗的病人。

（2）需要循环支持的病人：① 需要血管活性药物维持动脉血压和心输出量的病人。② 任何原因引起的循环血容量减少所导致的循环不稳定。③ 心肺复苏后患者。

（3）需要神经监护的病人。

（4）需要肾脏替代治疗、血液透析的病人。

（5）其他情况：中毒、昏迷、消化道大出血、严重感染、严重水电解质酸碱平衡紊乱等。

慢性消耗性疾病、不可逆性疾病和不能从加强监测治疗中获得益处的患者，一般不在收治范围内。

3. 转科

下列病理状态的患者应当转出心身重症医学整合诊疗中心，转到重症监护普通病房或其他专科病房继续治疗。

（1）器官或系统功能衰竭已基本纠正或接近原来的功能状态，无需生命支持的患者。

（2）病情状况不能从继续加强监护治疗中获益。

（3）患者或其家属不同意在心身重症医学整合诊疗中心诊疗者。

4. 收治流程

根据患者病情的严重程度，实行不同的诊疗方式。患者收治流程规范如下：

（1）做好预诊预检工作。最早接触重症患者的医师通过简单采集病史，迅速作出准确的判断。要求具有丰富经验、较高素质、责任心强的医师承担预诊工作。其主要作用是：① 根据患者危重程度、发病因素（如滥用药物、服毒、一氧化碳中毒、自杀、溺水、进食情况等）作出分诊，将病人送入抢救室或监护室，为抢救患者争取时间；② 及时通知其他医师尽快接诊；③ 办理挂号手续（十分危急时应先通知医生急救，寻求医护人员增援）；④ 对危急重病人按绿色通道处理，根据情况及时检查检验，及时给予监护、氧疗、止血、洗胃、补液等救治；⑤ 认真做好各种记录工作；⑥ 及时与患者家属沟通，做好知情同意工作，避免潜在的医疗纠纷。

（2）根据患者的状况和病情严重程度，一般收治流程的先后顺序为，急诊抢救—急诊手术—重症监护室—重症普通病房—留观室，以最便捷的流程救治危重症患者。此外，收治流程中详细的病史采集、体格检查、实验室及影像学检查、精神科检查等需进一步完善。待患者病情稳定后，需防范自杀自伤、冲动攻击行为等风险事件，及时制定治疗方案，开展治疗并监测和处理不良反应。

（三）患者病程管理要求

病历是医生诊疗工作的记录，可作为病人进一步诊治的参考，也是临床教学、科研的素材和法律工作的重要依据,体现了医疗质量和学术水平。病历书写需符合《病历书写基本规范》(卫医政发〔2010〕11 号)规定的标准,同时可参考《病历书写规范》(2015 版)中关于精神科、重症医学科的病历书写规范。

1. 病历书写原则及基本要求

病历书写应当客观、真实、准确、及时、完整、规范。除了规定的一般要求,心身重症病人的病历书写应当遵循急诊、危重病患者病程书写标准,将病程记录、抢救时间、死亡时间、医嘱下达时间等记录具体至分钟。

2. 各种知情同意书的签写要求

心身重症患者比较特殊,一般是由心身疾病引起的多脏器功能障碍或危及生命的患者。对于这类病患,治疗目的除了维持平稳的生命体征,还应积极改善患者的精神状况,严防风险事件发生。因此,发生突发紧急状况的概率较大,需及时完成与家属沟通的医疗文书,避免医患纠纷。患者不具备完全民事行为能力时,应当由其法定代理人签字;患者因病无法签字时,应当由其授权的人员签字;为抢救患者,在法定代理人或被授权人无法及时签字的情况下,可由医疗机构负责人或者授权的负责人签字。因实施保护性医疗措施不宜向患者说明情况的,应当将有关情况告知患者近亲属,由患者近亲属签署知情同意书,并及时记录。患者无近亲属的或者患者近亲属无法签署同意书的,由患者的法定代理人或者关系人签署同意书。

四、诊疗技术要求

及时纠正患者的生命体征后,需要对患者的心身疾病进行治疗和管理。制定治疗方案需要兼顾患者生物学和心理社会因素,坚持心身同治的原则。临床常用的是药物治疗、心理治疗和物理治疗相结合的整合治疗策略。

(一)药物治疗

除了对症治疗外,大部分心身疾病患者适用抗抑郁和抗焦虑的药物治疗,来缓解不良情绪、睡眠和躯体不适等。对于难治性病例,可以在抗抑郁剂基础上,合用小剂量抗精神病药物。用药原则:充分考虑患者躯体状况和心理特征,尽量选择副作用小的药物。因该类患者多脏器功能初步恢复,用药剂量需谨慎,要充分考虑心、肺、肝、肾等脏器的情况、药物配伍禁忌,密切监测药物不良反应,进行个体化治疗。对于抗抑郁剂,主张选择安全性高、疗效好的第二代抗抑郁药作为一线用药。

1. 抗抑郁药物

(1) SSRI 类:即选择性 5-羟色胺再摄取抑制剂,包括氟西汀、帕罗西汀、舍曲林、氟伏沙明、西酞普兰和艾司西酞普兰("六朵金花")。这类药物选择性抑制突触前膜对 5-HT 的回收,对 NE 影响较小,几乎不影响多巴胺的回收。用药原则:小剂量开始,逐步加量,撤药需逐步减量。半衰期较长,多数只需每日给药 1 次,心血管和抗胆碱副作用轻微,过量时较安全,前列腺肥大和青光眼患者可用。副作用主要包括恶心、腹泻、失眠、性功能障碍,多数副作用持续时间短,具有一过性,大多数人可耐受。对多数患者建议在早上服用,以减少失眠发生。在神经性贪食症、强迫症的治疗中剂量应相对较大。其中帕罗西汀、氟伏沙明有轻度的抗胆碱能作用。

① 舍曲林：作用受体较单一，安全系数高，对肝细胞色素 P450 酶抑制作用弱，很少与其他药物发生配伍禁忌，故在心身重症疾病中应用较广泛。恶心、腹泻等胃肠道反应在服药第 1 周常见，一般 7～10 天可自行好转；几乎不影响体重，肥胖、代谢综合征的患者可选用；对于合并早泄的男性患者，可作为首选药。性功能障碍发生率仅次于帕罗西汀、艾司西酞普兰。开始剂量为 50 mg/d，可酌情加量。

② 西酞普兰和艾司西酞普兰：艾司西酞普兰是西酞普兰的"升级优化版"，是外消旋西酞普兰的左旋对映体，是被美国 FDA 批准的第二个青少年抗抑郁药。对于成人抗焦虑、抗抑郁效果略弱于舍曲林，有效率约 50%，但整体副作用比舍曲林更轻微；对体重、代谢、心率及血压无明显影响；心血管风险略高于舍曲林，部分患者可有心率降低的情况，可作为伴心率快、血压高的患者首选药。

③ 氟西汀：是美国 FDA 批准治疗青少年抑郁症的第一个抗抑郁药。半衰期最长，其活性代谢产物的半衰期可达 7～15 天。停药时应缓慢撤药，避免突然撤药引起焦虑体验和自杀风险。对肝脏 CYP2D6 酶抑制作用较强，与其他药物合用有所禁忌。最理想剂量为 20 mg/日，随剂量增加副作用也有所增加。厌食副作用较明显，可予以维生素 B_6 片缓解，常用于治疗神经性贪食症；引起性功能障碍较明显，抑制男性勃起效应居"六朵金花"之首。

④ 帕罗西汀：药源性转躁几率居"六朵金花"之首。肥胖患者慎重选择，服药平均三个月后，80% 的患者体重明显增加；性功能障碍率约为 45%；易多汗，可予以小剂量苯海索对症处理；心慌、胸闷、血压升高、心率加快等情况常见，可予以小剂量普萘洛尔或美托洛尔对症处理，对于心脏病患者不建议使用帕罗西汀；镇静率约为 40%，部分服用者会出现精力、体力明显减退、嗜睡等情况，可予以小剂量阿立哌唑对症处理。

⑤ 氟伏沙明：具有明显镇静作用，可供轻中度焦虑或抑郁伴失眠者选用。性功能障碍发生率较低；可增加奥氮平的血药浓度；撤药反应较明显。

（2）SNRI 类：主要药理学作用是 5-HT 和 NE 再摄取阻滞。

① 文拉法辛：小剂量为 5-HT 再摄取阻滞剂，中至高剂量为 5-HT 和 NE 再摄取阻滞剂，非常高剂量为 5-HT、NE、DA 再摄取阻滞剂。低剂量时作用、副作用与 SSRIs 类似；中高剂量副作用为失眠、激越、恶心、头痛、高血压等，用于严重抑郁和难治性抑郁。盐酸托鲁地文拉法辛缓释片是首个国产抗抑郁创新药，不经肝脏 CYP450 酶系代谢，药物相互作用风险低，可多维度改善患者的症状，比如快感消失、疲劳、认知损害等。

② 度洛西汀：为 5-HT、NE 再摄取阻滞剂，具有中枢镇痛作用，还能改善慢性疼痛如糖尿病周围神经痛。主要副作用有胃部不适、头痛、口干、睡眠障碍、出汗、便秘、尿急、性功能障碍等。慢性酒精中毒和肝功能不全者慎用，未经治疗的闭角型青光眼患者避免使用。

（3）NaSSA 类：以米氮平和米安色林为代表，主要药理学作用是拮抗突触前 α_2 肾上腺素受体，以增加 NE 和 5-HT 的传递，还对 5-HT_2 和 H_1 受体有阻断作用。具有较强的镇静作用，有体重增加副作用，少有性能障碍和恶心腹泻副作用。米氮平可用于严重抑郁和难治性抑郁患者。米安色林有引起粒细胞减少的报道，需监测血常规。

2. 抗焦虑药物

抗焦虑药物种类较多，具有中枢或外周神经系统抑制作用的药物都曾被列入抗焦虑药物。多数抗抑郁剂及部分抗精神病药物(小剂量)均有抗焦虑作用。除了抗抑郁药,苯二氮䓬类、$5-HT_{1A}$受体部分激动剂如丁螺环酮和坦度螺酮,在抗焦虑治疗中也被应用广泛。

(1)苯二氮䓬类:作用于γ-氨基丁酸(GABA)受体、苯二氮䓬类受体和氯离子通道的复合物。既是抗焦虑药,也是镇静催眠药,具有抗焦虑、镇静催眠、抗惊厥、抗癫痫、骨骼肌松弛作用。

① 适应证:临床广泛用于治疗各型神经症、失眠以及躯体疾病伴随出现的焦虑、紧张、失眠、自主神经系统紊乱等症状,也可用于各类伴有焦虑、紧张、恐惧、失眠的精神病以及激越性抑郁、轻性抑郁的辅助治疗,可作为酒精急性戒断症状的替代治疗。

② 禁忌证:严重心血管疾病、肾病、药物过敏、妊娠前12周、青光眼、重症肌无力者慎用;禁止与酒精及中枢抑制剂同时使用;老年、儿童、分娩前及分娩中慎用。

③ 药物选择原则:结合患者特点、苯二氮䓬类药物的半衰期等特性合理用药。a. 患者有持续性焦虑和躯体症状,则以长半衰期的药物为宜,如地西泮、氯氮䓬。b. 患者焦虑呈波动形式,应选择短半衰期的药物,如奥沙西泮、劳拉西泮等。c. 阿普唑仑具有抗抑郁作用,伴抑郁的患者可选用此药。d. 睡眠障碍常用氟西泮、硝西泮、艾司唑仑、氯硝西泮、咪达唑仑等。氯硝西泮对癫痫有较好的效果。戒酒时,地西泮替代最好。缓解肌肉紧张可用劳拉西泮、地西泮、硝西泮。避免两种甚至三种苯二氮䓬类药物同时合用。

④ 副作用:常见毒作用为过度镇静、嗜睡、记忆力受损、运动协调性减低等,常见于老年人或肝脏疾病者;血液、肝肾方面的副作用较少见。偶见谵妄、意识模糊、梦魇、兴奋等。对于以自杀为目的服用过量苯二氮䓬类药物患者,应采取洗胃、输液等综合措施处理,血液透析往往无效。

⑤ 苯二氮䓬类药物可产生耐受性和依赖性,临床上应避免长期应用,连续应用最好不要超过1个月,停药宜逐步缓慢进行,避免戒断症状。

(2)丁螺环酮和坦度螺酮:是$5-HT_{1A}$受体部分激动剂。适用于各种神经症所致的焦虑状态及躯体疾病伴发的焦虑状态,可用于抑郁症的增效剂。起效比苯二氮䓬类慢。与酒精、其他镇静药物没有相互作用;孕妇、儿童和严重心、肝、肾功能障碍者慎用。

(二)物理治疗

目前用于治疗心身疾病的物理治疗方法主要包括经颅磁刺激治疗、经颅直流电刺激、生物反馈治疗,这些物理治疗方法对改善患者的躯体不适方面发挥积极作用。详细介绍见第一章相关内容。

(三)心理治疗

心理治疗是一种以助人为目的的专业性人际互动过程,治疗师通过言语和非言语的方式影响患者或求助者,引起心理和躯体功能的积极变化,以达到治疗疾病、促进康复的目的。心身疾病是心理、社会和生物学多种因素相互作用的产物,以心理、社会心理因素为主要病因,因此心理治疗对于心身疾病的临床康复和预防复发方面发挥关键的作用,应作为一种主要的疗法贯穿始终。心理治疗的目的是帮助患者消除心理应激,调整行为模式,学会识别不良情绪、认知和行为,帮助其建立有效的社会支持系统,以提高生活质量。

1. 心理治疗方法

方法包括认知行为干预、正念疗法、专注冥想、辩证行为治疗等。干预策略主要包括重建自我认识的技术、处理躯体和情绪不适的放松技术、改变个体和人及行为的技术。

2. 治疗原则

（1）根据患者的情况，选择合适的心理治疗方案，进行个体化治疗。

（2）注意保护患者隐私。

（3）在病情稳定期进行治疗。

（4）治疗师需熟练掌握建立、维持治疗关系的技术，包括摆正位置、开场技术、接纳与反映技术、构架技术、倾听技术、引导技术、安慰和承诺技术、暗示技术、终止技术，避免与患者发生冲突。

（5）必须熟练掌握突发紧急情况应对预案。

五、临床诊疗原则

常见的心身重症疾病有恶性综合征、神经性厌食和神经性贪食及由此引起的胰腺炎、消化道出血、昏迷、中毒等，一般病情紧急、危重。其临床诊疗原则如下：

心身重症患者的临床治疗原则是先治疗躯体疾病，保证生命体征平稳。

常规治疗躯体疾病的同时，根据患者情况选用合适的精神类疾病药物治疗，注意药物配伍禁忌。

待患者病情稳定由重症监护室转入重症普通病房后，根据患者情况可开展心理治疗、物理治疗或综合治疗方法。

六、多学科联合会诊制度与流程

心身重症医学整合诊疗中心与其他学科间的科间会诊，需制定相应的规章制度，保证医疗质量和医疗安全。

（一）联合诊疗制度

申请联合会诊前需完善相关的检查，在开展中心内疑难病例讨论后才可申请，紧急情况下（如多脏器破裂、颅外伤、多发骨折、颌面部外伤及烧伤等）尽量在患者住院前申请联合会诊，必要时多个学科同时会诊，避免延误病情。

联合会诊必须以患者为中心，以救治生命为核心，及时、快捷诊治。

联合会诊必须在规定的时间内完成，会诊申请单必须书写完整，详细描述目前的病情及处理措施、效果，会诊后及时完整书写会诊记录。

按照联合会诊治疗方案诊治后，密切观察治疗效果，必要时再次会诊。

（二）联合诊疗流程

会诊申请：由医师评估会诊指征，详细总结病情，明确会诊目的，书写会诊单，正式提交会诊申请。

由会诊医师负责会诊及书写会诊意见，必要时会诊医师请更高年资医师协助完成会诊。

本中心医师对会诊意见进行小结，完善病情记录，制定并执行下一步诊疗计划如需转科治疗,则进行转科、病情交接等相关操作。

注意:紧急情况下,可口头申请急会诊,录制会诊现场视频,后续补齐会诊申请、记录等医疗文书。

(三) 联合诊疗时间要求

紧急会诊时间要求:要求会诊医师 10～15 分钟内到达现场,会诊结束后 2 小时内将会诊意见记录在病程记录中,及时根据会诊意见完善相关医嘱并执行,需要转科时应及时转科(1 小时内)并面对面与新转入科室交接患者病情。

普通会诊时间要求:在会诊发出后会诊医师需在 24 小时内完成会诊,会诊结束后 12 小时内将会诊意见记录在病程记录中,及时根据会诊意见完善相关医嘱并执行,需要转科时应及时转科(12 小时内),并面对面与新转入科室交接患者病情。

(四) 联合诊疗单内容书写

会诊单应由申请医师和会诊医师分别书写申请会诊记录和会诊意见记录。会诊单书写内容应严格遵守《病历书写规范》要求。申请会诊记录应包括患者的基本信息、病情、诊疗情况、会诊理由、会诊目的、申请会诊的医师签名、申请时间等;会诊意见记录应当包括病情补充、会诊意见、会诊医师所在的科别、会诊的医师签名、会诊时间等内容。随着医疗信息系统的不断升级,电子化会诊单已普及,可根据临床实际情况适当调整。具体会诊单格式模板不再赘述。

(五) 联合诊疗医师资质要求

心身重症医学整合诊疗中心的患者一般都是急危重症、疑难病例患者,一般需要急会诊、多个学科联合会诊的情况较多。对会诊医师的级别要求较高,一般由副主任医师、主任医师或相当有经验的主治医师(工龄至少 5 年)承担会诊。具有丰富的临床经验,能准确、快速判断病情,给予恰当的会诊处理意见,并能够全病程关注诊疗效果,给予后续会诊意见。

(六) 多学科会诊

多学科会诊一般是指心身重症医学整合诊疗中心与其他科室之间相互的联合会诊。心身重症疾病一般涉及躯体各个系统,根据常见心身重症疾病,多学科会诊团队应该由重症医学科、消化科、呼吸科、心血管内科、药学科、耳鼻喉科、骨科、神经外科、输血科、整形外科和精神医学科等多学科专家组成,构成一个会诊体系,提高联合会诊诊疗效率。需要多学科联合会诊的疑难病例,先由科内讨论,无法解决的病例申请联合会诊,可由邀请会诊科室主任亲自主持,并将会诊现场录制视频,进行分享,以提高联合会诊团队的整体诊疗水平,使联合会诊体系得以传承。

七、紧急事件应急预案及处理流程

心身重症医学整合诊疗中心收治的患者一般为危急重症,紧急事件比较常见,除了疾病的紧急情况外,攻击行为、自杀等情况也比较常见。这直接影响整个中心的诊疗秩序,造成人身和财产的损失。因此提高工作人员的应急意识和处理突发意外事件的能力、提前制定应急预案可减少和避免紧急事件的发生。

（一）应急预案

需要对紧急事件发生的潜在危险因素进行评估，对紧急事件预测，制定预防和处理措施。

1. 危险因素评估

（1）详细询问病史：包括患者性格特点、生活事件应激史、药物毒物接触史、酒精和药物依赖、戒断状态、自杀自伤史、过去是否有冲动暴力行为等；全面进行精神科检查，评估攻击、自杀风险。

（2）定期评估病房环境的危险因素：比如二楼以上的窗户打开度不得太大，避免患者跳楼自杀；医疗利器、精神科药品应妥善放置；加强灭鼠药等有毒物质的管理；加强易燃易爆品的管理。

（3）筛查潜在风险因素：高龄、过度肥胖、高血压、心脑血管疾病、哮喘、癫痫、糖尿病等。

2. 应急处置

（1）确保急救药品和急救设备可随时正常使用，定期检查药品的有效期、急救设备是否齐全。

（2）自杀行为的应急预案：对于内向，有人格障碍、生活事件应激史、药物毒物接触史、自杀自伤史等的患者，及时采取综合的三级预防方案。① 一级预防：普及心理健康知识、减少自杀工具的获得。② 二级预防：早发现、早诊断、早治疗，提高医务人员、照料者对患者自杀危险信号的识别及正确处理能力，对于思维僵化、情绪及行为具有冲动性、酒精和药物依赖或戒断状态、急性情绪危机状态等的患者，加强社会支持，采取防范措施。③ 三级预防：主要是降低死亡率及善后处理。提高救治水平，及时处理创伤；发现和解决自杀未遂者的自杀原因，适当解决环境不良因素的影响，预防再次自杀，帮助其重新树立生活的勇气。

（3）攻击行为的应急预案：对于暴力倾向的患者，减少诱发因素，接触方式应和缓，表现出共情和关心，避免威胁和挑衅，谈话时保持一定的距离。并提前告知家属该风险，签署知情同意书、保护性约束预案告知书。处理：① 一般的攻击行为可以在劝导、安慰、感化、脱离环境等方式作用下缓解。② 严重的攻击行为，避免单独接触，及时寻求安保或警卫人员的帮助，控制场面和保护其他人，须尽快解除攻击者的武装，隔离攻击者，必要时保护性约束或药物控制，对于顽固和严重暴力倾向者必要时可采取电休克等方式处理。

（4）突发紧急疾病应急预案：① 对于高龄、过度肥胖、高血压、心脑血管疾病、哮喘、癫痫、糖尿病等突发疾病高风险患者，签署知情同意书，提高护理级别，密切监测血压、心率、血氧等指标，提高警惕，早发现，早报告，早处置。② 用药剂量需谨慎，注意常规用药与精神类疾病药物之间的配伍禁忌。③ 定期训练和考核急救技能，不断提高医务人员对突发紧急疾病的诊疗水平。

（二）急救技能训练

开展急救技能训练是高效救治重症患者、提高医务人员诊疗水平的法宝之一，主要从以下三方面进行。

（1）制定急救技能规范流程，同时每个月组织医务人员进行全员、小组内部心肺急症的应急演练，并录制演练视频，进行学习、讨论和修正。要求掌握心肺复苏术、电除颤、海姆立克急救技术、吸痰术、气管插管、无创呼吸机操作等技术。

（2）专员负责定期维护急救设备，保证设备齐全、数量和电量充足、完好无损，损坏的配件应及时更换；定期检查抢救车用品的有效期，及时更换过期用品，用过抢救药物后应注意及时补齐。

（3）制定急救设备的标准操作规范和流程，每个月组织一次关于急救设备操作的考核，外派优秀人员进修，学习先进急救设备的操作，争取将急救技能提高到与国际接轨的水平。

（三）常用急救设备及操作规范

急救设备较多，如除颤仪、无创呼吸机、口咽通气管、鼻咽通气管、吸痰器、简易呼吸气囊等，下面主要介绍除颤仪和口咽通气管的操作规范。

1. 除颤仪的操作规范

（1）操作步骤

① 患者仰卧位。

② 开启除颤器的监护功能，判断心律，确认室颤。

③ 手控电极涂以专用导电胶。

④ 开启除颤器，导联选择开关置于"除颤"位置并选择非同步除颤方式。

⑤ 选择能量：360 J（单相波），150～200 J（双相波）。

⑥ 确定两电极正确安放。前电极（胸骨端）：纵轴位于右锁骨中线，上缘平右侧锁骨。侧电极（心尖部）：纵轴位于左腋中线，横轴平双侧乳头连线。

⑦ 擦干两电极之间的皮肤，保持皮肤干燥。

⑧ 使用充电钮进行充电，再次确认心律为室颤。

⑨ 确定周围人员未接触患者。

⑩ 操作者双手紧压电极手柄，并用两拇指同时按压电极手柄上放电按钮。

（2）使用注意事项

① 两电极板必须紧压于胸壁。

② 两电极板必须分开。

③ 导电胶不能涂到两电极板之间，两电极板之间皮肤保持干燥。

④ 电除颤后立即进行标准心肺复苏（CPR）5 组，之后重新判断心律，决定是否再次除颤。

2. 口咽通气管的操作规范

（1）操作步骤

① 咽部喷洒或涂抹局麻药，以抑制咽喉反射。

② 选择长度合适的口咽通气管，长度大约相当于口角至下颌角的长度。

③ 张开患者的口腔，放置舌拉钩于舌根部，向上提起使舌离开咽后壁。

④ 将口咽通气道放入口腔，其末端突出门齿 1～2 cm，此时口咽通气道即将到达咽部后壁。如果通气道头端刚到舌根部其翼缘已在牙齿部位，提示通气道太小。

⑤ 双手托起下颌，使舌离开咽后壁，然后用拇指将通气道向下至少推送 2 cm，使气道咽弯曲段位于舌根后。

⑥ 放松下颌骨髁部,使其退回颞下颌关节。

⑦ 检查口腔,以防止舌或唇夹置于牙和通气道之间。

(2) 使用注意事项

① 选择合适的口咽通气道型号:当口咽通气道位置正确而且型号合适时,其咽弯曲段正好位于舌根后,通气管腔的前端位于会厌的上方附近。如果口咽通气道太短,舌仍可能在口咽水平阻塞呼吸道;如果太长,口咽通气道可到达咽喉部接触会厌,甚至将会厌推向声门或进入食管的上端。

② 牙齿松动者,插入及更换口咽通气道时应观察有无牙齿脱落。

③ 口腔内及上下颌骨创伤、咽部气道占位性病变、咽部异物梗阻者忌用口咽通气道。

④ 定时检查口咽通气道是否通畅,防止舌或唇夹置于牙齿与口咽通气道之间。

⑤ 加强雾化、湿化。用1～2层盐水纱布覆盖在口咽通气道外口,既湿化气道又防止吸入异物和灰尘。

八、心身重症医学专业知识与技能培训

心身重症医学的发展离不开交叉学科人才培养,医师需要具备较高的综合素质,需要熟练掌握重症医学、精神病学、临床心理学等学科内容知识、常见急危重症疾病的诊疗手段。以下简要介绍医师培训和继续教育培训的要求和目标。

(一) 医师培训

1. 培训对象

已完成住院医师规范化培训、具有初级或中级职称的医师。

2. 轮转科室及时间要求

心血管内科、呼吸科、神经内科、急诊科、精神科各3个月,内分泌科和消化科各1个月,累计17个月。

3. 需要掌握的病种和技能

主要涉及心身重症的常见病种有心源性休克、心律不齐、心脏衰竭、呼吸衰竭、气道阻塞、急性消化道大出血、急性中毒、昏迷、多脏器破裂等,医师需要熟练掌握这些常见急危重症疾病的诊治手段,需具备电除颤、心肺复苏、气管插管、呼吸机使用、体外营养支持等急救技能,还需掌握心理治疗技术、自杀和攻击行为的应急处理措施等。

4. 医师培训的目标

通过医师培训,进一步提高诊疗水平,培养现代医学模式下的综合素质人才,让心身重症患者能够恢复到心身健康的状态,以崭新的姿态重返社会生活。

(二) 继续教育

心身重症医学的发展离不开知识的不断更新,涉及社会学、精神病学、心理学、重症医学、急诊医学、药理毒理学等多个学科。只有不断深化继续教育,不断了解学科前沿,才能使各个学科联系起来、融会贯通,更好地将学科知识转化,应用于临床实践。

1. 继续教育的方式

（1）继续教育项目：每年开展线下和线上的国家级和（或）省级继续教育培训班、学术会议、专题讲座等。

（2）心身重症医学整合诊疗中心内部定期开展以疑难病例讨论、重症急救新技术等为主题的继续教育项目。

2. 继续教育的主要内容

（1）环境、遗传和社会因素对心身重症疾病的影响。

（2）心身重症疾病与单纯躯体疾病的生物学指标差异。

（3）心身重症疾病的发病机制、诊断及治疗前沿。

［宋学勤　朱琦玥］

第十七章 康复心身医学整合诊疗
中心的建设与发展

一、场地建设

（一）康复心身医学评估室

1. 基本要求

能够开展以功能促进及残疾评定为目的的心身功能评测项目,如心理功能、身体功能、认知功能、运动功能及日常生活活动能力评估等。评估室环境要安静,室温适宜,不受电话和访客打扰,室外设"请勿打扰"标志。

2. 设备条件

（1）心理功能评估区:设施设备需要包括心理评估桌、心理沙盘、心理测量软件、心理宣泄室器材设备、心理挂图、VR 设备等。

（2）身体功能评估区:设施设备需要包括肌电图仪、体感诱发电位检查仪、电诊断仪、多导联心电图仪、肺功能检测仪、血氧分析仪、血压测量器、听诊器等。

（3）认知功能评估区:设施设备需要包括认知能力筛查表、成人心理功能评定系统、青少年心理功能评定系统等。

（4）运动功能评估区:设施设备需要包括关节活动度量角器、脊柱测量器、手握力计、指捏力计、等速肌力测定仪、步态分析仪、平衡检测仪等。

（二）康复心身医学作业治疗室

1. 基本要求

能够开展以促进心身功能康复的作业活动,如开展陶艺、黏土制作、绘画、编织和木工等作业活动。帮助患者最大限度地恢复躯体、心理和社会生活方面功能,避免其劳动能力丧失。作业治疗室环境要安静优雅,室温适宜,不受电话和访客打扰,室外设"请勿打扰"标志。

2. 设备条件

设施设备需要包括手精细活动及上肢活动训练器械、日常生活活动训练用器械及一般生活设施、工艺治疗用器材及黏土制作用具、交通及驾驶助具、职业技能训练器材、虚拟情境训练设备、认知功能训练用具等。

（三）康复心身医学运动治疗室

1. 基本要求

能够开展以促进患者躯体功能及心理健康为目的的运动治疗项目,如通过特定个性化的运动处方和具体的运动项目,改善患者肌肉力量、运动协调性、机体平衡和运动耐力等躯体功能,并达到有益于患者心理状态的目的。治疗室需有足够空间,可允许家属陪同,保持相对安静和适宜的室温。

2. 设备条件

至少配备训练用垫、肋木、姿势矫正镜、平行杠、楔形板、轮椅、训练用棍、沙袋和哑铃、墙拉力器、肌力训练设备、前臂旋转训练器、滑轮吊环、电动起立床、功率车、治疗床、训练用阶梯、训练用球、踏步器、助行器、平衡训练设备、运动控制能力训练设备等设备设施。

（四）康复心身医学物理治疗室

1. 基本要求

能够开展以促进患者身心健康为目的的声、光、电、磁、热、生物反馈等物理因子治疗项目,改善患者肌肉力量,缓解患者疼痛、肿胀和僵硬等躯体障碍和因心理功能障碍引起的失眠、抑郁、焦虑等症状。治疗室应安静、温度适宜,不受电话和访客打扰,室外设"请勿打扰"标志。

2. 设备条件

配备生物反馈治疗仪、经颅磁刺激治疗仪、经颅直流电治疗仪、直流电刺激仪、低中高频电疗仪、超声波治疗仪、红外线治疗仪、激光治疗仪、干扰电治疗仪、脑循环治疗仪等设备。

（五）康复心身医学音乐治疗室

1. 基本要求

能够开展听、唱、演奏等促进患者心身健康的音乐治疗项目,以被动感受音乐、主动演奏音乐仪器和综合音乐疗法等方式,使患者获得最佳的音乐治疗情绪发展体验,帮助其改善情绪状态,协调机体的生理功能。治疗室需隔音效果好,适宜室温,不受电话和访客打扰,室外设"请勿打扰"标志。

2. 设备条件

配备音乐器材,如吉他、钢琴、架子鼓等,以及虚拟情境歌唱减压设备、体感音波治疗系统、声波音乐感知系统、可视音乐治疗系统、3D按摩音乐放松椅、体感型音乐放松椅、身心反馈型音乐放松椅等。

（六）康复心身医学绘画治疗室

1. 基本要求

（1）应有专用的绘画治疗场所,面积大于 $50~m^2$,整体空间清洁舒适、稳定安静、明亮,让人有创作的欲望,活动空间具有可塑性,能在此空间进行创作思考交流等活动。

（2）治疗室场地和配置符合治疗要求,有专门的创作空间、清洁区和展示区等。

（3）有适用的绘画治疗教材和仪器设备。

（4）有专职的治疗师指导患者进行绘画治疗。

（5）有健全的绘画治疗室管理制度、风险防范与应急处置措施。

2. 设备条件

配备工作室的媒体设施、媒体收纳陈列设施、清洁设施、作品展示设施、其他的专业设施和文具及书画用具。

（七）康复心身医学综合类艺术治疗室

1. 基本要求

（1）应有专用的综合类艺术治疗场所,面积大于 50 m²,整体空间清洁舒适、稳定安静、明亮,让人有创作的欲望,活动空间具有可塑性和弹性,能在此空间进行创作思考交流等活动。

（2）治疗室场地和配置符合治疗要求,有专门的创作空间、清洁区和展示区等。

（3）有适用的综合类艺术治疗教材和仪器设备。

（4）有专职的治疗师指导患者进行综合类艺术治疗。

（5）有健全的综合类艺术治疗室管理制度、风险防范与应急处置措施。

2. 设备条件

（1）设施:工作室的媒体设施、媒体收纳陈列设施、清洁设施、作品展示设施、其他专业设施。

（2）多媒体:布类、线类、珠类、自然物类。

（3）其他:文具及书画用具。

（八）康复心身医学心理治疗室

1. 基本要求

（1）心理治疗属于医疗行为,应当在医疗机构内开展。

（2）需要设置专门的心理治疗场所。个体化心理治疗室面积大于 8 m²,团体心理治疗室面积大于 20 m²。心理治疗室风格以舒适简洁、淡雅色彩为主,光线适中,不要有过多的摆设。

（3）有专职治疗师指导患者进行心理治疗。

（4）有健全的心理治疗室管理制度、风险防范与应急处置措施。

2. 设备条件

配备工作室的媒体设施、媒体收纳陈列设施、其他的专业设施、文具和书画用具等。

二、人员配备与工作制度

（一）人员配备

1. 心身康复医师

（1）基本要求

① 资质:除取得临床医师执业资格,并获得康复医学职称或经康复医学专业培训,同时获得心理咨询师三级证书。

② 人数:平均每 20 张床位配备 3 个心身康复医师。

③ 技能:除熟练掌握相关疾病、损伤、并发症、合并症等医疗处理外,还应掌握以下技能:a. 专业理论和技能:心理测量、临床诊断能力、心理评定、运动能力评定、脑高级功能评定、心肺功能评定、步态分析、日常生活能力和生活质量评定等。b. 沟通能力:心身康复医师

是团队的核心人物、需要与团队成员进行很好的交流沟通。

（2）职责

① 接诊患者、采集病历及进行体格检查。评估患者存在的心身康复问题,制定康复治疗计划。② 指导、监督、协调各部门的康复治疗工作。

2. 心身康复作业治疗师

（1）基本要求

① 资质:已取得康复治疗师资格认证者、从事康复作业治疗相关工作 1 年以上者,同时获得心理咨询师三级证书。

② 人数:平均每 20 张床位配备 1 位心身康复作业治疗师。

③ 技能:a. 能充分调动患者参与日常生活的主观能动性,鼓励患者积极参与日常生活。b. 能独立完成初期心理测验与日常生活活动能力评估,以患者为中心设计有益于患者心身康复的作业活动,并进行中期和末期再评估。c. 熟练掌握行为治疗、认知治疗、团体心理治疗等多种治疗方法、将心身治疗方法与日常生活活动训练相结合。d. 熟练运用厌恶疗法、自信训练、模仿与角色扮演等多种改善心身障碍技术。

（2）职责

① 负责功能检查及评定,包括精神-心理、日常生活活动能力、感知觉、认知能力评定。

② 指导患者进行日常生活活动、感知觉、认知功能训练。

③ 指导患者使用生活辅助器具。

④ 设计、编排游戏,组织患者参与游戏活动。

⑤ 参与病例讨论,修改和完善康复治疗计划。

⑥ 观察、记录治疗效果,定期反馈给康复医师及家属。

3. 心身康复物理治疗师

（1）基本要求

① 资质:已取得康复治疗师资格认证者。从事康复物理治疗相关工作 1 年以上者,同时获得心理咨询师三级证书。

② 人数:平均每 10 张床位配备 1 位心身康复物理治疗师。

③ 技能:a. 按照物理因子治疗操作流程治疗,熟练运用改善患者心身障碍的物理治疗设备。b. 能够选择并制定针对不同病种的物理治疗处方,使患者精神心理、身体机能达到最优康复效果。c. 充分尊重患者,与患者建立平等、和睦、协作的关系,取得患者信任与配合,引导患者积极进行物理治疗。d. 对所使用的精密贵重仪器要加强管理,精密贵重仪器要记入档案,明确责任。

（2）职责

① 负责物理因子治疗登记和统计,核对患者资料等。

② 实施物理因子及生物反馈等治疗。

③ 确定患者治疗种类、剂量、疗程,严防差错事故。

④ 防止触电、爆炸等危险事故发生,发现不安全因素要及时报告。

⑤ 负责仪器设备保管、保养工作。

4. 心身康复运动治疗师

（1）基本要求

① 资质：已取得康复治疗师资格认证者，从事康复运动治疗相关工作 1 年以上，同时获得心理咨询师三级证书。

② 人数：平均每 25 张床位配备 2 位心身康复运动治疗师。

③ 技能：a. 能够对患者的精神、心理功能、各项运动功能做出不同阶段评估。b. 针对不同病种患者，制定个性化运动治疗目标和治疗方案，在患者运动治疗过程中实时监测患者心肺功能等。c. 掌握并熟练运用有益改善心身障碍的传统运动治疗方法，例如瑜伽、太极拳、八段锦。d. 创造较好心身运动治疗环境，与患者进行良好沟通。

（2）职责

① 制定心身康复治疗方案，帮助患者进行功能恢复等相关治疗。

② 注意观察治疗效果及反应并及时处理。

③ 负责功能障碍的相关课程开发及培训工作。

④ 提供心身康复理疗咨询服务。

5. 心身康复心理治疗师

（1）基本要求

① 资质：在医疗机构工作的医学、心理学工作者可以成为心理治疗人员，包括精神科（助理）执业医师并完成规范化心理治疗培训、通过卫生专业技术资格考试（心理治疗专业）并取得专业技术资格的卫生技术人员。

② 人数：平均每 20 张床位配备 1 位心身康复心理治疗师。

③ 技能：a. 掌握心理治疗的伦理规范要求。b. 掌握精神科常见心身疾病的临床表现，如心境障碍、焦虑障碍、强迫障碍、应激相关障碍、进食障碍、睡眠障碍、躯体痛苦障碍、物质使用和成瘾行为所致障碍等。c. 掌握主要心理治疗流派的基本理论和技术，包括支持性心理治疗、人本主义心理治疗、认知行为治疗和基于东方文化的心理治疗等的基本理论和技术，熟悉精神分析与心理动力学治疗、艺术治疗、团体心理治疗、家庭治疗、危机干预等流派的基本理论和技术。d. 掌握心理评估和测量方法，包括健康史自我报告、收集档案记录、行为观察法、晤谈法、心理测验方法。e. 熟练运用心理治疗基本治疗技术，包括支持性心理治疗与关系技术、人本主义心理治疗。f. 掌握认知行为治疗方法，包括行为治疗和认知治疗。

④ 基于东方文化的心理治疗

a. 森田治疗：通过顺其自然即接受和服从事物运行的客观法则的主导，让患者的注意力从固着于病态症状逐步转向现实生活，最终打破"精神交互作用"，扭转"情绪本位"的心理状态，发扬朴素的情感，以克服理想主义的情感，达到精神康复、回归社会的目标。

b. 内观治疗：通过经历"集中内省"的特定程序及深刻自我反省，体察从别人那里得到的恩惠，以及在给别人带来的麻烦中去认识自己内心的不足与缺陷，获得对别人价值的肯定和他人的感谢回报之情，从而激发内心的深情，提升自己心灵的纯洁和人格的完善，达到自我精神修养或者治疗精神障碍的目的。

c. 正念治疗：正念是指一种有意识的、不评判的，将注意力集中于此时此刻的方法。以正念为基础的心理治疗,也被称为认知行为治疗的第三浪潮,包括正念减压疗法、正念认知疗法、辩证行为疗法、接纳与承诺疗法等。

⑤ 精神分析与心理动力学治疗:精神分析与心理动力学治疗是运用精神分析理论和技术所开展的心理治疗活动。精神分析是一种高治疗频次的,以完善人格结构和促进心理发展为目标的经典精神分析疗法;心理动力学治疗由经典精神分析疗法发展而来,是相对短程、低频次的治疗方法,通过处理潜意识冲突,消除或减轻症状,解决现实生活情境中的问题。

⑥ 艺术治疗:艺术治疗是将艺术创造形式作为表达内心情感的媒介,促进患者与治疗师及其他人交流,改善症状,促进心理发展的一类治疗方法。其基本机制是通过想象和其他形式的创造性表达,帮助个体通过想象、舞蹈、音乐、诗歌等形式,激发和利用内在的自然能力进行创造性的表达,以处理内心冲突、发展人际技能、减少应激、增加自我觉察和自信,促进心理健康,矫治异常心理。

⑦ 团体心理治疗:团体心理治疗是在团体、小组情境中提供心理帮助的一种心理治疗形式。通过团体内人际交互作用,促使个体在互动中通过观察、学习、体验、认识自我、探讨自我、接纳自我,调整和改善与他人的关系,学习新的态度与行为方式,发展生活适应能力。现代团体治疗有心理治疗、人际关系训练和成长小组三种方式。

⑧ 家庭治疗:家庭治疗是基于系统思想,以家庭为干预单位,通过会谈和行为作业及其他非言语技术消除心理病理现象,促进个体和家庭系统功能的一类心理治疗方法,包括策略式家庭治疗、结构式家庭治疗、系统式家庭治疗及家庭系统治疗等多种流派。

⑨ 危机干预:危机是个体面临严重、紧迫的处境时产生的伴随着强烈痛苦体验的应激反应状态。危机干预是对处于困境或遭受挫折的人予以关怀和短程帮助的一种方式。常用于个人和群体性灾难的受害者、重大事件目击者,尤其常用于自杀患者和自杀企图者的心理社会干预。危机干预强调时间紧迫性和效果,在短时间内明确治疗目标并取得一定成效,即围绕改变认知、提供情感支持、肯定当事人的优点、确定其拥有的资源及其已采用过的有效应对技巧、寻找可能的社会支持系统,帮助当事人恢复失衡的心理状态。精神病性障碍产生的兴奋躁动、激越、严重的意识障碍不属于单独使用心理治疗性危机干预的范畴。

(2) 职责

① 应有伦理和责任意识,在自身专业知识和能力限定范围内,为服务对象提供适宜而有效的专业服务。

② 建立恰当的关系及界限意识。

③ 遵循保密原则,尊重和保护服务对象的隐私权。

④ 按心理治疗的规范操作要求进行治疗,保证治疗时间和内容。

⑤ 每次治疗结束后及时详细地作好治疗评估记录等工作。

6. 心身康复艺术治疗师

(1) 基本要求

① 资质:a. 持有康复治疗师、心理治疗师、艺术类专业或社工资格证书。b. 取得康复治疗操作技能岗位培训证书。c. 每两年参加 1 次康复治疗操作技能岗位培训。d. 具备与

患者良好互动沟通能力。

② 人数：平均每50张床位配备1位心身康复艺术治疗师。

③ 技能：a. 掌握熟悉心理治疗的伦理规范要求，如《中国心理学会临床与咨询心理学工作伦理守则》（第2版）。b. 掌握精神科常见心身疾病的临床表现，包括心境障碍、焦虑障碍、强迫障碍、应激相关障碍、进食障碍、睡眠障碍、躯体痛苦障碍、物质使用和成瘾行为所致精神障碍等。c. 掌握艺术治疗的基本理论和技术，包括艺术治疗的心理动力取向、人文取向艺术治疗、叙事取向艺术治疗、认知取向艺术治疗、发展取向艺术治疗等理论，以及绘画治疗、戏剧治疗、音乐治疗、舞蹈治疗、沙盘治疗、诗歌治疗、园艺治疗等艺术治疗。

（2）职责

① 应有伦理和责任意识，在自身专业知识和能力限定范围内，为服务对象提供适宜而有效的专业服务。

② 建立恰当的关系及界限意识。

③ 遵循保密原则，尊重和保护服务对象的隐私权。

④ 按艺术治疗的规范操作要求进行治疗，保证治疗时间和内容。

⑤ 每次治疗结束后及时详细作好治疗评估记录等工作。

7. 心身康复护师

（1）基本要求

① 资质：执有护士资格证与护士执业资格，康复科工作两年及以上工作经验，同时获得心理咨询师三级证书者。

② 人数：平均每4张床位配备1位心身康复护师。

③ 技能：a. 掌握必要的心理学基础知识，实时了解患者心理状态并进行心理疏导。b. 能够进行患者的心身健康宣教工作，及时评估宣教效果。c. 能够参与、指导、协调危重患者的抢救治疗工作。d. 对心身康复患者常见并发症有较好的预防意识。e. 有良好的沟通能力及倾听能力。

（2）职责

① 执行基础护理任务。

② 执行心身康复护理任务，如体位护理并协助患者作体位转移、膀胱护理、肠道护理、压疮护理、康复心理护理，指导患者使用轮椅、假肢、矫形器、自助器具等训练。

③ 对患者及其家属进行康复卫生知识教育。

④ 保持病区整齐、清洁、安静、有秩序，保证患者有良好的生理、心理康复环境。

（二）工作制度

制订各项规章制度、人员岗位责任制，有国家制定或认可的诊疗指南和临床、护理技术操作规范、双向转诊制度和流程等，并成册可查用。

心身康复将以团队的形式开展工作。心身康复医师是团队的核心人物，为达到最佳的康复治疗效果，心身康复医师将对患者做出病情诊断、功能评估，与心身康复团队的各位治疗师以及护士共同制定早期康复治疗和护理方案。

三、常见疾病、患者收治及病程管理

（一）脑卒中

1. 心身问题

① 抑郁：表现为兴趣下降、情绪低落、精力减退和缺乏，患病前能够完成的活动、工作，患病后觉得自己无法完成，对自己没有信心，严重者甚至出现自杀的想法。

② 焦虑：表现为焦虑状态与实际出现的威胁或危险不符，感到紧张、生气、不安，有疲劳感，注意力难以集中，易激惹，有显著的肌肉紧张，伴有自主神经功能亢进症状，如头昏、头晕、心悸、气促、多汗、口干、面部发红或苍白、胃肠道不适等。

③ 情绪不稳：表现为情绪体验不稳定并伴有频繁的心境变化，情绪极容易高涨、紧张或者出现与事件和环境不相称的情绪变化，病理性哭笑、情绪失禁、不自主情绪表达障碍等。

④ 其他：脑卒中后可能会有其他精神症状，如情感淡漠、躁狂、幻觉、妄想和行为紊乱等。

2. 康复干预

① 心理干预：首先提高康复治疗人员对患者身心问题的认识，坚持以患者为中心的服务理念，在患者住院接受康复治疗期间主动关心患者，给予人文关怀与尊重，重视护患交流，结合患者个性化特点、文化程度、理解能力等提供心理疏导干预。对患病后有明显抑郁症状患者，可根据病情配合选用抗抑郁药，如百忧解、多虑平等。

② 运动疗法：运动疗法是康复治疗的核心手段，可以改善脑卒中患者焦虑、状态焦虑等身心问题。有研究发现，运动可以作为一种可行的、安全的、可接受的卒中后康复的干预措施，以解决卒中相关活动受限者的心理健康和生存质量问题。

3. 病程管理

病程管理一方面指从脑卒中的危险因素开始，到脑卒中事件的发生，乃至于后期治疗康复的全病程进行干预管理；另一方面指包括对高血压、血脂异常和糖尿病在内脑卒中高危因素的全面控制，对患者进行病前预防、病后康复及二级预防和全方面的持续性健康管理。通过病程管理，有效控制病情，减少致残率和卒中再发率。

（二）颅脑外伤

1. 心身问题

（1）一般心理问题：发病突然，使患者产生紧张焦虑、急躁心理；由于肢体功能障碍、行动不便，产生依赖、恐惧、隔绝、悲观失望、孤独、自卑，严重者甚至轻生的念头。

（2）颅脑损伤伴发的急性精神障碍：包括脑震荡、昏迷、谵妄和遗忘综合征，以意识障碍为主，早期精神障碍持续时间与意识障碍持续时间可能呈正相关。

（3）颅脑损伤伴发的慢性精神障碍：以记忆障碍、思维障碍、人格障碍为主，出现精神障碍的受损部位依次是颞叶、额叶、顶叶。

2. 康复干预

心理干预康复时采用新的生物—心理—社会医学模式。如患者情绪低沉或暴躁易怒，应及时给予安慰、开导,解决引起患者心理改变的具体问题,帮助患者克服抑郁反应,使其以乐观的态度接受治疗,建立健康行为习惯,使患者能面对现实,学会放松、生活自理,帮助其融入社会。

3. 病程管理

急性期病情重、演变快、并发症多,随时都可能危及生命,此期应密切观察病情变化,做好急救准备。恢复期患者生命体征稳定,神经功能缺损症状稳定后,对患者心理品质及状态作出鉴定,以确定心理障碍性质和程度;同时让患者了解相关知识,做好家属的教育工作,帮助患者了解发病原因以及异常心理活动对脑外伤术后不良影响,使之正确对待疾病。后遗症期以社区及家庭重新融入性训练为主的康复指导。

(三) 脊髓损伤

1. 心身问题

(1) 一般心理问题:患者早期会出现恐惧、焦虑、抑郁的症状,另外会表现出烦躁不安、情绪冲动、发脾气、依赖心理、孤独无助感等。

(2) 创伤后应激障碍:患者创伤后可能会患上创伤后应激障碍,表现为创伤再体验症状、警觉性增高等,部分患者在数年后症状仍存在。

(3) 适应问题:脊髓损伤心理变化包括震惊阶段、否定阶段、抑郁反应阶段、对抗独立阶段和适应阶段。

(4) 其他:脊髓损伤会导致疼痛、认知障碍、酒精和药物滥用、性生理和心理方面障碍等。

2. 康复干预

(1) 心理治疗:脊髓损伤患者往往对突然遭受的瘫痪事实难以接受,会出现紧张甚至激动的情绪。首先要教导患者保持情绪稳定,向患者适当解释病情和相关的治疗过程;同时治疗患者的各种心理困扰,可采用集体、家庭心理治疗,改善患者所面对的心理障碍,减少焦虑、抑郁、恐慌等精神症状,改善患者的非适应社会行为,建立良好人际关系。

(2) 合并症处理:要注意患者安全,防止意外和压疮、坠积性肺炎等并发症。

(3) 康复治疗:要鼓励患者积极参加康复治疗,改善肢体功能,提高日常生活能力。

3. 病程管理

震惊阶段主要运用体贴性的语言,向患者正面解释脊髓损伤的知识;否认阶段主要在患者情绪较平静后,有计划、有策略地逐步向患者透露病情,使其在不知不觉中逐步接受自己的病情;抑郁阶段主要引导患者积极面对残疾的现实,逐步明白残疾并不等于残废,只要坚持康复仍然可以重新回归家庭和社会;对抗独立阶段,主要让患者意识到,如果自己什么不做,也不参加康复训练,最终受影响的是自己;适应阶段主要突出的心理障碍是患者面对新生活感到职业选择困难。治疗者应在这些方面给患者提供信息,帮助患者看到自己的潜能,扬长避短,努力适应环境。

（四）骨关节功能障碍

1. 心身问题

（1）一般心理问题：骨关节功能障碍恢复病程较长，给患者带来一系列的精神和心理状态改变。如旷日持久的慢性病程，疾病所致的疼痛或不适，治疗的痛苦或麻烦，检查的复杂与繁琐，会使他们显得焦虑不安和心神不宁。有些患者表现为性情恶劣，怨天尤人，易激惹，无故发怒；有些表现为忧郁，悔恨交加，自责自罪，沮丧失望，甚至产生自杀念头等。经济上的损失和困难，长时期的休养，还会产生人际关系方面的矛盾和问题。

（2）病态性依赖心理和"继发性获益"心理：骨关节功能障碍患者功能恢复及适应过程长，病情慢性化。当失去周围人支持时，患者常表现为忧郁灰心，实为依赖心理所致。一些工伤、交通事故及斗殴致伤者，即使由肇事对方负担赔偿患者全部损失，患者症状仍迟迟不消失，或其症状与骨折程度不符，主要原因是患病可以此取得一定的利益，如经济赔偿或长期休息等。这种"继发性获益"在心理上的强化，使疾病过程大为延长。若处理不好，少数患者可成为终身的社会"残废"。

2. 康复干预

运用支持性心理治疗，对患者进行指导、保证、劝解疏导和调整环境等，加强心理的防御能力，控制和恢复对环境的适应能力。使患者思想上由消极转为积极，情绪上由悲观转为乐观，行动上由被动转为主动，保持心理平衡。此外，可以用暗示疗法和放松疗法转移患者的负性心理因素，减轻对疼痛的主观体验。

3. 病程管理

骨关节功能障碍患者一旦出现功能受限，应及时来康复科接受专业的康复治疗，最好不要错过3月内的"黄金恢复期"。医疗机构要对患者进行有效的健康教育，使患者在对疾病的预防、治疗方法、康复锻炼的技巧上得到很大的帮助，使其症状缓解、病程缩短、治疗费用减少，更有一部分症状尚轻的患者可得到治愈。

（五）心肺功能障碍

1. 心身问题

（1）多疑心理：由于疾病慢性迁延，患者常多疑、敏感，怀疑自己的病情比医生说得更严重。

（2）抑郁、恐惧、焦虑心理：患者由于疾病迁延不愈、反复发作，需要长期的治疗，以及对疾病不了解、误解和担忧，易产生恐惧、疑虑、担心、急躁等多种心理反应。

（3）退化心理：由于疾病发作、病情重，患者在心理上表现为心理行为退化，常常处于被动状态，缺乏主见和信心，事事都依赖别人。

（4）疑老心理：因该病多发于中老年人，他们认为此时患病意味着衰老。疑老实质上是怕老，是心理上的衰老表现。

2. 康复干预

（1）心理测评：使用各种心理测验对心肺功能障碍患者进行测评，了解患者心理障碍的性质和程度。

（2）心理治疗：包括支持心理疗法、认知疗法、生物反馈疗法等。

（3）心肺功能康复训练：坚持进行心肺功能康复训练，减少恐惧心理，增加运动能力和耐力。

3. 病程管理

（1）住院期：评估心肺功能及身心状态，帮助患者调整心理状态。运动训练应循序渐进，先从床上坐位的关节活动和生活自理活动开始锻炼。

（2）恢复期：继续心理疏导，逐渐增加活动运动的级别，制定在家安全运动的方案，如步行和柔软体操；还需教会患者健康饮食、戒烟、心理调整，帮助其恢复生活和重返社会。

（3）维持期：此时患者已学会正确的锻炼方法、健康的饮食和生活方式，嘱患者避免诱发因素，如过劳、情绪激动、饱餐、寒冷刺激等，学会自我调节并定期接受随访。

（六）盆底功能障碍

1. 心身问题

（1）一般心理问题：身心反应交互作用，患者把泌尿生殖系统疾病与不健康的性行为相混淆而感到内疚，因尿失禁而觉得尴尬，担心活动不便、身上有异味，伴有自卑心理，不愿参加社会交往；由于身心不适而不愿意过性生活，影响夫妻感情，加重患者的心理压力。

（2）抑郁：病程较长、就诊率不足患病率的 1/3。患者长期情绪不佳得不到治疗，会发展为抑郁，表现为兴趣下降、情绪低落、精力减退和缺乏、睡眠障碍、食欲减退、体重减轻。

2. 康复干预

（1）心理干预：首先提高康复治疗人员对患者身心问题的认识，加强生殖健康知识的宣传和生殖保健指导，提高社会关注度，有利于患者早发现、早就诊，结合患者文化程度、理解能力等提供个体化心理疏导干预。

（2）运动疗法：主要加强盆底肌肉的力量，在此基础上辅以生物反馈技术、电刺激等技术，可提高盆底功能，改善患者尿失禁等情况，从而改善患者情绪问题。

（3）药物治疗：对明显抑郁症患者，心理疗法效果不明显时可根据病情予以抗抑郁药物治疗，如百忧解、多虑平等。

3. 病程管理

（1）治疗前期：加强生殖健康知识的宣传和生殖保健指导，提高社会关注度有利于早发现、早就诊。

（2）治疗期：鼓励患者积极加强盆底肌肉的力量训练，指导患者自我训练。

（3）手术期：对于康复治疗效果不佳且有手术指征者，推荐去泌尿外科、妇科进行手术干预。

（七）青少年发育异常及姿势异常

1. 心身问题

（1）一般心理问题：青少年非常关注自己外在形象和周围人对自己的看法，当青少年存在明显的姿势异常，影响自身形象时，多伴有自卑心理，脆弱而敏感，不愿参加社会交往，做事缺乏积极性、主动性和自信心。

（2）抑郁：青少年异常姿势得不到纠正或治疗，长期情绪不佳会发展为抑郁，表现为兴趣下降、情绪低落、精力减退和缺乏、睡眠障碍、食欲减退、体重减轻。

2．康复干预

（1）心理干预：青少年是一个特殊的阶段，其身体和心理开始发生急剧变化，心理干预需要结合患者的特殊角色开展，包括支持性心理治疗、放松训练治疗和认知心理治疗等。

（2）康复治疗：运动疗法、作业治疗、矫形治疗等可帮助青少年改善异常发育及姿势。

（3）手术治疗：康复治疗效果不佳且有手术指征者可选择手术治疗。

3．病程管理

首先要尽力改善青少年异常发育及姿势，从根本上去除患者心理问题的起因。可通过运动疗法、作业治疗、矫形治疗进行康复矫正。同时依据患者性格特点，有针对性地开展心理干预，让患者接受自己的与众不同，接纳不完美的自己。

（八）致残

1．心身问题

国内有学者将致残患者的心理变化过程分为：无知期、震惊期、否认期、抑郁期、反对独立期和适应期。患病身体功能出现障碍后，对自己的真实病情并不了解，一般经过上述各期后，心理上对自己的病情及预后不再过分地担心，基本适应了因疾病给自己造成的不适。

2．康复干预

（1）心理干预：多采用系统脱敏、支持性心理治疗、放松训练、认知心理治疗、精神分析治疗、催眠治疗、行为矫正治疗等。

（2）康复治疗：通过运动疗法、作业治疗、矫形治疗等帮助患者提高生活能力、适应社会。

3．病程管理

针对残疾后六个不同心理变化的阶段，需要采取不同的心理治疗方法，同时适时运用运动疗法、作业治疗、矫形治疗。最终目标是要帮助患者心理上达到适应期。

（九）常见精神障碍

1．心身问题

（1）心境障碍：以心境低落或高涨为主要临床表现，伴有生物节律紊乱和躯体症状，可共病躯体疾病。

（2）焦虑障碍：以过度的焦虑和恐惧以及相关的行为障碍为主要临床表现，常伴有自主神经功能失调。

（3）强迫障碍：以强迫思维和行为为主要临床表现，伴有焦虑症状和自主神经功能失调。

（4）进食障碍：以进食行为异常为主要临床表现，伴有躯体症状和体征，可继发躯体疾病。

（5）物质使用和成瘾行为所致障碍：包括药物成瘾和行为成瘾。

2．康复干预

（1）建立良好的医患关系。

（2）加强对疾病知识的科普宣传教育。

（3）认真排除或确定存在的器质性疾病。

（4）精神科药物治疗。

（5）非药物治疗：精神心理功能障碍选择心理治疗、艺术治疗、认知矫正治疗、神经调控治疗以及心理教育、自我管理技能、社交技能训练、支持性就业服务、个案管理等等干预措施；躯体功能障碍根据不同躯体症状选择不同治疗手段，如作业治疗、运动治疗、物理因子治疗、生物反馈治疗、传统针灸、神经阻滞等。

3．病程管理

（1）根据患者疾病特点及恢复情况评估康复治疗可能性，安排康复治疗项目。

（2）由主管医师及上级医师向患者及家属（监护人）充分说明院内康复计划，将沟通情况及康复治疗评估结果记录在病历中。

（3）向患者充分说明康复治疗的必要性及康复治疗具体过程。

（4）有调动患者积极性，鼓励患者参与康复治疗的措施。

（5）发现患者异常或明显不适应应及时终止治疗医嘱。

（6）记录患者治疗的康复目标、治疗项目、疗程，治疗结束后再评估。

（7）疗程可根据患者病情和疗效调整，治疗反应不佳应及时更改原治疗方案。

（8）若病情需要连续接受治疗时应在病程录中注明原因。

四、诊疗技术要求

（一）心身康复评估技术

常用的评估方法包括智力测验、人格测验、情绪测验。

1．智力测验

目前使用最广泛的智力测验量表是韦氏智力量表，包括韦氏儿童智力量表、韦氏成人智力量表和韦氏幼儿智力量表。除韦氏智力测验外，尚有斯坦福-比奈量表、贝利婴儿量表、丹佛发展筛选测验（DDST）、格塞尔发展量表、绘人测验、图片词汇测验及新生儿行为量表。

2．人格测验

人格测验最常用技术和方法包括问卷法和投射法。问卷法有明尼苏达多相人格测验调查表、艾森克人格问卷和卡特尔人格问卷等，投射法有罗夏墨迹测验等。

3．情绪测验

残疾可使人出现焦虑、抑郁情绪，可采用汉密尔顿焦虑量表（HAMA）、汉密尔顿抑郁量表（HAMD）等予以测量。

（二）心身康复治疗技术

1．支持性心理治疗

通过治疗者对患者的指导、劝解、鼓励、安慰和疏导的方法来支持和协助患者处理问题，使其适应所面对的现实环境，渡过心理危机。治疗者应倾听患者的陈述，协助患者分析发病及症状迁延的主客观因素，并应把患者康复的结局实事求是地告诉患者，告诉患者从哪些方面努力才能实现其愿望。要调动患者的主观能动性，鼓励患者通过自己的努力改善功能。

2. 行为疗法和操作条件技术

行为疗法是基于实验心理学的研究成果,帮助患者消除或建立某种行为,从而达到治疗目的的方法,常用的治疗技术有系统脱敏疗法、冲击疗法、预防法、厌恶疗法、阳性疗法、消极疗法、自我控制法、模仿法、认知行为疗法等;操作性条件技术是根据斯金纳的操作条件反射学说采用奖励-强化法和处罚-消除法,用以纠正残疾儿童的不良行为,矫正脑损伤及其他残疾人的偏异行为和不适应行为。

3. 认知疗法

认知疗法的理论基础是心理障碍的产生是源于错误的认知,通过挖掘、发现错误的认知,加以分析、批判,代之以合理、现实的认知,就可以解除患者的痛苦,使其更好地适应现实环境。

4. 社会技能训练

社会技能一般指一个人有效地应对日常生活中的需求和挑战的能力。它使一个人保持良好的精神状态,在其所处的社会文化环境中,在与其他人的交往中表现出适当的和健康的行为。

5. 生物反馈疗法

生物反馈疗法是通过现代生理科学仪器,训练患者学习利用反馈信息调整自身的心理、生理活动,使疾病得到治疗和康复。生物反馈治疗仪采集不被患者感知的生理信息,将这些生理信息处理和放大后,输出可为患者感知的视听信号,使患者了解自身的生理活动变化,并逐渐学会有意识地在一定程度上调整和控制,达到治疗康复的目的。

(三)心身康复护理技术

1. 营造积极向上的心理环境

护理人员应主动与患者交流,尊重患者,善于倾听,及时解决患者的疑问,激发患者积极的心理状态。

2. 心理支持

医护人员运用保证、解释、指导、鼓励和疏泄等支持心理疗法,帮助患者消除心理紊乱,提高心理承受能力,恢复心理平衡。

3. 正确应用心理防卫机制

让患者学会应用积极的心理防卫机制,如幽默、补偿、升华,化解心理危机,树立信心、克服困难,寻求新的出路。许多残疾人自强不息、顽强拼搏,不但能较好地康复,还能为社会作出贡献,最大限度地体现自己的社会价值。

4. 防止医源性因素的影响

医院和病房整洁舒适的环境,医护人员娴熟的技术操作,和蔼可亲的态度,权威性的影响和暗示,都会对残疾患者的心理活动产生积极的影响。医护人员要掌握患者的心理活动规律,满足患者的心理需要,防止医源性因素对康复进程的影响。

5. 提供康复信息和社会支持

给需要功能代偿的残疾者提供装备矫形器、假肢的信息;改造公共设施,使残疾者能方便地活动等,以稳定患者情绪,提高其抗挫折能力。来自家属、亲友和社会各方面的精神和物质上的支持,良好的社会道德风尚,对他们身心康复、回归社会起着积极的作用。

五、临床诊疗原则及路径

(一) 诊疗原则

综合治疗是治疗心身疾病的基本原则。心身疾病治疗包括原发病治疗、行为和心理等方面的治疗。在原发治疗基础上需要配合心理治疗和药物治疗,以减少身心疾病的复发。

(二) 诊疗路径

1. 心身康复评估

心身康复评估包括一般心理健康状况、抑郁情绪、焦虑情绪、情绪稳定性、情绪紧张性、自杀态度、压力应对方式、自卑自尊、自我控制能力、生活事件等在内的一系列心理和情绪健康状态评估以及自理能力评估、精神症状评估、异常行为评估、人格测评、投射测验、危险性评估等一系列自评或他评的评估。

2. 心身康复方案制定

对患者及其家属进行全面评估,综合研判患者及其家属的心理状况和风险。根据实际情况进行跨专业的综合分析,包括患者及其家属的问题、需求和资源状况等;与患者及其家属共同决定解决问题的优先次序,提供个性化指导建议、心理疏导和心理治疗;提供社会功能和心理功能康复训练、心理援助和心理调适。

3. 心身康复干预实施

(1) 心理教育:心理健康基本素养宣传。向患者及其家属以及其他各类群体做好心理健康基本知识、心理调适基本方法等的科普宣传工作。

(2) 心理调适:为患者提供针对性的会谈、心理咨询、心理辅导、心理治疗、家庭治疗等相关专业性服务。

(3) 社会功能康复:包括为患者提供生活能力、学习能力、劳动能力等方面的训练和提升。

(4) 心理功能康复:包括为患者提供认知、情绪、行为方面训练,使患者的"知情意行"相统一。

4. 心身康复效果评价

根据服务计划中制定的过程评估和成效评估来开展,采取多种方式收集、分析与服务相关的资料,包括客观资料、主观感受与评价等。

5. 心身康复方案优化

持续和定期为患者及其家属提供心理状况和风险评估;及时了解患者及其家属在服务过程中的问题和需要,根据反馈进行计划、统筹、监督、再评估等,并不断改进服务。

六、多学科联合会诊制度与流程

1. 多学科联合会诊制度

（1）多学科联合会诊的申请条件：对需要多学科协助诊治的疑难或危重症患者，可提出院内多学科会诊，由医务处负责组织协调。院内多学科会诊由副主任及以上职称医师提出，并经科主任同意。

（2）多学科联合会诊人员资质要求：会诊由申请会诊的科室主任或副主任及以上职称医师主持，重大会诊由医务处派人参加，纠纷隐患病例由医患协调办公室派人参加，新技术、新项目或危重疑难病例的会诊应由医务处或主管院领导主持。被邀请会诊的科室应安排主治及以上职称医师参加会诊。

（3）多学科联合会诊的执行：患者所在科室按照多学科会诊意见认真执行，并及时将诊治情况及时反馈相关科室，以便评价治疗效果。

2. 多学科联合会诊流程

（1）申请：院内多学科会诊由副主任及以上职称医师提出，经科主任同意后填写电子会诊申请单，注明会诊的时间、地点、邀请会诊的科室或专家，提前 24 小时将会诊单发送至被邀请科室、同时填写院内多学科会诊申请单并报医务处。

（2）审批：医务处根据病情协助科室通知有关人员参加会诊。

（3）资料准备：会诊前患者所在科室应将患者病情摘要、辅助检查、入院诊断、治疗情况、邀请各科室会诊目的进行整理。

（4）会诊会议：首先，由分管床位的高年资主治医师以上人员汇报病史，病史汇报要归纳出病史特点、病情演变过程、目前病情以及需会诊解决的问题；其次，各位专家和医务处管理专家在进行必要的病史追问和查体后依次发言，最后主持人总结发言。

（5）记录：将各科室会诊意见及讨论结果记录于病历中。

（6）执行：患者所在科室按照多学科会诊意见认真执行，并及时将诊治情况反馈相关科室，以便评价治疗效果。

（7）反馈：会诊结束后医务处通过电子病历等医院信息系统跟踪会诊记录书写、会诊意见执行等情况，将发现的问题及时反馈给科室并督促整改。

七、紧急事件应急预案及处理流程

（一）癫痫

1. 应急预案

发现患者有前驱症状，如感觉异常、胸闷、上腹部不适、恐惧、流涎、听不清声音、视物模糊等，尽早作出预防措施，防止其他意外伤害发生。

2. 处理流程

（1）患者癫痫发作时，应立即让患者坐或平卧，防止摔伤、撞伤。

（2）解开患者衣领、衣扣，头偏向一侧，清除口腔分泌物，及时吸痰和给氧，必要时行气管切开。

（3）若患者有假牙应取下假牙，尽快将缠有纱布的压舌板或铁勺置于患者口腔一侧的上下白齿之间，以防咬伤舌和颊部。

（4）放置护栏以防坠床，保持环境安静，避免强光刺激。

（5）发作期应专人守护。严密观察患者的生命体征、意识、瞳孔的变化，注意有无窒息，把维持生命放在首位。持续发作状态时要给予吸氧，抽搐后呼吸未能及时恢复应做人工呼吸和心肺复苏。

（二）自主神经过反射

1. 应急预案

（1）识别高危患者，如胸椎 T6 平面以上高位脊髓损伤患者，发生率随脊髓损伤严重程度而增高。

（2）避免诱因：脊髓损伤平面以下受到不良刺激，如膀胱过度充盈、导尿、灌肠、膀胱结石、泌尿系统感染、压疮、疼痛、痉挛、急腹症、有时穿衣过紧或床单皱褶等刺激可引发自主神经过反射。

2. 处理流程

（1）立即停止活动或操作，测量血压、心率。

（2）尽快找出和消除诱因。首先检查膀胱是否充盈，导尿管是否通畅；直肠内有无大量或嵌顿的粪块；有无嵌甲、压疮、痉挛；局部有无感染；衣着、鞋袜、矫形器有无压迫或不适。并立即予以解决。

（3）安慰患者，使其保持情绪稳定，避免一切不良刺激，向患者及家属解释病情，对负性情绪及焦虑患者必要时可给予小剂量镇静剂。若患者神经系统/心血管系统症状或定位体征持续不缓解，必要时进行头颅CT等检查，相关专科会诊进一步治疗。

（三）误吸/窒息

1. 应急预案

（1）痰液黏稠量多、咳痰无力者应进行相应治疗，防止痰液堵塞气道。

（2）避免上呼吸道异物存在，包括外源性异物如经口误入的食物、鱼骨、假牙、金属类等，内源性异物如牙齿、血液、脓液、呕吐物等。

（3）识别高危患者：吞咽障碍、认知力明显下降、进食时注意力分散、假牙或牙齿明显松动、口咽部出血及炎症。

2. 处理流程

（1）患者取侧卧或俯卧位，舌头前移使口咽部堵塞物借助重力作用引出。

（2）立即清除口、鼻、咽分泌物及呕吐物，有假牙者去掉假牙，应尽早明确呼吸道梗阻部位。可用手抠、吸引器抽吸，紧急时可口对口人工吸痰，必要时可予海姆立克法。

（3）抬高下颌角并向前托起使舌头向前让出气道，用纱布包裹或用舌钳将舌牵出。

（4）异物排除后应立即给氧，给氧量为 4～6 L/min。

（5）气道梗阻严重并伴有颌面及喉部广泛创伤，喉部严重肿胀或异物坠入咽部致气道完全堵塞或出现濒死状态等,应立即行环甲膜穿刺并同时准备气管切开。

（6）自主呼吸未恢复者应行气管内插管或行床边支气管镜检查,并利用其取出异物,改善通气。

（7）及时抽取痰液和分泌物。

（8）炎症、误吸感染、外伤者,必要时应用地塞米松 5～10 mg 静滴,酌情给予足量抗生素。

（四）呼吸心跳骤停

1. 应急预案

（1）拍摇患者并大声询问,手指甲掐压人中穴约五秒,如无反应表示意识丧失。这时应使患者水平仰卧,解开颈部纽扣,注意清除口腔异物,使患者仰头抬颌。用耳贴近口鼻,如未感到有气流或胸部无起伏,则表示已无呼吸。触摸颈动脉确定心脏是否跳动,抢救者用手指放在患者气管与颈部肌肉间轻轻按压,时间不少于 10 秒。

（2）如果患者停止心跳,抢救者应握紧拳头,拳眼向上,快速有力猛击患者胸骨正中下段 1 次。此举有可能使患者心脏复跳,如 1 次不成功,可按上述要求再次叩击 1 次。如心脏不能复跳,就要进行胸外按压心肺复苏急救处理。

（3）选择胸外心脏按压部位:先以左手中指、食指定出肋骨下缘,而后将右手掌侧放在胸骨下 1/3 处,再将左手放在胸骨上方,左手拇指邻近右手指,使左手掌底部放在剑突上。右手置于左手上,手指间互相交错或伸展。按压力量经手掌根部而向下,手指应抬离胸部。

2. 处理流程

（1）松解患者衣领及裤带。患者仰卧硬板床,使用气垫床者需放气。

（2）胸外心脏按压:两乳头连线中点(胸骨中下 1/3 处)用左手掌根部紧贴患者胸部,两手重叠,左手五指翘起,双臂伸直,用上身力量用力按压 30 次(按压频率至少 100 次/分,按压深度至少 5 cm)。

（3）打开气道:仰头抬颌,清理口腔分泌物,有假牙者去除假牙。

（4）人工呼吸:应用简易呼吸球囊,一手以"CE"手法固定,另一手挤压球囊,每次送气 400～600 ml,频率 10～12 次/分。

（5）持续 2 分钟高效率的 CPR:以心脏按压:人工呼吸＝30:2 的比例进行,操作 5 个周期(心脏按压开始,送气结束)。

（6）判断复苏是否有效:听是否有呼吸音,同时触摸是否有颈动脉搏动。

（7）将患者转入高级生命支持阶段。

（五）医源性烫伤

1. 应急预案

识别医源性烫伤高危因素:意识障碍、感觉障碍、肢体功能障碍、认知障碍、生活自理能力缺陷、麻醉后 24 小时内有感觉障碍,以及老年、婴幼儿、危重患者、进行电疗及热疗的患者,应加强防止烫伤。

2. 处理流程

（1）立即脱离致热原,尽量暴露烫伤皮肤,过紧的衣物或已与受伤皮肤粘连时不要暴力撕除,同时用冷水持续冲洗或冷毛巾、冰袋等冷敷,依据情况持续 10～30 分钟。

（2）进一步处理

① 一度烫伤需暴露创面,保持创面干燥,用生理盐水清洁创面,并外用烫伤药,直至症状消失。

② 浅二度烫伤需暴露创面,保持创面干燥,用生理盐水清洁创面后,用针在水疱边缘刺破,抽出渗出液,外用烫伤药,渗出较多时可用红外线远距离照射患部以减少渗出,直至创面表面形成薄痂。

③ 深二度烫伤需暴露创面,保持创面干燥,用生理盐水清洁创面,并外用烫伤药,直至创面表面形成薄痂。必要时整形烧伤科会诊、专科处理。

④ 病情严重者,维持生命体征及基础病稳定,转整形烧伤科专科治疗。

（六）冲动

1. 应急预案

（1）提供安静、舒适的休养环境,做好分级护理及病房危险品的管理工作。

（2）了解患者的心理需求,及时满足患者的合理要求,避免与患者发生正面冲突,减少诱发因素。

（3）鼓励患者以适当的方式表达和宣泄情感,对有冲动趋势的患者应明确告之行为造成的后果。根据患者的兴趣爱好组织适当的娱乐活动,转移分散其冲动意图。

（4）加强病房的巡视工作,对有冲动倾向的患者应全面掌握其动态表现,严格在视线范围内,力争将冲动行为控制在萌芽状态。

（5）对情绪不稳、激惹性增高的患者,及时与医生联系处理,采取有效措施,控制其精神症状。

2. 处理流程

```
┌─────────────────┐
│  隔离约束冲动患者  │
└─────────────────┘
         │
┌─────────────────┐
│   稳定患者情绪    │
└─────────────────┘
         │
┌─────────────────┐
│   疏散围观患者    │
└─────────────────┘
         │
┌─────────────────┐
│  呼叫其他工作人员  │
└─────────────────┘
         │
┌─────────────────┐
│  正确及时写好记录  │
└─────────────────┘
         │
┌──────────────────────┐
│  遵医嘱用药控制患者情绪  │
└──────────────────────┘
```

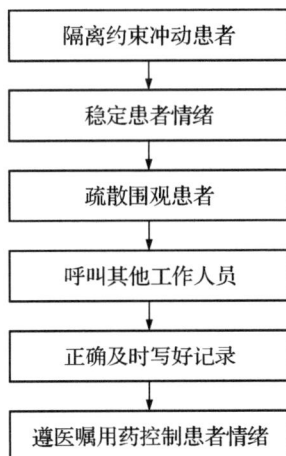

图 17－1 对冲动患者的处理流程

（七）自伤/自杀

1. 应急预案

（1）风险评估

① 有情绪、行为异常、有服药或割腕史及其他自杀倾向者为高危人群。

② 及时报告主管医生，一起与患者沟通，进行自伤自杀预防宣教。

③ 检查患者物品，除去周围环境中的危险物品，如锐利物品刀、剪、绳、皮带、火柴等。

④ 加强巡视、主动与患者交流，观察其心理状态，关心患者，疏泄患者不良情绪。

2. 处理流程

一旦发现患者自伤/自杀，立即判断情况，就地抢救，并报告护士长、科主任。通知患者家属。保护现场，清理无关人员，减少不良影响。保存自伤/自杀用具。若患者死亡，做好相关护理记录，对死亡患者做好尸体料理。患者家属不在场时，需两名医务人员共同清理患者遗体并签字。遗物暂由护士长保存。做好患者家属安抚工作，维护工作秩序，保证正常工作。同时上报医疗安全不良事件。

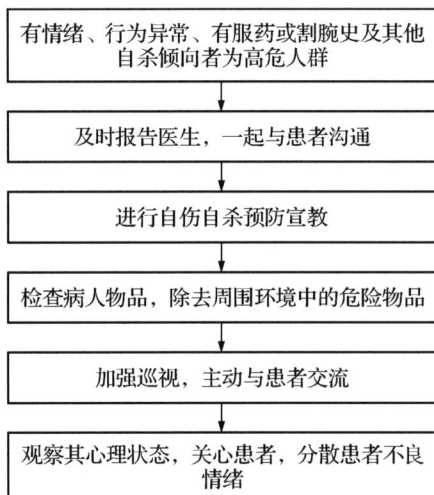

图 17-2　自伤/自杀风险评估

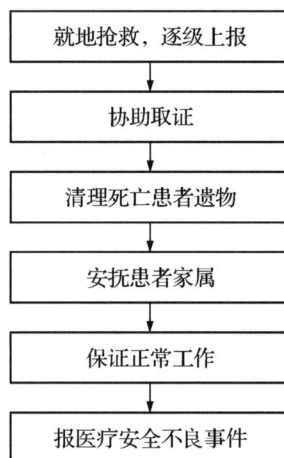

图 17-3　自伤/自杀处理流程

（八）外跑

1. 应急预案

（1）立即报告医务科、保卫科、护理部、院办等上级部门，逢节假日报告值班医生和护士及行政总值班，同时通知门卫。门卫应立即行动通知保卫科，对可疑人员进行阻拦。

（2）立即报告病区主任和护士长，组织病区人员就近寻找。

（3）确认患者逃跑的同时通知患者的家属及其工作单位，进一步调配力量找寻。

（4）24 小时仍未找到，应向公安部门汇报备案，以便协助查找。

（5）若有逃走患者的信息，则应组织人员派车前往。严禁训斥和惩罚逃跑患者，耐心询问逃跑的原因及途径，以防再次逃跑，并做好详细记录。

（6）报医疗安全不良事件。

2．处理流程

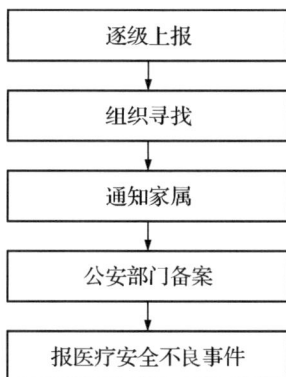

图 17 - 4　外跑处理流程

八、心身医学专业知识与技能培训

1．培训对象

以康复医学科或精神与心理卫生相关医护人员为主,临床各科医护人员、公共卫生相关工作人员、社区基层医生、心理咨询及心理治疗师等都可以进行心身医学专业知识与技能培训。

2．培训目标

提高临床医生的整体诊疗技术和水平,以综合模式着力解决心身医学相关疑难病症,减轻心身疾病患者的痛苦。

3．培训内容

（1）系统掌握心身医学的理论知识,了解精神与躯体之间的关系。

（2）区别不同的躯体化概念,为临床实践训练打好基础。

（3）掌握心身医学常见疾病及其患者收治及病程管理,包括脑卒中、颅脑外伤、脊髓损伤、骨关节功能障碍、心肺功能障碍、盆底功能障碍、青少年发育异常及姿势异常以及致残等。

（4）掌握常用心理问题筛查工具、与患者沟通技巧等。

（5）通过不同心身疾病患者的个案研究,获得专业的实操技巧,如卒中后情感障碍等。

（6）互动参与讨论,不断提升自身实操技能。

4．培训形式

开设培训班进行理论授课、实践操作、病例讨论、专家访谈等。

5．效果评价

采用问卷调查、试卷考核,提供继续教育学分等。

［王红星　陆雪松　范青］

第十八章　老年心身医学整合诊疗中心的建设与发展

一、场地建设

（一）门诊诊室

1. 具有独立、固定诊室,满足单人及陪护就诊,利于保护患者隐私需要。

2. 设置醒目引导标志,提供诊区人工导诊服务。

3. 无障碍化设置,利于行动不便及残障患者就诊。

4. 诊室配备必要办公和诊疗工具,如安装医疗信息系统的电脑、打印机、检查床、座椅(防滑)、洗手台盆,血压计、听诊器等。

5. 诊室配备简易的老年精神心理筛查工具。

6. 诊区或诊室提供院内急救、急诊、药学咨询、检验检查等服务的联系方式,张贴突发应急事件处理标准流程。

7. 提供老年心身医学相关的科普宣传手册或资料。

（二）心理评估室

1. 独立安静的房间,标识"心理评估/测量室",门外设置醒目的"请勿打扰"的标志,采取预约方式安排评估检查,减少干扰。

2. 配备计算机辅助及纸质版普通心理学测评量表及工具、认知功能评估量表及工具、生活能力评估量表工具。

3. 配备必要的办公及资料储存设施,如电脑、打印机、资料柜、老花镜;如有预算,可增加录音笔、摄像机等资料存储介质或设备、耳机。建立老年心身障碍队列随访数据库。

（三）神经影像及功能测试诊室

1. 具有独立安静的房间,适当隔音和防震,采取预约方式安排评估检查,减少干扰。

2. 配备无创性脑功能检测评价设备,包括但不限于脑电图仪、心率变异分析及皮肤交感肌电分析仪、近红外成像(NIRS)、事件相关电位采集分析仪(ERP)及眼动记录分析仪器等。

3. 配备必要的办公及资料储存设施,如电脑、打印机、资料柜。

（四）物理治疗室

1. 具有满足仪器设备安全运行及空间设置需求的独立房间,标识"物理治疗室",采取预约诊疗模式,减少相互干扰。

2. 配备所需物理治疗仪器设备,包括除 MECT(改良电休克治疗)以外的其他物理治疗设备,包括但不限于脑电生物反馈、穴位超声、虚拟现实、经颅磁刺激、经颅直流电/交流电刺激等仪器。

3. 诊区或治疗室配备急救所需物品及设备,如氧源、除颤仪、呼吸面罩、抢救药品、治疗床等。

4. 配备必要的办公及资料储存设施,如电脑、打印机等。

（五）心理治疗/咨询室

1. 需要独立、安静的房间,门外设置醒目的"请勿打扰"的标志。

2. 设置舒适的座位或沙发,柔和的照明条件,适宜的温度,以便来访患者放松,提高沟通效果。

3. 环境保持整洁和卫生,保证患者安全和健康。

4. 采取适当的隔音和隔振措施,避免干扰。

二、人员配备与工作制度

老年心身医学诊疗中心采用心身同治模式,经过精神医学和/或心理学、老年医学系统训练,开展老年人群的精神、心理和躯体疾患的交叉多学科干预。在组织架构上由中心负责人、精神心理专科医师、老年科医师、心理测量评估师、物理治疗师、心理治疗(咨询)师及护理人员组成。

（一）中心负责人

1. 资质要求

副主任医师职称以上,从事老年精神病学/老年心理学 5 年以上,具备主诊带组诊疗及管理经验。

2. 职责

（1）制定老年心身医学整合诊疗中心运转制度,确立优势发展方向及技术特色。

（2）参与国内/国际本专业领域多中心协作、高层次学术交流。

（3）定期考核评价。

（4）主导持续质量改进。

（二）老年精神（心理）医师

1. 资质要求

精神医学和/或心理系统训练的医师,有老年精神医学/老年心理亚专科培训者为优。

2. 职责

（1）负责老年心身医学诊疗中心日常工作的开展,包括患者的接诊,制定评估和治疗计划,推荐心理治疗师参与接诊;负责发起联络会诊申请。

（2）维护患者诊疗档案,制定病人随访计划。

（3）组织和参加相关临床研究。

（4）定期开展患者健康教育。

（三）老年科医师（或全科医师、普内科医师）

1. 资质要求

老年科或全科、普内科专业医师,具备常见老年心身障碍疾患诊疗经验。

2. 职责

（1）联合精神心理专科医师开展诊疗中心日常工作,评估躯体障碍病情及制定治疗计划,筛查老年躯体疾病与心理障碍共病或以躯体症状为表现的心理障碍患者,推荐精神心理科医师接诊治疗。

（2）维护患者诊疗档案,制定病人随访计划。

（3）组织和参加相关临床研究。

（4）定期开展患者健康教育。

（四）心理测量评估师

1. 资质要求

具备心理学或医学心理学教育背景,经过卫生行政管理部门实施的执业资格考核并取得证书。

2. 职责

开展常用心理评估及测量工作,出具分析报告。

（五）物理治疗师

1. 资质要求

具备物理治疗或康复治疗相关资质认证或资格证书,具备老年康复相关的临床工作经验。

2. 职责

（1）执行物理治疗、康复训练医嘱。

（2）患者健康宣教。

（六）心理治疗/咨询师

1. 资质要求

具有医学或心理学背景,并具有一定的老年心身障碍心理治疗/咨询工作经验;获得国家相关部门认可的心理治疗/咨询执业资格。

2. 职责

（1）协助心身整合诊疗专业医师对患者进行心理治疗、行为认知干预等治疗。

（2）坚持保密原则,不能将从来访者及家属等信息源获得有关来访者的心理问题、心理障碍的资料泄露给无关人员;除非有需要,在征得来访者的签字同意后,在不暴露来访者个人信息的前提下,使用相关的资料。

（3）对来访者的心理成长、人格发展、智能、社会化及家庭、婚姻生活事件等进行全面评估,包括心理和生理测查。

（4）对来访者作出心理诊断,制定心理治疗计划,并指导实施。

（5）在心理咨询中发现来访者有精神障碍或躯体疾病时应及时告知医师,如发现来访者有危害其自身生命或危及社会安全的情况,有责任立即采取必要的措施,防止意外事件发生。

（六）护师

1. 资质要求

具有护师职称,拥有精神心理专科护理工作经验。

2. 职责

（1）患者健康资料建档:协调预约登记和随访。

（2）护理问诊和评估:对患者进行详细的问诊,全面掌握患者的病情和家庭状况;协助医师和诊疗师充分评估病人的心理状态、躯体状况、社会功能及生活能力。

（3）协助医师处理突发的医学事件。

（4）协助医师开展患者以及家属的宣教和科普,发放科普宣传手册以及相关视频,开展患者生活照料指导、用药指导、安全指导及饮食营养指导。

三、常见疾病、患者收治及病程管理

（一）常见疾病

老年人群的心身障碍具有其特殊的生物—社会—心理医学模式特点,与机体老化、功能障碍、营养状态、罹患躯体疾病、药物、家庭人际关系、社会经济状况等因素密切相关。临床常见的老年心身障碍包括:睡眠障碍、疾病焦虑障碍、躯体症状障碍、轻度认知障碍、应激障碍、物质滥用/成瘾障碍、衰弱综合征、躯体疾病伴发情绪障碍、心身疾病（如高血压、慢性阻塞性肺疾病、心因性心律失常、消化性溃疡、功能性消化不良、糖尿病、纤维肌痛、卒中后抑郁、皮肤瘙痒等）、周年反应、囤积综合征。

（二）患者收治及病程管理

1. 收治标准

收治对象:心理因素相关生理障碍的老年患者;躯体疾病与心理障碍共病且就诊时不存在危及患者生命安全的重大躯体疾病,或需要进行其他专科化治疗的急症,或慢性疾病急性发作/加重恶化者;伴有躯体症状或以躯体症状为主要表现的精神心理障碍患者;轻度认知损害;应激/适应障碍及药物相关障碍患者。

2. 患者风险评估

风险评估内容:消极自杀风险、冲动攻击风险、跌倒风险、深静脉血栓风险、营养不良风险、衰弱风险等。

3. 生物样本采集

采用知情同意方式采集生物样本,包括血液、尿液、粪便、脑脊液等,以及组织影像、病理、基因分析数据。

4. 精准个体化治疗

依据病史、体检、精神检查、实验室及影像检查评价患者临床主症,分析躯体症状和精神心理状态两方面因素,综合患者治疗预期、选择意愿及承受能力,给予非药物（物理、心理治疗）/药物手段,制定个体化干预方案。

5. 患者教育

患者教育有助于老年患者及照料者了解健康和疾病状况,建立医患联盟,提高治疗依从性,减少并发症,及时识别不良反应和病情变化,改善疾病预后,预防复发,提高生活质量。患者教育的内容包括以下方面:

(1) 所患疾病的原因和症状表现。

(2) 药物正确使用方法及注意事项。

(3) 疾病管理方法:定期随访、定期检查、寻求医学建议。

(4) 疾病预防手段及健康生活方式:饮食、体育运动、娱乐、社交、生活规律。

(5) 心理健康知识和支持体系:识别情绪,了解心理健康水平,家庭与社会人际支持。

(6) 应对策略:自主疏导、专业照料。

6. 随访流程

遵循全病程管理模式,按照治疗急性期、巩固期、维持期等不同阶段制定随访要求。

(1) 首发/首诊患者建立完善档案资料(包括认知、情绪、睡眠、躯体症状评估量表结果,合并躯体疾病及治疗用药情况),制定1～2周治疗方案,建议患者面诊复诊,完成早期疗效评估。

(2) 急性期治疗周期(6～8周)内建议2周间隔随访频度,监测评价治疗反馈、不良反应。

(3) 巩固期(3～4个月)内建议4周或月度随访,同时开展药物不良反应监测、疗效评价及患者教育、心理支持或治疗干预。

(4) 维持期(不定时间跨度)采取长期随访,3个月或6个月评估频度,对停药或停止治疗患者监测病情进展或复发情况。

7. 资料管理

专人负责建立和管理患者信息档案,建立电子化随访系统及数据库。

四、诊疗技术要求

(一)综合性医院

1. 非心理医学诊疗技术

(1) 初级中心:常规脑电分析、经颅多普勒成像、穴位超声治疗技术。

(2) 高级中心:特殊刺激声光诱发脑电图、脑功能近红外成像、ERP分析、肌电图、经颅磁刺激、经颅直流/交流电刺激。

2. 心理医学诊疗技术

(1) 初级中心:心理健康筛查量表评估、心理咨询。

(2) 高级中心:成套精神、心理、情绪、认知、功能评定测量;精神疾病定式访谈;VR、生物反馈、心理-行为干预治疗。

（二）精神专科医院

1. 非心理医学诊疗技术

配备特殊刺激声光诱发脑电图、脑功能近红外成像、ERP 分析、肌电图、眼动分析、经颅磁刺激、经颅直流/交流电刺激。

2. 心理医学诊疗技术

配备成套精神、心理、情绪、认知、功能评定测量，精神疾病定式访谈、VR、生物反馈、心理-行为干预治疗（个体、团体）。

五、临床诊疗原则及路径

1. 诊疗原则

诊疗原则有：① 心身整合原则（生物—心理—社会模式）；② 多学科联合原则；③ 多层次分析原则（A 层次：心理、社会、环境；B 层次：大脑中枢；C 层次：信号传导系统；D 层次：靶器官、心身疾病）；④ 个体化原则；⑤ 突出重点、兼顾平衡原则（多病共存、强调危重、多重治疗）；⑥ 改善功能原则；⑦ 长期随访原则。

2. 诊疗路径

（1）门诊患者诊疗路径：① 问诊、查体；② 必要的实验室检查；③ 详细的心理评估；④ 建立生物—社会—心理医学模式，保持良好的医患沟通；⑤ 诊断分析；⑥ 制定个体化治疗方案；⑦ 定期复诊评估、监测不良反应。

（2）住院患者诊疗路径：① 入院全面评估；② 实验室检查；③ 诊断、鉴别诊断；④ 制定治疗方案及医疗谈话；⑤ 干预治疗；⑥ 治疗期间评估、修正方案。

六、多学科联合会诊制度与流程

1. 躯体疾病会诊制度及流程

（1）根据患者病情，主管医师提请相关科室医生或院外医生对患者进行会诊。

（2）开写医嘱并填写会诊单，会诊单应写明简要病史、检测结果、会诊原因、所邀请的科室或医生等。

（3）如遇节假日、周末，被邀请科室如果没有值班人员的，由申请医师根据病情决定是否需要 24 小时内完成；确实需要的，要在会诊申请的基础上电话联系被邀请科室的住院总或负责人。

（4）及时执行会诊意见。

2. 危重症会诊制度及流程

（1）主管医师电话直接联系被邀请二线及以上医生，口头报告病情，开会诊单。

（2）根据病情情况，被邀请医生在相应时间内会诊。

（3）及时执行会诊意见。

3. 疑难病例多学科联合会诊制度及流程

（1）经过科室内讨论，认为需要提请全院多学科讨论或会诊的，向医务科提出申请。

（2）除急、危重症患者外,应至少提前1天,由主管医师填写疑难病例讨论申请单,经主管主任医师或副主任医师、科主任审核后,书面/电子病历系统提交医务科,由医务科组织相关科室参加讨论。讨论申请单内容包括:① 患者病情简介,在诊治上需要解决的问题;② 拟会诊的时间;③ 拟请会诊科室与人员;④ 科主任(或副主任)签字(或通过电子病历系统审阅)。

（3）讨论提出科室根据全院排班系统提前通知拟邀请相关科室的三线医生(或点名某位专家,但要事先联系落实),特殊原因无法安排的,由医务科协调安排;医务科安排工作人员参加讨论,并负责组织、协调会诊,确认拟请会诊医师到场参加讨论。参加会诊的医师应提前查阅被会诊患者的病历与相关检查资料,并提前进行床边检查与补充问诊;也可根据病史摘要,结合会诊目的查阅相关文献资料。

（4）讨论流程:① 讨论由提出会诊的科室主任或副主任或本组主诊医师主持。② 主管医师讨论前应优先准备好相关病史材料或汇报 PPT。讨论时,先由主管医师详细介绍病史、诊疗过程和各种检查结果。以病例诊断与治疗为重点,陈述当前治疗方案、治疗后出现的病情变化,进行全面的分析与介绍,提出诊疗过程中的困难。参加讨论的医生需对患者病史、当前病情进行全面分析,结合本专业国内外学术理论、专业新进展,针对病人的病情提出可行性的诊治方案。最后由主持人总结归纳总结,最后尽早明确诊断,形成统一的诊治方案。

（5）主管医师要做好书面记录,并将讨论结果记录于疑难病病历中。记录内容包括讨论日期、主持人及参加人员姓名和职称、患者病情简史及讨论目的、参加人员专业意见和主持人归纳总结意见等。

（6）讨论提请科室与参与讨论专科意见不一致时,讨论科室可提出请示参加讨论的专科科室副主任或主任汇报,并征求其专业意见。

（7）讨论记录由主管医生书写,讨论主持人审核并签名。

七、紧急事件应急预案及处理流程

（一）冲动应急预案

发现病人冲动行为或言语,毁物、伤人的行为,应采取以下措施:

（1）口头"降温"(de-escalation),语言沟通,稳定情绪。

（2）尽量了解原因,提高患者参与度。

（3）消除环境不安全因素,转移其他病人,疏散围观人员,转移危险物品。

（4）呼叫帮助,通知医护人员、保安、家属。

（5）建立安全范围,尽量将病人与其他人、危险物品隔离。

（6）提出口服药物的建议。

（7）如果病人拒绝用口服药,或不适合用口服药,选用针剂。

（8）治疗后应系统评估患者所处的镇静水平。

（9）必要时进行身体约束。

（二）自杀行为应急预案

（1）呼叫帮助,评估自杀方式、生命体征、意识。

（2）立即现场抢救

① 割腕者：立即局部压迫止血、必要时包扎；头低足高位，抬高手臂；联系相关科室处理。

② 自缢者：立即托起患者身体；剪断绳索；保护颈椎；开放呼吸道，必要时心肺复苏（CPR）；呼叫抢救小组。

③ 服药者：评估药物种类、数量，服药时间；清醒合作者，可大量饮水后用筷子、压舌板、调羹刺激咽喉部反复催吐；意识障碍者，转急诊、监护室，按照抢救流程进行。

（3）通知和呼叫相关人员（包括家属），寻求部门帮助。

（4）详细记录事件经过、抢救过程。

（5）若病人死亡，保护现场，同时按照医院相关流程处理。

（三）跌倒应急预案

（1）立即对病人采取安全措施，检查意识是否清晰，是否跌伤。

（2）询问病人、周围知情人跌倒的原因。因急性疾病发作而跌倒的，针对疾病立即处理。

（3）跌伤/怀疑跌伤者及时检查、处理。

（4）检查跌倒评分是否正确，Morse跌倒评分大于等于45分的病人是否签署知情告知书，是否有医嘱宣教的记录。

（5）仔细检查环境设施，如病房的呼叫铃、扶手、床栏等是否均完好无损坏，检查跌倒预防措施是否落实到位。

（6）病房护理需要每小时记录病情变化，24小时后再评估观察频率。

（7）加强宣教，再次签知情告知书，预防再次跌倒的发生；

（8）跌倒伴损伤的，要保留设施证据（如地面拍照是否有水渍）。

（四）休克应急预案

（1）确定休克及严重程度

① 代偿期（早期）：神志清楚，精神软，口渴，皮肤黏膜苍白，皮温正常或发凉，脉搏加快（P<100次/分），尚有力，尿量正常。

② 失代偿期（中期）：表情淡漠，很口渴，皮肤黏膜苍白、四肢发冷、脉搏加快（P：100～120次/分），血压下降（SBP：70～90 mmHg），脉压减小，少尿。

③ 失代偿期（晚期）：意识模糊甚或昏迷，十分口渴，皮肤显著苍白，肢端青紫，脉搏细速或摸不清，血压下降（SBP：70 mmHg以下或测不出），少尿或无尿，中心静脉压降低，静脉塌陷，出现循环衰竭，可致患者死亡。

休克指数（shock index，SI）＝脉率/收缩压。SI=0.5为正常；SI=1为轻度休克；SI>1为中度休克；SI>1.5为重度休克；SI>2为极重度休克。

（2）应急措施

休克的治疗原则：越早越好，积极治疗原发病，补充血容量，增加心肌收缩力，纠正酸中毒，监测病情变化，尤其注意重要器官的功能。

① 体位及活动：休克患者平卧位或将头和脚各抬高30°。

② 保持呼吸道通畅,根据病情选择合适的给氧方式,使氧饱和度在95％以上。

③ 禁食,患者做好口腔护理,解释禁食的目的。

④ 心电监护,观察患者心率、心律、血压、呼吸和氧饱和度,并与患者的基础值比较,监测进出量,留置导尿,监测尿量、颜色、性状,维持每小时尿量在30 ml以上。

⑤ 积极尽快补液,补充血容量。

⑥ 纠正酸中毒。

⑦ 应用血管活性药物。

⑧ 糖皮质激素和其他药物的合理应用。

⑨ 积极治疗DIC,改善微循环。

⑩ 保护肝脏功能。

⑪ 尽快明确病因,根据不同休克类型的特点选用不同的方式进行治疗:比如失血性休克,尽快止血,备血(输血);感染性休克,尽快使用抗生素。

⑫ 注意保暖,对面色苍白、四肢湿冷者应及时加被保温。

⑬ 加强心理与环境护理,减轻患者和家属的焦虑、恐惧心理,保持安静。

(六) 心跳呼吸骤停应急预案

(1) 评估环境和患者反应,如无反应,应尽快呼叫帮助。

(2) 置患者于平卧位,确认气道通畅,检查是否无呼吸或仅有喘气式呼吸,并同时检查颈动脉搏动,用时5~10秒;如无脉搏,立即开始心肺复苏术。

(3) 呼叫抢救小组,请人帮助搬运抢救车/除颤仪。

(4) 打开电源开关,快速通过电极板评估患者心律。

(5) 确认为室颤/无脉性室速节律(患者无反应、无呼吸、无脉搏,仪器显示为需除颤型节律):选择合适的电量,安全、有效地实施除颤(清场)。

(6) 开通静脉通路,心电监护,识别心律失常并处理,按医嘱和病情需要使用药物,检查血糖和体温。

(7) 严密观察病情,评估复苏效果。

(8) 心肺复苏成功后,将心肺复苏时间和心搏骤停时间准确记录在病历中。

(七) 癫痫大发作应急预案

(1) 症状体征:两眼上翻或偏向一侧,牙关紧闭,口吐白沫,头向后仰或偏向一侧,四肢强直,面色发绀,大小便失禁,或伴有意识丧失。

(2) 应立即让病人平卧,防止摔伤。

(3) 保持呼吸道通畅。解开患者的衣领扣以及裤带,使其头偏向一侧以及下颌稍向前,及时清除口腔分泌物,有活动假牙者应取下假牙,给氧,必要时建立人工气道。

(4) 立即在上、下臼齿之间垫牙垫、纱布、手绢或筷子等随时能拿到的物品,防止咬伤舌和颊部;禁止往口腔内给药;对于抽搐的躯体及肢体避免过度按压或约束,以免骨折、脱臼等;防坠床、跌倒。

(5) 开通静脉通路,给予镇静剂、抗癫痫药和脱水剂等。

(6) 癫痫连续发作之间意识未完全恢复又频繁再发,或发作持续30分钟以上不能自行停止,称为癫痫持续状态。首先静脉注射安定,速度不能太快,注意呼吸抑制的不良反应。也可注射丙戊酸钠,减轻呼吸抑制的风险。然后尽快将病人送往急诊室抢救。

(7) 对摔倒在地的癫痫大发作患者,要仔细检查是否受伤;如果受伤,进行相应处理。

(8) 严密观察神志、瞳孔、肌力、生命体征、动脉血氧饱和度(SaO2)等,注意保温,保持安静环境。

(八) 药物中毒/过量应急预案

(1) 带上病人吃错的药或有关的药瓶、药盒、药袋,供医生抢救时参考;如果不知道病人服的是什么药,则应将病人的呕吐物、污染物、残留物带上,以备检查。

(2) 脱离毒物:让中毒者离开中毒现场,脱掉被污染的衣物、鞋、袜,用微温水反复冲洗被污染的皮肤,清除口中的异物和残留毒物。

(3) 辨认中毒物品:在病人尚有意识时,向其询问毒物的种类。如果病人意识丧失,或服毒者为自杀,不能或不愿配合救助,查看带来的实物。可通过气味分辨毒物,如有机磷中毒时,呼出的气体有蒜臭味;乙醇中毒时,有乙醇香味;含硫毒物中毒时,有臭鸡蛋味;醛类中毒时,有梨味;硝基苯中毒时,有鞋油味。

(4) 保持呼吸道通畅:面对昏迷者,让其头部转向一侧,及时清除病人的呕吐物,以防引起窒息。

(5) 催吐:用手指(注意被咬伤)、羽毛、筷子或压舌板触摸咽部,将毒物呕吐出来。服强酸、强碱中毒者,已发生昏迷、抽搐、惊厥者,患有严重心脏、食道静脉曲张和溃疡病者禁止催吐,孕妇应慎用。还可服用 1‰ 硫酸锌溶液 50~100 ml,必要时用阿扑吗啡 5 mg 皮下注射。

(6) 导泻:使用导泻药,加速毒物排出。常用的导泻药有硫酸镁、巴豆粉、果导片等,或者食用蓖麻油等。

(7) 洗胃。

(8) 根据接触的毒物应用特殊解毒药物:有机磷中毒者应用复能剂(如氯解磷定),一般首次氯解磷定 0.5 到 2.0 g 静脉注射,然后根据病情观察,在胆碱酯酶恢复到 50%~60% 后停用;阿托品,根据中毒严重程度,分别使用 2~4、5~10、10~20 mg 阿托品静脉注射,尽早达到阿托品化。亚硝酸盐中毒者应用 1% 的亚甲蓝注射液 10~30 ml,或根据公斤体重,每公斤体重 0.05 ml 溶于 50% 的葡萄糖溶液中进行治疗。急性乙醇中毒者应用纳洛酮片剂舌下含服,一次 0.4~0.8 mg(1~2 片),根据病情需要可重复用药;注射剂:重度乙醇中毒给药 0.8 mg~1.2 mg,一小时后重复给药 0.4~0.8mg。氟乙酰胺中毒者使用乙酰胺,成人每次 2.5~5.0 g,每日 2~4 次,肌内注射;或每日 0.1~0.3 g/kg,分 2~4 次肌内注射,连续应用 5~7 天。氰化物中毒者应用亚硝酸钠、硫代硫酸钠。苯二氮䓬类中毒应用氟马西尼,静脉注射的初剂量为 0.3 mg,如在 60 秒钟内未达到要求的清醒程度,可重复注射本品,直到患者清醒或总剂量达 2 mg。碳酸锂中毒应用碳酸氢钠、茶碱等促进排泄。

(9) 对症支持治疗。

(九) 肺栓塞应急预案

(1) 病人立即平卧,保持安静,尽量减轻病人的疼痛、焦虑和恐惧。

（2）快速给氧,给氧量 4～6 L/min,并注意保持气道通畅。

（3）请呼吸科急会诊。

（4）止痛,口服哌替啶 50～100 mg,控制胸部剧烈疼痛,必要时重复。

（5）解除肺栓塞及冠状动脉反射性的痉挛,给予阿托品 0.5～1 mg 肌注。

（6）建立静脉通道,及时抄送检验样本。

（7）溶栓、抗凝治疗。

（8）积极抗休克,防止心衰。

（十）消防应急预案

熟练掌握 RACE 原则:

（1）救援(rescue):首先救助起火点附近需要救助的人,组织病人及家属或来访人员及时离开火灾现场,对于行动不便的重病人可采用"背、抬、抱、拖"等方式进行疏散。

（2）报警(alarm):包括手动报警按钮(首选方式)和电话报警(拨打医院火灾报警电话,包括手机和固定电话,由医院消控中心拨打"119")。报警时要沉着冷静,说清楚着火的位置、燃烧的类型、火势大小、现场有无被困人员,并留下报警人的姓名和联系方式。

（3）限制(confine):

① 关闭门窗:关闭防火门、房间窗户,防止火势蔓延。

② 关闭氧气、压缩空气开关:要知道氧气阀的位置,在火势控制不住必须撤离,并已对必须输氧的病人采取有效措施的情况下(接好呼吸皮囊,维持人工呼吸),关闭氧气开关。

③ 停止使用吸入性麻醉气体。

（4）灭火或疏散(extinguish/evacuate):

① 灭火:火灾初起,火势不大时,工作人员可用灭火器、消防软管灭火;火势大时,求助医院保安、消防队,用消火栓灭火。

② 疏散:无论是工作场所还是病房,最先起火的房间先撤离,紧接着是从起火最近的房间开始,从近到远依次向外疏散。在撤离时,工作人员要按照预案各司其职,不得争前恐后,相互拥挤,以防发生踩踏。疏散可采用水平疏散(优先)、垂直疏散和向外疏散,不能乘坐电梯。

③ 病人的安全转移:病情较轻、能自由行动的,在医务人员的引导下,通过消防逃生通道有序疏散;病情较重、无法行动的病人,在保证患者生命体征处于稳定的情况下,采用"背、抬、抱、拖"等方式,使用平车、防火软担架、床单、轮椅等安全有序地转移。

④ 在生命安全不受威胁、病人疏散完成而火势难以控制的情况下,尽可能抢救贵重仪器设备和资料,转运至安全处,疏散的顺序是易燃危险物品—贵重物品——一般物品。

八、心身医学专业知识与技能培训

1. 精神科医师的培训

培训内容包括:

（1）衰老的神经生物学,老年心理、认知变化,老年人与应激,老年心理、精神、行为的测定方法;

（2）老年常见躯体疾病的识别、诊断与治疗；

（3）老年精神、神经药理学；

（4）心身医学诊疗技术进展。

2．老年科（或全科、普内科）医师的培训

培训内容包括：

（1）老年心理、认知变化，老年人与应激，老年心理、精神、行为的测定方法；

（2）老年相关的心身疾病、情感、认知、睡眠的识别与诊断；

（3）老年精神药理学；

（4）心身医学诊疗技术进展。

3．心理咨询师的培训

老年心身障碍中常见的心理问题包括认知下降、焦虑、抑郁、孤独、支持匮乏。心理咨询/治疗师在对老年人群开展心理干预方面需要接受以下常用技术的培训：

（1）放松技巧培训：老年人常面临失眠、疼痛等问题，焦虑水平增高，通过放松技巧如呼吸训练法、渐进性肌肉松弛训练、正念冥想有助于提高身心的平静程度，起到缓解精神运动紧张和/或自主神经功能亢进的效果。

（2）交流治疗：交流治疗通过建立安全、开放、信任的交流，分享个体心理的核心经验，探讨既往经历、情感、信仰、解决问题的方式和心理健康之间的关系，协助患者理解自我，改变情绪和行为。

（3）情感焦点治疗：旨在帮助老年人解决某些导致情感困扰的问题，如家庭关系和身份问题，促进理解自我的情感需求，建立良性情感联系。

（4）认知行为疗法：协助老年人识别非健康的思维和行为模式，改善应对方式。

（5）精神动力学治疗：侧重于解决患者内在的情感冲突和心理困境，并帮助患者获得更全面和深刻的自我理解。

［陈炜 老年心身医学协作学组］

第十九章　中医心身医学整合诊疗中心的建设与发展

一、场地建设

（一）场地面积要求

1. 总体规划面积

各诊疗室加上测评室,面积总计不少于 50 m²。

2. 门诊面积要求

接诊区:诊室不少于 2 间,每间面积不少于 10 m²。

脑功能测量室:不少于 1 间,每间面积 8~10 m²。

中西医心身特色治疗:不少于 1 间,个别治疗室,每间面积 8~10 m²

（二）空间设置规划

1. 门诊设置规划

（1）普通门诊的设置要求:方便患者就诊的同时需兼顾病人隐私保护。① 诊室要求为独立诊间,适合单人就诊,以便于问诊并减少不必要干扰;② 诊室需配备必要的办公和诊疗设施,如电脑、电子病历诊疗系统、听诊器、血压计、诊疗床等查体工具,办公桌及椅子;③ 诊室需备有简易的精神心理筛查工具,可进行常规的评估。

（2）专家诊室:① 诊室尽量为宽敞明亮、卫生整洁的房间,诊室独立且具有良好的隔音效果,以便保护患者隐私;具有系统完备的患者就医报道系统,应通过内部装修、展板布置等形式,重点传播中医药综合治疗的理念,介绍中医药综合治疗技术,彰显本科室中医药诊疗特色和优势,营造良好的中医药文化氛围,宣传中医综合治疗技术知识,介绍治疗方法和彰显特色的具体内容,应使用中医病名和中医术语,并依据病种的变化及时调整。② 建议将专家特色门诊的诊室固定,并设置醒目的"××门诊"的标志。③ 诊室需配备必要的办公和诊疗设施,如电脑、电子病历诊疗系统、听诊器、血压计等查体工具,以及书架、柜子等储物家具。④ 诊室需备有简易的精神心理筛查工具,可进行常规的评估(诊室与心理测评室须分开)。⑤ 诊室内可根据老年心身、双心疾病、消化心身、风湿心身等不同专病主题,设置躯体疾病和精神心理相关的科普宣传资料角,诊室墙面有心身门诊的诊疗模式和流程图。

（3）心理测评/治疗室:① 治疗室需要独立、安静的房间,并设置醒目的"请勿打扰"的标志;心理测评室不需要设置醒目的"请勿打扰"的标志。② 配备相关心理学测评量表及工具,心理测评系统。③ 建立心身疾病患者诊治随访数据库,建议使用电子访数据库;④ 配备必要的办公及资料储存设施,如电脑、打印机、资料柜等。如有条件,可备有录音笔、摄像机等专用设备。

（4）中医治疗室：① 病区设立的中医综合治疗室应根据中医技术开展情况配备治疗床、普通针具、灸疗器具、罐疗器具、刮痧器具、中药外治器具、通气排气设施、医疗废弃物暂存室和切合科室实际情况和要求的相关中医诊疗设备。② 门诊中医综合治疗室和病区中医综合治疗室的内部装饰，根据不同的区域、内容，可以采用悬挂相关知识的挂图，设立宣传栏，设置橱窗、展柜、电视，制作视频网络、宣传折页等。③ 具有相应的中医非药物治疗的消毒及废弃物回收记录。

（5）物理治疗室：环境应安静整洁，必要时隔音处理。应根据诊疗需要，配备一定品种和数量的物理治疗设备，并有设备使用和维护记录。

（三）场地安全要求

1. 基础安全（水、电、防火、通风、无障碍等）

符合医院消防安全、用水用电安全（由医院保卫处验收）、消毒通风安全（由医院感染办验收）。

2. 人身安全

需设置患者的无障碍通道，与急诊科物理转运距离不超过 3 分钟（如无法保障，需在心身医学科独立设置抢救设备）。设置医务人员报警系统和逃生通道。

二、人员配备与工作制度

（一）人员配备

1. 人员梯队

科室拥有具有专业资质的专业医师不少于 3 人，心理咨询师、治疗师 1～2 名，专业神经心理量表测评资质医务人员 1～2 名。

2. 人员资质

人员应为中医内科或中西医结合或针灸学或推拿学执业医师，同时完成精神科转岗；或具有精神专科资质及心身规范化培训，资质医师、心理测评及治疗相关培训证明及资质。

（1）医师

① 资质要求：a. 具有中医科相关专业或中西医结合专业或针灸推拿专业主治医师以上职称，一定的专科临床工作经验；b. 完成至少 20 学时的专业技能培训课程并获得培训证书。具有心身医学专业背景（研究生或博士后期间的研究方向或心身医学科的临床工作经验），掌握心身相关技术；或者具备心理学背景，会运用常见心理治疗技术如正念、认知行为疗法等。c. 完成精神科医师转岗培训并取得相应资质。

② 职责：a. 负责门诊日常工作的组织和管理；b. 负责门诊患者的接诊，制定评估和治疗计划，推荐心理治疗师参与接诊，发起联络会诊申请；c. 负责撰写病人的诊疗档案；d. 负责制定病人随访计划；e. 组织和参加相关的临床研究；f. 定期开展健康教育。

（2）心理治疗师

① 资质要求：a. 具有医学背景，并具有一定的专科工作经验；b. 通过由卫生行政管理

部门实施的执业资格考试,并取得心理治疗师执照。

② 职责:a. 协助医师对患者进行心理治疗、行为认知指导等治疗;b. 坚持保密原则,从来访者及家属等信息源获得有关来访者的心理问题、心理障碍的资料;c. 对来访者的心理成长、人格发展、智力、社会化及家庭、婚姻生活事件等进行全面评估,概括心理和生理检查;d. 对来访者作出心理诊断,制定心理治疗计划,并指导实施;e. 在心理咨询中发现来访者有精神障碍或躯体疾病时应及时告知医师,如发现来访者有危害其自身生命或危及社会安全的情况,有责任立即采取必要的措施,防止意外事件发生。

(3) 护师

① 资质要求:a. 具有护师职称,有一定的专科护理工作经验;b. 完成至少20学时的专科医学专业技能培训课程并获得培训证书。

② 职责:a. 为病人建立详细的健康档案,做好病人预约登记和随访;b. 对病人进行详细的问诊,全面掌握病人的病情和家庭状况,协助医师和康复师充分评估病人的心理状态、心肺功能与家庭及社会的能力;c. 协助医生处理突发的医学事件;d. 协助医生开展病人以及家属的宣教和培训,发放日常宣传手册以及相关视频,指导病人家庭生活照顾,用药指导、安全指导及饮食营养指导;e. 协助和指导患者的康复治疗。

(4) 治疗师:

① 资质要求:a. 取得康复师资格证;b. 完成至少20学时专科医学临床技能培训并获得培训证书;c. 具备相关的临床工作经验。

② 职责:a. 执行医师的康复处方;b. 根据康复处方,为患者制定具体的康复方案(包括Ⅰ期、Ⅱ期、Ⅲ期康复);c. 对患者进行相关疾病的健康宣教。

(二) 工作制度

1. 管理制度

中心应建立完善的管理制度体系,包括医疗质量管理、患者安全管理、医院感染管理等方面。通过制定严格的管理制度和操作规范,确保医疗工作的规范化、标准化和安全性。

2. 信息化建设制度

利用现代信息技术手段,构建中医心身医学整合诊疗信息平台。通过信息平台实现医疗资源的共享和优化配置,提高工作效率和服务质量。同时,信息平台还可以为患者提供在线咨询、预约挂号等便捷服务。

三、常见疾病诊疗技术要求

参照中华中医药学会发布的《中医内科常见病诊疗指南中医病证部分》、《中医内科学》及 ICD-11 等相关内容制定中医心身常见疾病的诊断、治疗及管理方案。病种包括但不限于不寐、郁病、癫病、狂病、呆病、痫证、厥证、汗证、痛证、虚劳、心悸、怔忡、眩晕、头痛、痞满、纳呆、腹泻、便秘等。其中,优势病种不少于3个、一般病种不少于5个。

(一) 中医心身初级整合诊疗中心技术要求

1. 常见心身疾病的诊断

具备中医情志病的诊疗能力,其中必须包括不寐(失眠)、郁病(抑郁症、广泛性焦虑症)、癫狂等基本病种的诊疗规范和临床路径。基本病种的诊疗业务量占比 60% 以上，中医参与治疗率不低于 50%，其中饮片使用率不低于 30%。

2. 常用精神类药物的应用

西药包括 SSRI 类和 SNRI 类抗抑郁药，如舍曲林、草酸艾司西酞普兰、帕罗西汀、度洛西汀等；抗精神病类药，如喹硫平、奥氮平等；镇静催眠类药物、如阿普唑仑片、劳拉西泮片等。需有科室临床用药的制度和培训记录。

具有明确改善精神和情绪症状循证证据的中成药辅助治疗，如九味镇心颗粒、乌灵胶囊、舒肝解郁胶囊等。需具有指南、专家共识的学习记录和使用规范。

3. 常用中药汤剂及科内协定方的使用

(1) 郁证：常用小柴胡汤、柴胡疏肝散、柴胡加龙骨牡蛎汤、四逆散、越鞠丸、枳术丸、涤痰汤、顺气导痰汤、菖蒲郁金汤、远志汤、安神定志丸、逍遥散、丹栀逍遥散等。

(2) 不寐：常用四逆汤、温胆汤、黄连温胆汤、半夏秫米汤、保和丸、礞石滚痰丸、二至丸、朱砂安神丸、珍珠母丸、天王补心丹、黄连阿胶汤、归脾汤、黄连阿胶汤、安神定志丸、孔圣枕中丹、琥珀多寐丸。

(3) 癫狂：常用涤痰汤、安宫牛黄丸、紫雪丹、朱砂安神丸、天王补心丹、生铁落饮等。

4. 中医非药物治疗技术

(1) 针灸疗法：针法是指在中医理论的指导下把针具(通常指毫针)按照一定的角度刺入患者体内，运用捻转与提插等针刺手法来对人体特定部位进行刺激从而达到治疗疾病的目的。刺入点称为人体腧穴，简称穴位。根据最新针灸学教材统计，人体共有 361 个正经穴位。需熟练掌握十二经络循行和常用穴位定位(百会、四神聪、神门、内关、外关、大陵、印堂、水沟、风池、足三里、丰隆、神庭、上星、太溪、悬钟、申脉、照海、三阴交、膻中、合谷、太冲)。针刺法包括三棱针刺法、皮肤针刺法、皮内针刺法、火针刺法、芒针刺法、电针刺法、温针疗法、埋线疗法及梅花针疗法。现代刺法还包括耳针法、头针法、眼针法、手针法、足针法、腕踝针法。现代穴位疗法还包括穴位激光照射法、穴位贴敷法、穴位埋线法、穴位磁疗法、穴位注射法、穴位指针法、穴位电离子透入法、穴位割治法、穴位结扎法。

灸法是用艾绒或其他药物放置在体表的穴位上烧灼、温熨，借灸火的温和热力以及药物的作用，通过经络的传导，起到温通气血，扶正祛邪，达到治疗疾病和预防保健目的的一种外治方法。艾灸疗法有艾条灸、艾炷灸和温针灸等。艾条灸分温和灸、雀啄灸和熨热灸三种。艾炷灸分直接灸和间接灸两种。温针灸又称针上加灸或针柄灸，即针刺得气后在针柄上套艾条，点燃，使其通过针体传入穴位内。

(2) 耳穴疗法：耳穴就是分布于耳郭上的腧穴，也叫反应点、刺激点。当人体内脏或躯体有病时，往往会在耳廓的一定部位出现局部反应，如压痛、结节、变色、导电性能等。利用这一现象可以作为诊断疾病的参考，或刺激这些反应点(耳穴)来防治疾病。

耳穴分布规律：与面颊相应的穴位在耳垂，与上肢相应的穴位在耳周，与躯干相应的穴位在对耳轮体部，与下肢相应的穴位在对耳轮上、下脚，与腹腔相应的穴位在耳甲艇，与胸腔相应的穴位在耳甲腔，与消化道相应的穴位在耳轮脚周围。可采用毫针法(直刺相应耳穴，深度以 4～8 mm 有感觉即可。进针前须先行常规消毒，术者右手拇、食、中指持针，左手拇、食两指固定耳廓,取穴进针。进针后,小幅度捻转或提插,并留针,留针时间根据需要决定,最后出针,并压迫片刻,以免出血)、皮内针法(先将耳穴部皮肤常规消毒,然后将撤针埋于耳穴处,再在埋针处贴一小块胶布)、三棱针法、敷贴法(中药王不留行籽或磁珠对准所选耳穴贴压,并用手指轻压耳穴 1～2 分钟。一般留压 3 天,每天上、下午由患者自行轻压敷贴部位各一次,每次 1 分钟左右敷贴)。

(3)拔罐疗法:以罐为器,利用燃烧的热力排去其中的空气以产生负压,使之吸着于皮肤,通过吸拔,局部组织充血或淤血,促使经络通畅、气血旺盛,具有活血行气、止痛消肿、散寒、除湿、散结拔毒、退热等作用。

临床应用拔罐法时,可根据不同病情,选用不同的拔罐法。常见的拔罐法有以下 6 种(初级中心至少会使用不少于 3 种拔罐方法):

① 留罐:又称坐罐,即拔罐后将罐子吸附留置于施术部位 10～15 分钟,然后将罐起下。此法一般疾病均可应用,而且单罐、多罐皆可应用。

② 走罐:又称推罐,一般用于面积较大、肌肉厚的部位,如腰背部、大腿部等。可选用口径较大的玻璃火罐,罐口要平滑,先在罐口或欲拔罐部位涂一些凡士林油膏等润滑剂,再将罐拔住,然后医者用右手握住罐子,向上、下、左、右需要拔罐的部位往返推动,至所拔部位的皮肤潮红、充血甚或淤血时,将罐起下。

③ 闪罐:采用闪火法将罐拔住后,又立即起下,再迅速拔住,如此反复多次地拔上起下,起下再拔,直至皮肤潮红为度。

④ 留针拔罐:此法是将针刺和拔罐相结合应用的一种方法。即先针刺待得气后留针,再以针为中心点将火罐拔上,留置 10～15 分钟,然后起罐拔针。

⑤ 刺血拔罐:此法又称刺络拔罐。即在应拔部位的皮肤消毒后,用三棱针点刺出血或用皮肤针叩打后再行拔罐,使之出血,以加强刺血治疗的作用。一般针后拔罐留置 10～15 分钟。

⑥ 药罐:此法是指先在抽气罐内盛贮一定的药液,一般为罐子的 1/2 左右,药物常用生姜、风湿酒等,或根据需要配制,然后按抽气罐作法抽去空气,使罐吸附在皮肤上。

3. 常用临床诊疗工具

(1)熟练掌握中医"十问歌",熟悉中医药治疗情志疾病的四诊合参和辨证论治。

(2)熟练掌握 GAD-7、PHQ-9、PSQI、SAS、SDS、SSS、SCL-90 等自评量表的使用规范和报告解读。

(二)中医心身高级整合诊疗中心技术要求

1. 心身疾病的诊断

具备中医情志病的诊疗能力基础上,同时具备中医脑病、心系疾病、气血津液疾病的诊疗能力。其中必要包括头痛、眩晕、心悸、怔忡、痞满、汗证等相关病种的诊疗规范和临床路径。基本病种和相关病种的诊疗业务量占比 80% 以上,中医参与治疗率不低于 60%,其中专家及专病饮片使用率不低于 50%。

(1)头痛、眩晕:常用川芎茶调散、芎芷石膏汤、羌活胜湿汤、黄连香薷饮、清震汤、三黄泻心汤、龙胆泻肝汤、天麻钩藤饮等。

（2）心悸、怔忡：常用安神定志丸、归脾汤、朱砂安神丸合天王补心丹、桂枝甘草龙骨甘草牡蛎汤、参附汤、血府逐瘀汤、苓桂术甘汤等。

（3）痞满、纳呆、腹泻、便秘：常用抵当丸、瘕宜橘核丸、半夏泻心汤、济川煎、温脾汤、麻子仁丸、大黄附子汤、大承气汤等。

（4）汗证、虚劳：常用生脉散、黄芪颗粒、玉屏风散、甘麦大枣汤、健脾汤等。

2. 中医非药物治疗技术

针灸、耳穴、拔罐同初级整合诊疗中心应用。此外，高级整合诊疗中心需掌握更多特色优势技术。

（1）刮痧疗法：刮痧，是用刮痧板蘸刮痧油反复刮动，摩擦患者某处皮肤，以治疗疾病的一种方法。刮痧，就是利用刮痧器具，刮拭经络穴位，通过良性刺激，充分发挥营卫之气的作用，使经络穴位处充血，改善局部微循环，祛除邪气，疏通经络，祛风散寒，清热除湿，活血化瘀，消肿止痛，以增强机体潜在的抗病能力和免疫机能，从而达到扶正祛邪、防病治病的目的。

（2）中药膏摩法：膏摩疗法是将中药膏剂涂于体表的治疗部位上，再施以推拿按摩等手法，以发挥推拿按摩和药物的综合治疗作用来防治疾病的一种方法。先按处方配制成软膏，然后将膏少许涂抹于体表穴位上，再进行按摩治疗。一般多用擦法、摩法、平推法和按揉法。膏摩所用处方的组成，以活血化瘀、温经散寒、健筋壮骨等药物为主。

（3）五音疗法：五音疗法是古代中医在五行学说的指导下，将"乐"之角、徵、宫、商、羽五音与人体"五脏""五志"等理论有机结合，从而预防和治疗疾病的一种方法。音乐疗法的起源极早，据史书记载，早在尧舜时期先民即创作歌舞以祛病强身。在《黄帝内经》中，便记载了五音与五脏之间的密切联系，五音疗法的基本理论体系在此基本形成。古人对五音疗法的积极实践散在于文献中。中国古代医学与音乐同根同源，五音疗法是我国特色文化中人的身心关系的体现。音乐既可通过其特有的韵律调节人体神经、内分泌等各个系统，也可诱发愉悦、悲伤等各种生理反应。因此，五音疗法既可通过生理机制来治疗疾病，也可通过生理途径来改善机体状况。目前，五音疗法广泛应用于神经、精神、心身等领域疾病的防治当中。

（4）情志相胜疗法：情志相胜疗法是根据五行相克的理论，利用一种或多种情绪去调节、控制、克服另一种或多种不良情绪的心理疗法，最终目的是使人的心态达到动态平衡。《素问·阴阳应象大论》曰"怒伤肝，悲胜怒"，"思伤脾，怒胜思"，"恐伤肾，思胜恐"。正如金元四大家之一的张子和在《儒门事亲》中论述说："悲可以治怒，以怆恻苦楚之言感之；喜可以治悲，以谑浪亵狎之言娱之；恐可以治喜，以迫遽死亡之言怖之；怒可以治思，以污辱欺罔之言触之；思可以治恐，以虑彼志此之言夺之。凡此五者，必诡诈谲怪，无所不至，然后可以动人耳目，易人听视。"运用五行相克的规律，灵活地掌握情志相胜法，并将其运用到临床实践，可以对情志疾病起到一定的治疗作用。

情志疗法因其简便易行且安全有效。在心身疾病的临床治疗中，尚有以下两种行之有效的情志疗法：一是移情法，吴师机指出，"看花解闷，听曲消愁，胜于服药"，患者罹患心身疾病等慢性病后，患者往往情绪易于波动或长期处于某一病态情绪当中，医生或其家属可以通过培养患者如舞蹈、手工、运动等各种兴趣爱好,尽可能地分散转移患者注意力以达到治疗的目的;二是顺意法,虞抟指出"须情思如意,则可愈",当心身疾病患者情志不遂时,则易诱发如纳差、饱胀、饥不欲食、脘腹及两胁隐痛、夜不能寐等症状,在治疗上中医认为"治病必求于本",满足、顺从患者的合理意愿后,可以使患者气机得畅、血运得调,从而恢复至常人的气血平和之态。

（5）中医养生功法技术

① 六字诀:即六字诀养生法,是我国古代流传下来的一种养生方法。它的最大特点是:强化人体内部的组织机能,通过呼吸导引,充分诱发和调动脏腑的潜在能力来抵抗疾病的侵袭,防止随着人的年龄的增长而出现的过早衰老。

六字诀是一种吐纳法。它是通过呬、呵、呼、嘘、吹、嘻六个字的不同发音口型,唇齿喉舌的用力不同,以牵动不同的脏腑经络气血的运行。

② 八段锦:是我国流传较广的一种传统导引术,起源于北宋,兴于明代,盛于清代,流传至今已有 800 多年的历史。本功法姿态优美、流畅,犹如锦缎,八种动作依次连贯,功简而赅,故有"八段锦"的美称,具有"柔和缓慢,圆活连贯;松紧结合,动静相兼;神与形合,气寓其中"的特点,通过调身、调息、调心等方法来调整精、气、神的和谐,达到促进气血运行、阴阳调和的功效。

八段锦功法动作柔缓,协调连贯,强调形体、呼吸、心理三者为一。其中"双手托天理三焦""左右开弓心肺调""调理脾胃须单举"主要以上肢带动躯体运动,通过手臂上下左右牵拉胸廓、腹部、扩展胸腔、按摩腹部脏器,可以增加肺活量,调节心肺功能;增加胆汁、胃液分泌,利于消化,促进糖脂代谢,气机舒畅则可改善情志。"双手攀足固肾腰""五劳七伤往后瞧""摇头摆尾去心火"以脊柱关节活动为主,通过脊柱的折叠、扭转,牵拉督脉及两旁足太阳膀胱经,可以改善脊柱关节病的症状及躯体功能。"单手推足阴阳跷""背后九颠百病消"通过对下肢足三阴三阳经及阴阳跷脉的摩运,刺激肝、脾、肾经,肝主筋、脾主肉、肾主骨,使得三经舒畅,则下肢运动自如,对于以关节、肌肉症状为主的风湿性疾病有显著效果。

③ 太极拳:具有循证证据的各种流派太极拳或改良拳法。

④ 中医静功:包括气功、站桩、吐纳调息法等特色。

⑤ 中医动功:包括导引、推拿、五禽戏、特色中医养生操等中医动功。

4. 常用临床诊疗工具的使用

（1）具备在中医理论沿革和科室继承的特色病机指导下的特色辨证技术;熟练掌握中医辨病和辨证相结合的中医临证思维能力。

（2）熟练掌握除睡眠、情绪自评量表以外的认知、人格、精神等相关量表的使用规范和报告解读。

① 睡眠方面:PSQI、ESS、ISI、阿森斯失眠量表、不宁腿评定量表、昼夜节律失调量表等。

② 情绪方面:GAD-7、PHQ-9、汉密尔顿焦虑量表、汉密尔顿抑郁量表等。

③ 认知方面:MoCA、MMSE、临床记忆等。

④ 人格方面:MMPI 明尼苏达多项人格测验量表、EPQ 艾森克个性问卷成人、16PF 等。

⑤ 中医相关量表:中医体质分类和判定量表、郁病及失眠的相关证型量表、证候要素量表等。

5. 物理治疗技术

具备至少一种物理治疗技术:经颅磁刺激、经颅直流电刺激、生物反馈治疗、音乐治疗、光照治疗、耳迷走神经刺激、中医经络导平、电针等。并有临床操作规范、流程及使用和培训记录。

6. 现代心理治疗技术

具备不少于三种现代心理治疗技术,包括中医心理治疗、CBT、DBT、家庭治疗、正念治疗、焦点解决、人际关系治疗、沙盘治疗、整合心理治疗、催眠治疗等。并有相应的技术规范、培训证明及临床开展记录。

四、临床诊疗特色及路径

具有至少三个中医优势病种的临床诊疗路径和规范,同时有相应的高级别课题及相应成果支撑。

五、多学科联合会诊制度与流程

为提高疑难、重症患者诊断质量和临床疗效,为患者提供最佳的个体化综合诊疗方案,改善患者预后及生活质量,凡遇疑难、重症病例,或本专业范围以外的涉及多专科情况突出时,应及时申请多科联合会诊,共同讨论制定诊疗方案。

对疑难、危重患者,特别是涉及多学科的重症患者,建立由医务科总协调,多学科专家参与的多学科联合诊疗模式,由专科经治医师提出申请,经科主任(或科主任指定的负责人)同意后报医务科审核并通知相关科室专家参加会议。

紧急情况下多学科联合会诊:如涉及多专科急诊手术术前会诊、急危重症患者抢救会诊,医务科接到临床科室提交书面申请或紧急电话要求后即开始组织会诊,各受邀科室接到通知后必须按急会诊管理规定及时派专家到现场参加会诊、讨论和联合抢救工作。

各临床和医技科室必须积极有序地配合多学科联合诊疗工作,临床科室要设专人负责安排每天专家会诊排班,病理科、检验科、放射科、超声科等医技科室,也要设置会诊联络人,以保证在接到会诊通知的情况下能够及时安排人员参加多学科联合诊疗工作。

多科会诊讨论内容包括:患者目前的诊断、治疗方案是否准确、适宜,是否需要进一步做的相关检查,目前患者最需解决的问题,并发症的处理,预后分析,确定今后诊疗方案。最后将讨论结果记录于病历中。

受邀请参加会诊的多科专家必须仔细阅读会诊材料,了解本次会诊讨论内容,对诊断、预后评估、治疗方案等做出判断。应由科主任或具有副主任医师以上职称人员主持会诊。

患者所在科室必须按照多科会诊讨论结果意见,认真执行,并及时将诊治情况反馈相关科室,以便评价治疗效果。

受邀科室严格按照邀请科室确定的时间、地点准时参加,对于紧急情况下发出的多学科联合会诊,按照急会诊时限要求(30分钟到达现场)。

医务科将多学科联合诊疗模式列入医疗管理的常规工作,由医务科主要负责行政协调,并负责监督管理制度的落实,对存在问题及时反馈,持续改进多学科联合诊治质量,不断提高诊疗水平。

六、紧急事件应急预案及处理流程

1. 患者突然发生病情变化时的应急程序

(1)立即通知值班医生;(2)做好抢救的准备工作;(3)配合医生抢救;(4)及时通知患者家属;(5)某些重大抢救或重要人物抢救,应按医务处规定及时通知医务处或院总值班。

2. 患者突然发生猝死时的应急程序

(1)发现后立即抢救,同时通知医生、科总值班;(2)及时通知家属;(3)若抢救无效死亡,做好尸体料理,通知担架队将尸体接走;(4)在抢救过程中,要注意对同室患者进行保护。

3. 患者有自杀倾向时的应急程序

(1)发现患者有自杀念头(要认真评估级别,不同级别干预方案不一样)时,应立即通知值班医生及科主任;(2)向上级领导汇报;(3)没收锐利物品,锁好门窗,防止意外;(4)通知家属,要求24小时陪护,不得离开;(5)详细交接班,同时多关心患者,耐心做患者心理疏导,准确掌握患者的心身状态。

4. 患者自杀后的应急程序

(1)发现患者自杀,立即进行抢救,同时通知医生;(2)保护现场(病房及病房外现场);(3)通知医务处、院内总值班或保卫处,服从领导安排处理;(4)及时通知家属。

[郭蓉娟　邢佳　张捷]

第二十章 精神疾病心身医学整合诊疗中心的建设与发展

第一节 成瘾心身医学整合诊疗中心

成瘾行为分为物质成瘾和行为成瘾。物质成瘾是指需要摄入某种物质而在体内产生奖赏效应(包括心理的和生理的、正性的或负性的),如烟、酒、毒品、槟榔、新精神活性物质等。行为成瘾是指不需要借助外来物质的摄入,而需要通过某种行为的付诸实施而达到心理或生理的满足感,如病理性赌博、网络成瘾(游戏障碍)等。成瘾后会导致涉及范围很广的一系列心身障碍。

常见物质所致精神障碍详见表 20-1。

表 20-1 常见物质所致精神障碍

	精神病性障碍	双相障碍	抑郁	焦虑障碍	强迫障碍	睡眠障碍	性功能障碍	谵妄	认知障碍
酒精	I/W	I/W	I/W	I/W		I/W	I/W	I/W	I/W/P
咖啡因				I		I/W			
大麻	I			I		I/W		I	
致幻剂	I*	I	I	I				I	
吸入剂	I		I	I				I	I/P
阿片类			I/W	W		I/W	I/W	I/W	
镇静催眠抗焦虑药	I/W	I/W	I/W	W		I/W	I/W	I/W	I/W/P
兴奋剂**	I	I/W	I/W	I/W	I/W	I/W	I	I	
烟草						W			

注:I:中毒期间出现;W:戒断期间出现;I/W:中毒期间出现或戒断期间出现;P:症状持续存在;*:致幻剂引起的持久性知觉障碍;**:包括甲基苯丙胺类物质,可卡因和其他未分类的兴奋剂

成瘾物质所致障碍是物质使用患者到综合医院、精神专科、自愿戒毒中心最常见的就诊原因,所以应当整合临床、社区、司法等多方资源进行一体化治疗。治疗目标除了治疗物质所致各类精神障碍外,更应当包括针对物质使用躯体障碍,结合脱毒、社会心理干预、长期康复随访等多种措施,使患者保持长期戒断、促进其心身康复及回归社会。这就使得"成瘾心

身整合诊疗中心"的建设显得非常必要,成瘾心身医学科医生需担负起鉴别诊断、对症治疗和发起联络会诊的首诊责任,为成瘾行为患者出现的各种心身问题提供规范诊治的场所,以提高诊治效率。

为完善并提高我国成瘾心身医学诊治能力,加强早期识别、早期筛查、规范诊治、合理用药和及时转诊管理,提高成瘾心身障碍医疗服务能力,中华医学会心身医学分会成瘾学组组织专家查阅文献、开展研讨,基于《成瘾医学:理论与实践》,以及关于酒精、阿片类、合成毒品等一系列诊疗指导原则,结合分级诊疗的卫生政策,形成此成瘾心身医学整合诊疗中心建设规范,以推动各级医疗机构开设成瘾心身门诊,合理配置医疗资源,开展成瘾心身门诊医疗质量评价和持续改进工作,不断健全我国成瘾心身医疗服务体系,为成瘾心身障碍患者提供适宜的门诊和病房诊疗服务,提高成瘾心身障碍和成瘾心身疾病的识别率和治疗率,降低误诊误治率,从而改善成瘾心身障碍和成瘾心身疾病患者预后,有效降低患者家庭和国家医疗负担。

一、门诊设置

(一)门诊诊室设置

成瘾心身门诊诊室的设置方便患者就诊的同时需兼顾病人隐私保护。

1. 诊室

① 要求为独立诊间,适合单人就诊,以便于问诊并减少不必要干扰;② 建议将成瘾心身门诊的诊室固定,并设置醒目的"成瘾心身门诊"的标志;③ 诊室需配备必要的办公和诊疗设施,如电脑、电子病历诊疗系统、听诊器、血压计等查体工具;④ 诊室需备有简易的精神心理筛查工具,可进行常规的评估;⑤ 诊室内设成瘾和精神心理相关的科普宣传资料角,诊室墙面有成瘾心身门诊的诊疗流程图。

2. 成瘾心身门诊心理评估/治疗室

① 需要独立、安静的房间,并设置醒目的"请勿打扰"的标志;② 配备相关心理学测评量表及工具;③ 建立成瘾心身障碍患者诊治随访数据库,建议使用电子随访数据库;④ 配备必要的办公及资料储存设施,如电脑、打印机、资料柜等。如有条件,可备有录音笔,摄像机等专用设备。

(二)门诊模式

(1)成瘾心身门诊病例对象:物质(药物)成瘾及所致的心理和躯体障碍,行为成瘾及所致的心理和躯体障碍。

(2)成瘾心身科精神科医师达到主治医师阶段,接受至少20学时的成瘾医学临床技能培训并获得培训证书,可单独出诊。

(3)全科医师与心理科医师联合出成瘾心身门诊。

(4)对重度戒断症状、精神病性症状、焦虑抑郁或有法律风险的患者,建立与戒毒科联络会诊、法律咨询或精神科转诊工作机制。

（三）门诊工具

1. 精神心理主观测量

在成瘾心身科就诊的精神心理问题患者以及成瘾相关躯体障碍患者常见的精神心理问题主要为焦虑、抑郁、躯体化形式障碍、失眠、谵妄，患者的人格障碍、认知能力、生活事件、疾病状态等影响患者的精神心理状态。精神心理主观测量指通过精神心理自评问卷或他评问卷，判断患者的成瘾状态、精神心理状态，虽不能作为诊断工具，但有助于评估患者的成瘾和精神心理状态。

（1）人格特质评估：A 型人格及 D 型人格的筛查与评估。

A 型人格推荐 A 型行为类型问卷（TABPQ），评分标准为两部分分数相加，最高分为 50 分，将 50～29 分定义为 A 型人格。

D 型人格推荐人格量表（DS－14），评分标准采用"完全不符合（0 分）"到"完全符合（4 分）"的 5 点记分法，同样为两部分分数相加，两部分均须≥10 分确定为 D 型人格。

（2）抑郁焦虑评估：自评问卷推荐采用"二问法"，即使用 PHQ－2 进行抑郁筛查和 GAD－2 进行焦虑筛查，或"三问法"初步筛出可能有问题的患者。

精神心理他评问卷推荐采用汉密尔顿焦虑抑郁评估问卷，使用他评问卷要求接受过精神心理基础知识培训。躯体症状较多时推荐患者健康问卷－15 项（PHQ－15）或躯体化症状自评量表进行评估。

（3）其他精神心理测量：在成瘾心身门诊可能用到的其他精神心理相关评估工具包括：生活事件问卷、压力感知问卷、匹兹堡睡眠质量问卷、MMSE 或 MOCA 认知功能评价，以及谵妄筛查问卷"意识模糊评定法"（confusion assessment method，CAM）的简本（4 个条目）或全版（11 个条目）。

2. 精神心理客观测量

（1）睡眠呼吸监测：多导睡眠呼吸监测通过监测患者睡眠过程中的脑电、肌电、血压、心率、鼻气流、脑电、胸部运动、腹部运动等，反映睡眠中呼吸、心血管、中枢神经等多系统的变化，主要用于诊断睡眠呼吸障碍，包括睡眠呼吸暂停综合征、鼾症、上气道阻力综合征，也用于其他睡眠障碍的辅助诊断，如发作性睡病、不宁腿综合征、失眠分类等。

（2）便携式长程心电监测：包括单导心电记录仪、8 导心电记录仪或 12 导心电记录仪，支持遥测和离线记录存储，可佩戴于胸前、上臂或指间，穿戴便携，并能识别筛选出被检测者的异常心电波形。主要用于反复主诉心悸的患者。

（3）脑功能监测：脑功能是通过电极记录下来的脑细胞群的自发性、节律性电活动，是临床上最常用的一种检查方法，主要检测颅内器质性病变以及大脑功能状态，包括记忆、应激、联想、工作负荷、激越等状态，辅助用于老年痴呆、焦虑、抑郁评估。

3. 干预工具

（1）生物反馈：生物反馈治疗是根据生物反馈的原理，通过采集与分析人的脑电波形的指标，来确定人的精神和心理状态，并且这些信号以容易理解的视觉、听觉等形式展现出来，使患者能够了解自身生理的变化，通过反复的训练与治疗帮助患者达到认知、调控自身生理变化，以达到治疗疾病的目的。目前主要用于治疗抑郁症、失眠、癫痫以及神经症等。

（2）正念冥想：通过个体或小组培训，指导患者掌握正念冥想技术，促使大脑分泌一系列与焦虑、抑郁、失眠等疾病存在密切联系的神经递质和激素，从而实现对上述精神心理问题的治疗。

（3）虚拟现实技术：虚拟现实技术暴露疗法（virtual reality exposure therapy，VRET）是一种新颖的焦虑症治疗技术，属于认知行为疗法的一种，已有研究证实 VRET 对一些特殊焦虑症治疗有作用，如创伤后应激障碍症、社交焦虑障碍等。

（4）其他工具：包括 DBS、经颅电刺激、沙盘治疗、音乐治疗、色彩治疗、专业认知行为治疗、家庭治疗等。

二、人员配备

成瘾心身门诊的人员原则上由精神科专业医师、心理治疗师（咨询师）、全科医师和护师组成，有条件的可以增加康复治疗师。

1. 精神科专业医师

（1）资质要求：① 具有精神科专业主治医师以上职称，3 年以上成瘾专科临床工作经验；② 完成至少 20 学时的成瘾医学专业技能培训课程并获得培训证书。

（2）职责：① 负责成瘾心身门诊日常工作的组织和管理；② 负责成瘾心身门诊患者的接诊，制定评估和治疗计划，推荐心理治疗师参与接诊，发起联络会诊申请；③ 负责撰写病人的诊疗档案；④ 负责制定病人随访计划；⑤ 组织和参加相关的临床研究；⑥ 定期开展健康教育。

2. 心理治疗师

（1）资质要求：① 具有医学背景或心理学背景，并具有一定的专科工作经验；② 通过由卫生行政管理部门实施的执业资格考试，并取得心理治疗执照。

（2）职责：① 协助精神科专业医师对患者进行心理治疗、行为认知指导等治疗；② 坚持保密原则，从来访者及家属等信息源获得有关来访者的心理问题、心理障碍的资料；③ 对来访者的心理成长、人格发展、智力、社会化及家庭、婚姻生活事件等进行全面评估，概括心理和生理测查；④ 对来访者作出心理诊断，制定心理治疗计划，并指导实施；⑤ 在心理咨询中发现来访者有精神障碍或躯体疾病时应及时告知医师，如发现来访者有危害其自身生命或危及社会安全的情况，有责任立即采取必要的措施，防止意外事件发生。

3. 护师

（1）资质要求：① 具有护师职称，一定的精神科专科护理工作经验；② 完成至少 20 学时的成瘾医学专业技能培训课程并获得培训证书。

（2）职责：① 为成瘾心身病人建立详细的健康档案，做好病人预约登记和随访；② 对病人进行详细的问诊，全面掌握病人的病情和家庭状况，协助医师和康复师充分评估病人的心理状态、心肺功能与家庭及社会的能力；③ 协助医生处理突发的医学事件；④ 协助医生开展病人以及家属的宣教和培训，发放日常宣传手册以及相关视频，指导病人家庭生活照顾，用药指导、安全指导及饮食营养指导；⑤ 协助和指导患者的康复治疗。

4. 成瘾心身康复师

(1) 资质要求:① 取得康复师资格证;② 完成至少 20 学时精神医学临床技能培训并获得培训证书;③ 具备相关的临床工作经验。

(2) 职责:① 执行精神科专业医师的成瘾心身康复处方;② 根据成瘾心身康复处方,为患者制定具体的成瘾心身康复方案;③ 对患者进行相关疾病的健康宣教;

5. 全科医师

(1) 资质要求:① 取得全科医师资格证;② 完成至少 20 学时精神医学临床技能培训并获得培训证书;③ 具备 3 年全科医师相关的临床工作经验。

(2) 职责:① 负责治疗物质成瘾所致的一般躯体相关障碍,特别是消化系统、心血管系统;② 患者躯体情况严重者,负责联络相关科室会诊,联合诊治,为患者制定具体的躯体障碍康复方案。

三、门诊临床路径

普通物质成瘾及行为成瘾心身门诊首诊患者,对不典型临床症状的患者进行常规临床诊疗同时,建议完成成瘾和精神心理问题筛查。

1. 成瘾心身门诊初诊思路

成瘾心身门诊医师接诊成瘾和精神心理自评量表评分异常的患者,在成瘾心身门诊初诊时完成如下工作:

(1) 全面了解患者成瘾病史,包括发病诱因、症状性质、相关病史及危险因素、成瘾前中后的心理状态及心理状态演变,患者对自身问题的认知,以及患者的性格特点、人际关系、家庭环境、生活史等。

(2) 详细的体格检查,如心脏、肺部、甲状腺查体,必要的实验室检查,并排除其他器质性疾病。

(3) 心理生理检查:给予情景性心理刺激的同时检测心率、血压、呼吸及脑电活动等,了解心身之间的联系。

(4) 进行全面的心理测评以评估心理社会因素、了解患者人格特点等,如物质成瘾和行为成瘾系列量表、焦虑抑郁自评量表、躯体化自评问卷、A 型/D 型行为问卷、生活事件问卷等。

2. 成瘾心身门诊鉴别诊断思路

成瘾心身门诊就诊患者常见的躯体化症状包括:心悸、胸闷气短、血压升高、物质所致谵妄、戒断综合征、物质使用所致精神障碍。成瘾心身医生应至少掌握这六类症状或综合征的鉴别诊断。

(1) 心悸鉴别诊断:心悸常见的鉴别诊断,病理因素包括心律失常、甲状腺功能异常、贫血、电解质紊乱、感染高热、低氧血症等,生理因素包括失眠、饮酒、喝咖啡、喝茶、情绪波动等。

(2) 胸闷气短的鉴别诊断:对于存在胸闷气短的患者,重点需要排除心肌缺血、心力衰竭、肺栓塞以及肺部疾病、睡眠呼吸暂停等,初步筛查包括血肌钙蛋白、脑钠肽、D-二聚体、心电图、超声心动图、动态心电图或运动负荷试验,必要时行心血管有创影像学检查、胸部CT、肺功能等。

（3）血压升高的鉴别诊断:成瘾和精神心理问题伴发的血压升高表现为如下两种特征:分别是血压波动大或血压难以控制,重点需要除外肾上腺、肾脏、肾动脉、甲状腺功能异常导致的血压升高。

（4）物质所致谵妄:物质所致谵妄(substance-induced delirium)指物质使用导致的意识异常状态,如注意力下降、意识改变、定向障碍,认知障碍普遍存在,症状在短时间内出现且在一天中严重程度有波动。谵妄可发生在精神活性物质中毒、戒断或物质使用时,基本所有精神活性物质过量中毒都会导致谵妄,但仅有酒精、阿片类物质、镇静催眠抗焦虑药戒断会导致谵妄。物质所致谵妄可能带来较高死亡率、住院时间延长、医疗资源消耗增加,甚至持续认知功能损害,需要及时的识别及处理。

（5）戒断综合征:戒断综合征(withdrawal syndrome)指停止使用精神活性物质或减少使用剂量或使用拮抗剂后所出现的特殊的、令人痛苦的心理和生理症状群,机制是长期用药后突然停药所引起的适应性反跳(rebound)。不同物质的戒断综合征表现不同,一般表现为与其药理作用相反的症状和体征。有些物质戒断时生理症状和心理症状都很突出,如酒精和阿片类物质;有些物质戒断时生理症状不太突出,而心理症状比较突出,如兴奋剂和致幻剂。戒断症状被认为是物质成瘾的特征性表现之一。

对于存在上述症状或综合征的患者,客观检查结果无法解释的症状,鉴别诊断中应考虑成瘾相关精神心理问题,采用精神心理测评工具以及客观评估手段进行评估。

四、诊断

根据病史、体格检查、神经心理评估、实验室及影像学检查结果,同时对患者的躯体症状和精神心理状态综合分析进行诊断,应包括生物学诊断和精神心理状态学诊断,生物学诊断如胸闷待查、心悸待查等,精神心理状态学诊断如戒断综合征、焦虑状态、抑郁状态、惊恐发作等,避免给予患者精神心理疾病学诊断,如焦虑症、抑郁症和惊恐障碍等。

患者有如下临床症状以及客观检查结果,高度提示患者存在成瘾相关的心理障碍:有明确的物质成瘾病史,具有反复困扰患者的躯体症状不适,例如胸闷、心慌、气急等;发病前可能存在用药或断药的情况;物理检查可能发现有躯体症状和体征不相符,实验室客观检查结果和主观症状不相符。

五、治疗

在强调治疗患者成瘾的同时,关注患者的精神心理问题,遵循社会—心理—生物医学模式,强调综合治疗,对患者进行多层次多角度干预,包括药物治疗和非药物治疗。

1. 非药物治疗

非药物治疗是基础,适用于所有成瘾心身障碍患者,尤其对于成瘾的心理依赖、轻度焦虑抑郁为首选,成瘾心身门诊推荐使用的非药物治疗包括心理教育、认知行为治疗、减压训练、虚拟现实技术、深部脑刺激(DBS)、运动训练、生物反馈、传统中医技术等。

2. 药物治疗

（1）替代药物：阿片类和酒精成瘾可以分别以美沙酮和苯二氮䓬类药物替代，具体用量可根据个体情况。

表 20-2　门诊戒酒地西泮用药剂量与时间

	6：00	12：00	6：00	睡前
第一天	/	7.5 mg	7.5 mg	7.5 mg
第二天	5 mg	5 mg	5 mg	5 mg
第三天	5 mg	2.5 mg	2.5 mg	5 mg
第四天	2.5 mg	2.5 mg	0 mg	5 mg
第五天	0 mg	2.5 mg	0 mg	2.5 mg

（2）抗焦虑抑郁药治疗：药物治疗适用于中度以上焦虑抑郁、伴有躯体症状的轻度焦虑抑郁、惊恐发作患者。药物选择的原则，首先考虑抗焦虑抑郁药物的心血管安全性，其次考虑抗焦虑抑郁药物的疗效强弱。

（3）抗精神病药治疗：对于成瘾心身障碍患者出现的幻觉、妄想、行为异常等精神病性症状，则可以选用抗精神病药物，如奥氮平、喹硫平、阿立哌唑等药物对症治疗即可，等症状消失再维持2—3个月即可考虑停药。

3. 社会干预与康复管理

社会干预与康复管理包括改变家庭社会环境，为患者的康复提供支持性环境，主要针对家庭、社区或文化等方面的问题，动员各种资源来影响与患者药物成瘾相关的认知、行为及社会环境，帮助患者保持长期戒断，建立健康的家庭社会生活方式。社会干预与康复管理包括社会管理、社会服务、社会支持、自助与互助组织等，需要患者、家属、社会共同参与，应用多种方法和康复技术，以帮助患者达到身心的康复，摆脱对物质的依赖。

［谌红献］

第二节　心境障碍心身医学整合诊疗中心

心境障碍也称情感性障碍，是指由各种原因引起的、以显著而持久的情感或心境改变为主要特征的一组疾病。临床上主要表现为情感高涨或低落，伴有相应的认知和行为改变，部分患者会伴有幻觉、妄想等精神病性症状。多数患者有反复发作倾向，每次发作多可缓解，部分可有残留症状或转为慢性。由于心境障碍是一类反复发作的终生疾病，病程多变，管理困难，通常会导致患者社会功能及生活质量下降，给社会造成沉重的疾病负担。这类患者往往流转于综合医院精神科或者心理科，以及精神专科医院的各个科室，现有的诊疗及管理模式亟待优化。心境障碍科能为相应的患者提供针对性的专病诊疗平台，其规范化建设可能有助于进一步缓解患者症状，提高患者的治疗效果，促进其功能康复。本章节旨在制定心境障碍心身整合诊疗中心建设标准，为运营该专科的医疗机构提供指导和参考。

一、场地建设

（一）门诊

门诊场地包括候诊区、就诊区、心理测量区、心理治疗区、物理治疗区等基本功能区。按服务内容可分为专家门诊、专病门诊、普通门诊。门诊部应设置门厅、导诊、挂号、收费、诊区、门诊办公、药房、卫生间等用房和为患者服务的公共设施。诊区应设置候诊处、诊室、治疗室、护士站、污洗室等。门诊部可以采用预约挂号、集中挂号及分层挂号等挂号方式。候诊处应设护士站，候诊座位按需设置。诊室应安全、独立，适合单人就诊，以便于问诊并减少不必要干扰；同时需配备必要的办公和诊疗设施，如电脑、电子病历诊疗系统、听诊器、血压计等查体工具。

条件允许的情况下宜自成一区，可设单独出入口，如开设儿童青少年亚专科门诊需设置专用候诊区。门诊用房应符合下列要求：诊室的开间净尺寸不应小于 2.7 m，使用面积不宜小于 12 m²；诊室应设置医生应急撤离门或医生工作走廊；当两间及以上诊室并列设置时，宜设置医生工作走廊，走廊净宽度不应小于 0.9 m。心理测量区应符合下列要求：独立、安静的房间，并设置"请勿打扰"的标志；配备相关心理学测评量表及工具；配备必要的办公及资料储存设施，如电脑、打印机、资料柜等。如有条件，可配备录音笔、摄像机等专用设备。心理治疗区应符合下列要求：个体心理治疗室使用面积至少 10 m²，家庭治疗室使用面积至少 15 m²，沙盘治疗室至少 15 m²，生物反馈治疗室至少 15 m²，团体治疗室至少 60 m²，催眠治疗室使用面积至少 20 m²。

（二）病区

病区宜靠近主要医技科室，并应与物理治疗、康复治疗用房及室外活动场地有便捷的联系。病区组成包括病房、卫生间、浴室、隔离室、病人活动室、病人餐厅、医生办公室、值班室、护士办公室、护士站、治疗室、处置室、被服库、备餐开水间、污洗室、污物暂存间等用房。病房宜设置为封闭式病房，分为一级病房、二级病房和特需病房。同时还需有心境障碍诊疗中心病区专用的物理治疗室（rTMS 治疗室、光照治疗室等）、个体心理治疗室及团体心理治疗室。病区内患者区域与医护人员区域应相对独立，护士站宜安置于靠近病区出入口处。有需要的可以设置临床研究相关的办公室、工作人员工位及资料柜等。住院部病房、隔离室以及患者集中活动场所内，不应采用装配式吊顶构造和可被吊挂的构造或构件。

（三）康复治疗区

康复治疗区需要设置各类康复治疗设备、器材、资料的存储用房，以及用于放松、运动、绘画、音乐等康复治疗的用房。在有条件的情况下设置室外活动场地，宜包括体操、各种球类活动等空间。室内康复用房宜采用大开间。心境障碍诊疗中心封闭式病区应与院内康复治疗科相邻，并于病区内提供室内康复治疗用房。

（四）物理治疗区

重复经颅磁刺激（rTMS）已被证明是一种安全且耐受性良好的治疗手段，可以有效治疗抗抑郁药物无效或因药物副作用不能耐受的抑郁症患者。其场地设置要求：① 空间要求：

rTMS 所产生的瞬间脉冲磁场(0.8~3T),在附近会产生强大的电场(150 V/m),设备周围需要至少有 2 m 的空间以避免干扰到其他设备。② 电源要求:rTMS 治疗仪器属于大型用电设备,瞬间输出功率达十几兆以上,需配有 16 A 的电源插头,配置稳压器,以保证电压稳定,参照国家标准《医用电气设备》的要求,设备电源要符合 GB9706.1-2020 中 10.2.2 的要求,设备温度保护符合其中第 42 章的要求。③ 光照要求:为了保证定位导航的精确度,室内光线不宜过亮(尤其是散射光);在红外视野内不宜有反光材质(注:仅光学导航需要此光照要求,非光学导航不需要)。④ 警示性要求:门口挂贴警示标志,告诫此处有强磁场设备,禁止有心脏起搏器和电子输液装置等对磁场敏感的人员进入,同时场地中要避免放置铁磁性物体,还需警示长期暴露于经颅磁脉冲磁场环境的孕妇,腹部应远离刺激线圈 70 cm 以上距离。⑤降噪要求:治疗室的墙面需安装足够的隔音装置(加装额外的隔离门或者加厚门)。同时,由于设备的间歇性噪声,应为治疗者和患者配备耳塞。

有条件的情况下可设计其他物理治疗区:① 光疗室,应配备滤出紫外线后达 2 500~3 000 Lux 的人工亮光电源,应设人工照明光控、渐暗开关,其门窗应设遮光帘。② 经颅直流电刺激(tDCS)治疗室,室内装修设计应符合功能部位特点和使用要求,选用安全、实用、经济、美观的材料和构造做法。

(五) 设备设施要求

至少具备用于书写病历的电脑 1 台、用于心理测试的电脑 1 台及软件系统、打印机 1 台,其他医疗设备包括血压计、血糖仪、体温计、皮尺、身高体重计、一次性输液针、导尿包、一次性胃管、血气针、急救包、心电监护仪、自动体外除颤器、医用吸氧装置。有条件的医疗机构根据工作需要,可配置 rTMS 经颅磁治疗仪、沙盘治疗沙具、沙袋、催眠椅、多媒体投影仪、摄像机、电视机、声录系统、单面镜、资料柜等。

二、人员配备

1. 医生

人员数:主任、副主任各 1 名;临床主治医师 2 名;科研主治 1 名;住院医师 4~6 名。医生是整个医疗团队的核心,心境障碍心身医学整合诊疗中心的医生资质要求:精神科专业本科或以上学历毕业证书以及执业医师资格证。工作内容:每天查房时,精神科医生会与每位患者进行精神检查、讨论症状和治疗计划。病房精神科医生为主的治疗小组,还包括社会工作者、心理治疗师和护士,团队讨论并做出有关患者的药物治疗以及社会心理治疗的决策。

2. 护士

人员数:10 名。心境障碍心身医学整合诊疗中心的护士资质要求:具有护理专业专科或以上学历毕业证书及资格证。工作内容:注册护士全天 24 小时轮班负责护理病人。患者与护士的比例通常为 5~6 名患者分配 1 名护士。每次轮班都会为患者分配 1 名护士,护士会向每位患者介绍自己,通过个别会谈、家庭评估、教育支持活动和治疗小组一起对患者、家属进行工作,并为患者提供优质的护理。

3. 社会工作者

社会工作者是心境障碍心身医学整合诊疗中心的重要组成部分。人员数:1 名。资质要求:经过专业培训,获得本医院护理部认可。工作内容:在入院初期,社会工作者将与患者会面并联系其家人,以计划患者的纵向护理;诊疗过程中社会工作者与治疗团队一起参与制定治疗计划;出院前后社工根据需要提供个人、家庭或团体治疗干预,最大限度地提高出院成功率。

4. 心理治疗师

心理咨询师也是心境障碍心身医学整合诊疗中心的重要组成部分。人员数:2名。资质要求:心理专业本科及以上毕业证,获得国家心理治疗师资格证,方可与心境障碍患者一起工作。工作内容:治疗师在入院后48小时内对每位患者进行评估,以制定患者参加心理治疗的小组时间表。治疗师日常参加查房并与治疗团队讨论患者具体的社会心理因素、困扰的问题和解决问题的方案。

三、患者收治及病程管理

(一)患者收治

主要收治各种抑郁障碍、双相障碍患者,也可以收治伴发焦虑障碍、强迫障碍等疾病的患者。

患者可以通过医院门诊、急诊、自行预约等方式来到心境障碍科就诊。在接诊时,医生应该对患者的病情进行详细的询问和检查,了解患者的病史、家族史、生活习惯等,以便制定个体化的治疗方案。在就诊后需要住院治疗的病人,门急诊的医生会告知,并开具住院通知单。住院通知单上会写明初步诊断、医保信息,以及需要就住的病房等基本信息。

(二)病程管理

住院期间对患者进行药物治疗、以认知行为治疗为主的心理治疗和康复治疗。制定完善的病程管理方案,医生会对每个患者进行详细的病程记录和管理。为进一步筛查、鉴别与明确诊断,还需要去医院的各个检查室做针对性的检查,例如有躯体主诉的焦虑症状病人,需要做对应的辅助检查,如心电图、胸片、超声等。在治疗过程中,医生应该对患者的病情进行定期评估和调整治疗方案,以便最大限度地提高治疗效果。

可采取封闭病房与半开放病房结合管理。封闭病房住院标准:① 疑、难、急、重等各类心境障碍患者;② 无严重躯体疾病或躯体疾病处于稳定期且无严重并发症;③ 传染病免疫筛查结果阴性(HBsAg除外);如HBsAg为阳性,则需血清ALT≤2倍正常值上限或血清HBV、DNA为阴性,才能限定病区住院。半开放病房住院标准:① 各类心境障碍患者或法定监护人自愿申请住院。② 近一个月内无自伤、自杀、冲动、伤人及外走等行为及危险。③ 无酒精、毒品等精神活性物质使用或者使用精神活性物质但处于康复期的患者。④ 无严重躯体疾病或躯体疾病处于稳定期且无严重并发症的患者。⑤ 传染病免疫筛查结果阴性。

出院流程:① 患者出院,须由经治医师下出院医嘱,经上级医师或科主任同意,方可办理出院手续。② 患者出院前,由责任护士及主管医师告知出院后注意事项,包括目前的病情,药物的剂量、作用、副作用,饮食,活动,复诊时间及预约信息等。③ 患者出院时,责任护士、社工应征求患者对医疗、护理等方面的意见及建议。

四、诊疗技术要求

医生应对心境障碍患者进行一系列针对性评估,确定患者的人格特征,焦虑、抑郁评分,躁狂评分,伴发其他问题如强迫症状评分,社会心理因素问卷筛查等,同时需要注意是否患有其他任何疾病或者是否已经进行相应的治疗。医生将根据评估结果制定针对性的治疗方案,规范的治疗包括药物治疗、物理治疗、心理治疗(包括个体治疗、团体治疗、家庭治疗等)。

治疗计划由治疗团队和患者共同制定,在治疗中定期评估目标进展情况,并根据需要更新治疗目标。药物治疗旨在控制患者的情绪症状,大多数情况下需要足量、足疗程治疗6到8周,方能评估患者是否有药物应答,对初始治疗方案的疗效进行评估。心境障碍由于症状复杂、发病原因多样、临床类型较多,每类患者需要规范其药物的选择和剂量的滴定。物理治疗包括电抽搐治疗(ECT)、重复经颅磁刺激(rTMS)、光疗,还包括深部脑刺激(DBS)等创新性的治疗方法。持续随访对患者的病情稳定及功能恢复非常重要,随访频率视需要而定,但至少每90天需要进行一次复诊。心理治疗,例如认知行为疗法(CBT),能帮助患者理解和克服消极的思维模式,并了解这些模式如何影响对自己和世界的看法。同时,病区内的团体治疗对于因抑郁等情绪症状而感到社交受限或孤独的人来说非常有帮助;小组治疗允许作为一个小组建立联系和学习,可以让患者听到不同意见,不同的人正在努力解决与患者相似的问题。家庭治疗是整个家庭康复的重要组成部分,可以给心境障碍患者及家庭成员学习如何应对和沟通的技巧,并让家庭成员一起参与患者的康复。

五、临床诊疗原则及路径

(一)总体原则

1. 个性化治疗

对于心境障碍患者的治疗应该是个性化的,应根据患者的病情和个人情况制定个性化的治疗方案。治疗方案应从患者的症状表现、病程、年龄阶段、性别、职业、是否有基础疾病、治疗依从性、家庭经济情况、性格特点等多角度评估制定。

2. 综合治疗

心境障碍是一种综合性疾病,其症状涉及心理、生理、社会等多个方面。因此,治疗手段需要是药物治疗、物理治疗、心理治疗、康复治疗等多种方式的联合。

3. 治疗周期

心境障碍的治疗是一个长期的过程,一般来说单次治疗包括急性期、巩固与维持期,时间应该不少于九个月,治疗周期应该根据患者的发作及既往治疗次数、本次发作的病情进行动态调整。

(二)药物治疗

根据《中国抑郁障碍防治指南》(第2版),抗抑郁剂是当前治疗各种抑郁障碍的主要药物,有效率约为50%。其治疗需要充分的评估与监测,确定合适的药物治疗时机,个体化合理用药,尽可能单一使用抗抑郁剂。在用药过程中应选择适宜的起始剂量,根据药物动力学特点制定适宜的药物滴定速度,调整至合适剂量。对于依从性好的患者,抗抑郁剂足量使用4周后仍无明显疗效,可以考虑换药;当换药治疗无效时,可考虑两种作用机制不同的抗抑郁剂联合用药,但目前仍缺乏循证证据支持联合治疗的疗效;也可以考虑联合锂盐、非典型抗精神病药或三碘甲状腺原氨酸。对复发风险很低的患者,维持期治疗结束后在数周内逐步停药,停药期间仍应坚持随访。同时医生也需要对患者加强宣教,治疗前向患者阐述治疗方案、疗效、可能的不良反应及对策,以提高患者依从性。

根据《中国双相障碍防治指南》(第2版),双相障碍也需要充分评估、量化监测,药物治疗不只针对抑郁发作、躁狂发作的对症处理,更需要将全面提高心境稳定性作为治疗出发点,具有心境稳定作用的药物是针对各类发作的核心选择。优先选择指南推荐的首选药物,单药治疗、联合用药均可作为双相障碍患者的初选治疗策略。但无论是哪种策略,心境稳定剂或具有心境稳定作用的非典型抗精神病药都应是必然选择。在治疗过程中应定期评估患者的情绪不稳定性及转相风险,不断优化、调整治疗策略,必要时可以联合物理治疗。双相障碍的药物治疗同样需要提高患者的治疗依从性,与患方共同参与。

(三)心理治疗

循证的数据提示,急性发作期的抑郁症患者一线心理治疗建议包括认知行为疗法(CBT)、人际关系疗法(IPT)和行为激活疗法(BA),二线心理治疗建议包括基于计算机和电话的心理治疗等。心理治疗(CBT或IPT)与抗抑郁药物治疗相结合优于单独治疗。维持治疗期的一线心理治疗包括CBT和基于正念的认知治疗(MBCT)。起病与童年经历、创伤等因素明确相关的患者,精神动力性治疗有助于患者的自我成长,需要长期持续进行。

在国内外的双相指南中,均没有对双相障碍急性躁狂发作期的心理干预的建议,即便是双相抑郁急性发作期,也没有一线的心理干预推荐。维持期的一线心理治疗为心理教育,双相抑郁急性期及维持期的二线治疗包括认知行为疗法和家庭聚焦治疗(FFT)。

所有心理治疗中,认知行为疗法适合抑郁症及双相抑郁患者,是抑郁症最成熟的心理治疗方案之一,主要通过改变患者有关负面情绪、自我评价体系的不合理认知来缓解抑郁症状。具体来说,它可以通过以下几个步骤来实现:① 了解抑郁的原因和机制;② 识别并纠正不合理的思维模式和信念;③ 学习应对触发负性自动思维情境的技能;④ 提高问题解决技能和增强自我控制能力;建立积极、合理的认知行为模式。急性期一般推荐12~16周,平均每周1次,初期可每周2次。

心理教育是唯一被推荐于双相障碍维持期的一线心理治疗,包括向患者和家属提供有关疾病性质、治疗和关键应对策略的信息。双相障碍心理教育包括:教授患者发现和管理抑郁与躁狂前驱症状的技巧、持续的压力管理、解决问题、如何减少"病耻感"和疾病的影响,并提高药物依从性及发展健康生活方式。心理教育可以单独或团体进行,有"6个月内共21次"和"每周1次,持续6周"两种模式,关键目标是创建个体化的应对策略,以减少复发。

精神动力性治疗则注重对心境障碍患者内心深层次的需求和冲突进行分析和处理,并帮助患者更好地认识并运用自身心理资源,以改善其抑郁症状。主要包括以下过程:① 探索患者内心深层次的冲突,帮助患者认识这些冲突对其情绪的影响;② 帮助患者找到更好的方式来表达和管理他们的情感和需求;③ 帮助患者建立更好的自我认知和情感管理技能;④ 通过意识到过去的体验,帮助患者降低对刺激情境的敏感度,并改变不成熟的防御方式。

总之,应综合考虑患者的症状特点、成长经历、性格特征等,采用不同的心理治疗方法。将患者偏好与循证医学和临床医生/系统能力相结合,以改善患者的预后。

六、多学科联合会诊流程

心境障碍的患者存在着临床异质性,是临床诊治的挑战之一。为了能够全面地对心境障碍患者进行诊治,需要整合优势的医疗资源,联络不同专业医疗人员会诊,以便临床上能基于全面评估的充分干预,提高对心境障碍患者的诊治效果、促进康复。脑卒中后抑郁是脑血管疾病常见并发症,抑郁障碍患者也常共病癫痫、帕金森病,因此心境障碍患者常需联络神经内科;同时甲状腺及性激素功能紊乱也常共病心境障碍;另外,治疗心境障碍使用到的精神科药物与代谢综合征相关,因此内分泌科也是心境障碍患者特别需要联络会诊的科室。心境障碍心身整合诊疗中心应与上述专科保持稳定、便捷的联络渠道。

(一) 会诊申请

当主治医师在对病情有诊断不明确,需要寻求治疗方案,对特殊病例进行诊疗等问题时,可以向医务管理部门申请会诊,主治医师在申请会诊时要详细说明会诊的目的、理由和时间。

(二) 会诊组织

会诊由主治医师和被邀请的具有一定资质的医务人员共同参与,医务部门应核实申请会诊的医师资质和所邀请的医师的资质,在医务管理部门的同意下同一时间进行规范组织。在会诊开始前,病人应做的检查和检查结果都应已拿到,医务部门派管理专家全程参与会诊。

(三) 会诊过程

在会诊过程中,首先由主治医师及主治医师以上职位的医师对病人情况进行详细的汇报,杜绝由研究生、规培医师、进修医师对病情进行汇报。病情汇报的内容应该包括病人的病史,病情演变的时间和过程,目前的病情以及所存在的问题。此次会诊所需要解决的问题;然后,其他参与会诊的专家对病人的病史、病情进行追问,对目前所存在的问题发表意见,提出治疗建议,再在共同的商讨下制定出诊疗方案,在会诊过程中做好病程记录。最后再由主治医师或者主治医师职称以上的医师对会诊内容进行总结归纳。

(四) 会诊后跟踪

会诊结束后由医务处利用医院信息系统对电子病历进行跟踪会诊记录书写,也要对会诊意见的执行情况进行书写,申请会诊的人员和被邀请参与会诊的医务人员要填写会诊后的反馈表,并交由医务处统计本次会诊的进行情况。

七、紧急事件应急预案及处理流程

在医院的管理过程中,有时候一些突发状况会对医院的管理带来严峻的考验,如心境障碍患者抑郁发作时的自杀自伤行为,躁狂发作时的冲动伤人、毁物行为等。为了更好地提升医院等医疗机构对突发的紧急事件的处理能力和处理效率,保障人民群众的生命财产安全,应当建立起紧急事件应急预案及处理流程。

(一)紧急事件

紧急事件包括:导致医疗需求突然增加的事件,如医疗机构所在区域内的公路交通事故等;无法预料或突然发生的情况,如需要急诊手术;自然或人为的灾难性事件严重破坏了医疗服务环境,如台风、暴雨、地震、火灾等造成医疗机构建筑和设施破坏;严重干扰诊疗活动的事件等。心境障碍心身整合诊疗中心或其所在区域内出现的紧急情况也包括引起公用设施如电力、供水中断等事件。心境障碍心身整合诊疗中心最特殊、最常见、最应引起重视的紧急事件是患者的自伤自杀、冲动暴力行为。

(二)应急管理小组

为了更好地应对紧急事件,医院或医疗机构应当成立应急管理小组。院长是医院应急管理的第一责任人,成立的应急管理小组对医院的应急工作进行全面的统筹规划以及决策,科室设置的应急管理小组由院应急管理小组指挥。还要设立风险与危机管理委员会,归属在党政综合办,负责日常的风险与危机评估、灾害脆弱性评估和防范工作,定期对紧急演练情况、应急物资储备及管理情况、职能部门督查。

紧急事件的灾害脆弱性分析包括:明确心境障碍心身整合诊疗中心紧急事件的风险评估工具和程序,确定年度高风险项目。心境障碍心身整合诊疗中心的管理委员会,结合临床实际情况,对紧急事件的危险性进行分析,对可能对患者、员工和来访者的生命安全造成负面影响的因素进行评估,确定可能会发生在医院及其所在区域的潜在灾害事件的清单。根据不同事件发生几率,不同事件的人员危害、财产损失、运营影响,不同事件的准备程度、内部救援和外部救援的程度等内容,确立风险相对较高的项目,确立优先级。

(三)紧急事件上报和沟通流程

发生紧急事件的所在的部门应第一时间按照流程上报。工作时间应第一时间报告相关职能部门,不在工作时间的时候应该第一时间报告给总值班,特别重大的事件直接报告给分管院长或者院长,必要的时候应该向市卫生健康委、市疾控中心报告。

(四)紧急事件应急预案

预案包括(但不仅限于):突发患者院内冲动肇事应急预案、突发患者院内自杀防范及应急预案、突发患者外跑防范及应急预案、患者噎食应急预案、患者跌倒坠床应急预案。其他预案还包括:信息系统故障应急预案、火灾应急预案、停电应急预案、病危病重处置应急预案、紧急医疗救护应急预案、重大医疗纠纷冲突处置应急预案、医疗技术损害处置应急预案、心理危机干预应急预案、药害事件与严重药品不良反应应急预案、精神科药物过量防范预案及处理流程、给药错误应急预案及处理流程、职业暴露处置应急预案等。

（五）实施应急预案演练

心境障碍心身整合诊疗中心对风险积分排名前20％的项目制定应急预案、演习计划,培训并每年至少演练一次;对风险积分排名在21％～40％之间的项目,医疗机构(焦虑心身整合诊疗中心)制定应急预案,对相关科室人员进行培训;对风险积分排名在41％～100％之间的项目,确保有关科室对这些项目在风险范围内可控。

八、门急诊网络建设

门急诊应凭借信息网络技术提供多种形式的咨询、预约挂号、收费、随访等服务。将信息化作为中心基本建设的优先领域,建设推进电子病历、智慧服务、智慧管理"三位一体"的智慧诊疗中心信息系统。依托信息技术大力推进移动端健康咨询、预约诊疗、基于电子化评估的医疗,同时基于医院大数据平台建立标准化数据库、样本库。鼓励加快应用数字医疗、智能可穿戴设备、人工智能辅助诊断和治疗系统等智慧服务软硬件,提高医疗服务的智慧化、个性化水平,达到能够支持线上线下一体化的医疗服务新模式。

［彭代辉］

第三节　焦虑障碍心身医学整合诊疗中心

焦虑障碍是一种常见的心理障碍,表现为对未来或现实的担忧和恐惧,常常会影响到个人的日常生活和工作。焦虑障碍的症状包括但不限于:心理上的不安、紧张、恐惧、忧虑、烦躁、易怒、注意力不集中、难以入睡、身体上的疲劳、头痛、肌肉紧张、胃肠不适等。主要包括广泛性焦虑障碍、惊恐障碍、场所恐惧障碍、社交焦虑障碍、特殊恐惧障碍和分离性焦虑障碍等。焦虑障碍是一种常见的精神障碍,其流行病学特点如下:(1)女性比男性更容易患上焦虑障碍,患病率约为2:1。此外,青少年和中年人也是高发人群。(2)发病率:全球有超过2.5亿人患有焦虑障碍,其中中国的患病率约为4％～5％;(3)病程长:焦虑障碍的病程较长,患者常常长期处于焦虑状态,影响生活和工作。

焦虑障碍的危害主要包括以下几个方面:① 影响生活质量:焦虑障碍会影响患者的生活质量,使其难以正常工作、学习、社交和家庭生活。② 加重其他疾病:焦虑障碍可能加重其他生理和精神疾病。③ 增加自杀风险:严重的焦虑障碍可能导致患者出现自杀倾向,增加自杀的风险。④ 疾病负担重:焦虑障碍的治疗需要耗费大量的时间和金钱,对患者和社会都造成了较高的经济负担。这类患者往往分布于综合医院以及精神专科医院的各个科室,现有的治疗方法往往只针对症状进行治疗,效果不佳。焦虑心身医学整合诊疗中心则为患者提供了一种全方位、个性化的治疗方式,能够有效缓解症状,提高患者的生活质量。

以下是焦虑障碍心身医学整合诊疗中心建设标准,旨在为建设和运营这样的医疗机构提供指导和参考。

一、场地建设

1. 门诊

包括候诊区、接诊区、心理测量区、心理治疗区、物理治疗区等基本功能区。按照服务内容可分为专家门诊、专科门诊、普通门诊；按照提供服务的类别可分为心理治疗门诊、物理治疗门诊，其他还可提供临床药师、护理、营养等特色门诊。门诊部应设置在靠近医院交通入口处，应与急诊部、医技部邻近，并应与住院部有便捷通道联系。门诊部应设置门厅、导诊、挂号、收费、药房、诊区、门诊办公、卫生间等用房和为患者服务的公共设施。诊区应设置候诊、诊室、治疗室、护士站、污洗室等。门诊部应凭借信息网络技术提供多种形式的咨询、预约挂号、收费、随访等服务。诊区宜采取分科候诊，门诊量小时可合科候诊，宜采用电子叫号方式。候诊处应设护士站，候诊座位按需设置。诊室设置应符合下列要求：① 诊室的开间净尺寸不应小于 2.70 m，使用面积不宜小于 12 m²；② 诊室应设置医生应急撤离门或医生工作走廊；③ 当2间及以上诊室并列设置时，宜设置医生工作走廊，走廊净宽度不应小于 0.90 m。焦虑心身整合诊疗中心门诊用房设置应符合下列要求：① 宜自成一区，可设单独出入口；②如开设儿童青少年门诊需设置儿科专用候诊区。心理治疗区：个别心理治疗室使用面积至少 10 m²，家庭治疗室使用面积至少 15 m²，沙盘治疗室至少 15 m²，生物反馈治疗室至少 15 m²，团体治疗室至少 60 m²，催眠治疗室使用面积至少 20 m²。心理治疗室一面墙壁应当配有单向玻璃，教学用(参照心身医学整合诊疗中心建设标准)。

2. 病区

宜靠近主要医技科室，并应与物理治疗、康复治疗用房及室外活动场地有便捷的联系。病区组成应包括病房、卫生间、浴室、病人活动室、病人餐厅、护士办公室、医生办公室、护士站、处置室、治疗室、值班室、被服库、备餐开水间、污洗室、污物暂存间等用房，还需有病区专用的个别心理治疗、团体心理治疗室。

3. 康复治疗区

包括作业疗法、音乐疗法、运动疗法等治疗用房及附属器材存放、管理用房。室外活动场地宜包括体操、各种球类活动及花木种植场地等；室外活动场地应用围栏、绿篱划分限制活动空间。室内康复用房宜采用大开间，并宜采用自然采光与通风。康复治疗用房及室外活动场地宜配置洗手池。

4. 物理治疗区

(1) 电抽搐治疗用房：应设置在安静、干扰少的地段，配置有充气袖带的病床，并应配备医疗槽，同时应设置氧气、负压、麻醉气体装置以及电气接口。

(2) 重复经颅磁刺激(rTMS)场地设置要求：①空间要求 rTMS 所产生的瞬间脉冲磁场(0.8T～3T)，在附近会产生强大的电场(150 V/m)，需要在设备周围至少有 2 m 的空间以避免干扰到其他设备。② 电源要求 rTMS 治疗仪器属于大型用电设备，其瞬间输出功率达十几兆以上，需要配有 16 A 的电源插头，配置稳压器，以保证电压稳定。③ 光照要求：为了保证定位导航的精确度，室内光线不宜过亮(尤其是散射光)；不宜有反光材质在红外视野内；如眼镜、玻璃制品等均可能影响定标点的探测(注：仅光学导航需要此光照要求，非光学导航不需要）。④ 警示性要求：门口挂贴警示标志，告诫此处有强磁场设备，禁止使用心脏起搏器和电子输液装置等对磁场敏感的人员进入，同时场地中要避免放入铁磁性物体，还需警示长期暴露于经颅磁脉冲磁场环境的孕妇，其腹部应远离刺激线圈 70 cm 以上距离。⑤降噪要求：治疗室的墙面需安装足够的隔音装置（加装额外的隔离门或者加厚门）。同时，由于设备强烈的间歇性噪声，应为治疗者和患者配备耳塞。

（3）光疗室：应配备滤出紫外线后达 2 500～3 000 Lux 的人工亮光电源，应设人工照明光控、渐暗开关，其门窗应设遮光帘。经颅直流电刺激（tDCS）治疗也应提供。

室内装修设计应符合功能部位特点和使用要求，选用安全、经济、实用、美观的材料和构造做法。一般医疗用房的地面、墙裙、墙面、顶棚，应采用便于清扫、冲洗、消毒的材料和构造，其阴阳角宜做成大于或等于 30 mm 圆弧半径圆角。住院部病房、隔离室以及患者集中活动场所内，不应采用装配式吊顶构造和可被吊挂的构造或构件。

5. 活动区域

门窗设置应符合下列要求：① 窗的开启部分应做好水平、上下限位构造处理，并配置防护栏杆。门窗插销宜选用按钮暗装构造，不应使用布幔窗帘。② 病房门、病人使用的盥洗室、淋浴间的门应朝外开。门的执手应选用不易被吊挂的形式，门铰链应采用短型铰链，不应设置闭门器。③ 玻璃应选用安全玻璃。④ 所有紧固件均应不易被松动。患者活动区域内需设置嵌墙壁柜时，壁柜不应代替隔墙。壁柜的设置应避免人员在内藏匿。橱柜门拉手宜采用凹槽形式。走廊安装防撞带时，应选择紧靠墙面型构件。

卫生间、盥洗室、浴室应符合下列要求：① 患者使用的卫生间、浴室隔间的宽度不应小于 1.10 m，深度不应小于 1.40 m，门闩应内外双向开启、锁闭。② 不应设置输液吊钩、毛巾杆、浴帘杆、杆型把手（采用特殊设计的防打结把手除外）等。③ 卫生间的地面应采用防湿滑材料，并应符合排水要求。④ 卫生间、盥洗室、浴室使用的镜子，应采用镜面金属板或其他不易碎裂材料制成。

6. 设备设施

至少具备用于书写病历的电脑一台、用于心理测试的电脑一台及软件系统、打印机一台，其他医疗设备包括血压计、血糖仪、体温计、皮尺、身高体重计、急救包、心电监护仪、医用吸氧装置。有条件的医疗机构根据工作需要，可配置生物治疗仪、便携式电休克治疗仪、沙盘治疗沙具、沙袋、催眠椅、多媒体投影仪、摄像机、电视机、声录系统、单面镜、资料柜等。

二、人员配备

门诊至少有 2 名精神卫生专业执业医师、1 名心理治疗师、1 名注册护士和 1 名技师。精神科医师中至少有 1 名具有精神病学专业高级以上专业技术职务任职资格，1 名具有中级以上专业技术职务任职资格。心理治疗师具备中级职称。注册护士具备一定精神医学知识和精神科护理工作经验，初级以上专业技术职务任职资格。技师具备心理测量学及相关的知识，熟练掌握相关的各种心理测量工具和日常心理测量数据的保密、储存和维护。根据执业医师的数量，适当增加注册护士和技师的数量。住院病房至少有 3 名精神卫生专业执业医师、1 名心理治疗师、8 名注册护士。精神科医师中至少有 1 名具有精神病学专业高级以上专业技术职务任职资格,1 名具有中级以上专业技术职务任职资格,1 名具有精神科执业资格。心理治疗师具备中级职称。注册护士至少 1 名为中级以上专业技术职务任职资格,具备一定精神医学知识和精神病科护理工作经验。根据病房规模和患者数量,适当增加精神科医生、注册护士和心理治疗师的数量。应配备消化科、心内科、妇科、内分泌科、中医科等能够保持密切合作的 MDT 专业医生队伍。有条件的医疗机构,可适当配备社会工作者。

1. 医生

医生是整个医疗团队的核心,应该具备以下条件:(1)具有丰富的临床经验和医学知识,熟悉常见的焦虑障碍的诊断和治疗方法。(2)具有良好的沟通技巧和人际交往能力,能够与患者和家属建立良好的关系。(3)具有团队协作精神,能够与其他医护人员协作,为患者提供全方位的治疗服务。

2. 心理咨询师

心理咨询师应该具备以下条件:(1)具有心理学专业背景,具心理治疗师资格证书。(2)具有丰富的心理咨询和心理治疗经验,能够为患者提供全方位的心理支持和治疗。(3)具有良好的沟通技巧和人际交往能力,能够与患者和家属建立良好的关系。(4)具有团队协作精神,能够与其他医护人员协作,为患者提供全方位的治疗服务。

3. 物理治疗师

物理治疗师。应该具备以下条件:(1)具有物理治疗专业背景,具有执业物理治疗师资格证书。(2)具有丰富的物理治疗经验,能够为患者提供全方位的物理治疗。(3)具有良好的沟通技巧和人际交往能力,能够与患者和家属建立良好的关系。(4)具有团队协作精神,能够与其他医护人员协作,为患者提供全方位的治疗服务。

4. 护士

护士应该具备以下条件:(1)具有护士执业证书,一定的精神科专科护理工作经验。(2)护理问诊和评估:协助医师全面评估患者的身体状况和心理状况。(3)协助医生处理突发的医学事件。(4)协助医生开展病人以及家属的宣教和培训。(5)协助和指导患者的康复治疗。

三、工作制度和质量控制

建立质量管理体系,制定各项规章制度、人员岗位职责、相关诊疗技术规范和操作规程。规章制度至少包括诊疗质量规范控制、精神药品管理制度、突发事件应急预案、医患沟通制度、会诊制度、心理治疗保密制度、医院感染管控制度及消毒隔离制度、设备设施管理制度、患者登记和医疗文书书写记录管理制度、医务人员职业安全管理制度等。

质量控制:① 诊疗中心应建立完善的医疗质量管理体系,制定各项医疗质量管理制度和操作规范,确保医疗服务的安全、有效和高效。② 定期进行医疗质量评估和审核,针对存在的问题及时采取改进措施,并持续跟踪验证效果。③ 加强对医务人员的培训和考核,提高其专业素养和服务意识,确保患者得到优质的医疗服务。④ 诊疗中心应建立完善的患者安全管理制度,加强对患者身份识别、用药安全、手术安全等方面的管理。⑤ 定期开展患者安全教育和培训活动,提高患者的安全意识和自我保护能力。⑥ 建立不良事件报告和处理机制,鼓励医务人员积极报告不良事件,及时采取措施防止类似事件再次发生。

四、患者收治及病程管理

(一)患者收治

焦虑障碍主要包括广泛性焦虑障碍、惊恐障碍、场所恐惧障碍、社交焦虑障碍、特殊恐惧障碍和分离性焦虑障碍等,其中广泛性焦虑障碍(GAD)和惊恐障碍(PD)最为常见。

1. GAD 的诊断

根据国际疾病分类 ICD－11,GAD 属于 F40－F48 神经症性、应激相关的及躯体形式障碍中的 F41 其他焦虑障碍。GAD 的基本特征为泛化且持续的焦虑,不局限于甚至不是主要见于任何特定的外部环境(即自由浮动)。不同 GAD 患者的主要临床症状差异较大,但以下主诉常见:总感到神经紧张、发抖、肌肉紧张、出汗、头重脚轻、心悸、头晕、上腹不适。患者常诉及自己或亲人很快会有疾病或灾祸临头。这一障碍在女性更为多见,并常与应激有关。病程不定,但趋于波动并成为慢性。

2. PD 诊断标准

根据 ICD－10 的诊断标准,惊恐发作诊断依据为 1 个月内至少有 3 次发作,每次不超过 2 小时,发作时明显影响日常活动,两次发作的间歇期,除害怕再发作外,没有明显症状,并有以下特点:(1) 发作的情境中没有真正的危险;(2) 并不局限在已知或可预料的情境中(参见特定的恐惧症或社交恐惧症);(3) 在惊恐发作间歇期几乎无焦虑症状(尽管常会担心下次惊恐发作);(4) 不是由生理疲劳、躯体疾病(如甲状腺功能亢进)或物质滥用的结果。

3. 辅助检查

焦虑障碍诊断需要完善相关检查明确诊断。

(1) 体格检查:进行全面的体格检查,包括神经系统检查,以排除躯体疾病的可能,同时也有助于发现一些作为患病诱因的躯体疾病。焦虑障碍患者体格检查一般正常,部分患者可出现焦虑面容、血压升高、心率增快、肢端震颤、腱反射活跃、瞳孔扩大等变化。

(2) 实验室检查:为排除由躯体疾病或物质依赖所致的焦虑,评估药物治疗的禁忌证及不良反应,可根据需要对患者进行相关的实验室检查,如血常规、电解质、肝肾功能、甲状腺功能、性激素、血液药物检测、尿常规、尿液毒物检测、心电图、超声心动图、脑电图、CT、MRI 等。

4. 入院排除标准

(1) 排除严重器质性疾病(如急性肺栓塞、哮喘、心绞痛、高血压、短暂性脑缺血发作等)引起的焦虑、恐惧症状。

(2) 排除伴兴奋躁动、冲动攻击及外走行为的患者。

(3) 排除有潜在攻击冲动、外走风险且不能配合治疗的患者。

（4）近 2 周内病情进行评估,对总分≥12 分,或符合计划采取自杀行动自杀未遂史。

（5）排除伴有需要继续密切治疗躯体疾病的患者。

提供全面的诊断服务,包括面对面的评估、问卷调查等,设计个性化的治疗方案,根据患者的具体情况制定相应的治疗计划。

（二）病程管理

焦虑障碍心身医学整合诊疗中心应该制定完善的病程管理方案,对每个患者进行详细的病程记录和管理。在治疗过程中,医生应该对患者的病情进行定期评估和调整治疗方案,以便最大限度地提高治疗效果。

门诊患者焦虑是一种慢性化、易复发的疾病,推荐进行全病程治疗,包括急性期治疗、巩固治疗和维持治疗。急性期治疗指开始药物治疗至症状缓解所需的一段时间,具体目标为控制症状,尽量达到临床痊愈。因不同患者症状缓解速度不同,急性期治疗时间不定。巩固期治疗指急性期症状缓解后的一段时间,此阶段患者病情仍不稳定,复发风险较大,应维持有效药物、原剂量至少 6 个月。维持期治疗是指巩固期后的治疗时期,焦虑障碍维持治疗时间各指南建议不同,通常认为应至少维持治疗 12 个月以预防复发。维持治疗结束后,病情稳定者可缓慢减药,直至终止治疗。一旦发现有复发的早期征象,应迅速恢复治疗。

住院患者焦虑心身医学整合诊疗中心病区开放管理,而收治住院患者往往有焦虑恐惧抑郁等负性情绪,其自杀风险、攻击风险需要专项评估,尤其是自杀风险,使用"自杀风险评估量表(NGASR)"对患者近 2 周内病情进行评估,对总分≥12 分,或符合计划采取自杀行动或自杀未遂史者,不得收入病房。攻击风险较大也不适合在焦虑心身医学整合诊疗中心住院治疗。住院患者违背医疗建议并在不通知医务人员的情况下自行离院,主管医师应立即致电病人询问不遵医嘱离院的原因,充分告知不配合医疗的风险,并将情况记录在病历中,并办理出院。有自杀、伤人等可能危害自身或他人情况的患者不遵医嘱离院,由主管医生或科主任上报医务科,按照《中华人民共和国精神卫生法》要求处理。住院患者原则上不得请假离院,对于临时有事需要离开医疗区的患者,由主管/首诊医生评估病情,如病情允许,患者需履行请假手续并签署《劝阻住院患者外出告知书》,请假期间不得医疗区外留宿。对需要陪护的患者,落实好陪护制度,并对陪护家属做好宣教。家属拒绝陪护,必须签署拒陪知情告知书,详细告知家属相关风险,必须有家属签名。患者住院期间出现自杀企图、发生自伤或自杀未遂行为,在精神专科医院联系精神科专家会诊后与患方沟通后尽早转封闭精神科治疗,非精神专科医院及时请精神科专家会诊,尽早转诊。

五、诊疗技术要求

诊疗技术包括心身医学语境下的医患沟通、心理教育技术、药物治疗、各种类别心理治疗、各种类别的作业治疗和社会功能康复技术。

（1）药物治疗技术:知晓全球焦虑障碍主要指南的一线、二线、三线药物种类,推荐剂量,药物不良反应及处理;尤其需要掌握如何选药的技术。

（2）物理治疗:重复经颅磁刺激、经颅直流电刺激等。

（3）心理治疗方面,初级中心至少能提供一般性心理治疗、认知行为治疗、行为治疗、放松治疗、正念治疗、系统脱敏治疗、生物反馈等技术;高级中心在初级中心的基础上,能提供精神分析、人本主义、人际关系、家庭治疗、辩证行为治疗等技术。

六、临床诊疗原则及路径

(一) 总体原则

焦虑的临床诊疗原则为个体化治疗、综合治疗、全病程治疗;具体目标为缓解或消除焦虑症状及伴随症状;恢复患者社会功能,提高生命质量;预防复发。① 个体化治疗 焦虑心身医学整合诊疗中心的治疗应该是个性化的,根据患者的病情和个人情况制定个性化的治疗方案。治疗方案应该包括心理治疗、药物治疗、物理治疗等多种治疗手段,并且应该根据患者的病情和治疗效果进行动态调整;② 综合治疗 焦虑障碍是一种综合性的疾病,其症状涉及心理、生理、社会等多个方面。因此,焦虑心身医学整合诊疗中心的治疗应该是综合性的,依据患者的年龄、性别、病情、病程、既往用药经历以及药物本身的代谢特点和药理作用、心理治疗的偏好和循证实践依据等综合因素来考虑选择药物的种类、剂量和心理治疗方案;③ 全病程治疗焦虑障碍的治疗是一个长期的过程,治疗周期应该根据患者的病情和治疗效果进行动态调整。一般来说,治疗周期应该不少于六个月,以便最大限度地提高治疗效果。

治疗开始前,应先向患者解释焦虑障碍相关知识,就患者目前的症状表现进行说明,给予运动、调整生活节奏、放松等一般性建议。如患者采纳以上建议后症状未改善,或患者焦虑症状严重、明显影响社会功能,考虑给予药物治疗或心理治疗。对焦虑障碍而言,心理治疗与药物治疗都很重要,选择治疗方案时应考虑患者的意向,对于中重度患者,建议常规选择心理治疗和药物治疗联用方案。

(二) 药物治疗

① 综合分析正在服用的所有药物,包括草药及非处方药;② 保持用药单纯,尽可能地用一种药物来治疗一种综合征或障碍;③ 对患者进行医疗知识教育,治疗联盟是依从性的最好保障;④ 开始服药时要密切观察不良反应;⑤ 请记得停止服药是一种有价值的干预手段,特别是老年人服多种药时;⑥ 避免让患者用"需要时服"这样一种方式来用药,特别是疼痛、撤药综合征、谵妄患者;⑦ 当"需要时服"有剂量要求时,要检测使用频率来决定常设的剂量;⑧ 一次只改变一种药物,以最小的剂量获得所希望的效果;⑨ 预防性用药需要明确的理由;⑩ 选用患者以前疗效好的或家庭成员患同样疾病时疗效好的药物;⑪ 如果治疗失败,需要再次检查诊断是否正确、是否有物质滥用;⑫ 必要时进行药物血清水平检测指导治疗(注意事项,而不是原则);⑬ 社会因素和性格问题会强烈影响治疗的依从性(注意事项而不是治疗原则);⑭ 个体化治疗。

焦虑障碍常使用抗抑郁药进行治疗,选择时要考虑:患者的意愿,既往药物疗效,相对的有效性和效能,安全性、耐受性,潜在的不良反应,精神和躯体的共病,潜在的药物相互作用,药物半衰期,费用。SSRIs、SNRIs、米氮平、安非他酮、阿戈美拉汀、伏硫西汀等对大多数患者来说都是优选药。

（三）心理治疗

心理治疗作为焦虑心身整合治疗的主要方法贯穿于焦虑障碍治疗的始终。焦虑障碍的心理治疗原则主要包括认知行为疗法（CBT）和心理动力学疗法。

认知行为疗法主要通过改变患者有关焦虑的不合理思想、情感和行为，来减轻焦虑症状。具体来说，它可以通过以下几个步骤来实现：① 了解焦虑的原因和机制；② 辨别并纠正不合理的思维模式和信念；③ 学习应对面临恐惧情境的技能；④ 提高问题解决技能和增强自我控制能力；建立积极、合理的认知行为模式。

心理动力学疗法则注重对患者内心深层次的需求和冲突进行分析和处理，并帮助患者更好地认识并运用自身心理资源，以改善其焦虑症状。主要包括以下过程：① 探索患者内心深层次的冲突，帮助患者认识这些冲突对其焦虑的影响；② 帮助患者找到更好的方式来表达和管理他们的情感和需求；③ 帮助患者建立更好的自我认知和情感管理技能；④ 通过意识到过去的体验，帮助患者降低对焦虑源的敏感度，并改变依赖焦虑的行为模式。

总之，针对不同类型和严重程度的焦虑障碍，应综合考虑患者的病情和特点，采用不同的心理治疗方法。同时，心理治疗也应与药物治疗结合使用，以达到最佳的治疗效果。

七、多学科联合诊疗制度和流程

（一）会诊指征

焦虑障碍患者往往有躯体疾病，如高血压、冠心病、糖尿病、甲状腺疾病、功能性消化系统疾病、慢性疼痛等，又伴有焦虑、恐惧、抑郁、躯体化等各种精神症状或障碍，患者的症状更为复杂，诊断治疗也更复杂。为了避免患者拿着多个会诊单在多个科室奔走，各科室又仅仅考虑本科的问题提出会诊意见，缺乏通盘考虑，所以很需要各科医生在一个地方共同为患者提供系统全面的诊疗服务那样一种服务模式。

焦虑障碍的诊断和治疗通常需要精神科与其他相关科室医师的合作，联络会诊、心身同治是取得良好疗效的必要条件。若躯体不适的患者经对症治疗疗效欠佳时需要关注是否受到心理社会因素的影响，或临床心理科患者症状涉及躯体器官系统，此时需要精神科与非精神科的联合诊治，故联络会诊在心身障碍的诊治中非常重要。会诊申请可由非精神科医师或精神科医师/临床心理科提出。会诊分类指征及相应处理：① 疑难会诊；② 联络会诊

（二）会诊流程

会诊流程主要分为三大步骤：一，由本专科医师评估会诊指征，总结病情，明确会诊目的，书写会诊单，正式提交会诊申请；二，由会诊医师负责会诊，书写会诊意见，会诊结果不满意时，由会诊医师将病例带回专科科室讨论，或由更高年资专科医师协助或完成会诊；三，本专科医师对会诊意见进行小结，完善病情记录，制定并执行下一步诊疗计划。如需转科治疗，则进行转科、病情交接等相关操作。

（三）会诊时间要求

同一医院内的科室间常规会诊一般要求会诊医师在会诊申请发出后 24 小时内，对患者进行面对面会诊，与本专科医师交流病情，并书写详细完整的会诊意见。同一医院内的科室之间急会诊一般要求会诊医师尽快到达现场（至多 10 分钟），立即对患者进行面对面会诊，

与本专科医师交流病情,并当即给出初步的会诊意见,会诊结束后 2 小时内书写详细完整的会诊意见。跨院会诊前,本专科医师需要与负责会诊的具体医院、科室、会诊医师提前联系,进行初步的病情沟通,草拟会诊时间和会诊流程。

(四) 会诊医师资质要求

心身相关障碍患者常常合并多种躯体疾病,且呈慢性化的特征,病情迁延不愈,联络会诊时可能会涉及多个学科,病情相对复杂,需要会诊医师具有一定的临床经验,能准确、快速判断病情,给出后续诊治方案,故建议会诊医师需获得中级职称以上的执业资格。其中,对于诊断仍不明确、疑难病例、危重症病例或要求急会诊的病例,会诊工作则应当由具有相当经验的中级或高级职称医师负责。

八、紧急事件应急预案及处理流程

紧急事件包括:一种未预料的或突然发生的情况,如需要急诊手术以避免死亡;一种自然或人为导致的事件,严重破坏了医疗服务环境(如台风、暴雨或地震造成医疗机构建筑物和地面破坏);严重干扰诊疗活动(如意外事故、焦虑心身整合诊疗中心或其所在区域内出现的紧急情况引起公用设施如电力、供水中断);导致突然的明显增加医疗机构服务要求(如恐怖袭击,建筑物倒塌,或医疗机构所在区域内的公路交通事故)等事件。

灾害脆弱性分析:用于确认潜在紧急情况,及其对医疗机构(焦虑心身整合诊疗中心)运行和服务需求可能产生直接和间接影响的工具。分析医疗机构(焦虑心身整合诊疗中心)受到某种潜在灾害影响的可能性,及医疗机构(焦虑心身整合诊疗中心)对某种灾害的应对和恢复的能力。

紧急事件的灾害脆弱性分析:明确医疗机构(焦虑心身整合诊疗中心)紧急事件的风险评估工具和程序,确定年度高风险项目。医疗机构(焦虑心身整合诊疗中心)紧急事件(应急)管理委员会结合地区和医疗机构(焦虑心身整合诊疗中心)实际情况,对紧急事件的危险性进行分析,对可能对患者、员工和来访者的生命安全造成负面影响的因素进行评估,确定可能会发生在医院及其所在区域的潜在灾害事件的清单,包括自然灾害、人为灾害、危险品灾害、技术灾害等。根据不同事件发生几率,不同事件的人员危害、财产损失、运营影响,不同事件的准备程度、内部救援和外部救援的程度七个方面内容,确立风险相对较高的项目,确立优先级。医疗机构(焦虑心身整合诊疗中心)对风险积分排名前 20% 的项目制定应急预案、演习计划,培训并每年至少演练一次;对风险积分排名在 21%～40% 之间的项目,医疗机构(焦虑心身整合诊疗中心)制定应急预案,对相关科室人员进行培训;对风险积分排名在 41%～100% 之间的项目,确保有关科室对这些项目在风险范围内可控。目标:① 每年通过灾害脆弱性分析(HVA)确定医院紧急事件优先级,制定相应风险降低预案。② 每年通过模拟演练或实际发生事件测试紧急事件应对预案的有效性。③ 每年对全体员工进行相关安全指示培训。

预案包括(但不仅限于):火灾消防应急预案、信息系统故障应急预案、停电应急预案、紧急医疗救护应急预案、医院感染暴发处置应急预案、突发精神障碍患者院内冲动肇事处置应急预案、危险化学品安全事件应急处置预案、医疗设备故障应急预案、重大医疗纠纷冲突处置应急预案、医疗技术损害处置应急预案、急性肺栓塞处置应急预案、心理危机干预应急预案、药害事件与严重药品不良反应应急预案、患者消极行为(如自缢)防范预案及处理流程、患者噎食应急预案及处理流程、患者出走防范应急预案及处理流程、跌倒坠床应急预案及处理流程、精神科药物过量防范预案及处理流程、给药错误应急预案及处理流程、职业暴露处置应急预案等。

九、员工的培训和继续教育

建议已完成内科或精神病学专业的住院医师规范化培训的初级职称医师在心身科培训至少 3 个月。中心每年制定"三基"及心身医学专门技能培训计划,并落实培训、考核。培训频次及内容:科室组织培训每月至少一次。培训内容包括:专科基本理论、专科技能、心肺复苏、传染病防治知识、相关法律法规、核心制度及培训;心身疾病整合治疗技术,包括心身医学语境下的医患沟通、各种类别心理治疗、重复经颅磁刺激、经颅直流电刺激、各种类别的作业治疗和社会功能康复。培训形式:以集中辅导自主学习、培训相结合的方式。中心主任应根据本中心人员结构的具体情况,采取多种形式进行"三基"培训和心身医学专门技能培训,如专题讲座、业务学习、病例讨论、示教、应急演练、岗前培训等,具体落实在日常的医疗活动中,如三级查房、病历书写、疑难病例讨论、心理治疗等。督查:医务科定期对中心"三基"及心身医学专门技能培训落实情况进行督查,发现问题,及时提出整改意见。考核:医务科或中心根据计划内容组织中心全体医务人员的理论考核,负责命题出卷、监考、评分等工作。以技能考核为主,要求医务科或中心根据医务人员岗位性质作出相应的操作技术考核(参照心身医学整合诊疗中心建设标准)。

医技人员每年均需接受至少 5 个学分(15 个学时)的心身医学相关继续医学教育,采取继续教育、专业培训、学术讲座、学术交流等形式进行深化教育,内容可涵盖心身障碍诊疗、心理治疗技术、物理或药物治疗新进展、诊断新方法、治疗新模式等学科前沿领域。其中心理治疗师必须接受心理治疗、康复医师(技师)必须接受心身康复相关继续教育,并通过考核。科主任、护士长还需参与科室管理相关知识培训班的学习。提供员工培训和继续教育,以保持他们的专业知识和技能的更新。

[沈仲夏　沈鑫华]

第四节　强迫障碍心身医学整合诊疗中心

强迫障碍心身医学整合诊疗中心应提供合理的设施以满足强迫症患者的治疗和宣教的需求,同时能为医务人员提供充足的场地和资源,以保障其能有效地开展工作。

一、场地建设

(一) 门诊

设独立的个体治疗室,同时应具备为患者提供实验室或影像学相关检查的条件,或者至少能通过方便的途径将患者转介至临近的实验室进行相关检查。包括：神经影像学检查（MRI 或 CT），以鉴别躯体疾病所致强迫症状；实验室生化检查，脑电图检查等。

（二）住院病房

具备精神科住院病房或日间治疗场所（不一定为独立的强迫症病房，可以设在普通精神科住院病房），能够为强迫症患者提供某些特殊治疗（例如暴露反应预防治疗）的条件，并且具有治疗严重强迫症患者（例如症状评分高、共病抑郁症等）的能力。

具备为强迫症患者及其家属宣教的场所。

二、人员配备与工作制度

为确保患者获得最恰当的治疗，中心需要配备有经验、有资质的工作人员。参与评估及治疗患者的工作人员应为一个多学科团队，共同讨论相关临床问题。工作人员应接受强迫症诊疗相关的必要培训，这些培训有益于他们更好地服务于临床工作及职业发展。

（一）人员配备

1. 中心至少拥有 1 名接受过以下内容培训的精神科医师：

（1）强迫症诊断：① 强迫思维及强迫行为的精神病理学；② 强迫症的主要临床症状维度；③ 强迫症的诊断标准；④ 如何使用《中国强迫症防治指南》。

（2）强迫症评估：① 使用至少 1 种他评量表评估强迫症，推荐耶鲁-布朗强迫量表（Y-BOCS）；② 抑郁症状与焦虑症状的评估；③ 自知力的评估；④ 抽动障碍及孤独谱系障碍的评估。

（3）强迫症治疗：① 强迫症的治疗原则；② 强迫症的标准化药物治疗；③ 强迫症认知行为治疗原理；④ 难治性强迫症的治疗策略；⑤ 其他有价值但并非必需的治疗，包括重复经颅磁刺激（rTMS）等物理治疗在强迫症中的应用；（4）强迫症的临床访谈技巧，与患者家庭成员沟通、互动的技巧。

（5）强迫相关障碍的诊断及治疗。

注：如果提供儿童诊疗服务，除上述要求外还需接受过下述内容培训：① 抽动障碍的精神病理学及重复行为的评估；② 孤独谱系障碍的精神病理学；③ 儿童及青少年相关疾病的精神病理学（如：破坏性、冲动控制和行为障碍、注意缺陷多动障碍、进食障碍）；④ 儿童精神科病史采集；⑤ 使用至少 1 种他评量表评估儿童强迫症，推荐儿童版 Y-BOCS 量表（CY-BOCS）；⑥ 与强迫症患者家庭进行临床访谈。

2. 中心至少拥有 1 名接受过培训的认知行为治疗领域专业人员，该专业人员可以是精神科医师、心理治疗师、护士或者经过训练的社工。培训内容包括：① 强迫思维及强迫行为的精神病理学；② 强迫症的主要症状维度；③ 区分强迫思维与妄想；④ 强迫症的诊断标准；⑤ 强迫及相关障碍的识别；⑥ 至少 1 种强迫症评估工具；⑦ 强迫症的认知行为治疗技术；⑧ 强迫症临床访谈；⑨ 与专业人员及患者家庭间进行良好沟通、互动的技巧；⑩ 其他有价值但并非必需的训练，包括强迫症的家庭治疗及强迫症的团体治疗。

注：如果提供儿童诊疗服务，除上述要求外还需接受下述内容培训：① 使用至少 1 种量表评估儿童强迫症，推荐 CY－BOCS；② 与强迫症患儿及家庭进行临床访谈；③ 评估家庭

对患儿强迫症的反应及态度;④ 处理家庭对强迫症状的容纳行为;⑤ 处理常见的儿童行为问题(如破坏性行为)。

（二） 工作制度

中心运行实行主任负责制,建立健全各岗位责任制。

诊疗中心医生、护士、工作人员要严格执行国家及各级卫生行政部门颁布制定的医疗管理、医护技术操作规程,严格执行关于精神卫生工作的法律法规。

坚守工作岗位,穿工作服,诊室环境应保持清洁整齐。

文明礼貌服务,对患者应有明确的认识和科学的态度,不歧视和讽刺患者,不将其病态、言语、行为作为谈笑资料;对患者态度和蔼、热情、平等相待;仔细询问病情、用药情况及药物过敏史等,细致为患者检查,耐心患者提出的问题,详细交代注意事项。

检验、放射等各种检查结果,必须做到准确及时。

应当向患者和家属宣传强迫症知识、提供心理咨询服务,为社会开展强迫症知识宣传和服务提供技术指导。

积极参加有关部门组织的培训,刻苦钻研业务,精益求精,努力学习新知识、新技术,提高专业技术水平。

定期总结并向依托医院报告工作。

三、评估、诊断及病程管理

中心应为患者提供及时的评估及诊断,并有严格的诊断复核制度。由接受过培训的临床工作人员当面采集相关信息,以做出正确的强迫症诊断。为便于向患者提供个体化治疗,评估应该涵盖强迫症相关的全部关键内容。如果有条件应将患者的家庭纳入评估,家属参与治疗计划的制定将有利于提高患者的治疗依从性。

（一） 评估

1. 临床评估

应包括以下方面:① 详细地强迫症状清单;② 强迫症状维度;③ 自知力程度;④ 自杀风险;⑤ 通过量表评定严重程度;⑥ 功能损害程度;⑦ 首次出现症状的年龄及发病年龄;⑧ 与起病及病程进展相关的情况;⑨ 行为分析;⑩ 抑郁情绪与焦虑情绪评估;⑪ 既往或现在是否具有抽动症或 Tourette 综合征;⑫ 共病评估;⑬ 人格特点或人格障碍;⑭ 与相关疾病的鉴别诊断;⑮ 生活事件评估。

注:如果提供儿童诊疗服务,除上述要求外还需满足以下标准:① 儿童链球菌感染所致自身免疫神经精神障碍(PANDAS)病史;② 共病评估(包括抽动障碍、破坏性障碍、进食障碍、孤独谱系障碍)。

2. 家庭评估

包括以下具体内容:① 强迫症、抽动症及其他精神障碍的家族史;② 家庭支持程度及家庭成员对患者强迫症的觉察程度;③ 家庭成员对强迫症的认识程度;④ 家庭成员对治疗的参与能力及需要他们参与的必要程度;⑤ 家庭对患者强迫症状的容纳(family accommodation)程度。

3. 定期评估

评估的期期根据病人的情况而定,一般来说,急性期治疗期间应该保证至少两周一次;维持治疗期间最好保证每月一次;每次修改治疗方案前一定要进行评估。

（二）诊断

诊断标准因诊断系统不同而有所差异,具体诊断标准详见 ICD - 11 及 DSM - 5 中关于强迫症的描述。在具体的临床诊断过程中需要强调的是:①强迫思维可以是突然出现的、非自我意愿的;②思维的内容可以达到妄想的程度,但相对固定,通常不泛化;③患者可以无自知力;④强迫思维和强迫行为可以同时存在,也可以只有其中之一;⑤患者因强迫症状而导致显著的痛苦或社会功能与生活质量的显著影响;⑥注意与其他强迫相关障碍(如躯体变形障碍、拔毛症等)、其他精神障碍(如抽动障碍、抑郁障碍、焦虑障碍、精神分裂症、物质相关及成瘾障碍等)的共病与鉴别,以及与躯体疾病或药物所致强迫症状的鉴别。

（三）病程管理

管理及随访有助于帮助患者制定个体化治疗计划,并更为有效地实施推进治疗过程。提供强迫症登记评估管理的统一病例报告表,及时评估和更新患者的治疗进展非常重要。通过该服务可以获得一系列有证据支持的干预方式,可以向患者提供不同治疗方式的支持、建议及相关信息。治疗方案应全面可行,制定治疗方案最好请患者及其父母或法定监护人共同参与。

详细记录既往治疗,包括以下内容:① 首次接受治疗时的年龄;② 既往用药(剂量、疗程、疗效及副作用);③ 既往心理治疗(类型和疗效);④ 既往药物治疗和心理治疗以外的治疗情况;⑤ 既往治疗的反应。

中心应为患者提供定期规范的随访,或转介到符合本标准的其他方便随访的机构。

四、临床治疗原则及路径

（一）治疗原则

1. 建立有效的医患治疗联盟

在制定治疗方案时,医生要与患者共同讨论,了解患者所希望的治疗方式,充分考虑患者及家属的意见;此外,还应尊重患者的文化和宗教信仰。

2. 综合治疗

根据患者症状的性质和严重程度、共病的精神障碍和躯体疾病的性质及治疗史、心理治疗资源的可获得性、患者当前的药物治疗、承受能力和患者个人的治疗倾向等,选择药物治疗、心理治疗、物理治疗或者联合治疗。决定使用药物治疗、心理治疗或两者联合治疗。

3. 个体化治疗

根据患者的个体情况来决定制定个体化的治疗方案,药物治疗和认知行为治疗可以作为治疗首选,应根据患者的个体情况使用最小有效药物剂量。在治疗强迫症状的同时进行相关共病的治疗,避免使用可能加剧躯体疾病的药物,同时要考虑所有正在使用药物间的相互作用。

4. 关注治疗依从性

让患者及其家属了解和识别疾病的症状。第一，治疗开始前告诉患者治疗方法及其基本特点、一般起效的时间、可能出现的不良反应，以及治疗依从性对于疗效的重要性。第二，应告知在治疗过程中症状改善的规律，如药物治疗中可能先出现不良反应，然后是植物神经系统症状的改善与恢复，最后才是强迫情绪的缓解。第三，应详细告知治疗的时间及频率。第四，要鼓励患者表达出影响依从性的相关问题（如不良反应，治疗花费，时间安排的冲突，缺乏交通工具或子女照料等），并联合患者及其家属共同努力将这些影响减到最低，同时向患者及其家属强调依从性对成功治疗和预防疾病恶化的重要性。

（二）诊疗路径

1. 适用对象

第一诊断为强迫症。

2. 诊断依据

根据《中国强迫症防治指南》（中华医学电子音像出版社，2016 版）。

3. 治疗方案的选择和依据

根据《中国强迫症防治指南》：

（1）药物治疗：① 一线治疗药物：SSRIs 药物如舍曲林、氟西汀、氟伏沙明和帕罗西汀。② 二线治疗药物：三环类药物如氯米帕明，SSRIs 药物如西酞普兰和艾司西酞普兰。③ 三线治疗药物和增效治疗药物：抗精神病药、其他精神类药物、其他增效药物。

（2）心理治疗：① 认知行为疗法：暴露反应预防疗法、认知治疗、行为疗法。② 精神动力学治疗。③ 家庭治疗。④ 基于东方文化的心理治疗。⑤ 团体心理治疗。

（3）物理治疗：包括经颅磁刺激、改良电抽搐治疗、深部脑刺激、迷走神经刺激等。

4. 标准住院日

30 天。

5. 进入路径标准

（1）第一诊断必须符合 ICD-11、DSM-5 强迫症疾病编码，并且排除以下情况：

① 符合 ICD-11、DSM-5 诊断标准的其他强迫及相关障碍、孤独谱系障碍、刻板运动障碍、妄想障碍、其他原发性精神病性障碍、广泛性发育障碍者；

② 患有严重的不稳定的躯体疾病者；

③ 符合 ICD-11、DSM-5 中酒精、物质依赖（尼古丁依赖除外）诊断标准的患者；

④ 妊娠或哺乳期妇女，或计划妊娠者。

（2）当患者同时具有其他疾病诊断，但在住院期间不需特殊处理也不影响第一诊断的临床路径流程实施时，可进入路径。

6. 收治流程

入院第 1～3 天，所必需的检查、评估项目：（1）病史采集。（2）体格检查。（3）精神检查。(4) 辅助检查(72小时内完成):① 血常规、尿常规、血钾钠氯钙测定、血糖、血脂、肝肾功能、传染病筛查(乙肝、丙肝、艾滋、梅毒等);② 脑电图、心电图、肝胆胰脾肾彩超、子宫附件彩超(女性);③ 胸片,必要时行脑影像学检查(CT、MRI)。(5) 治疗前评估:耶鲁布朗强迫量表(Y-BOCS)、布朗信念评估量表(BABS)、心理评估(冲动风险、自杀风险、物质使用、心理创伤),必要时检查个性特征、智商等。

7. 出院路径标准

(1) 强迫症状缓解(Y-BOCS减分率≥35%);

(2) 无严重药物不良反应。

8. 变异及原因分析

(1) 强迫症状无缓解,导致住院时间延长,费用增加。

(2) 出现严重不良反应需要相关治疗,住院时间延长,费用增加。

(3) 出现严重躯体疾病需要相关治疗,退出路径。

(4) 患者或家属要求出院,自动终止。

五、多学科联合会诊制度与流程

强迫症患者经常有共病的情况,尤其是与躯体疾病共病,因此要高度关注这些共病的存在,和其他相关专科医师一起协调治疗方案,使多种疾病的治疗方案相互不冲突,协同提高疗效,防止治疗的不良反应。

(一) 会诊指征

1. 普通会诊指征

(1) 妊娠哺乳期女性强迫症状复发或加重。

(2) 中老年患者合并代谢综合征等躯体疾病。

2. 急会诊指征

出现其他内科急症,如短暂脑缺血发作、脑梗死、脑出血、癫痫、呼吸衰竭、哮喘持续状态、气胸、消化道出血、高血压危象、急性心肌梗死、房颤等。

(二) 会诊流程

(1) 主管医师根据患者病情确定申请会诊。

(2) 主管医师向患者说明会诊目的。

(3) 主管医师在确定申请会诊当日开具会诊申请。要求规范填写申请单:会诊类别、患者病情及诊疗情况、申请会诊的理由和目的、申请会诊医师签名等。

(4) 被邀科室安排会诊医师。

(5) 会诊医师进行会诊。

(6) 主管医师根据会诊意见调整诊疗方案。根据患者病情和会诊医师意见,向患者告知会诊结果,取得患者同意后执行会诊意见,如有特殊诊疗,应及时向上级医师汇报。

(7) 主管医师记录会诊意见和实施情况。

（三）会诊时间要求

紧急会诊1小时内到达,常规会诊24小时内完成,节假日48小时内完成。

（四）会诊医师资质要求

（1）常规会诊:会诊医师由主任(副主任)医师、主治医师担任

（2）紧急会诊:可由总住院医师或值班医师先行处理,但必须向上级医师汇报病人病情,并请示上级医师处理意见或通知上级医师随后到达现场处理。

六、紧急事件应急预案及处理流程

（一）5-羟色胺综合征

5-羟色胺综合征,又名血清素综合征(Serotonin syndrome,SS)是中枢和外周的5-HT能神经介质被过度激活而产生的一系列症状和体征,其预防和早期识别十分重要。

处理流程:① 去除诱发疾病的药物;② 给予支持治疗,予苯二氮䓬类药物控制激越躁动、抽搐发作、肌肉僵直与痉挛;③ 碱化尿液,减少由于横纹肌溶解引发的肾衰竭;④ 可使用5-HT$_{2A}$拮抗剂(赛庚啶)控制自主神经失调以及高热;⑤ 重度病例应给予经口气管插管,神经肌肉麻痹和化学镇静措施。

注意:接受保守治疗的患者如果病情发生突然恶化,应立即给予积极处理措施。

（二）血栓及出血

SSRIs类药物导致血浆和血小板中5-HT浓度改变,早期使用SSRIs有增加血小板形成血栓的风险,引起缺血性中风,而长期使用可抑制血小板聚集,与抗血小板/抗凝药联合使用会显著增加出血风险,可导致胃肠道出血、皮肤瘀斑等。应在治疗期间监测凝血功能,做好胃肠道出血事件的预防和教育。

（1）发生血栓:可选择使用抗血小板聚集药物,如药物方式无法控制,可配合介入处理方式进行溶栓。

（2）发生胃肠道出血:首先要快速建立静脉通道,及时输液、扩容、输入血浆以防止出现失血性休克,暂时禁食水,可服用胃黏膜保护剂、止血药物等;进行急诊胃镜检查、镜下止血及三腔双囊管压迫止血。

（三）低钠血症

老年患者使用SSRIs可能会加重利尿剂引起的电解质紊乱,影响肾脏游离水的清除导致低钠血症。

处理流程:① 去除诱发疾病的药物;② 限制入水,静脉输入高张钠液,合并使用利尿剂;③ 注意每2～4小时复查电解质,根据结果确定后续方案。

（四）心律失常

抗抑郁药物与房颤治疗药物联合使用时,易出现QTc间期延长的风险。SSRI类药物中氟西汀与心动过速和晕厥有关,西酞普兰存在心电图异常风险及理论上的心律失常风险,三环类抗抑郁药氯米帕明可引起心律失常或体位性低血压,需要监测心电图方可使用。

处理流程:① 嘱患者绝对卧床休息,避免疲劳,情绪激动;② 给予吸氧,建立静脉通路;

③ 进行严密心电监护,判断心律失常类型;④ 正确给予抗心律失常药物,观察用药效果、有无不良反应;⑤ 备好纠正心律失常的药物、其他抢救物品、除颤仪、起搏器等。

（五）自杀

儿童和青少年使用抗抑郁药与自杀意念和自杀行为的增加相关,在青少年和年轻成人中使用 SSRIs 或氯米帕明时,对自杀的评估应该贯穿于整个治疗过程中。

处理流程:① 确认患者身份信息,向保卫处报告或呼喊;② 设立隔离区控制现场,准备抢救物品,服毒者尽快排毒解毒,割腕坠楼等外科急救,心跳呼吸停止者心肺复苏,处理休克,纠正酸中毒;③ 若急救有效,转入相关科室继续治疗,密切关注其生命体征变化,做好记录,做好患者的心理护理;④ 向患者家属告知其自杀情况。

七、心身医学专业知识与技能培训

中心员工应积极投入强迫症相关内容的学习,并向社会大众传播强迫症知识。以下内容被认为是评价机构质量的间接指标:

（1）以诊疗中心名义参加国内外强迫症学术交流活动。

（2）加入强迫症协作网或相关协会。

（3）开展强迫症的科研活动,并在专业期刊发表研究论文。

（4）参加针对专业人员和社会人员的教育与教学活动(包括科普宣传)。

（5）有强迫症的培训计划和活动记录。

（6）临床活动数据记录(如:每年患者就诊人数、每年新发患者人数、治疗有效率及缓解率等)。

（7）示范基地应举办国家级继续教育项目,拥有标准化的临床或科研数据采集平台和标准化的临床工作流程。

［王振］

第五节　进食障碍心身医学整合诊疗中心

一、场地建设

（一）门诊

进食障碍专病门诊至少设置 1 间普通诊室,应独立、安静、明亮,使用面积至少 9 m^2。普通诊室的数量应当与医疗机构的功能任务相适应。至少设置 2 间专用心理治疗室,用于个别心理治疗和家庭治疗。个别治疗室使用面积至少 10 m^2,家庭治疗室使用面积至少 15 m^2。至少设置 1 间心理测量室,使用面积至少 10 m^2。医疗机构如开展以下心理治疗,房屋设施应当满足相应要求:沙盘治疗室使用面积至少 15 m^2;生物反馈治疗室使用面积至少 15 m^2;团体治疗室使用面积至少 40 m^2;催眠治疗室使用面积至少 20 m^2。

（二）住院病房

进食障碍住院病房应包含病房、护理工作站、心理治疗室（个别治疗、家庭治疗和团体心理治疗室）、综合活动室、会诊联络中心、抢救室、治疗室、处置室、医生办公室、医护值班室、备餐室、储存室和污物处理室等。心理测量室可和门诊共同使用。至少设置3间普通病房或特需病房，普通病房每间病房面积至少40 m^2，不超过10人床位，包含独立卫生间；特需病房每个房间至少20 m^2，包含独立卫生间，不超过4人床位。病房的数量应当与医疗机构的功能任务相适应。至少设置3间专用心理治疗室，用于个别心理治疗、家庭治疗和团体心理治疗。个别治疗室使用面积至少10 m^2，家庭治疗室使用面积至少15 m^2，团体心理治疗室至少40 m^2。

诊治设备至少具备：用于书写病历的电脑1台，用于心理测试的电脑1台及软件系统，打印机1台，以及其他医疗设备包括血压计、血糖仪、体温计、鼻饲管、皮尺、身高体重计、人体成分分析仪、急救包、心电监护仪、医用吸氧装置等。有条件的医疗机构可根据工作需要，配置生物治疗仪、便携式电休克治疗仪、沙盘治疗沙具、沙袋、催眠椅、多媒体投影仪、摄像机、电视机、声录系统、单面镜、资料柜等。

二、人员配备与工作制度

（一）人员配备

进食障碍专病门诊至少有2名精神卫生专业执业医师、1名心理治疗师、1名注册护士和1名技师。精神科医师中至少有1名具有精神病学专业高级专业技术职务任职资格，1名具有中级及以上专业技术职务任职资格。心理治疗师应具备中级职称。注册护士具备一定精神医学知识和精神科护理工作经验，应取得初级及以上专业技术职务任职资格。技师具备心理测量学及相关的知识，熟练掌握相关的心理测量工具和日常心理测量数据的保密、储存和维护。根据执业医师的数量，适当增加注册护士和技师的数量。

进食障碍住院病房至少有3名精神卫生专业执业医师、1名心理治疗师、3名注册护士、1名营养师。精神科医师中至少有1名具有精神病学专业高级专业技术职务任职资格，1名具有中级及以上专业技术职务任职资格，1名具有精神科执业资格。心理治疗师具备中级职称。注册护士至少1名为中级及以上专业技术职务任职资格，具备一定精神医学知识和精神病科护理工作经验。营养师具有初级及以上专业技术职务任职资格。根据执业医师的数量，适当增加注册护士和心理治疗师的数量。应配备消化科、儿科、妇科、内分泌科、营养科、中医科等能够保持密切合作的MDT专业医生队伍。有条件的医疗机构，可适当配备社会工作者。

（二）工作制度

建立质量管理体系，制定各项规章制度、人员岗位职责、相关诊疗技术规范和操作规程。规章制度至少包括诊疗质量规范控制、精神药品管理制度、突发事件应急预案、医患沟通制度、联络会诊制度、心理诊疗保密制度、医院感染控制及消毒隔离制度、设备设施管理制度、患者登记和医疗文书书写记录管理制度、医务人员职业安全管理制度等。

三、常见疾病、患者收治及病程管理

进食障碍（eating disorders，EDs）主要指以反常的摄食行为和心理紊乱为特征，伴有显著体重改变和生理、社会功能紊乱的一组精神障碍。主要包括神经性厌食（anorexia nervosa，AN）、神经性贪食（bulimia nervosa，BN）和暴食障碍（binge-eating disorder，BED）。

（一）神经性厌食

神经性厌食即厌食症，是以患者有意严格限制进食，体重明显下降并低于正常水平所导致身体功能受损为主要特征的一类进食障碍。按严重程度分为轻度（BMI＞17 kg/m²）、中度（BMI 为 16～16.99 kg/m²）、重度（BMI 为 15～15.99 kg/m²）、极重度（BMI＜15 kg/m²）。

住院治疗适用于以下患者：① 躯体情况差，需要紧急医学干预的患者，即评估存在躯体高风险或再喂养风险的患者均建议住院治疗；② 治疗依从性差，门诊疗效不佳的患者；③ 出现自伤自杀等危及生命安全的情况。青少年 AN 患者存在以下 1 项及以上的情况应考虑住院治疗：① BMI≤相应年龄和性别的 BMI 中位数的 75%。② 脱水。③ 电解质紊乱（低钾血症、低钠血症、低磷血症）。④ 心电图异常（如 QTc 间期延长）。⑤生理上的不稳定性：a. 严重心动过缓（白天心率低于 50 次/分；夜间心率低于 45 次/分）；b. 低血压（＜90/45 mmHg）；c. 低体温（＜35.6 ℃）；d. 体位性脉搏增加（＞20 次/分）或体位性血压降低（收缩期＞20 mmHg 或舒张期＞10 mmHg）。⑥ 生长发育受阻。⑦ 门诊治疗失败。⑧ 严重拒食。⑨ 无法控制的暴饮暴食和清除行为。⑩ 营养不良导致的急性并发症（如晕厥、癫痫发作、心力衰竭、胰腺炎等）。⑪ 因共病其他精神障碍或躯体疾病导致无法门诊治疗（如严重抑郁、自杀意念、强迫性精神障碍、1 型糖尿病）。住院时长依据恢复情况而定。

AN 治疗的核心目标是恢复体重，因而营养治疗是最主要的治疗方式。对于显著低体重的个体，营养重建至少要经历三个阶段——稳定化阶段、恢复阶段、巩固维持阶段，整个过程能量摄入有一个由少到多，再恢复至常规水平的变化过程。体重恢复的速度，住院情况下目标是每周增加 1～2 kg，门诊情况下每周增加 0.5～1 kg，期间需警惕再喂养综合征（refeeding syndrome，RFS）的发生。

心理治疗中，基于家庭的治疗（family-based treatment，FBT）对于青少年患者效果最佳，可作为首选；认知行为治疗（cognitive behavioral therapy，CBT）对于成人可作为一线心理治疗方法。AN 的精神药物治疗主要用于共病的处理和出现严重干扰治疗进展的精神症状时的对症处理，应谨慎使用。

（二）神经性贪食

神经性贪食即贪食症，是以反复发作性暴食和防止体重增加的补偿行为，以及对体形和体重过度关注为主要特征的一类进食障碍。按严重程度分为：轻度（每周平均有 1～3 次不适当的代偿行为的发作）、中度（每周平均有 4～7 次不适当的代偿行为的发作）、重度（每周平均有 8～13 次不适当的代偿行为的发作）、极重度（每周平均有 14 次或更多不适当的代偿行为的发作）。

住院治疗适用于以下患者：①躯体情况差，需要紧急医学干预的患者，即评估存在躯体高风险的患者均建议住院治疗,尤其是存在低钾血症、QTc 间期延长及心律失常等的患者;②治疗依从性差,门诊疗效不佳的患者;③出现自伤自杀等危及生命安全的情况。住院时长依据患者恢复情况而定。

尽可能地去除影响躯体健康的异常进食及相关行为,治疗躯体并发症,以及改善精神症状是治疗的主要目标。氟西汀是唯一被 FDA 批准用于治疗 BN 的药物。CBT 是一线的心理治疗方法。

(三) 暴食障碍

暴食障碍即暴食症,是以反复发作性暴食为主要特征的一类进食障碍。按严重程度分为:轻度(每周平均有 1～3 次暴食发作)、中度(每周平均有 4～7 次暴食发作)、重度(每周平均有 8～13 次暴食发作)、极重度(每周平均有 14 次或更多暴食发作)。

住院治疗适用于以下患者:① 躯体情况差,需要紧急医学干预的患者,即评估存在躯体高风险的患者均建议住院治疗,尤其是存在急性胰腺炎、消化道并发症等的患者;② 治疗依从性差,门诊疗效不佳的患者;③ 出现自伤自杀等危及生命安全的情况。住院时长依据患者恢复情况而定。

心理治疗是 BED 的首选治疗方法,CBT、人际心理治疗(interpersonal psychotherapy, IPT)、辩证行为治疗(dialectical behavior therapy, DBT)均显示出一定的疗效。药物治疗,包括抗抑郁药等,也是主要治疗方式之一。

(四) 其他进食障碍

指未能符合上述三类疾病的所有诊断要求的进食障碍。其收治与病程管理要求与上述三类进食障碍类同,依据患者的躯体和精神心理风险状况而定。

四、临床诊疗原则及诊疗路径

(一) 诊疗原则

进食障碍的诊断应符合 DSM 或 ICD 系统相应诊断标准。根据 DSM－5 诊断标准,AN 的诊断要点包括:低体重来自持续性的能量摄取限制,强烈害怕体重增加或变胖或持续妨碍体重增加的行为,对自我的体重或体型产生感知紊乱;病程要求持续 3 个月以上;成人患者的 BMI 应低于 $18.5 kg/m^2$,儿童和青少年患者的体重应低于相应年龄 BMI(BMI-for-age)的第 5 个百分位数。

BN 的诊断要点:频繁、反复出现暴食发作(每周 1 次或更多,持续至少 3 个月),并且存在对于进食的失控体验;同时反复出现不恰当的补偿行为以防止体重增加;自我评价受到自身体型或体重的过度影响。

BED 的诊断要点:频繁、反复出现暴食发作(每周 1 次或更多,持续至少 3 个月),暴食发作定义为个体在有限的时间段内(例如 1～2 小时内)进食大量的食物,且体验到失控感;并不常规伴随防止体重增加的补偿行为,但存在显著的痛苦情绪。

进食障碍治疗原则包括:① 多学科协作治疗的原则。工作团队需纳入精神科医生和护士、内科医生或儿科医生、营养师、心理治疗师、心理咨询师和社会工作者等。② 全面评估的原则,需对患者的躯体状况、精神状况、进食相关的症状和行为进行评估与监测。③ 综合治疗的原则。治疗方式包括营养治疗、躯体治疗、精神药物治疗和社会心理干预。

（二）诊疗路径

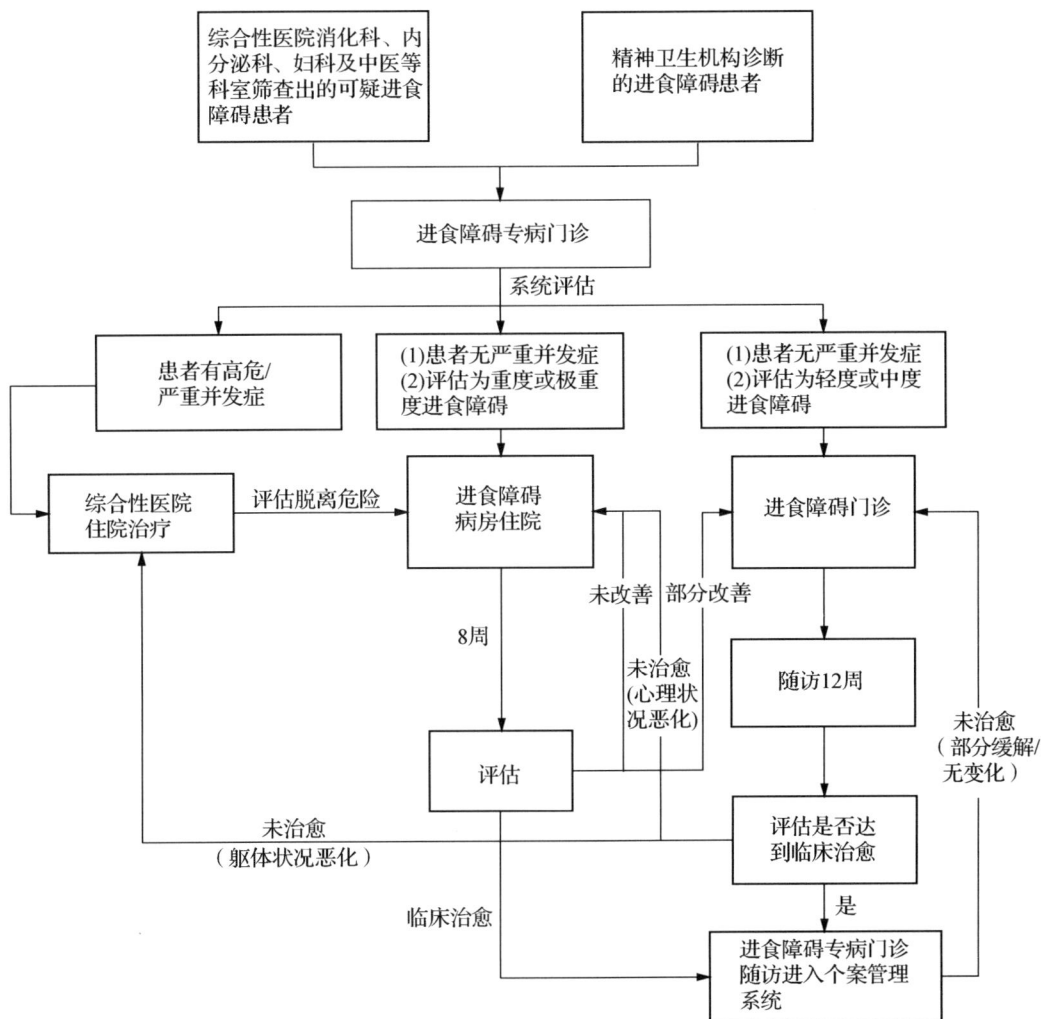

图 20‐1　进食障碍诊疗路径图

五、诊疗技术要求

进食障碍为心身医学整合诊疗中心的一个亚专科。根据各心身医学整合诊疗中心医疗、教学、科研、预防方面的工作成效,将中心分为初级和高级两个等级:初级心身医学整合诊疗中心诊疗技术要求评分不低于 80 分;高级心身医学整合诊疗中心评分不低于 100 分。

心身医学整合诊疗中心评定的项目及评分标准参考如下,主要包括:

（1）年出院人次（≥800 人次,15 分;≥650 人次,10 分;≥500 人次,5 分;<500 人次, 0 分）。

（2）年门诊人次（≥25 000 人次,15 分;≥20 000 人次,10 分;≥15 000 人次,5 分; <15 000 人次,0 分）。

（3）开放床位数（≥20 张,15 分;≥15 张,10 分;≥10 张,5 分;<10 张在,0 分）。

（4）科室医生及心理治疗师（≥10 人，10 分；≥8 人，8 分；≥6 人，7 分；<6 人，0 分）。要求必须有专职心理治疗师或心身康复治疗师。

（5）前 5 年主持省部级及以上科研项目≥1 项（9 分），注意：项目与心身医学相关。

（6）近 3 年在 SCI、中华系列期刊发表论文≥3 篇（每少一篇扣 3 分，要求至少有一篇与心身医学相关）。

（7）副高及以上职称人员（不含护士）≥2 人（每少一人扣 4 分）。

（8）医生队伍硕、博士比例（在职硕、博士比例：≥30%，10 分；≥25%，8 分；≥20%，6 分；<20%，0 分）。

（9）近 3 年平均每年主办国家级继教项目≥1 项（每少一项扣 3 分）。注意：备案项目不算，必须有一项与心身医学相关。

（10）在医学院承担心身医学相关课程（开设心身医学相关课程加 5 分）。

（11）已开展联络会诊、多学科联合诊疗（MDT）工作（开展联络会诊工作加 3 分、开展多学科联合诊疗（MDT）工作加 3 分）。

（12）医护人员每年接受心身医学相关诊疗技术培训（每年有 1 人参加心身医学分会年会或心身医学技能培训加 3 分，最多 9 分）。要求初级中心不低于 80 分，高级中心不低于 100 分。

进食障碍心身医学整合诊疗中心需组织开展全国性进食障碍防治和专业人员继续教育工作，对大众普及进食障碍科普知识，旨在推进我国进食障碍亚专科的发展，提高我国人民心身健康水平。科室业务应着重于进食障碍心身整合治疗相关工作，内容包括门诊业务、病房业务、会诊业务、心理测评、药物治疗、心理治疗、物理治疗、中医治疗等。加强进食障碍临床研究平台建设，制定诊断及规范化治疗的标准，开展多学科交叉合作，培养人才和团队，促进研究成果转化和推广应用，整体提升进食障碍诊疗技术水平和服务能力。

六、多学科联合会诊制度与流程

（一）会诊指征

进食障碍的诊断和治疗通常需要精神科与其他相关科室医师的合作，双向联络会诊、心身同治是取得良好疗效的必要条件。躯体不适的患者经对症治疗疗效欠佳时，需要关注其是否受到心理社会因素的影响，或患者症状涉及躯体器官系统，此时均需要精神科与非精神科的联合诊治，故联络会诊在进食障碍的诊治中非常重要。会诊申请可由非精神科医师或精神科医师/临床心理科提出。

（二）会诊流程

进食障碍会诊流程主要分为三大步骤：① 由本专科医师评估会诊指征，总结病情，明确会诊目的，书写会诊单，正式提交会诊申请；② 由会诊医师负责会诊，书写会诊意见。会诊结果不满意时，由会诊医师将病例带回专科科室讨论，或由更高年资专科医师协助或完成会诊；③ 本专科医师对会诊意见进行小结，完善病情记录，制定并执行下一步诊疗计划。如需转科治疗，则进行转科、病情交接等相关操作。

（三）会诊时间要求

同一医院内的科室间常规会诊一般要求会诊医师在会诊申请发出后 48 小时内，对患者进行面对面会诊，与本专科医师交流病情，并书写详细完整的会诊意见。同一医院内的科室之间紧急会诊一般要求会诊医师尽快到达现场（至多 20 分钟），立即对患者进行面对面会诊，与本专科医师交流病情，并当即给出初步的会诊意见，会诊结束后 2 小时内书写详细完整的会诊意见。

跨院会诊前，本专科医师需要与负责会诊的具体医院、科室、会诊医师提前联系，进行初步的病情沟通，草拟会诊时间和会诊流程。发出会诊后，会诊医师一般需要在 3 个工作日内对患者进行面对面会诊，与本专科医师讨论后提出初步会诊意见，会诊结束后 24 小时内书写详细完整的会诊意见。

如果会诊医师无法在规定时间内完成相关会诊工作，或暂时无法给出有把握的、确切的、完善的会诊意见，则应当及时与本专科医师沟通，并请示本科上级医师，或将病例带回科室进一步深入讨论。如果上述操作仍无法顺利完成会诊工作，会诊医师需与本专科医师沟通，重新由其他更高年资的医师进行会诊或协同会诊。

（四）会诊医师资质要求

进食障碍患者常常合并多种躯体疾病，且呈慢性化的特征，病情迁延不愈，联络会诊时可能会涉及多个学科，病情相对复杂，需要具有一定临床经验的会诊医师，准确、快速判断病情，给出后续诊治方案，故建议会诊医师需获得中级职称及以上的执业资格。其中，对于诊断仍不明确、疑难病例、危重症病例或要求急会诊的病例，会诊工作则应当由具有相当经验的中级或高级职称医师负责。

七、紧急事件应急预案及处理流程

进食障碍患者受病情影响可能会出现的紧急状况有低血糖、低血钾、急性胃扩张、心律失常、抽搐、自杀、自伤、惊恐发作等。

（一）低血糖

1. 应急预案

当患者出现饥饿感、心慌、心悸、头晕、出冷汗及四肢无力或颤抖，紧张、焦虑、性格改变、神志改变、认知障碍，严重者发生抽搐、昏迷等低血糖症状时，护理人员发现后应立即使患者平卧位、保持安静，并通知医生。

2. 处理流程

医生立即下达医嘱，测量患者静脉及末梢血糖，动态观察末梢血糖水平，一般血糖低于 2.8 mmol/L 时易出现低血糖症状。医护紧密合作，予以急救处理，尽快补充糖分。轻症神志清醒者，予进食糖水、含糖饮料、糖果等；病情重或神志不清者，静脉注射 50% 葡萄糖，或静脉滴注 5%～10% 葡萄糖液。医护人员应安慰和照顾患者及家属，消除不安恐惧心理，使其主动配合治疗。护理人员严密观察生命体征、神志、面色变化、皮肤有无湿冷及大小便情况，协助医生积极治疗原发病，做好健康宣教，对出现低血糖症状的患者进行饮食指导。

（二）低血钾

1. 应急预案

低钾血症最早出现肌无力,当累及呼吸肌时会出现呼吸困难甚至窒息,引起消化道功能障碍者出现恶心、呕吐、腹胀和肠麻痹等症状,心脏功能异常者表现传导阻滞和节律异常,低钾性碱中毒时表现为头晕、躁动、昏迷、面部及四肢肌肉抽动,手足抽搐有时可伴软瘫。护理人员发现患者肢体无力时应扶患者回病床平躺休息,避免跌倒,并立即通知医生。

2. 处理流程

低钾血症在进食障碍患者中比较常见,尤其是催吐和使用导泻药物的患者。医生应定期检查患者血电解质,发现低血钾及时口服或静脉补钾。护理人员如发现患者出现相关症状,应立即报告医生、急查血电解质,医生根据检查结果下达医嘱进行补钾治疗。补钾应遵循的原则:① 尽量口服补钾;② 禁止静脉推注钾;③ 见尿补钾,依血清钾水平,每天补钾 3～6 g;④ 补液中钾浓度不宜超过 3 g/L;⑤ 补液速度不宜超过 1.5～3 g/h。严密观察病情变化,给予心电监护,做好抢救的各项准备工作;病情稳定后,协助了解发病的原因,及时健康宣教。

（三）急性胃扩张

1. 原因

胃急性扩张时内容物在胃及十二指肠内潴留而不能被吸收,故常发生反复呕吐,造成失水和电解质丢失,出现酸碱失衡以及血容量缩减和周围循环衰竭。胃壁因过度伸张、变薄或因炎性水肿而增厚,或因血运障碍胃壁坏死、穿孔,引起腹膜炎和导致休克。在进食障碍心身医学整合诊疗中心的患者中,急性胃扩张主要是因暴饮暴食所致,在暴食/清除型神经性厌食、神经性贪食和暴食障碍的患者比较多见。

2. 处理

首先要禁食、禁水、洗胃、胃肠减压,补充电解质和水分。如果保守治疗效果不好,要考虑手术治疗。

（四）心律失常

1. 原因

进食障碍患者会因过度限制进食、清除行为(包括催吐、导泻等)等原因,导致血电解质紊乱,造成心律失常。

2. 处理流程

(1) 明确心律失常的性质及严重程度,寻找心律失常的病因和诱因。

(2) 临床观察密切注意患者的意识、心率、心律、呼吸、血压的变化,观察脉搏的频率、节律的变化及有无心排出量减少的症状。注重患者的主诉,及时处理先兆症状。

(3) 对严重心律失常者进行心电监护。护理人员应熟悉监护仪的性能、使用方法,要注重有无引起猝死的危险征兆,一旦发现立即向医生报告,并进行紧急处理。发现下述情况应立即向医生报告并进行适当处理,主要包括:① 室性期前收缩(Ron T 型、Ron P 型、二联律）。② 连发性室性期前收缩。③多源性室性期前收缩。④ 室性期前收缩达到或超过 5 次/分。⑤ 室性心动过速。⑥ Ⅱ度以上房室传导阻滞,⑦ 心动过缓,心率不超过 50 次/分。

（五）抽搐

1. 原因

进食障碍患者会因过度限制进食、清除行为(包括催吐、导泻等)等原因,导致血电解质紊乱、代谢性碱中毒,部分患者在营养状况差、合并感染或代谢紊乱时,会出现意识模糊、谵妄甚至昏迷,出现抽搐、癫痫发作。

2. 处理流程

（1）患者有抽搐迹象或者发生抽搐时,立即取平卧位,头偏向一侧,松开衣领扣带。迅速呼叫医护人员。

（2）将缠有纱布的压舌板放入上、下臼齿之间,以防舌咬伤。及时吸出口腔与气道内分泌物,以防发生窒息。

（3）保持呼吸道通畅,给予氧气吸入。

（4）建立有效静脉通道,遵医嘱给予镇静剂:① 安定 0.2～0.3 mg/kg,一次最大剂量不超过 10 mg,静脉注射,速度 1 mg/min,用后 1～3 分钟发生疗效,必要时 20 分钟重复一次;②10%水合氯醛 50～60 mg/kg 加等量生理盐水保留灌肠或鼻饲。③ 苯巴比妥钠 1～2 mg/kg 肌内注射。

（5）注意安全,防止坠床及碰伤;保持安静,减少一切不必要的操作及刺激。

（6）伴有高热者,遵医嘱采取药物及物理降温。

（7）严密观察生命体征、神志及瞳孔变化。

（8）患者病情好转,神志清楚,生命体征稳定后,护理人员应给患者清洁口腔,整理床单,更换衣物,并安慰患者和家属,给予心理护理及健康指导。

（六）自杀

1. 原因

进食障碍患者容易合并抑郁障碍,共病率超过 50%,长期慢性化加上抑郁,容易使得患者出现悲观绝望,合并严重抑郁障碍的患者会有消极自杀的风险。

2. 处理流程

（1）加强病房管理,定时做好安全检查,杜绝病室不安全因素。

（2）密切观察患者心理动态,发现消极观念必须及时告知医护团队内相关人员,重点交接班,加强监护。医生、护士、治疗师团队应密切配合,确保患者安全并给予心理支持及心理疏导。

（3）实时评估患者消极风险,如消极自杀风险高,应考虑转至精神科封闭式病房进一步治疗。待其情绪改善,消极风险降低,可转回进食障碍心身医学整合诊疗中心继续治疗。

（4）发现患者自杀,应立即呼救并通知相关抢救人员,携带必要的抢救物品及药物赶赴现场。

（5）立即检查患者意识、呼吸、心跳,如呼吸、心跳停止,立即进行心肺复苏。

（6）由锐器切割造成的肢体伤害应迅速止血，根据受伤部位、时间估计失血量，判断是否存在休克，决定是否需要就地抢救和外科治疗。怀疑有骨折的应行 X 线检查，有大血管出血或内脏损伤的，及早送手术室处理。

（7）观察患者生命体征的变化，如血压、心率、脉搏、呼吸、精神状态、意识等，持续抢救至脱离危险。

（8）分析原因，提出改进措施，杜绝类似情况再次发生。

（七）自伤

1. 原因

进食障碍患者有部分共病边缘型人格障碍，反复自伤是共病边缘型人格障碍患者的常见症状，患者存在广泛的情绪失调，容易用自伤来缓解其痛苦和调节情绪，或者用自伤控制某种情境或他人，或实施自我惩罚。

2. 处理流程

（1）加强病房管理，定时做好安全检查，杜绝病室不安全因素。

（2）关心患者，对有自伤企图的患者，要经常主动与其接触，态度和蔼，语气亲切，了解其思想动态及心理活动，理解、支持患者，联合心理治疗。

（3）密切观察患者心理动态，发现自伤想法必须及时告知医护团队内相关人员，重点交接班，加强监护。医生、护士、治疗师团队应密切配合给予支持及心理疏导。必要时可转至精神科封闭式病房进一步治疗。

（4）当发现患者自伤时，立即制止患者的自伤行为，稳定患者情绪，报告医护团队。

（5）评估受伤情况，迅速采取消毒包扎、止血等措施。如伤情严重，如大血管损伤出血、内脏损伤、骨折等应及早联系外科医生手术治疗。

（6）严密观察患者生命体征及相关症状。根据患者情况给予心理干预。

（7）总结经验，分析原因，杜绝类似情况再次发生。

（八）惊恐发作

1. 原因

惊恐发作是进食障碍的一种共病，是由于进食障碍症状或其他原因产生的急性焦虑发作。惊恐发作为反复的、突然的、不可预测的恐惧体验，常伴有濒死感或解离的体验。有一定的场所特异性，在不易逃生、不易得到帮助的场所，如独自在家、独自外出、排队、过桥或乘坐交通工具等场合，较易发生。持续时间约 5～20 分钟，多可以自行缓解。

2. 处理流程

发作当时医护人员沉着冷静的态度有助于患者降低焦虑感；可给予纸袋或硬质塑料袋罩于口鼻呼吸，以减少呼吸性碱中毒的风险，减少患者躯体不适的体验，从而减轻心理焦虑。需要采用 SSRI 类药物及苯二氮䓬类药物进行治疗，尤其是苯二氮䓬类药物可以迅速控制焦虑与惊恐，起到镇静作用。后期辅以心理治疗，主要是 CBT 帮助患者认识自己的不合理想法与所体验的惊恐之间的联系，通过行为重塑等方法帮助患者更好地应对各种应激事件。

八、心身医学专业知识与技能培训

建议已完成内科或精神病学专业的住院医师规范化培训的初级职称医师在进食障碍诊治中心培训至少 3 个月，在心内科、呼吸内科、消化内科、神经内科、内分泌科、肾内科、急诊科培训至少各 1 个月，完成总计不少于 1 年的进修培训。

采取继续教育、专业培训、学术讲座、学术交流等形式进行深化教育，内容可涵盖进食障碍概论、诊断新方法、药物治疗和物理治疗新进展、心理治疗技术、治疗新模式等学科前沿领域。进食障碍心身医学整合诊疗中心中级及以上职称医师应每年参加 1~2 次继续教育培训项目。高级进食障碍心身医学整合诊疗中心应每年举办至少 1 个继续教育培训项目。

参考文献

[1] 郝伟，赵敏，李锦. 成瘾医学：理论与实践[M]. 北京：人民卫生出版社，2016.

[2] AGARWAL S D, LANDON B E. Patterns in outpatient benzodiazepine prescribing in the United States[J]. JAMA network open, 2019, 2(1)：e187399.

[3] TORI M E, LAROCHELLE M R, NAIMI T S. Alcohol or benzodiazepine co-involvement with opioid overdose deaths in the United States, 1999 - 2017[J]. JAMA network open, 2020, 3(4)：e202361.

[4] SHARMA V, SIMPSON S H, SAMANANI S, et al. Concurrent use of opioids and benzodiazepines/Z-drugs in Alberta, Canada and the risk of hospitalisation and death: a case cross-over study[J]. BMJ open, 2020, 10(11)：e038692.

[5] SUN E C, DIXIT A, HUMPHREYS K, et al. Association between concurrent use of prescription opioids and benzodiazepines and overdose: retrospective analysis[J]. BMJ, 2017, 356：j760.

[6] 卡万崔蒂. 成瘾医学精要[M]. 郝伟，刘铁桥，译. 北京：人民卫生出版社，2014.

[7] LECOMTE T, DUMAIS A, DUGRÉ J R, et al. The prevalence of substance-induced psychotic disorder in methamphetamine misusers: A meta-analysis[J]. Psychiatry research, 2018, 268：189 - 192.

[8] STARZER M S K, NORDENTOFT M, HJORTHØJ C. Rates and predictors of conversion to schizophrenia or bipolar disorder following substance-induced psychosis[J]. The American journal of psychiatry, 2018, 175(4)：343 - 350.

[9] FELTENSTEIN M W, SEE R E. The neurocircuitry of addiction: An overview[J]. British journal of pharmacology, 2008, 154(2)：261 - 274.

[10] 卫生部印发《阿片类药物依赖诊断治疗指导原则》和《苯丙胺类药物依赖诊断治疗指导原则》修订版[J]. 中国医药生物技术，2010，5(1)：67.

[11] STAHL S M. Anxiety disorders and anxiolytics [M]// STAHL S M. Stahl's essential psycopharmacology neuroscientific basis and practice application. 4th ed. Cambridge, UK：Cambridge Press, 2013：388 - 419.

[12] 郝伟. 酒精相关障碍的诊断与治疗指南[M]. 北京：人民卫生出版社，2014.

[13] MINAMI J, ISHIMITSU T, MATSUOKA H. Effects of smoking cessation on blood pressure and heart rate variability in habitual smokers[J]. Hypertension, 1999, 33(1 Pt 2)：586 - 590.

[14] 二〇二一年中国毒情形势报告[N]. 中国禁毒报，2022 - 06 - 28(003).

[15] XUE Y X, LUO Y X, WU P, et al. A memory retrieval-extinction procedure to prevent drug craving and relapse[J]. Science, 2012, 336(6078)：241 - 245.

[16] World Health Organization，United Nations Office on Drugs and Crime. International Standards for the Treatment of Drug Use Disorders[M]. Switzerland：IV Com Sàrl，2020.

[17] 赵敏，郝伟. 酒精及药物滥用与成瘾[M]. 北京：人民卫生出版社，2012.

[18] World Health Organization. Mental Disorders. Accessed September 21，2023. https://www.who.int/news-room/fact-sheets/detail/mental-disorders.

[19] Huang Y，Wang Y，Wang H，et al. Prevalence of mental disorders in China：a cross-sectional epidemiological study[J]. The lancet psychiatry，2019，6(3)：211 - 224.

[20] 中华人民共和国卫生部. 卫生部关于印发《医疗机构临床心理科门诊基本标准(试行)》的通知[EB/OL]. (2011-03-17). http://www.nhc.gov.cn/zwgkzt/pyzgl1/201104/51188.shtml.

[21] 中华人民共和国住房和城乡建设部. 住房城市建设部关于发布国家标准《精神专科医院建筑设计规范》的公告［EB/OL］(2014-12-03). https://www.mohurd.gov.cn/gongkai/zhengce/zhengcefilelib/201412/20141203_224287.html.

[22] 中国医药教育协会. 重复经颅磁刺激技术在精神障碍临床应用中的操作规范. 2023. https://www.ttbz.org.cn/upload/file/20230320/638149180915152082946 2855.pdf.

[23] 李凌江，冯李. 中国抑郁障碍防治指南[M]. 2版. 北京：中华医学电子音像出版社，2015.

[24] 于欣，方贻儒. 中国双相障碍防治指南[M]. 2版. 北京：中华医学电子音像出版社，2015.

[25] Parikh SV，Quilty LC，Ravitz P，et al. Canadian Network for Mood and Anxiety Treatments (CANMAT) 2016 Clinical Guidelines for the Management of Adults with Major Depressive Disorder：Section 2. Psychological Treatments. Can J Psychiatry. 2016；61(9)：524 - 39.

[26] Yatham LN，Kennedy SH，Parikh SV，et al. Canadian Network for Mood and Anxiety Treatments (CANMAT) and International Society for Bipolar Disorders (ISBD) 2018 guidelines for the management of patients with bipolar disorder. Bipolar Disord. 2018；20(2)：97 - 170.

[27] Kennedy S H，Lam R W，McIntyre R S，et al. Canadian network for mood and anxiety treatments (CANMAT) 2016 clinical guidelines for the management of adults with major depressive disorder：Section 2. Psychological treatments[J]. Canadian journal of psychiatry revue canadienne de psychiatrie，2016，61(9)：524 - 539.

[28] Yatham L N，Kennedy S H，Parikh S V，et al. Canadian network for mood and anxiety treatments (CANMAT) and international society for bipolar disorders (ISBD) 2018 guidelines for the management of patients with bipolar disorder[J]. Bipolar disorders，2018，20(2)：97 - 170.

［陈珏　彭素芳］

附　　录

附录 1　广泛性焦虑自评量表(GAD-7)

在过去的两周内,有什么时候您受到以下任何问题困扰? (在您的选择下打"√")	完全不会	几天	一半以上 的日子	几乎 每天
1. 感觉紧张、焦虑或急切	0	1	2	3
2. 不能够停止或控制担忧	0	1	2	3
3. 对各种各样的事情担忧过多	0	1	2	3
4. 很难放松下来	0	1	2	3
5. 由于不安而无法静坐	0	1	2	3
6. 变得容易烦恼或急躁	0	1	2	3
7. 感到似乎将有可怕的事情发生而害怕	0	1	2	3
总分:_____=(_____+_____+_____)				

注:用于筛查和评估广泛性焦虑的症状及程度,每个项目分为 4 级评分(0、1、2、3 分),总分共 21 分,5~9 分为轻度焦虑、10~14 分为中度焦虑、15~21 分为重度焦虑。

附录 2　抑郁自评量表(PHQ-9)

序号	在过去的两周内,以下情况烦扰您有多频繁?	评分			
		完全 不会	好几天	一半以上 的天数	几乎 每天
1	做事时提不起劲或没有兴趣	0	1	2	3
2	感到心情低落、沮丧或绝望	0	1	2	3
3	入睡困难,睡不安稳或睡眠过多	0	1	2	3
4	感觉疲倦或没有活力	0	1	2	3
5	食欲不振或吃太多	0	1	2	3
6	觉得自己很糟或觉得自己很失败,或让自己或家人失望	0	1	2	3
7	对事物专注有困难,例如阅读报纸或看电视时	0	1	2	3
8	动作或说话速度缓慢到别人已经察觉?或正好相反,即烦躁或坐立不安、动来动去的情况更胜于平常	0	1	2	3
9	有不如死掉或用某种方式伤害自己的念头	0	1	2	3
总分(最高分=27,最低分=0):_____=(_____+_____+_____)					

注:用于筛查和评估抑郁症状及其严重程度,共 9 个项目,每个项目分为 4 级评分(0、1、2、3 分),总分 27 分,0~4 分为无抑郁、5~9 分为轻度抑郁、10~14 分为中度抑郁、15~27 分为重度抑郁。

附录3 躯体化症状自评量表(SSS)

发病时存在的症状	正常	轻度	中度	重度
头晕、头痛	1	2	3	4
睡眠障碍(入睡困难、多梦、易惊醒、早醒)				
易疲劳乏力				
情绪不佳、兴趣减退				
心血管症状(心慌、胸闷、胸痛、气短)				
易紧张不安或担忧害怕				
易产生消极想法、多思多虑				
记忆力减退、注意力下降				
胃肠道症状(腹胀、腹痛、食欲下降、便秘、腹泻、口干、恶心)				
肌肉酸痛(颈部、肩部、腰部、背部)				
易伤心哭泣				
手脚或身体某部位发麻、刺痛、抽搐				
视物模糊				
易激动烦躁、对声音过敏				
强迫感(强迫思维、强迫行为)				
肢体易出汗颤抖或忽冷忽热				
经常会担心自己生病				
呼吸困难、喜大叹气				
咽部不适、喉咙有阻塞感				
易尿频、尿急				
对工作、学习、家庭关系及人际交往等造成的困难				

注:由20个项目组成,每个项目均有"1、2、3、4"四个级别,共80分,0～30分为无躯体化障碍,31～40分为轻度躯体化症状,41～60分为中度躯体化症状,61～80分为重度躯体化症状。有研究除了以此评分标准对患者躯体化症状分度外,将0～30分定义为无躯体化障碍,评分31分及以上为有躯体化障碍。

附录4 广泛性焦虑自评量表(GAD-2)

最近两周内,你被以下症状所困扰的频率	完全没有	有几天	一半以上时间	几乎每天
感觉紧张、焦虑或急切	0	1	2	3
不能够停止或控制担忧	0	1	2	3

注:每项评分为0～3分,两个问题得分相加得到总分,总分0～6分。每项评分为0～3分,两个问题得分相加得到总分,总分0～6分。

附录 5　抑郁自评量表(PHQ-2)

最近两周内,你被以下症状所困扰的频率	完全没有	≤7 天	>7 天	几乎每天
做事情时缺乏兴趣和乐趣	0	1	2	3
情绪低落、抑郁或无望	0	1	2	3

注:每项评分为 0~3 分,两个问题得分相加得到总分,总分 0~6 分。

附录 6　精神心理问卷"三问法"

问题	是	否
是否有睡眠不好的情况,已经明显影响白天的精神状态或需要用药		
是否有心烦不安的情况,对以前感兴趣的事情失去兴趣		
是否有明显身体不适的情况,但多次检查都没有发现能够解释器质性心血管病的原因		

注:3 个问题中如果有 2 个回答为"是",符合精神障碍的可能性为 80% 左右。